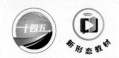

国家卫生健康委员会
"十四五"规划新形态教材

全国高等学校教材

供临床、预防、口腔、护理、检验、影

U0627265

医学影像学

第 **5** 版

主　　编　　冯仕庭　邱士军
副主编　　何　波　刘文亚

数字负责人　　何　波　冯仕庭
编　　者　　王　伟　中山大学附属第一医院
（按姓氏笔画排序）
　　　　　　冯仕庭　中山大学附属第一医院
　　　　　　刘文亚　新疆医科大学第一附属医院
　　　　　　刘爱连　大连医科大学附属第一医院
　　　　　　李　震　华中科技大学同济医学院附属同济医院
　　　　　　吴元魁　南方医科大学南方医院
　　　　　　邱士军　广州中医药大学
　　　　　　何　波　昆明医科大学第一附属医院
　　　　　　余日胜　浙江大学医学院附属第二医院
　　　　　　张红霞　哈尔滨医科大学附属肿瘤医院
　　　　　　林　蒙　中国医学科学院肿瘤医院
　　　　　　周　洁　广州中医药大学第一附属医院
　　　　　　侯昌龙　中国科学技术大学附属第一医院
　　　　　　高　波　贵州医科大学附属医院
　　　　　　覃　杰　中山大学附属第三医院

编写秘书　　王霁朏　中山大学附属第一医院
数字秘书　　张振光　昆明医科大学第一附属医院

人民卫生出版社
·北京·

图书在版编目（CIP）数据

医学影像学 / 冯仕庭，邱士军主编 . -- 5 版 .

北京：人民卫生出版社，2024. 9. -- ISBN 978-7-117

-36364-8

Ⅰ. R445

中国国家版本馆 CIP 数据核字第 2024ZE4552 号

医学影像学

Yixue Yingxiangxue

第 5 版

主　　编	冯仕庭　邱士军
出版发行	人民卫生出版社（中继线 010-59780011）
地　　址	北京市朝阳区潘家园南里 19 号
邮　　编	100021
E – mail	pmph @ pmph.com
购书热线	010-59787592　010-59787584　010-65264830
印　　刷	廊坊一二〇六印刷厂
经　　销	新华书店
开　　本	787×1092　1/16　　印张：32
字　　数	753 千字
版　　次	2001 年 8 月第 1 版　　2024 年 9 月第 5 版
印　　次	2024 年 9 月第 1 次印刷
标准书号	ISBN 978-7-117-36364-8
定　　价	89.00 元

打击盗版举报电话	010-59787491	E-mail	WQ @ pmph.com
质量问题联系电话	010-59787234	E-mail	zhiliang @ pmph.com
数字融合服务电话	4001118166	E-mail	zengzhi @ pmph.com

出版说明

为了深入贯彻党的二十大和二十届三中全会精神，实施科教兴国战略、人才强国战略、创新驱动发展战略，落实《教育部办公厅关于加强高等学历继续教育教材建设与管理的通知》《教育部关于推进新时代普通高等学校学历继续教育改革的实施意见》等相关文件精神，充分发挥教育、科技、人才在推进中国式现代化中的基础性、战略性支撑作用，加强系列化、多样化和立体化教材建设，在对上版教材深入调研和充分论证的基础上，人民卫生出版社组织全国相关领域专家对"全国高等学历继续教育规划教材"进行第五轮修订，包含临床医学专业和护理学专业（专科起点升本科）。

本套教材自1999年出版以来，为促进高等教育大众化、普及化和教育公平，推动经济社会发展和学习型社会建设作出了重要贡献。根据国家教材委员会发布的《关于首届全国教材建设奖奖励的决定》，教材在第四轮修订中有12种获得"职业教育与继续教育类"教材建设奖（1种荣获"全国优秀教材特等奖"，3种荣获"全国优秀教材一等奖"，8种荣获"全国优秀教材二等奖"），从众多参评教材中脱颖而出，得到了专家的广泛认可。

本轮修订和编写的特点如下：

1. 坚持国家级规划教材顶层设计、全程规划、全程质控和"三基、五性、三特定"的编写原则。

2. 教材体现了高等学历继续教育的专业培养目标和专业特点。坚持了高等学历继续教育的非零起点性、学历需求性、职业需求性、模式多样性的特点，贴近了高等学历继续教育的教学实际，适应了高等学历继续教育的社会需要，满足了高等学历继续教育的岗位胜任力需求，达到了教师好教、学生好学、实践好用的"三好"教材目标。

3. 贯彻落实教育部提出的以"课程思政"为目标的课堂教学改革号召，结合各学科专业的特色和优势，生动有效地融入相应思政元素，把思想政治教育贯穿人才培养体系。

4. 将"学习目标"分类细化，学习重点更加明确；章末新增"选择题"，与本章重点难点高度契合，引导读者与时俱进，不断提升个人技能，助力通过结业考试。

5. 服务教育强国建设，贯彻教育数字化的精神，落实教育部新形态教材建设的要求，配备在线课程等数字内容。以实用性、应用型课程为主，支持自学自测、随学随练，满足交互式学习需求，服务多种教学模式。同时，为提高移动阅读体验，特赠阅电子教材。

本轮修订是在构建服务全民终身学习教育体系、培养和建设一支满足人民群众健康需求和适应新时代医疗要求的医护队伍的背景下组织编写的，力求把握新发展阶段，贯彻新发展理念，服务构建新发展格局，为党育人，为国育才，落实立德树人根本任务，遵循医学继续教育规律，适应在职学习特点，推动高等学历医学继续教育规范、有序、健康发展，为促进经济社会发展和人的全面发展提供有力支撑。

新形态教材简介

　　本套教材是利用现代信息技术及二维码，将纸书内容与数字资源进行深度融合的新形态教材，每本教材均配有数字资源和电子教材，读者可以扫描书中二维码获取。

　　1. 数字资源包含但不限于PPT课件、在线课程、自测题等。

　　2. 电子教材是纸质教材的电子阅读版本，其内容及排版与纸质教材保持一致，支持多终端浏览，具有目录导航、全文检索功能，方便与纸质教材配合使用，可实现随时随地阅读。

获取数字资源与电子教材的步骤

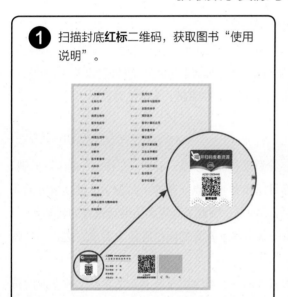

❶ 扫描封底**红标**二维码，获取图书"使用说明"。

❷ 揭开红标，扫描**绿标**激活码，注册/登录人卫账号获取数字资源与电子教材。

❸ 扫描书内二维码或封底绿标激活码随时查看数字资源和电子教材。

数字资源　📍电子教材

电子教材操作演示

❹ 登录 zengzhi.ipmph.com 或下载应用体验更多功能和服务。

扫描下载应用

客户服务热线 400-111-8166

前 言

本版是在传承第4版特色并全面总结和归纳读者应用反馈的基础上进行的修订。本教材的修订编写坚持以习近平新时代中国特色社会主义思想为指导，贯彻实施《"健康中国2030"规划纲要》《教育部办公厅关于加强高等学历继续教育教材建设与管理的通知》《教育部关于推进新时代普通高等学校学历继续教育改革的实施意见》等相关文件精神，积极推进医学高等学历继续教育专业课程体系及教材体系的改革和创新，探索教材建设新模式。本次修订注重结合当前医学影像学发展及现代数字化教学手段的应用，遵循医学高等学历继续教育教学规律，体现医学高等学历继续教育的特点，并遵循教材编写的"三基"（基本理论、基本知识、基本技能）、"五性"（思想性、科学性、先进性、启发性、适应性）和"三特定"（特定的对象、特定的要求、特定的限制）的原则。

本版教材仍分为影像诊断学（第一章至第十一章）和介入放射学（第十二章至第十八章）两篇。在影像技术方面删除了陈旧技术及其在疾病诊疗中的应用，增加了新技术如人工智能、能谱CT等的介绍。在疾病诊断方面，为了适应高等学历继续教育教学的学时要求，进一步突出重点，根据疾病的重要性、发病率及教学目标，适当删减和增加了疾病病种：删除了过敏性肺炎、下肢动脉粥样硬化、肺源性心脏病、肝炎性假瘤、妊娠和优生优育、子宫输卵管炎症等；增加了常见先天性心脏病、脑结核感染等；更新了肺结核的分型、主动脉夹层Stanford分型等内容；增加并更新了图片。介入放射学部分按不同系统疾病的介入治疗进行编排，原第十五章肝胆脾疾病的介入治疗和第十六章胃肠道和腹腔疾病的介入治疗合并为消化系统疾病的介入治疗，根据技术应用的变化及教学目标，删除部分病种，对部分小节的顺序进行了调整。本版各章内容之首保留学习目标、章末保留学习小结和复习参考题模块，增加了选择题，有利于学生复习。

另外，本版对数字化内容做了进一步更新与完善，包括PPT及在线课程、自测题，使教学的内容更丰富、直观、生动。此外，为了启发学生将所学知识融会贯通，引导学生讨论，培养学生解决临床实际问题的能力，增加了临床病例讨论及解析，突出基于真实病例的临床思维和阅片技能的培养。

本教材的创新和发展是在前4版主编、副主编和编委专家们的共同努力下实现的，他们为本教材的建设倾注了大量心血，对他们为教材建设所作出的贡献表示崇高的敬意和衷心的感谢。

在本版教材的编写过程中，各位编委秉承严谨求实的精神和对教学高度负责的态度，不辞辛劳，精心修改，高质量地完成了编写任务。然而，由于编写经验和能力有限，缺点和错误仍在所难免，恳请广大师生和读者提出宝贵的意见和建议，以期再版时补充完善。

冯仕庭　邱士军

2024年4月

目　录

第二篇
介入放射学

绪论

学习目标

掌握	学习医学影像学的要点及注意事项。
熟悉	医学影像学的范畴和临床作用。
了解	医学影像设备的发展过程。

1895年，德国物理学家伦琴发现了X射线，不久就被用于人体疾病的检查，由此形成了放射诊断学（diagnostic radiology），并奠定了医学影像学（medical imaging）的基础。20世纪40年代，超声成像（ultrasonography，USG）开始在临床应用，形成了医学超声影像学。自20世纪70年代以来，X线计算机体层成像（computed tomography，CT）、磁共振成像（magnetic resonance imaging，MRI）和正电子发射体层成像（positron emission tomography，PET）等新的成像技术和检查方法相继应用于临床。同时，普通X线摄影也发展为计算机X线摄影（computed radiography，CR）、数字X线摄影（digital radiography，DR）和数字减影血管造影（digital subtraction angiography，DSA）等技术，使放射诊断学迅速发展成为医学影像诊断学，诊断方法也由过去的单纯形态学诊断发展成为集形态、功能和代谢等为一体的综合诊断体系。

20世纪70年代介入放射学（interventional radiology）兴起，通过在影像设备的导引下对某些疾病进行治疗，使一些内科药物治疗和外科手术治疗难以进行或难以奏效的疾病获得了良好疗效，并且其具有创伤小、并发症少、适应证广泛和疗效确切等优势，已成为临床疾病治疗的一种新手段。所以，目前医学影像学涵盖医学影像诊断学（diagnostic medical imaging）和介入放射学两大领域。

随着科学技术的飞速发展，各种成像设备在不断改进和完善，检查技术和方法也在不断创新，一些新型影像诊断设备亦已用于临床，如平板DR、高场强磁共振、双源CT、640层CT、PET/CT和PET/MRI等，以及一些新型特异性对比剂（如肝胆特异性磁共振对比剂）、示踪剂（如^{18}F-氟代脱氧葡萄糖）和介入材料（如不同用途的导管、导丝、管腔内支架）的相继开发和临床应用，从而极大地提高了医学影像学的诊疗水平。与此同时，成像技术也不断创新，如CT能谱成像（CT energy spectral imaging）、磁敏感加权成像（susceptibility weighted imaging，SWI）、超声弹性成像（ultrasonic elastography）等；新的学科分支亦在不断涌现，如分子影像学（molecular imaging）、影像组学（radiomics）等，目前医学影像学的范畴仍在持续扩大之中。

目前，医学影像学的成像技术已经实现数字化，包括CR、DR、DSA、CT、MRI、USG和PET/CT等，这一数字化趋势改变了传统X线的成像模式和图像的显示方式。数字化成像有利于图像的存储、传输和利用，图像存储和传输系统（PACS）加快了图像传输速度，实现了资源共享、无胶片化管理和远程会诊等。

医学影像是临床医疗的重要组成部分。进入数字影像时代以来，海量数据的产生为医学影像未来的发展提供了更多契机和挑战。如何对医学影像大数据做进一步分析和挖掘，从中提取有价值的信息，如何将现代医学影像的发展与精准医疗紧密结合，成为医学影像学未来发展的重要课题。人工智能（artificial intelligence，AI）是一门包括计算机科学、数学等多种学科在内的交叉学科。近年来随着计算机技术的飞速发展，AI系统在人脸识别、自然语言处理、机器翻译等领域取得了许多革命性的进步。数字化的医学影像由于其标准化的格式及大数据的特质，成为AI在医学领域应用的先行者，而AI及机器学习方法的引入，为医学影像开辟了新的方向和道路。基于医学影像的AI已经在提高成像速度及质量、优化检查流程、疾病检测与诊断、良恶性判定、预后预测、结构化报告自动生成等方面有较多应用且正在快速发展。

纵观医学影像学的发展，其应用领域在不断扩展，诊疗水平亦不断提高，是医院中作用特殊、任务重大、不可或缺的重要学科之一。特别值得指出的是，医学影像学在自身迅速发展的同时，也极大促进了其他临床学科的发展，使医疗整体水平不断提高。

思政案例0-1　　　　　　　　　我国放射学的奠基人——谢志光教授

谢志光教授（1899—1967）是我国著名的临床放射学家和医学教育家，我国放射学的奠基人，在X线检查技术、X线诊断学、放射治疗学、放射物理机械学、放射生物学等方面均有杰出的贡献，并培养了大批放射学人才。

谢志光教授在坚持医疗实践和教学的同时坚持医学科学研究，是第一个对中国人肠结核、长骨结核的X线表现提出全面、系统描述的专家；首创了显示髋关节后脱位的一个特殊投照位置，在国外称为"谢氏位"，至今仍被专业学者所沿用。谢志光教授也是我国首批报告原发性肺癌X线表现的学者之一。他对恶性肿瘤的诊断和治疗也做了深入的研究，特别对鼻咽癌的早期诊断、临床发展规律、晚期病例的分型、分期和治疗方法等，积累了丰富的经验，持有独到的见解，深为国内外专业学者所重视。谢志光教授严谨、踏实的工作作风，勇于探索的开拓精神，为后辈树立了榜样。

学习医学影像学时应注意以下几点：

1. 掌握各种成像技术的基本原理　医学影像诊断的主要依据或信息来源是图像，而各种成像技术所获得的图像绝大多数是灰阶图像，即用黑白不同的灰度来反映人体的不同组织和器官结构及其病变。由于各种成像技术的基本原理不同，图像上黑白灰度所代表的组织或病变类型也就有所不同。例如，同样为骨皮质，在X线和CT上呈白影，而在MRI上则呈黑影。因此，在了解各种成像技术基本原理的基础上，就不难理解和明确图像上黑白各种灰度所代表的组织或病变类型。

2. 掌握医学影像诊断的基本原则并熟练运用这些原则 医学影像诊断的基本原则：在熟悉正常影像学表现的基础上，辨认出疾病所产生的各种异常影像学表现，然后对这些异常表现进行分析、归纳，最后结合临床资料进行综合诊断。掌握并熟练运用这些基本原则是作出正确医学影像诊断的关键所在。

3. 熟悉医学影像诊断的价值和限度，以及各种成像技术、检查方法的优势和不足 在临床，医学影像检查是许多疾病的重要诊断方法，但仍存在一些限制。例如，某些疾病影像学检查不能发现异常，或虽然发现异常但难以作出正确的定性诊断。在医学影像诊断中，不同成像技术和检查方法各有优势和不足，合理应用这些成像技术和检查方法，不仅能降低医疗费用，而且能及时作出正确诊断。

4. 了解介入放射学的理论依据和基本技术 介入放射学与影像诊断学不同，有其自身的特点，如治疗机制、操作技术、介入器材和临床应用原则等。因此，需要在了解介入放射学的理论依据和基本技术的基础上，熟悉不同治疗技术的适应证、禁忌证及其价值和不足，以便针对不同疾病合理选择相应的介入治疗方法。

学习小结

随着科学技术的飞速发展，各种成像设备不断改进和完善，检查技术和方法也在不断创新，一些新型影像诊断设备已用于临床，医学影像学的成像技术均已数字化。医学影像学的应用领域在不断扩展，诊疗水平不断提高。

AI为医学影像开辟了新的方向和道路，AI及机器学习在医学影像学中已有很多的应用且在快速发展中。医学影像学自身迅速发展的同时，也极大促进了其他临床学科的发展，使医疗事业整体水平不断提高。

学习医学影像学时应注意以下几点：① 掌握各种成像技术的基本原理；② 掌握医学影像诊断的基本原则并熟练运用这些原则；③ 熟悉医学影像诊断的价值和限度，以及各种成像技术、检查方法的优势和不足；④ 了解介入放射学的理论依据和基本技术。

（冯仕庭）

第一篇
影像诊断学

第一章   # 影像诊断学总论

第一节　X线成像

一、X线成像的基本原理和设备

（一）X线的产生和特性

1. X线的产生　X线发生装置主要包括X线管、变压器和控制台。X线管为热阴极真空管，由发射电子的阴极和产生X线的阳极组成；变压器提供阴极灯丝加热电压和阴、阳两极间高压电；控制台则用于控制和调节X线的发生（图1-1）。

X线产生的过程：接通电源后，由降压变压器提供低压电，为X线管阴极灯丝加热，产生自由电子云；当升压变压器向X线管阴、阳两极间提供高电压时，自由电子高速飞向阳极并撞击靶面，从而发生能量转换，其中1%以下的能量形成X线，99%以上则转换为热能。

2. X线的特性　X线是一种电磁波，波长范围为0.000 6~50nm，用于X线成像的波长为0.031~0.008nm（相当于40~150kV时产生的X线）。X线的电磁波谱在γ射线与紫外线之间，并具有如下几方面与X线成像和X线检查相关的重要特性。

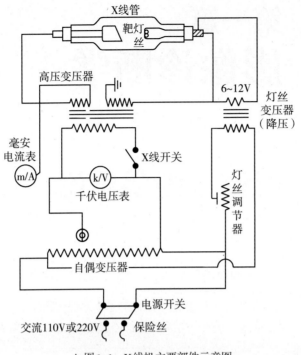

图中标注：
X线管　靶　灯丝
高压变压器
6~12V　灯丝变压器（降压）
毫安电流表 m/A
X线开关
k/V　千伏电压表
灯丝调节器
自偶变压器
电源开关
交流110V或220V　保险丝

▲ 图1-1　X线机主要部件示意图

（1）穿透性：X线波长短，能穿透可见光不能穿透的物体，并在穿透过程中被物质不同程度地吸收，即衰减。一方面，X线的穿透性与其波长有关，X线管电压越高，产生的波长越短，穿透力就越强。另一方面，X线的穿透性受所穿透物质的密度和厚度影响，一般物质的原子序数越高，密度和厚度越大，X线对其穿透力就越弱；反之亦然。X线穿透性是X线成像的基础。

（2）荧光效应：X线能激发荧光物质如铂氰化钡和钨酸钙，使不可见的X线转换为波长较长的可见荧光，这种转换称为荧光效应。荧光效应是X线透视检查的基础。

（3）感光效应：X线照射涂有溴化银的胶片时，可使胶片感光而形成潜影，经显影、定影药液处理后，即可获得具有不同灰度的X线片。感光效应是X线摄影的基础。

（4）电离效应：X线照射任何物质时，均可产生电离作用。空气的电离程度与其吸收X线量成正比，因此通过测量空气的电离程度，可计算X线的照射量，此为放射计量学的基础。

（5）生物效应：X线射入生物体，基于电离效应而引起生物学改变，即生物效应。X线的生物效应是放射治疗学的基础，也是进行X线检查时应注意防护的原因。

（二）X线成像的基本原理与设备

1. X线成像的基本原理　X线检查能使人体组织结构成像的基本原理和过程：当具有一定穿透力的X线通过人体时，由于各部位组织结构的密度和厚度不同，从而发生不等量的X线吸收，以致透过人体X线的量存在差异，这种有差异的X线即可在荧光屏上成像，或在胶片上形成潜影，再经显影、定影处理后成像。由此可见，X线成像有两个基本要素：一是基于X线的特性即穿透性、荧光效应和感光效应；二是人体组织结构之间存在密度和厚度的差别。

2. X线成像设备 目前，临床上应用的X线成像设备除通用型X线机外，还有适用于心血管、胃肠道、乳腺、牙科和床旁检查及手术室专用的X线机。

尽管X线机因使用目的不同而有多种类型，但其基本结构大致相同，即由主机和不同的外围设备组成。主机为X线发生装置，由X线管、变压器和控制台组成，其功能是产生X线并控制X线的"质"和"量"。外围设备包括检查床、X线管支持装置、影像装置（影像增强电视系统、X线电影机、X线录像机、点片照相机、荧光屏等）和一些配套装置（激光照相机、X线胶片自动洗片机）等，作用是与主机相结合，共同完成X线成像检查。

普通X线摄影的优点：① 图像的空间分辨力较高；② 可以整体显示较大范围的组织结构；③ 检查费用较为低廉。其缺陷在于：① 摄片技术条件要求严格，曝光宽容度有限；② 胶片上图像灰度固定，不能调节；③ 密度分辨力较低，常难以同时清晰显示各种密度的组织结构；④ 在胶片的利用和管理上也有许多不便。随着数字化X线成像设备的普及，普通X线成像设备在临床的应用非常有限。

（三）数字化X线成像

数字化X线成像是应用数字化X线成像设备将穿透人体的X线信息数字化并进行处理，再转换为模拟图像的检查技术。数字化X线成像技术根据成像原理和应用不同，可分为数字X线摄影（DR）和数字减影血管造影（DSA）。

1. 数字X线摄影 包括间接数字X线摄影（indirect digital radiography，IDR）和直接数字X线摄影（direct digital radiography，DDR）。

（1）IDR：基本原理和过程是，首先由X线影像增强电视系统将透过人体的X线转变为可见光；然后用高分辨力摄像管或经电荷耦合器（charge coupled device，CCD）转变为模拟信号；再经模/数转换形成数字化图像信号，并根据需要对其进行各种处理；处理后的数字化图像经数/模转换后，即可在显示器上显示为灰阶图像。

IDR设备主要包括X线图像接收器（影像增强电视系统、高分辨力摄像管和CCD）、数据采集器（模/数转换器）、图像处理器、图像监示器（数/模转换器、显示器）、存储器和系统控制器（图1-2）。

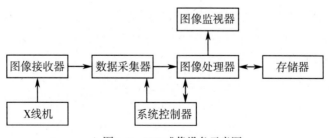

▲ 图1-2 IDR成像设备示意图

（2）DDR：是采用平板探测器（flat panel detector，FPD），直接把透过人体的X线信息转换为电信号而进行数字化的成像方法。其成像的基本原理和过程是，非晶硒FPD接受透过人体的X线，产生电子-空穴对；在外加高压电场的作用下，电子和空穴向相反方向移动，使阵列方式排列的薄膜晶体管器件的电容器存储电荷，电荷量与入射的X线量成正比；随后，阵列方式存储的电荷逐一释放，形成电信号；进而经模/数转换为数字信号（图1-3）。另一种为非晶硅FPD，其在阵列排列的无定形硅表面覆有碘化铯晶体；透过人体的X线首先转换为可见光，再经硅阵列转换为电信号；进而经模/数转换为数字信号。对上述两种FPD所获得的数字信号可进行各种处理，再经数/模转换后，即获得模拟灰阶图像。

DDR的主要设备包括平板探测器、图像处理器、图像显示器、存储器和系统控制器等。

2. 数字减影血管造影 是20世纪80年代兴起的一种将计算机与常规X线心血管造影相结合的检查技术。

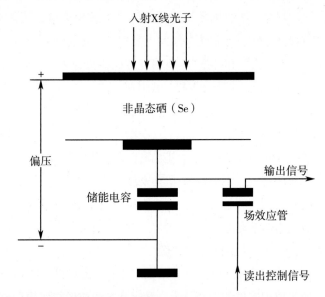

▲ 图1-3 非晶硒平板探测器工作原理示意图

DSA的数字减影有几种方法，常用的是时间减影法（temporal subtraction method，TSM）。基本原理：在血管内注入对比剂前和注入对比剂后的不同时间点，进行靶血管部位连续成像，其中注入对比剂前的图像称为蒙片（mask）；对得到的一系列图像进行像素化和数字化转换；将注入对比剂后任意时间点图像的数字矩阵与蒙片的数字矩阵相减，即可抵消骨骼和软组织的数字，而仅保留血管内对比剂的数字；其后，经数/模转换，就可得到不同期相仅显示含对比剂血管的DSA图像（图1-4）。由于此种减影法的蒙片和一系列图像是在不同时间点获得，故称为时间减影法。常用的方式有脉冲方式、超脉冲方式、心电触发脉冲方式、路标方式和时间间隔差方式等。

除时间减影法外，还有能量减影、混合减影、光学减影和电子减影法等，均较少应用。

DSA成像设备主要为数字成像系统，采用高分辨力摄像管或CCD，先进设备则应用平板探测器。其他还包括图像显示器、存储系统和系统控制器等。

二、X线检查技术

（一）普通检查

1. 透视（fluoroscopy） 目前多采用影像增强电视系统，影像亮度强，效果好。透视检查的优点：① 可转动患者体位，从不同方位进行实时观察；② 能了解器官的动态变化，如心脏和大血管搏动、膈肌运动和胃肠蠕动等；③ 操作简单、方便；④ 检查费用较低；⑤ 可迅速获得结果。缺点：① 影像的清晰度较X线摄影差，难以分辨密度差别小的病变，亦不宜观察密度高和厚度大的部位；② 辐射剂量高；③ 缺乏客观记录。目前，透视主要用于胃肠道造影、胆道造影、瘘管及窦道造影检查和介入治疗中的透视观察。

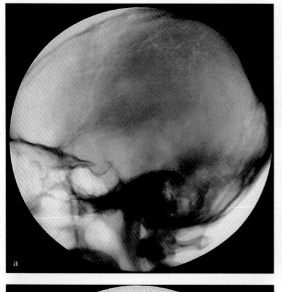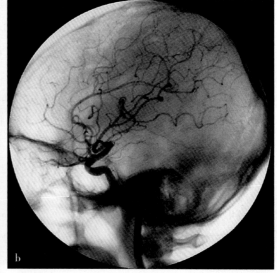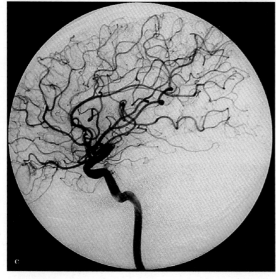

▲ 图1-4　DSA的基本原理和过程

a. 蒙片；b. 血管造影片；c. 蒙片和血管造影片像素化和数字化转换后，行数字矩阵相减，抵消骨和软组织数字，仅保留血管内对比剂数字，经数/模转换后，即可获得仅显示血管的DSA图像。

　　2. X线摄影（radiography） 是目前广泛应用的X线检查方法。优点：① 图像的分辨力高，清晰且对比度好；② 可留下客观记录，便于复查对照和会诊；③ 辐射剂量较小。缺点：① 组织结构影像前后重叠，常需多体位投照；② 不能观察器官的运动功能；③ 检查费用相对较高。

　　（二）特殊检查

　　目前特殊检查只有软X线摄影（soft ray radiography）较常用。软X线摄影是指采用能产生软X线的小焦点钼靶X线管，应用40kV以下的管电压进行的X线摄影。其常用电压为20~40kV，软X线摄影可获得对比度良好的软组织图像，主要用于乳腺检查。

　　（三）造影检查

　　X线检查时，对于缺乏自然对比的组织结构或器官，可将密度高于或低于该组织结构或器官的物质通过不同路径引入该组织结构、器官内或周围间隙内，使之产生对比图像，此即造影检查。引入的物质称为对比剂（contrast medium）。对比剂有高密度和低密度两类。高密度对比剂有钡剂和碘剂，钡剂用于消化道检查，水溶性有机碘剂多用于血管造影。低密度对比剂有二氧化碳和空气等，主要用于胃肠道双重对比造影检查。造影检查的应用扩大了X线检查范围。

1. 造影方法 ① 直接引入法：包括口服法，如食管和胃肠道钡餐检查；灌注法，如钡剂灌肠、逆行性尿路造影和子宫输卵管造影等；穿刺注入法，直接穿刺或经导管注入对比剂，如心血管造影和关节腔造影等；② 间接引入法：经静脉注入对比剂后，经生理排泄进入某一器官，间接使之显像，如静脉尿路造影。

2. 造影前准备 不同的造影检查均有相应的检查前准备和注意事项，必须认真执行，以确保患者的安全及获得满意的造影效果。

（四）DSA检查技术

根据对比剂注入动脉或静脉不同DSA检查分为动脉DSA（intra-arterial DSA，IADSA）和静脉DSA（intra-venous DSA，IVDSA）。IADSA的血管成像清楚，且对比剂用量少，因此目前多使用IADSA。

IADSA的操作是先将导管插入动脉，使导管尖部进入靶血管开口处，然后团注对比剂。在造影前和造影整个过程中，通过监视系统的显示屏选取靶血管部位并连续摄片，速度为每秒1帧或更多，投照后经系统处理即可得到IADSA图像。

（五）DR图像拼接技术

DR图像拼接技术是在DR自动控制程序模式下，一次采集相邻部位的多幅图像，然后由计算机进行全景拼接，合成大范围的X线图像。拼接的图像无重叠、无拼缝、几何变形小、密度均匀。其临床意义是一次检查能获得大范围的数字化图像，全景显示四肢、脊柱等，克服了传统X线摄影胶片和X线数字探测器的局限。常用于骨科和矫形外科，可精确测量全脊柱、全肢体的解剖结构改变。

三、X线图像特点和临床应用

（一）X线图像特点

X线图像是由黑到白不同灰度的影像组成，是X线束穿透人体某一部位不同密度和厚度组织结构后的投影总和，反映人体组织结构的解剖和病理状态的密度变化。

人体组织结构的密度是指单位体积的质量，而X线图像上的密度则指影像的黑白程度。虽然二者概念不同，但两者之间具有相关性，即物质的密度高、比重大，吸收的X线量多，在X线片上呈白影，称为高密度影；反之亦然。X线片上影像的黑白程度除受其物质密度影响外，还与其厚度有关，即厚度大者，吸收的X线量多，X线片上呈现为白影，而厚度薄者与之相反，呈现为黑影。

通常以低密度、中等密度和高密度来描述X线片上组织结构的黑白灰度。据此，可将人体组织和内部结构大致分为三类：① 低密度结构，包括脂肪组织及存在于呼吸道、胃肠道、鼻窦和乳突内的气体；② 中等密度结构，包括软骨、肌肉、神经、实质器官、结缔组织和体内液体；

③ 高密度结构，包括骨组织和钙化灶。当组织结构发生病变时，密度可发生改变，依其黑白灰度变化，称为密度减低或密度增高。

X线束是一锥形束，获得的影像有一定程度的放大和失真，还产生伴影，使影像的清晰度减低。

（二）临床应用

1. 普通X线摄影临床应用　可用于骨关节、胸部、腹部和头颅、五官等部位的疾病诊断，特点是操作简便、检查速度快。目前已经被数字化X线摄影所取代。

2. DR临床应用　包括IDR和DDR。IDR的成像时间短，除摄片外，还具有透视功能，因此可用于心血管造影和胃肠道造影检查。与CR技术相比，IDR的优点：① 成像速度快，提高工作效率；② 可进行透视检查。缺点：① 在成像过程中，要进行光电转换，原影像信息有一定程度的丢失；② 不能与普通X线机兼容。

DDR除用于X线摄影外，还能用于透视，可进行胃肠造影检查和心血管造影检查。由于DDR成像过程中，X线的接收至数字信号的输出均在平板探测器内完成，从而减少了信息的丢失和噪声的干扰，提高了图像的信噪比。与CR和IDR相比，DDR的优点：① 兼有摄片和透视功能；② 图像的分辨力更高；③ 曝光的宽容度更大，从而减少辐射量。DDR的缺点：① 不能与普通X线机兼容；② 设备较昂贵。基于DDR的诸多优势，目前已经成为X线成像最主要的设备。

3. DSA临床应用　DSA检查由于消除了骨骼和软组织影像重叠的干扰，使心血管及其病变显示更为清楚，且所用对比剂浓度低、剂量少，辐射量亦可减低。目前，DSA已广泛用于心脏和全身各部位血管性病变的检查、诊断和介入治疗，还可为肿瘤经血管化疗和栓塞治疗提供支持。

四、X线防护

X线具有生物效应，可引起辐射性损伤，而X线检查应用又很广泛，故应重视X线检查中患者和工作人员的防护问题。

在X线检查中，要遵循时间防护、距离防护和屏蔽防护三项基本原则。所谓时间防护就是患者和工作人员，尤其是介入医生，应在保证诊疗效果的同时，尽量缩短接触X线的时间，以降低辐射量。距离防护是利用X线辐射量与距离的平方成反比这一原理，增加X线源与人体间的距离，可降低辐射量，而适当扩大X线检查室空间，能增加散射线与人体间的距离，同样可减少辐射量，距离防护是最简单而有效的防护措施。屏蔽防护是使用原子序数较高的物质，通常为铅或含铅材料，进行屏蔽以吸收不必要的X线，如通常在X线管外壳、遮光筒和光圈、滤过板等部位采用铅板屏蔽，其他屏蔽和防护用品有铅玻璃、铅屏风、铅衣和铅橡皮手套等。应当指出，要特别重视孕妇、小儿和长期接触射线的工作人员，尤其是介入医生的防护工作。对于放射工作人员，要定期监测接受辐射的剂量并行外周血白细胞检查。

（冯仕庭）

第二节 X线计算机体层成像

X线计算机体层成像（CT）是由 Hounsfield G. N. 1969年设计成功，1972年应用于临床的一种现代医学影像成像技术。CT获得的是数字化图像，是经计算机处理的重组模拟图像。CT的最大优点是密度分辨力（density resolution）高，远优于传统X线图像，而且图像清晰、解剖关系明确，数字化成像可进行多种后处理，明显提高了病变的检出率和诊断准确率。由于这一贡献，Hounsfield G. N. 获得了1979年度诺贝尔生理学或医学奖。

要特别指出的是，近年来CT设备发展迅速，尤其是近几年来多层螺旋CT（MSCT）包括双源CT、能谱CT和640层CT的开发和临床应用，极大地提高了扫描速度和图像的空间分辨力（spatial resolution）。同时，一些新的后处理功能软件亦相继用于临床。这些软、硬件的发展都使得CT图像的质量和显示能力在不断提高，应用领域亦在不断拓展，已成为临床上许多疾病不可或缺的诊断方法。

一、CT基本原理和设备

（一）CT基本原理

CT是通过X线束环绕人体某部位一定厚度的层面进行扫描，透过该层面的X线部分被吸收，穿透人体后未被吸收的X线被探测器接收并转换为数字化信息，再经过计算机处理和重建，最终形成图像。

具体而言，CT可分为三个连续过程。① 获得扫描层面的数字化信息：用高度准直的X线束环绕人体某部位一定厚度的横断层面进行连续扫描，由探测器（detector）接收通过该层面的X线，并经光电转换为电信号，再经模/数转换为数字化信息。② 经计算机处理得到扫描层面各体素的X线衰减（attenuation）系数即吸收系数：计算机处理数字化信息时，将该层面分为若干体积相同的小立方体，称为体素（voxel）（图1-5），但由于前述"①"由模/数转换所得数字化信息代表扫描层面内各方向上若干体素的重叠信息，计算机处理就是运用不同的算法将其分离，从而获得扫描层面各体素的X线衰减系数，并将它们依原有顺序排列为数字矩阵（digital matrix）（图1-6）。③ 由数字矩阵重组为

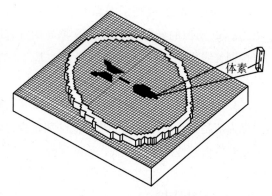

▲ 图1-5 扫描层面的体素

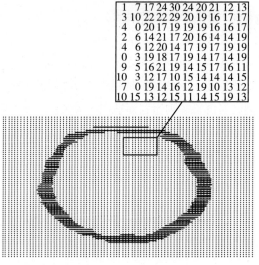

▲ 图1-6 数字矩阵

CT灰阶图像：经数/模转换，依扫描层面数字矩阵各体素衰减系数值的高低，赋予由白至黑不同的灰阶，即可重组为扫描层面的CT灰阶图像。其中，由每一体素转换而来的黑白灰度不同的小方块称为像素（pixel），其是组成CT图像的基本单位。数字矩阵数目越多，像素面积就越小，所组成的CT图像就越细腻，空间分辨力亦越高。

（二）CT设备

近三十年来，CT设备发展迅速，由最初的单层CT发展至单层螺旋CT（spiral CT，SCT）和多层螺旋CT（multislice spiral CT，MSCT），目前MSCT已发展至256层、640层和能谱CT等；此外，按X线管数目又可分为单源CT和双源CT。

无论是单层CT，还是SCT、MSCT设备均主要由三部分组成。① 扫描系统：包括X线发生装置、准直器、探测器、扫描机架和检查床等，用于不同部位和层厚的扫描；② 计算机系统：负责整个CT装置的运行，进行CT图像重组和后处理，以及CT设备故障的检测；③ 图像显示和存储系统：包括显示器、激光打印机和光盘刻录机等，可进行图像显示、照片摄制和图像资料存储（图1-7）。

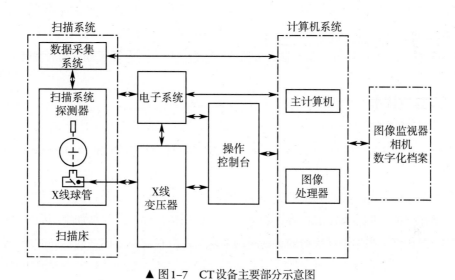

▲ 图1-7　CT设备主要部分示意图

螺旋CT的扫描方式与单层CT的扫描方式不同，在扫描期间，X线管球围绕人体行快速连续多圆周旋转，同时检查床沿其长轴方向匀速平移，如此X线对人体扫描的轨迹呈螺旋状，故称螺旋扫描（图1-8）。这种螺旋扫描采集的数据是连续螺旋形空间的容积数据，获得的是容积的三维信息，因此亦称为容积CT扫描（volume CT scanning）。MSCT与单层SCT的不同点主要是：前者的X线束呈锥形并具有多排探测器和多组采集信息的输出通道，因此每周旋转能够同时采集

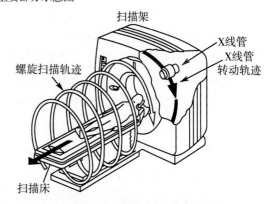

▲ 图1-8　螺旋CT扫描示意图
X线管沿一个方向不停旋转，扫描床连续移动，
扫描轨迹呈螺旋状。

多层图像信息，相应能重组多层CT图像。

双源CT不同于单个X线管和单套探测器的CT系统，是在扫描架内安装两套X线管和两套探测器系统。两套系统可分别调节kV和mAs，可同时采集图像或单套系统采集图像，优势是：① 时间分辨力明显提高；② 可获得双能量CT数据。

早期研究表明，任何物质对X线衰减系数都可以描述为两种"基本"物质（如水和碘）对X线衰减系数的线性组合，任一体素的衰减特性亦可"分解"为两种基物质的衰减特性。能谱CT是指通过两种电压（通常为80kV和140kV）分别扫描，获得组织对高低两组能量X线吸收的匹配数据，通过公式计算出一对基物质（如水和碘、水和钙）空间分布的比例及密度值，进而可计算出不同单能量X线光子下体素的衰减系数及CT值，绘制能谱曲线，根据已知的物质对应的X线吸收曲线对比能谱曲线即可确定其对应的物质，从而对物体进行定性和定量。能谱CT可以重建出各种单能量的CT图像，也可重建出不同基物质密度的CT图像。实现双能X线扫描的技术可通过双源双能量、单源X线管的高低电压瞬间切换，以及分别吸收高低能量的双层探测器等技术来实现。能谱CT除具有MSCT的优势外，尚有以下特点：① 计算不同单能量图像同一部位组织结构或病变的CT值，获取能谱曲线；② 重建的不同基物质密度的CT图像为病变的检出和定性提供更多信息。③ 在物质分离及定量、去除金属伪影、提高病变显示等方面有独特的优势。

二、CT检查技术

（一）CT检查方法

CT检查方法可分为CT平扫（plain CT scan）、CT增强扫描（contrast enhancement CT）和CT造影检查等。

1. CT平扫　指不用对比剂增强或造影的扫描，反映的是组织、器官和病变密度的自然对比。

2. CT增强扫描　指静脉注射水溶性碘对比剂后的扫描。通过人为增加组织间的密度差，以提高CT图像对比度。根据不同疾病的诊断目的要求，还可在注入对比剂的不同时期进行重复扫描，此即多期CT增强扫描；亦可对固定层面在对比剂到达前直至到达后的一段时间进行连续快速扫描，即为CT灌注（CT perfusion）扫描。

CT血管成像（CT angiography，CTA）是一种特殊的CT增强扫描方法，即在靶血管内对比剂浓度达到峰值期间进行扫描，获得的容积数据经计算机处理，重组成三维的血管影像。

多期CT增强扫描、CT灌注扫描和CT血管造影均需使用SCT或MSCT设备进行检查。

3. CT造影检查　是先行某一器官或结构的造影，然后再行CT扫描的方法。按方法可分为血管造影CT（angiography assisted CT）和非血管造影CT。临床上已很少应用。

4. 其他检查方法　CT检查除上述三种方法外，临床上在平扫和增强时还常应用低辐射剂量CT扫描和高分辨率CT（high resolution CT，HRCT）扫描。

低辐射剂量CT扫描是指扫描时在其他参数不变的情况下，降低X线管电流，CT成像亦能达到诊断要求。辐射剂量和图像质量相互联系彼此制约，两者必须达到和谐统一，应当避免为了追求低噪声高清晰图像而使用过高的辐射剂量，确定诊断可以接受的最低噪声水平和X线剂量水平，必须对所有的扫描参数进行优化以实现这种平衡，这就是低辐射剂量CT扫描技术的实质。

HRCT是指扫描和重组时层厚要薄，为1.5mm以下，图像重组则用高分辨力算法，且矩阵数不低于512×512。高分辨力扫描具有极好的空间分辨力。

（二）CT图像后处理技术

CT图像后处理技术是利用计算机附带的各种后处理软件，对CT图像数据进行不同的后处理，能以更加直观的方式显示病变及其与周围结构的空间关系，弥补轴位图像的不足，并可提供更多的有诊断价值的信息。以下介绍的是一些临床上常用的后处理技术。

1. 二维重组技术　除常规应用的轴位图像外，还包括电影浏览（cine viewing）、多平面重组（multiplanar reformation，MPR）和曲面重组（curved planar reformation，CPR）。

（1）电影浏览：通过手动或自动滚动轴位或其他方位的二维图像，对图像进行快速浏览，如此可节约观察大量图像的时间，并易于评价复杂解剖结构所发生的病变，提高了病变的检出率。

（2）MPR：是由容积数据重组为冠状位、矢状位乃至任何角度倾斜位的断面图像（图1-9a、图1-9b）。用于任意角度观察病变及其与周围解剖结构的关系。

（3）CPR：需要在轴位、MPR图像或三维图像上勾画出欲观察曲面结构的中心线，应用相应的软件，即可生成CPR图像。CPR把走向弯曲的器官或结构拉直、展开，显示在一个平面上，从而能够观察某个器官或结构的全貌，如血管、支气管和牙列等（图1-9c、图1-9d）。

2. 三维重组技术　包括最大密度投影（maximum intensity projection，MIP）、最小密度投影（minimum intensity projection，MinIP）、表面遮盖显示（shaded surface display，SSD）和容积再现（volume rendering，VR）等。

（1）MIP：是将感兴趣容积内具有超过所规定阈值的最大CT值的体素投影在一个方向上，所得图像即为MIP（图1-9e）。投影的方向称为观察角。一个方向的MIP为二维图像，但应用多个观察角，即多方向的投影图像，通过旋转功能，即可从不同方位进行连续观察，从而产生三维立体效果。MIP广泛用于高密度组织结构的观察，如CT血管造影和肺部肿块等。其不足之处是不能同时显示周围结构，因而观察空间解剖结构的关系欠佳。

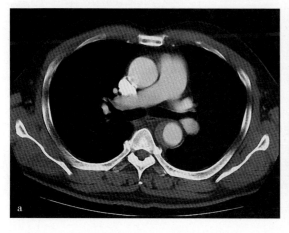
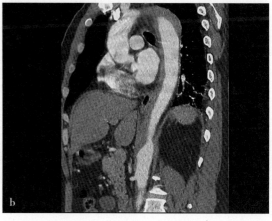

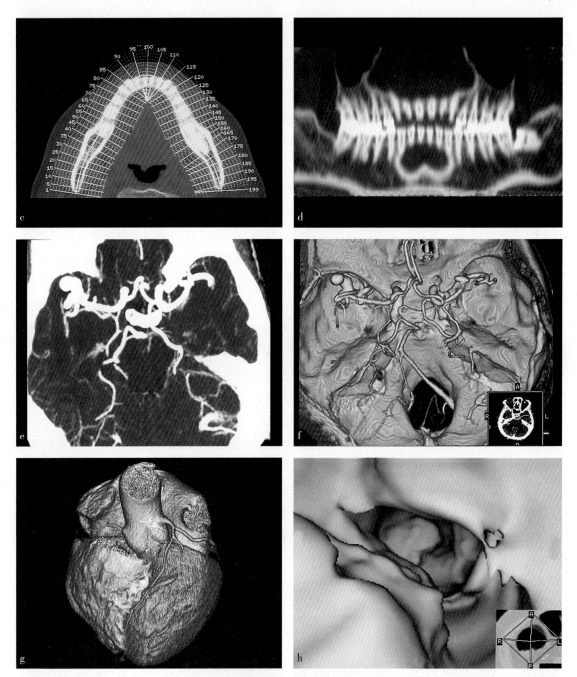

▲ 图1-9　CT图像的后处理技术

a、b（同一例患者）. 常规CT增强检查轴位图像（a）和斜矢状位重组图像（b）；c、d（同一例患者）. 颌骨CPR的轴位参考图像（c）和颌骨CPR图像（d）；e、f（同一例患者）. 颅底血管CTA检查MIP图像（e）和颅底血管CTA检查SSD图像（f）；g. 心脏冠状动脉CTA检查SSD图像；h. 结肠CTVE图像。

（2）MinIP：与MIP相反，是将感兴趣容积内具有低于规定阈值的最小CT值的体素投影在一个平面上，所得图像即为MinIP。临床上用于气管、支气管的观察。

（3）SSD：首先用CT阈值的方法提取欲观察的器官结构，然后应用软件以一个虚拟光源投照在器官结构的表面，并依与光源的距离，计算出表面上各点的明亮度，则图像上器官结构的表面就出现明暗变化，达到三维立体显示的效果，犹如人物肖像（图1-9f、图1-9g）。SSD主要用于明确复杂解剖结构及其病变的空间结构关系，不足之处是不能同时显示其内部结构，且重组过程中有一定信息量的丢失。

（4）VR：是向感兴趣容积内投照光线，然后以亮度曲线进行图像重组。VR综合了SSD和MIP的优点，并且利用了全部体素的CT值，因此能重组显示器官结构的表面和内部情况。VR还可通过调整亮度曲线和窗宽、窗位，达到不同的透明效果，通过设定伪彩编码则使图像更为逼真。例如，在胸部能以不同的色彩和亮度同时显示胸壁的肌肉、骨质、肺、支气管、肺血管及纵隔内的心脏和大血管等，因而图像清晰、立体感明显。

3. 其他常用的后处理技术　包括CT仿真内镜（CT virtual endoscopy，CTVE）、分割功能（cutting function）、灌注参数图和能谱CT后处理技术等。

（1）CTVE：是应用计算机软件，将容积扫描所获得的数据进行后处理，重组出空腔器官的内表面，并在观察中利用软件功能调整视屏距、视角及方向，从而达到观察结构的不断靠近和远离，产生类似纤维内镜的动态观察效果（图1-9h）。如行伪彩编码，则可使内腔显示更为逼真。CTVE要求空腔器官与其内、外结构有较大的衰减系数差。目前，CTVE多用于观察气管、支气管、大肠、胃、鼻窦、喉、膀胱和主动脉及其主要分支。其中，应用最广泛的是仿真支气管镜和仿真结肠镜。

CTVE是非侵入性检查，患者安全而无痛苦，尤其适宜不能承受纤维内镜检查的患者。然而，CTVE并不能显示管腔内表面和腔内病变的真实颜色，亦不能进行组织活检。

（2）分割技术：在三维重组时，常用分割方法确定感兴趣容积。分割可采用切割线方法，亦可运用计算机软件方法。前者耗时，后者则能快速自动或半自动完成分割工作。在CT图像后处理中，分割功能应用广泛。如CTA检查时，去除骨结构；观察肺组织时，去除胸壁和纵隔结构；观察髋臼结构时，去除股骨头；在结肠成像时，去除结肠之外的组织结构等。

（3）灌注参数图：是利用CT灌注软件，获得灌注检查层面内每一个体素的时间-密度曲线，并依此曲线运用不同的算法（通常为去卷积算法）计算出多种灌注参数值，从而重新组成检查层面的各种灌注参数图，并以伪彩显示，如血流量图、血容量图、达峰时间图和平均通过时间图等。灌注参数图属于功能成像，可清楚、直观地反映组织器官及其病变的血流灌注情况和异常改变，有利于病变的检出、诊断和鉴别诊断。

（4）能谱CT后处理技术：主要包括物质分离、单能量图像、能谱曲线和有效原子序数等，开辟了CT成像多参数分析和功能成像的新方向，可为临床诊断提供更多的信息。同时引入了最佳对比噪声比、直方图、散点图等，把能量信息转换成临床可应用的数据或图像。

三、CT图像特点和临床应用

（一）CT图像特点

CT图像是一定数目由黑到白不同灰度的像素按矩阵排列所构成。这些像素反映的是人体相应单位容积（即体素）的X线吸收系数，像素越小、数目越多，构成的图像越细致，空间分辨力越高。

CT图像上像素的影像灰度是人体组织器官对X线吸收程度的反映。密度高的组织器官对X线的吸收较多，在CT图像上呈白影，如骨骼和钙化；相反，密度低的组织器官对X线吸收较少，在CT图像上呈黑影，如肺和脂肪。人体内大部分软组织的密度差别相对较小，如脑、纵隔、肝、胆、胰、肾等，普通X线平片不能清晰显示，但CT具有较高的密度分辨力，能清晰地显示这些器官的解剖结构及其内部密度发生变化的病变组织。

CT图像除用不同的黑白灰度来表示组织器官的密度高低外，还用X线的吸收系数来表示密度的高低，这样就有了一个量化的标准。在实际工作中把吸收系数换算成CT值，单位为亨氏单位（Hounsfield unit，HU）。把水的CT值定为0HU，人体内密度最高的骨皮质CT值为+1 000HU，空气的CT值为-1 000HU，人体内密度不同的各种组织CT值则在-1 000~+1 000HU的2 000个分度之间。

如果CT图像用2 000个灰度来表示2 000个分度，则图像层次非常丰富，但是人眼不能分辨这些细微的灰度差别。一般人眼只能区分16个灰阶，为了使CT值差别小的两种组织能被分辨，必须采用不同的窗宽（window width）和窗位（window level）。窗宽是指图像上16个灰阶内所包括的CT值范围，在此CT值范围内的组织均以不同的模拟灰度显示。CT值高于此范围的组织，无论其密度多高均显示为白色，没有灰度的差别；CT值低于此范围的组织，无论其密度多低，均显示为黑色，也没有灰度的差别。具体窗宽的设置需依据所观察组织的CT值范围而定。例如，观察骨质结构窗宽取1 000~2 000HU，观察软组织结构窗宽取300~400HU。窗位是窗宽的中心点位置，同样的窗宽，窗位不同，其所包括的CT值范围不同。例如，取窗宽为100HU，窗位为0HU时，其CT值范围为-50~+50HU；当窗位为+50HU时，其CT值范围则为0~+100HU。窗位一般应与所观察组织的CT值大致相等。例如，脑实质的CT值为+35HU左右，颅骨的CT值为+300HU以上，因此观察脑实质时可采用窗宽100HU和窗位+35HU，观察颅骨则采用窗宽1 000HU和窗位+300HU。正常组织与病变组织间的密度差别较大时，用宽的窗宽显示病变；当两者的密度差别较小时，则用窄的窗宽显示病变。

CT图像是层面图像，为了显示器官和组织结构的全貌，需要多个连续的层面图像。使用CT设备的图像重组功能，可重组冠状层面、矢状层面和任意斜层面的图像，多角度观察器官和病变的关系。

（二）CT临床应用

1. CT检查的临床应用　CT检查由于具有高的密度分辨力、较高的空间分辨力及时间分辨力，而广泛用于身体各系统疾病的检查和诊断，其中包括头部、颈部、肺、纵隔、大血管、肝、胆、胰、脾、肾、肾上腺、子宫、卵巢、膀胱和骨关节系统的先天性病变、肿瘤和肿瘤样病变、炎性和创伤性病变的诊断和鉴别诊断。MSCT的应用，进一步拓宽了CT的应用领域，例如，心脏和冠状动脉的检查、胃肠道和前列腺病变的检查及器官的灌注检查等。此外，还可在CT引导下进行穿刺活检和介入治疗。

CT检查的不足和限度：① X线对组织有电离辐射作用，对人体有一定的损伤，射线量较

X线摄影大；② CT增强扫描使用含碘对比剂，用量较大，有发生不良反应的风险，对碘剂过敏者不能做增强扫描；③ 空间分辨力不及普通X线照片；④ 对一些部位和器官病变的检查效果不及其他影像学检查技术，例如，对胃肠道黏膜和功能性病变的显示不及胃肠道钡餐造影检查，对胆囊一些病变的显示亦不及超声方便和准确，对软组织的分辨力不如MRI；⑤ CT是依据密度的差异区分正常和病变，当病变与正常组织密度相近或相等时，平扫CT难以发现。因此，临床选择CT检查时，应避免这些缺陷和不足，发挥其优势，进行合理的运用。

2. CT检查的注意事项

（1）合理选择CT扫描参数：螺旋CT检查的主要扫描参数有层厚、螺距（pitch）、视野（field of view，FOV）、扫描电压和电流。这些参数的选用关系到其后重组CT图像的质量。应根据不同的检查目的，合理地选用这些扫描参数。例如，螺距的含意为X线管球旋转一周期间扫描床移动距离与探测器宽度之比。因此，螺距增大，同样的扫描时间，所覆盖的范围增大，但重组图像的质量有所下降，适合于短时间内观察大范围区域，如胸腹联合外伤的CT检查。检查较小器官如垂体和肾上腺时，则选用较小的FOV，即行所谓"靶扫描（target scan）"，有利于小病灶的检出。在肺癌普查和行仿真结肠镜检查时，运用低剂量的CT扫描，可在不影响诊断效果的前提下，降低患者的辐射剂量。总之，合理选用CT扫描参数是CT检查的关键之一。

（2）合理运用CT图像显示技术：CT图像是计算机重组的灰阶图像。因此，在显示屏上观察CT图像要运用窗技术（window technique），包括窗宽和窗位的选择。增大窗宽，图像上组织结构的层次增多，而组织结构间的对比度下降，不利于与周围组织密度差别小的病变显示，反之亦然。提高窗位图像变黑，降低窗位则图像变白。因此，根据检查部位和显示要求等具体情况在显示屏上合理地调节窗宽和窗位，是检出病灶和显示其特征的关键。当CT图像摄为照片时，窗宽和窗位即被固定，而不能调节。

（3）合理运用CT图像后处理技术：CT图像后处理技术的种类繁多，但并非所有CT检查均需应用这些技术。通常根据临床要求、检查目的和轴位图像上病灶显示的情况，适当合理地选用一种或综合几种后处理技术。例如，CTA检查时可选择MIP和分割去骨技术，行颌骨检查时选择CPR技术，而观察腹腔肿块和周围血管关系时，则可选择SSD或VR技术，冠状动脉CTA检查则需应用MIP、分割功能和CPR等技术。

（4）合理应用CT增强检查的对比剂：CT增强检查时，除选择对比剂的类型和浓度外，所用对比剂的剂量、注射速率和扫描延迟时间均与增强检查的效果密切相关。通常是依据检查的器官和检查目的，对上述条件进行选择。例如，主动脉及其主要分支的CTA检查，要求注入对比剂的剂量和注射速率能使主动脉内对比剂达到一定的浓度，并在适当的延迟时间开始扫描，在主动脉内对比剂浓度达峰期间完成检查，否则将影响CTA的检查效果。肝和肾的CT增强检查，同样要求应用合理的对比剂剂量、注射速率，并需在不同的延迟时间行多期增强扫描，如此可提供更多的诊断信息。

（冯仕庭）

第三节　磁共振成像

磁共振成像（MRI）是利用原子核的磁共振现象，重建人体断层图像的一种成像技术。1946年Block和Purcal发现了原子核的磁共振现象。1973年Lauterbur将磁共振现象应用于医学影像学领域，发明了MRI技术。MRI的应用促进了医学影像学的发展，为此，Lauterbur获得了2003年度诺贝尔生理学或医学奖。

近年来，MRI是医学影像学中发展最快的领域，新的成像设备不断推出，新的检查序列和检查技术不断涌现，新的对比剂亦在不断开发和用于临床，拓宽了MRI应用领域，明显提高了医学影像学的诊断水平。

一、MRI基本原理和设备

（一）MRI基本原理

MRI基本原理较为复杂，可分为以下几个过程。

1. **人体置于强外磁场内出现纵向磁化量**　具有奇数质子的原子核，如^1H、^{19}F和^{31}P等具有自旋特性和磁矩。其中氢质子（^1H）在人体内含量最多，故目前医用MRI设备均采用^1H成像。具有磁矩的^1H犹如一个小磁体。通常体内这些无数的小磁体排列无规律，磁力相互抵消，但进入强磁场内时，则依外磁场磁力线方向有序排列，而出现纵向磁化量（图1-10）。同时，强外磁场内^1H呈快速锥形旋转运动，称为进动（procession），其频率与外磁场场强成正比。

2. **向人体发射与质子进动相同频率的射频（radiofrequency，RF）脉冲后发生磁共振现象**　当向强外磁场内人体发射与质子进动频率一致的RF脉冲时，质子受到激励，发生磁共振现象。它包括同时出现的两种变化：一种是某些质子吸收能量呈反外磁场磁力线方向排列，致纵向磁化量减少；另一种是这些进动的质子做同步、同速运动即同相位运动，而出现横向磁化量（图1-11）。

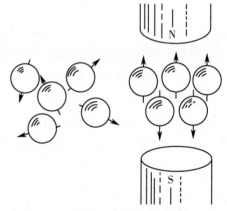

▲ 图1-10　质子进入强外磁场前后的排列情况
质子进入强外磁场前，排列无规律，磁力相互抵消；进入强外磁场后，质子依外磁场磁力线方向有序排列，其中向上排列的质子多于向下排列的质子，而出现向上的纵向磁化量。

3. **停止RF脉冲后受激励质子恢复到原有平衡状态并产生磁共振（magnetic resonance，MR）信号**　当停止发射RF脉冲后，受激励的质子迅速恢复至原有的平衡状态，该过程称弛豫过程（relaxation process），所需要的时间称为弛豫时间（relaxation time）。有两种弛豫时间：一种是代表纵向磁化量恢复的时间，为纵向弛豫时间（longitudinal relaxation time），亦称T_1弛豫时间，简称为"T_1"；另一种是代表横向磁化量衰减和消失的时间，为横向弛豫时间（transverse relaxation time），亦称T_2弛豫时间，简称为"T_2"。激励质子在纵向弛豫和横向弛豫过程中产生代表T_1值和T_2值的MR信号。

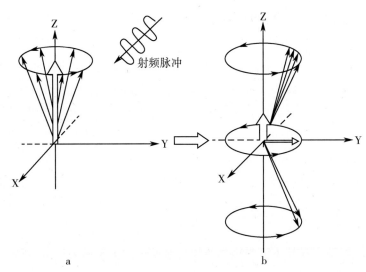

▲ 图1-11　质子发生磁共振现象（纵向磁化量减少和出现横向磁化量）

a. 发射射频脉冲前，仅有纵向磁化量；b. 发射与质子进动频率一致的射频脉冲后，同时出现两种变化：一种是某些质子吸收能量向下呈反磁力线方向排列，致纵向磁化量减少；另一种是进动的质子做同步、同速运动即同相位运动，而出现横向磁化量。

4. 对MR信号进行采集、处理并重建成MRI图像　含有组织T_1值和T_2值信息的MR信号由接收线圈采集后，经一系列复杂处理，即可重建为MRI图像。

MRI过程中，发射RF脉冲类型、间隔时间和信号采集时间不同，所获得的图像代表T_1值或T_2值的权重亦不同。其中相同RF脉冲的间隔时间称为重复时间（repetition time，TR），自发射RF脉冲至信号采集的时间称为回波时间（echo time，TE）。在MRI的经典序列（SE序列）中，若使用短TR、短TE，则所获得的图像主要反映T_1值，代表组织间T_1值的差异，称为T_1加权成像（T_1 weighted imaging，T_1WI）；如使用长TR、长TE，则图像主要反映T_2值，代表组织间T_2值的差异，称为T_2加权成像（T_2 weighted imaging，T_2WI）；若使用长TR、短TE，则图像主要反映的既不是T_1值，又不是T_2值，而是质子密度，代表组织间质子密度的差异，称为质子密度加权成像（proton density weighted imaging，PDWI）。

（二）MRI设备

MRI设备主要包括五个部分：主磁体、梯度系统、射频系统、计算机和数据处理系统及辅助设施部分。

1. 主磁体　作用是产生强的外磁场。目前常用有超导型磁体和永磁型磁体，它们的构造、性能和造价均不相同。永磁型磁体的制造和运行成本较低，但产生的磁场强度偏低，最高为0.3Tesla（T），且磁场的均匀性和稳定性欠佳。超导型磁体是当前主流类型，场强可高达11.0T，常用的为1.5T和3.0T，磁场均匀性和稳定性较佳，但制造、运行和维护费用均较高。由于超导型和永磁型磁体的场强和性能参数不同，致两型MRI设备的成像质量和应用范围有很大差异，如与超导型设备相比，永磁型设备不能进行或难以获得良好的fMRI图像。根据磁体场强的强弱，磁共振设备分为高场强MR机和低场强MR机，如1.5T和3.0T为高场强MR机，0.2~0.5T为低场强MR机。

2. 梯度系统　作用是产生梯度磁场，为体内MR信号空间定位提供三维编码信息，主要由X、Y、Z三组线圈组成。梯度系统中最重要的参数是梯度磁场强度和梯度切换率，它们与成像速度和质量相关。

3. 射频系统　用以发射RF脉冲和接收MR信号。主要由发射线圈和接收线圈组成。同一线圈亦可兼有发射和接收功能。MR设备中，射频线圈有多种类型，包括全容积线圈（头线圈、体线圈）、表面线圈、腔内线圈和相控阵线圈等，适于检查不同部位、范围和组织器官的需要。

4. 计算机和数据处理系统　用于控制MRI设备运行，并负责MR信号采集、处理、图像重建、显示和存储等工作。

5. 辅助设施　包括图像显示、照相和各种存储设施。工作站为MRI设备的重要辅助设施，具有多种图像后处理功能。

二、MRI检查技术

MRI检查技术种类繁多，各具特点和应用目的，包括MRI平扫检查、MRI对比增强检查、MR血管成像、MR电影成像、MR水成像、MR波谱、功能性MRI和MR磁敏感加权成像等，分述如下。

（一）平扫检查

MRI平扫检查是指应用各种MRI检查序列获取组织、器官和病变信号的自然对比影像，不用对比剂增强的MRI检查。

MRI检查序列是指应用特定的RF脉冲组合、采集时间和编码方式等所进行的MRI检查技术。当这些参数不同时，就组成了不同的MRI检查序列，获得了不同性质的MRI图像。

1. 自旋回波（spin echo，SE）序列　是MRI经典成像序列。采用90°和180°脉冲组合，通过选用不同的TR和TE，就可获得T_1WI、T_2WI和PDWI图像。T_1WI显示解剖结构较好，而T_2WI易于发现病变。快速自旋回波（turbo SE，TSE；fast SE，FSE）序列则能明显缩短成像时间。

2. 反转恢复（inversion recovery，IR）序列　也是临床上常用的序列。采用180°、90°和180°脉冲组合，并在第一个180°反转脉冲之后，经一定时间即反转时间（inversion time，TI）再施加90°脉冲。依TI长短，分为短TI反转恢复（short TI inversion recovery，STIR）序列、长TI反转恢复序列即液体衰减反转恢复（fluid attenuated inversion recovery，FLAIR）序列。STIR序列可抑制具有短T_1组织的信号，如脂肪；FLAIR则抑制T_2WI上自由水的信号强度，使邻近的长T_2信号病变，如脑室周围和脑沟旁的小病灶，显示更为清楚。

3. 梯度回波（gradient echo，GRE）序列　可提高磁共振成像速度，临床上常用。在GRE序列中，激励脉冲小于90°并施加梯度磁场代替180°脉冲，从而明显缩短了成像时间。快速梯度回波序列则能进一步提高成像速度。主要用于MRI动态增强检查及心脏、血管成像。

4. 平面回波成像（echo planar imaging，EPI）　为目前MRI速度最快的成像技术之一，是在一个TR期间内利用一次RF脉冲激发，采集多个梯度回波。EPI几乎能与所有常规成像序列进行组合，如与SE序列组合，即在90°和180°脉冲之后进行平面回波数据采集。因此，明显缩短了成像时间，并可获得较高质量的图像。EPI适用于心脏快速成像、腹部快速成像、脑功能成像和介入MRI的实时监控。

除上述常用检查序列外，预饱和脂肪抑制技术和GRE序列T₁WI的同、反相位检查在临床工作中亦常用。脂肪中质子和水中质子具有不同的进动频率，称为化学位移（chemical shift）。预饱和脂肪抑制技术亦称频率选择性脂肪抑制（frequency-selective fat-suppression）技术，是先施加与脂肪中质子进动频率相同的RF脉冲及扰相位梯度脉冲，使其磁化量为零，其后再行SE等序列检查，此时脂肪质子不再产生MR信号，即受到抑制（图1-12a、图1-12b）。与前述STIR序列不同，该脂肪抑制技术对于确定脂肪组织是特异性的，而STIR序列则是非特异性的。GRE序列T₁WI的同相位（in phase，IP）和反相位（opposed phase，OP）检查技术则是利用脂质中质子和水中质子的进动分别处于IP和OP时成像，IP成像时采集的MR信号为两者信号之和，OP时则为两者信号之差。因此，同一体素内若含丰富的脂质和水，则与IP相比，OP上的信号强度有明显下降。IP、OP成像在临床上主要用于检查脂肪肝和鉴别肾上腺腺瘤与非腺瘤。

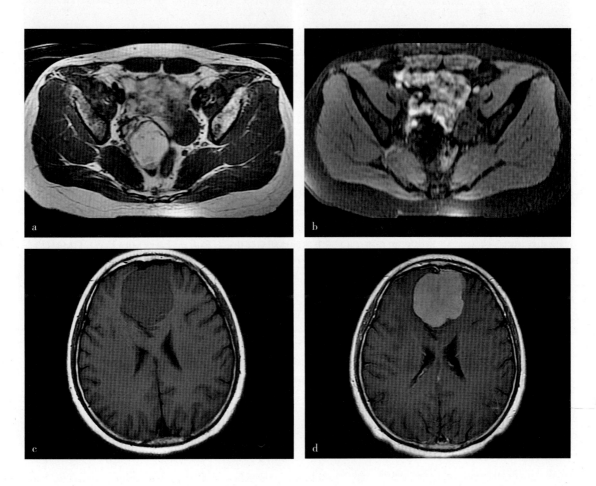

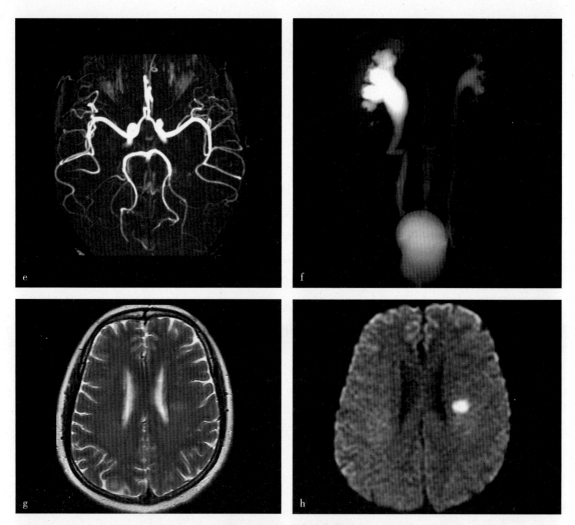

▲ 图1-12　MR的多种成像技术

a、b（同一例患者）. T₁WI检查（a）示盆腔右后部直肠旁高信号肿块，预饱和脂肪抑制技术T₁WI检查（b）示上述盆腔肿块高信号发生抑制，转变为低信号，证实肿块内含脂肪组织；c、d（同一例患者）. T₁WI检查（c）示额区中线部略低信号肿块，增强T₁WI检查（d）示上述肿块明显强化；e. 颈内动脉系统MRA检查；f. MRH检查（MR尿路成像）；g、h（同一例患者）. 常规T₂WI检查（g）示左基底节区病灶不明显，DWI检查（h）示左侧基底节区明显高信号病灶。

（二）对比增强检查

MRI图像具有良好的组织对比，易于检出病变。但为了更清楚地显示病灶，明确其形态学表现、血供情况和血流动力学改变，以利于准确诊断，临床上常使用MRI对比剂，人为地改变组织器官和病灶的T₁和T₂，增加其信号对比和反映病灶的信号变化特征，此即MRI对比增强检查（图1-12c、图1-12d）。

MRI对比增强检查通常是在MRI平扫检查发现病变后使用。普遍应用的是静脉注入顺磁性对比剂二乙三胺五乙酸钆（gadolinium diethyl triamine-pentoacetic acid，Gd-DTPA）。肝MRI增强尚可应用肝胆特异性对比剂钆塞酸二钠（gadolinium ethoxybenzyl diethylenetriamine pentaacetic acid，

Gd-EOB-DTPA）。与CT增强方法类似，MRI对比增强亦分为普通增强检查、多期增强检查及灌注成像等方法。MRI对比增强检查一般采用T_1WI序列，在MRI灌注检查或以超顺磁性氧化铁为对比剂的对比增强检查，则采用T_2WI序列。

（三）磁共振血管成像

磁共振血管成像（magnetic resonance angiography，MRA）是一种无创性血管检查技术，不用对比剂就能清楚显示血管影像。此外，还可提供血管周围的解剖信息。MRA在临床上有较高的实用价值。

普通MRA有两种基本成像技术，即时间飞跃（time of fight，TOF）法和相位对比（phase contrast，PC）法。它们的成像均与血液流动相关，但原理不同。TOF法依赖于流入相关增强现象，而PC法依赖于速度诱导的流动质子相位改变进行成像。这两种成像技术不需注射对比剂，并均可用二维或三维方式进行采集。首先获得一大组薄层图像即源图像，其后经MIP重建，产生完整的血管影像（图1-12e）。TOF法、PC法的二维和三维血管成像各有优势、不足及适应证。需注意，MRA诊断时常需参考源图像。

对比增强MRA（contrast enhanced MRA，CEMRA）是向静脉内快速团注顺磁性对比剂Gd-DTPA，利用其明显缩短血流T_1的作用，同时应用快速梯度回波序列采集数据，再经计算机处理后所获得靶血管影像的成像技术。因此，CEMRA的成像原理不同于TOF法和PC法。其优点是成像速度快，空间分辨力和对比分辨力均很高，且伪影少。然而，CEMRA检查有一定的技术难度，必须严格掌握采集时机，否则可导致检查失败。

（四）磁共振电影成像

磁共振电影（magnetic resonance cine，MRC）成像技术是利用MRI快速成像序列，产生一系列不同时相的图像，并以电影方式进行连续显示的检查技术，能够动态观察器官的运动，评估运动功能的异常。

MRC成像技术主要用于评估心脏的运动功能和关节的运动功能等。

（五）磁共振水成像

磁共振水成像（magnetic resonance hydrography，MRH）技术的主要原理是利用静止或缓慢流动液体中的水质子具有长T_2的特点进行成像。对人体内一些静止或缓慢流动的液体，如脑脊液、胆汁、胰液、尿液及内耳淋巴液等，采用重T_2WI，即很长的TR和很长的TE成像时，这些液体表现为高信号，而其他组织结构由于T_2较短而呈极低信号，因此不用对比剂即能使这些液体结构清楚显示（图1-12f）。

MRH技术具有如下优点：① 为安全无创性检查；② 不需注入对比剂；③ 不干扰液体结构的生理及病理状态；④ 可行多方位检查，处理后还可行三维显像；⑤ 适应证广，尤其对不适宜常规方法进行检查的患者更具有实用价值。

MRH检查技术包括磁共振胆胰管成像（magnetic resonance cholangiopancreatography，MRCP）、磁共振尿路造影（magnetic resonance urography，MRU）、磁共振椎管水成像（magnetic resonance myelography，MRM）和磁共振内耳迷路成像（magnetic resonance labyrinthography）等。

（六）磁共振波谱

磁共振波谱（magnetic resonance spectroscopy，MRS）技术是利用质子在不同化合物中具有不同的进动频率即化学位移现象，来检测化合物组成成分及其含量的检查技术。在MRI时，体内的MR信号主要来自水和脂肪中的质子，而化合物（代谢物）中的质子产生的MR信号很弱。因此，MRS检查时需抑制水和脂肪中质子的信号，方可使代谢物中的质子产生的微弱信号在MRS上能以共振峰的形式显示出来。

MRS检查获得的是由不同代谢物共振峰所组成的谱线，并非解剖图像，因此不同于其他MRI方法。然而，若将MRS所获得层面内各体素的某种代谢物共振峰，依其浓度转换为该检查层面可视的伪彩图像，并与常规MRI图像进行叠加，则能直观显示层面内该代谢物及其浓度的分布，此即磁共振波谱成像（magnetic resonance spectroscopic imaging，MRSI）。

人体内各组织器官具有不同的代谢物及其浓度，病变发生的代谢异常将使它们发生改变，而不同性质病变所引起的改变又各不相同，因此通过MRS检测这些代谢物及其浓度，将有利于疾病的诊断和鉴别诊断。

MRS是目前唯一的无创性检测代谢物的检查技术，常用的是质子波谱技术，对脑肿瘤和前列腺癌等的诊断和鉴别诊断很有帮助。

（七）功能性磁共振成像

功能性磁共振成像（functional magnetic resonance imaging，fMRI）是近年来发展起来的一类全新成像技术，与一般MRI不同，它们是以组织结构的生理功能及其异常改变为成像信息，并以图像形式反映出来的成像技术。目前，fMRI包括弥散加权成像（diffusion weighted imaging，DWI）、灌注加权成像（perfusion weighted imaging，PWI）和脑活动功能成像。

1. 弥散加权成像（DWI）　组织中水分子在温度驱使下随机运动，即为弥散运动。常规MRI水分子弥散运动对信号强度影响很微小。DWI是用特定的脉冲序列，反映组织内水分子弥散运动的状况，并能进一步获得量化指标，即表观弥散系数（apparent diffusion coefficient，ADC）和所组成的ADC图。不同类型病变对水分子弥散运动产生不同的影响，反映在DWI图和ADC图上有不同的表现，并且这种功能性改变可先于病变的形态学改变，因此DWI检查有利于疾病的早期发现、诊断和鉴别诊断。例如，对脑梗死的早期诊断和对中央腺体前列腺癌的诊断，DWI均有较高的价值（图1-12g、图1-12h）。

弥散张量成像（diffusion tensor imaging，DTI）是在DWI基础上发展而来的一种功能性成像技术，能反映组织中水分子弥散的各向异性，并可获得相应的量化指标，如各向异性分数（fractional anisotropy，FA）等。在纤维组织内，水分子易沿纤维走行方向弥散，应用DTI技术和相应的后处理软件可进行弥散张量纤维束成像（diffusion tensor tractography，DTT），获得纤维束走行的图像。目前最常用于显示脑白质纤维束，能反映病变所致的脑白质纤维束的受压、移位和破坏、中断情况。

2. 灌注加权成像（PWI）　能够获得组织器官及病变的血流灌注信息。常用的方法是动态磁敏感增强检查技术，于静脉内快速注入顺磁性对比剂Gd-DTPA，对兴趣部位进行EPI等快速连续成像，通常为T_2WI检查，利用对比剂首过的T_2或T_2^*磁敏感效应，获得时间-信号强度曲线，据此可计算出相对血容量、相对血流量、平均通过时间和达峰时间等参数，并由此组成相应的伪彩图。PWI为了解组织器官和病变的血流灌注提供了相应参数及半定量指标，有利于病变的诊断和鉴别诊断。

3. 脑活动功能成像 当大脑受到一定刺激（如视、听、运动和认知等）时，局部脑组织处于功能活动（激活）状态。脑活动功能成像就是以图像的形式展现人类大脑活动的功能解剖区及其异常改变。常用的方法是血氧水平依赖（blood oxygenation level dependent，BOLD）MRI技术，基本原理为局部脑组织激活时伴随血流量增加，其中血流量增加超过了耗氧量增加，使得激活区所含的脱氧血红蛋白减少，导致T_2WI或T_2^*WI上脑活动区呈高信号。脑活动功能成像对于人类进一步认识自身及一些脑疾病的早期检出、诊断和治疗等均有非常重要的意义，如可用于癫痫和精神分裂症等脑功能异常活动区的定位。

（八）磁敏感加权成像

磁敏感加权成像（susceptibility weighted imaging，SWI）是利用不同组织间的磁敏感性不同而成像的技术，它不同于以往的质子密度、T_1或T_2加权成像，是以T_2^*加权梯度回波序列作为序列基础，可同时获得磁矩图像（magnitude image）和相位图像（phase image）。SWI的关键在于磁敏感物质，这些与周围组织磁敏感度不同的物质，如静脉血、出血、钙化等，一方面可以缩短T_2^*，另一方面可导致血管与周围组织的相位不同产生对比。

SWI比常规梯度回波序列能更敏感地显示脑内小静脉及出血，甚至是微小出血及铁质沉积，目前主要用于中枢神经系统，如脑肿瘤、脑外伤、脑血管畸形及某些神经变性类疾病的影像诊断。

三、MRI图像特点和临床应用

（一）MRI图像特点

1. 为数字化模拟灰度图像 MRI图像和CT图像都是数字化模拟灰度图像，因此都具有窗技术显示和进行各种图像后处理的特点。与CT不同的是，MRI图像上的灰度并非表示组织和病变的密度，而是代表它们的MRI信号强度，反映的是弛豫时间的长短。

2. 具有多个成像参数 与CT检查的单一密度参数成像不同，MRI检查具有多个成像参数的特点，即有反映T_1弛豫时间的T_1值、反映T_2弛豫时间的T_2值和反映质子密度的弛豫时间等。人体不同组织及病变具有不同的T_1、T_2值和质子密度弛豫时间，因此在T_1WI、T_2WI、PDWI图像上产生不同的信号强度，具体表现为不同的灰度。因此，组织间及组织与病变之间弛豫时间的差别，是MRI诊断的基础。一般而言，组织信号越强，图像上相应部分就越亮；组织信号越弱，图像上相应部分就越暗。在T_1WI上，短T_1值呈高信号，如脂肪组织；长T_1值呈低信号，如脑脊液。在T_2WI上，短T_2值呈低信号，如骨皮质；长T_2值呈高信号，如脑脊液。表1-1列举了几种组织在T_1WI和T_2WI图像上的灰度。

此外，MRI可通过注射对比剂，人为改变组织与病变之间T_1值或T_2值的差异，增强T_1WI或T_2WI上信号强度的差异，以利于病变的检出和诊断。

图像	脑白质	脑灰质	脑脊液	脂肪	骨皮质	骨髓质	脑膜
T_1WI	灰白	灰黑	黑	白	黑	白	黑
T_2WI	灰黑	灰白	白	灰白	黑	灰	黑

3. 具有多种成像序列　MRI能进行多种序列成像，最常用的是自旋回波（SE）序列和快速自旋回波（TSE，FSE）序列，其他成像序列包括梯度回波（GRE）序列、反转恢复（IR）序列和平面回波成像（EPI）等。这些成像序列和成像方法具有不同的成像速度，并且具有不同的组织对比，因而有不同的临床应用价值。

4. 直接获取多方位断层图像　MRI检查常规获得轴位断层图像，根据临床需要还可以直接进行冠状位、矢状位及任意方位倾斜面的断层成像，能清楚地显示组织结构间的解剖关系，有利于明确病变的起源及范围。

5. 具有高的组织分辨力　MRI图像基于成像原理和多参数、多序列成像的特点，因而具有高的组织分辨力。在不同的扫描序列上，不同的组织表现出不同的信号特点，一些特定的成像序列和成像方法还有利于进一步确定病变的组织学特征。例如，亚急性出血和脂肪组织在T₁WI、T₂WI均表现为相似的高信号，但采用频率选择性脂肪抑制技术，脂肪组织特征性被抑制为低信号，而亚急性出血仍呈高信号。因此，应用不同的MRI序列及方法，能准确识别正常结构和病变的不同组织学类型，有助于病变的检出和诊断。

6. 受流动效应影响　在MRI上，流动的液体信号比较复杂，取决于液体的流速、流动的类型和成像序列等多种因素。例如，在SE序列上，高速的血流由于流空（flow void）效应，表现为信号丢失；而在GRE序列图像上，血流因流入增强（flow-related enhancement）效应而呈高信号。此外，流体的流速还可诱发流动的质子发生相位改变。流入相关增强效应和流速诱导的流动质子的相位改变，分别为MRA时间飞跃（TOF）和相位对比（PC）法成像的物理基础。MRA检查不仅能显示血管的形态，而且能提供血流方向和流速等方面的信息。

（二）MRI检查的临床应用和注意事项

1. MRI检查的临床应用　MRI检查具有高的组织分辨力和多方位、多参数、多序列成像的优势，且无辐射损伤和碘对比剂所致的不良反应，广泛用于人体多系统疾病的检查、诊断和鉴别诊断，包括中枢神经系统、颈部、纵隔、心脏和大血管、肝、胆系、胰腺、脾、泌尿系统、生殖系统及骨关节系统的先天性异常、肿瘤和肿瘤样病变、炎性病变和外伤性病变等的诊断和鉴别诊断。应当指出，与CT相比，MRI检查在许多方面具有优势，如对垂体微腺瘤的显示、较早期前列腺癌的检出、子宫先天性畸形、肿瘤的诊断和分期、脊髓病变的显示及骨髓病变和关节软骨损伤的检出等，均有独特价值。尤其是各种特殊成像序列和成像技术及fMRI检查，进一步提高了疾病的检出、诊断和鉴别诊断能力，扩大了应用领域，并且加深了对疾病的了解和认识。

MRI检查的不足和限度：① 由于强磁场的作用，体内有电子器件或铁磁性物质的患者不能进行MRI检查，例如，带有心脏起搏器者和置有金属性（铁磁性）手术夹、假体和人工关节者；

② 妊娠早期和幽闭恐惧症者也为 MRI 检查的禁忌证；③ 对某些部位的疾病，MRI 检查的效果不佳，例如，肺部大多数疾病不适宜 MRI 检查；对钙化性病灶的显示和确定，MRI 检查亦有很大的局限；④ MRI 设备比较昂贵，尤其是高场强 MRI 设备，而且维持日常运转和维修的费用较高。

2. MRI 检查的注意事项

（1）合理选用 MRI 检查序列：MRI 检查的多方位、多参数和多序列成像的特点为其优势，但并非每例患者均要进行这些序列检查，而应在了解各序列成像原理和特点的基础上，针对检查的要求和目的进行合理选用，因此 MRI 检查在一定程度上具有个体化设计的特点。临床上通常首先行经典的 SE 和 FSE T_1WI 和 T_2WI 检查，其后根据病变显示情况并参考临床资料，考虑进一步选用相应的检查序列。例如，在 T_1WI 和 T_2WI 上均为高信号的病灶，进一步应用预饱和脂肪抑制技术的 T_1WI 和 T_2WI 检查，确定病变是否含有脂肪组织；在常规 T_1WI 和 T_2WI 上，侧脑室旁有可疑病灶，进一步应用 FLAIR 序列，则能确定有无病灶及其数目。总之，选择 MRI 检查序列时，应以能检出病灶并反映其特征为目的，如此方能有助于疾病的诊断和鉴别诊断。

（2）合理选用 MR 各种成像技术：MR 检查除序列选用外，还有一些成像技术，包括 MRA、MRH、MRS 和 fMRI 等，这些成像技术的成像原理、特点和应用范围不同，选用时须特别注意。合理选用将有助于病灶的检出、诊断和鉴别诊断，否则将无谓地延长患者的检查时间。此外，在观察 TOF 法和 PC 法 MRA 及 MRH 时，由于图像有一定的失真，常需参考源图像或常规薄层 MRI 图像方可作出正确的解释和诊断。

MRI 检查时，常有一些伪影干扰图像质量，如运动伪影、包裹伪影、化学位移伪影和磁敏感伪影等。对于这些伪影，一是要认识其表现，防止误认为病变；二是采用一些方法和技术减轻或消除这些伪影，例如，用呼吸补偿或呼吸门控技术克服呼吸运动伪影，用心电门控或外周门控技术消除心脏和大血管的搏动伪影。

（3）注意 MRI 检查的安全性：MRI 设备具有强磁场，行 MRI 检查时应严格掌握适应证，凡有检查禁忌证的患者，如置有心脏起搏器和金属性（铁磁性）手术夹者、假体和假关节者、妊娠3个月以内者和幽闭恐惧症者均不得进行 MRI 检查，以确保患者的安全。此外，患者、家属和工作人员进入 MRI 检查室时，严禁携带任何铁磁性物体，否则可能导致患者发生意外或设备发生故障。

（冯仕庭）

第四节　超声成像

超声（ultrasound）是指声波振动频率超过 20 000 赫兹（Hz）的机械波，属于超过人耳听觉范围的声波。医学超声成像（ultrasonography，USG）利用超声波与人体组织的声学特性相互作用所产生的信息，经计算机处理后形成图像，用于疾病诊断的检查技术。

一、超声成像基本原理和设备

（一）超声成像基本原理

1. 超声波物理特性

（1）超声波的产生与传播：超声探头晶片通过逆压电效应将电能转化为声能，产生并发射超声波，超声波可以以横波和纵波的形式传播，人体组织和细胞是超声波传播的良好介质，在人体软组织和血液中主要以纵波形式传播。

（2）声阻抗与声衰减：声阻抗是介质密度与声速的乘积，人体组织中各种界面声阻抗差异的大小决定了超声成像的回声强度。声衰减是超声波在传播过程中逐渐减弱的现象，其程度受到超声波能量的分散、介质的黏性和热传导等因素的影响。在人体组织中，液体的声衰减最小，而骨骼的声衰减最大。

（3）反射、折射和散射：超声在介质中传播时，遇到两种声阻抗不同的介质界面，会发生反射、折射和散射。当声波遇到远大于波长的界面时会发生反射和折射；当声波遇到界面远小于波长的微小粒子时，会发生散射。反射波的强弱与两种介质的声阻抗差成正比。例如，声波遇到组织与空气或骨质的界面，由于声阻抗差异较大，会发生全反射现象。

（4）束射性或指向性：超声波与一般声波不同，其频率很高、波长很短（医用超声波频率一般为1.0~40.0MHz），在介质内呈直线传播，具有良好的束射性或指向性。这一特性是超声检查用于探测人体特定器官结构的基础。在远离超声源的区域，声束会有一定的扩散，因此超声成像多采用聚焦式声束，以提高成像质量。

（5）多普勒效应（Doppler effect）：当超声波声源与介质界面接受体发生相对运动时，介质接受的反射波频率与声源发射的频率产生差异（频移），这种现象称为多普勒效应。如界面接受体朝向探头运动，频率增高；若背离探头运动，频率减低；界面接受体运动越快，则频移的数值越大，反之亦然。超声波的多普勒效应已广泛用于心血管血流动力学检测。

2. 超声成像基本原理
由于人体内不同组织器官的声阻抗差异，当声波穿过不同的组织器官时，其回声产生相应的变化。超声诊断仪将接收到的回声，根据回声信号强弱用明暗不同的光点依次显示在荧光屏上，即呈现人体切面的灰阶图像，从而提供各种诊断信息。

（二）超声成像设备

超声成像设备主要由换能器（也称为探头）和主机两部分构成。超声探头是超声声源的发射与回波接收部件。探头有多种类型，主要分为用于腹部脏器检查的凸阵探头、用于外周血管和小器官检查的线阵探头，用于心脏检查的相控阵探头，以及各种腔内、穿刺和术中探头等。

主机负责控制超声诊断仪的运转，包括超声波的发射、接收、信息采集和处理、图像显示和记录等功能。主机通过控制超声波的参数，如频率和功率，以及控制探头的扫描方式和方向，来实现对人体组织的成像。主机还负责接收和处理探头接收到的回声信号，并将其转化为图像显示在屏幕上。此外，主机还可以提供多种图像处理功能，如增强对比度、调整亮度和灰度等，以优化图像质量。通过主机的操作界面，医生可以操控超声成像设备进行实时观察、测量和记录，从而诊断疾病和辅助治疗。

二、超声检查技术

（一）常规超声检查技术

常规超声扫查模式主要包括二维超声、M型超声和多普勒超声。检查前要做好准备工作，如消化系统检查需禁食、空腹，泌尿系统或盆腔检查需适度充盈膀胱，经阴道超声检查则需排空膀胱。检查一般采取仰卧位，并根据需要加做侧卧位、俯卧位、半坐卧位或站立位检查。检查时，在皮肤表面涂适量耦合剂使探头与皮肤紧贴。

1. 二维超声　又称灰阶超声。它采用多声束对检查平面快速顺序扫查（扇形扫查或线阵扫查等），并根据每条声束的回声强度和深度重新组成检查平面的二维图像。二维超声通过灰度的明暗表示界面回声反射信号的强度，属于灰度调制型显示（图1-13a）。由于成像速度快，可在极短时间内获得多幅图像，当超过24帧/s时，便能显示脏器的活动状态，即为实时成像。超声由于能够清晰显示脏器形态、解剖层次、动态变化、毗邻关系及血管和其他管形结构的分布，因此是目前临床上应用最为广泛的超声检查方法。

根据二维超声图像中回声强度的不同，将人体组织的超声回声强度分为5级：① 无回声，如血液、胆汁、尿液、胸腔积液、腹水等液性物质，超声通过时无界面反射，图像呈无回声暗区（图1-14a）；② 低回声，如正常肾皮质、淋巴结皮质等组织回声，图像灰度较暗（图1-14b）；③ 中等回声，如正常肝、脾、甲状腺等组织回声，图像灰度中等（图1-14c）；④ 高回声，如心脏瓣膜、肾窦、血管壁等组织回声，图像灰度较明亮；⑤ 强回声，如骨骼、结石和钙化组织回声，图像灰度非常明亮，后方常伴有声影（图1-14d）。正常人体组织回声强度由强到弱排列如下：肾窦＞胰腺＞肝、脾实质＞肾皮质＞肾髓质＞血液＞尿液。

2. M型（motion mode）超声　在单声束B型超声扫查中取样获得活动界面回声，再以慢扫查方法将活动界面展开，获得距离-时间曲线（图1-13b）。M型超声亦属于灰度调制型显示，反映脏器一维空间结构的运动情况，主要用于检查心脏和动脉等搏动器官。

3. 多普勒（Doppler）超声　利用超声波的多普勒效应原理，来检测心脏及血管内血流方向、速度和性质的方法。根据显示方式，分为频谱型多普勒和彩色多普勒血流显像（color Doppler flow imaging，CDFI），其中频谱型多普勒又分为脉冲波多普勒（pulse wave Doppler，PWD）和连续波多普勒（continuous wave Doppler，CWD）。

频谱型多普勒超声将血流的频移信号以频谱的形式显示，纵坐标代表频移的大小，以速度表示，横坐标代表时间（图1-13c）。朝向探头和背向探头流动血流的频移信号分别显示在频谱图基线的上方和下方，表示频移方向。频谱宽度为频移在频谱垂直方向上的宽度，表示某一瞬间取样容积中红细胞运动速度分布的范围。PWD能定量显示心血管腔内某一部位、深度的血流方向、速度及性质，但是受脉冲重复频率的限制所探测的速度范围有限。CWD可探测取样线上的高速血流，但不能判断异常血流产生的准确部位。

CDFI是在二维超声切面上采用自相关技术获得一个较大腔道中的全部回声信息，然后再将多普勒频移信号以彩色编码的方式叠加在相匹配的二维灰阶图像上（图1-13d）。通常由红、蓝、绿三基色显示血流的方向、来源、途径、相对速度等信息，其中朝向探头的血流用红色显示，背离探头的血流用蓝色显示，血流速度越快，色彩越明亮，反之越暗淡。湍流的方向、速度与离散度不一致，呈现为五彩镶嵌血流图像。彩色多普勒实现了解剖结构与血流状态两种图像的相互叠合，可以直观显示血流运动的状态，被誉为"无创的心血管造影术"，是超声检查技术的一大进步。

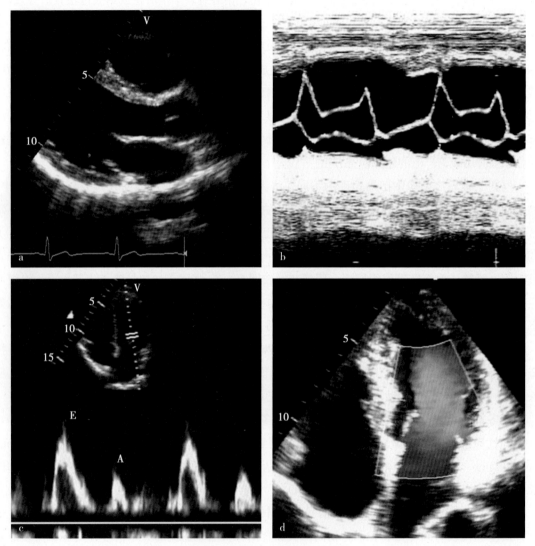

▲ 图1-13 心脏常规超声检查技术

a. 心脏胸骨旁左心室长轴切面二维超声成像；b. 二尖瓣前后叶M型超声成像；c. 舒张期二尖瓣口频谱多普勒；d. 心尖四腔心切面彩色多普勒血流显像。

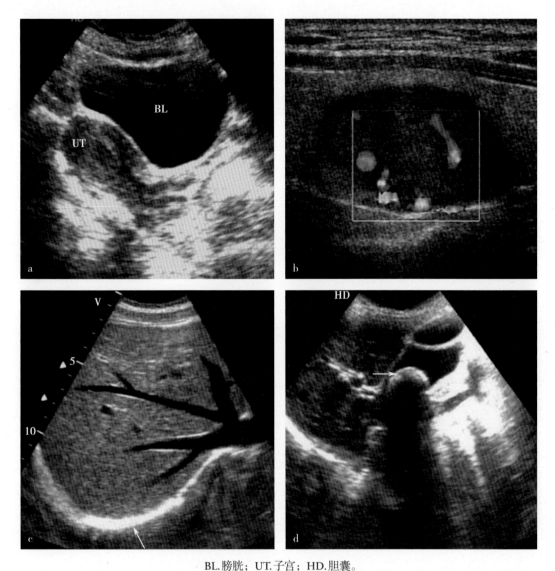

BL.膀胱；UT.子宫；HD.胆囊。

▲ 图1-14　人体组织超声回声强度分级

a. 膀胱内充满尿液呈无回声；b. 甲状腺内的低回声占位性病变；c. 正常肝组织呈中等回声（箭）；
d. 胆囊结石呈强回声（箭），后方伴声影。

（二）超声检查新技术

1. 超声造影（contrast enhanced ultrasound，CEUS） 是通过外周静脉注入内含有微小气泡的超声对比剂，从而产生强烈的回声对比效果的技术。心脏超声造影可以观察心脏解剖结构及分流、清晰显示心内膜边界、了解心肌灌注状态，准确评价心功能等。腹部及浅表脏器超声造影有助于提高占位性病变的显示率，了解灌注模式，对其进行诊断及鉴别诊断，还可用于消融治疗效果的评价等（图1-15）。

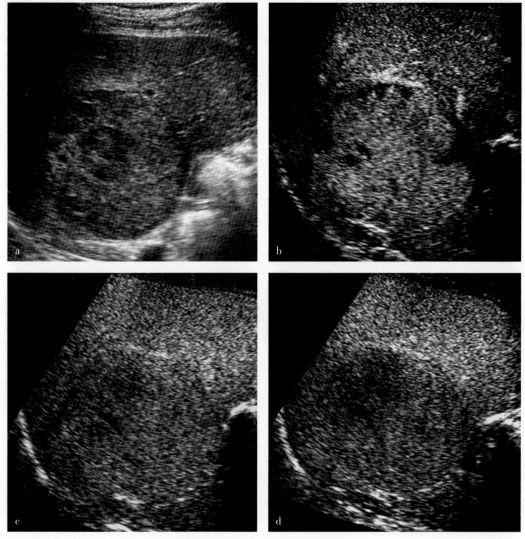

▲ 图1-15　肝细胞癌超声造影图像

a. 肝细胞癌的基波图像；b. 造影剂注入后早期快速增强；c. 肝整体增强的背景下，造影剂在癌组织内开始廓清；
d. 造影剂在癌组织内消退，呈现"快进快出"显影模式。

　　2. 三维超声（three-dimensional ultrasonography）　在二维超声成像的基础上，通过计算机三维重建所获得的立体空间图像，可以客观地显示组织结构的解剖特征和空间关系，通过图像切割和旋转为医生提供非常直观的立体图像。三维成像在心脏和产前诊断方面发挥了重要作用（图1-16a）。

　　3. 组织多普勒成像（tissue Doppler imaging，TDI）　应用多普勒效应原理，通过低通滤波提取心肌运动所产生的多普勒频移信号，对心肌运动进行定性和定量分析的技术（图1-16b）。

　　4. 超声弹性成像（ultrasonic elastography）　应用压力使组织产生应变，通过探测组织内部弹性模量来判断不同组织弹性和硬度的差异，并根据应变分布情况进行彩色编码，应变后最软的组织显示为红色，硬度较大的组织显示为蓝色，中间为绿色，其中液性成分呈现蓝绿红相间的"BGR"征（图1-16c）。目前其主要应用于乳腺、前列腺、甲状腺等小器官的研究。

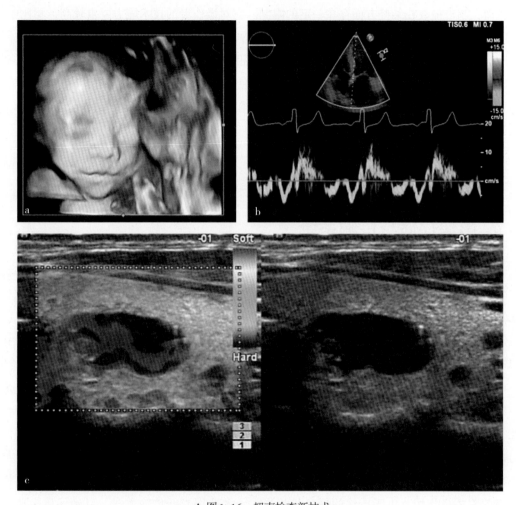

▲ 图1-16　超声检查新技术

a.胎儿面部三维超声成像；b.二尖瓣环组织多普勒成像；c.甲状腺囊性肿物弹性成像显示为"BGR"征。

三、超声图像特点和临床应用

与CT和MRI技术相比，超声检查具有操作简便、无创、无电离辐射、重复性好、快速成像、价格低廉等优点，因此广泛应用于临床，并成为许多疾病首选的影像学检查方法。

常规超声可以检查腹部、盆腔、浅表器官等实质器官的弥漫性及局限性病变，心脏结构、血流动力学状态及功能的评估，产科胎儿生长发育的评估和畸形的筛查，血管疾病的诊断及体腔积液的定量等；介入超声可以引导穿刺抽吸细胞学或组织学活检，囊肿、脓肿或积液的抽液及置管引流，肿瘤的消融治疗等；术中超声可以帮助定位或寻找小病灶、引导和监测微创治疗，即刻评估手术效果等；三维超声可以直观评估心脏及胎儿解剖结构异常及其空间毗邻关系，更加准确地评价心脏功能；超声造影可以观察器官和组织的血流灌注，有助于疾病的鉴别诊断和手术疗效的评估。

然而，超声检查在某些方面存在一定的限制。它对操作者的技术能力要求较高，相比于CT和MRI，超声图像的整体性和稳定性较差。由于超声波的物理特性，一些含气的脏器（如肺部、胃肠道）和骨骼在超声检查中受到限制，其适应证相对较为局限。因此，在临床实践中，需要有选择地应用超声检查技术，或与其他成像技术联合使用，以进行疾病的诊断和鉴别诊断。综合运用不同的成像技术，可以弥补各自的局限性，提高诊断的准确性和全面性。

（王伟）

第五节　影像存储与传输系统

一、影像存储与传输系统基本原理和结构

影像存储与传输系统（picture archiving and communication system，PACS）是一种数字化、专业化的医学图像信息管理系统，以高速计算机设备及海量信息存储介质为基础，由图像信息的采集、传输、存储、处理及图像数据库的管理等部分组成。PACS可以极大地提高医院影像服务质量和效率。

1. 图像信息的采集　PACS可以直接接收DR、DSA、CT和MRI等数字化图像信息，并采用医学数字成像和通信（digital imaging communication in medicine，DICOM）标准，即DICOM 3.0标准来保证不同厂家设备所获得的数字化图像信息兼容和互联。因此，所有进入PACS的图像信息均必须符合这一标准。

2. 图像信息的传输　网络传输系统是PACS的重要部分，对数字化图像信息的输入、检索和处理起着桥梁作用。由于传输的信息量相当大，多选用光纤传输方式，以确保传输速度和质量。

3. 图像信息的压缩和存储　数字化图像信息的存储量相当大，为了减少占用存储的空间，需要对图像进行压缩。DICOM 3.0格式的无损性压缩可达1/4~1/2。

数字化图像信息的存储可选用磁盘、磁带、光盘等。依临床需要，存储形式可分为：① 在线存储，为可随时调出的存储形式，介质为硬盘阵列和光盘塔，能存储最近1年至数年的图像资料；② 近线存储，为有可能调用的存储形式，介质为磁带库或光盘库；③ 离线存储，为很少调用但需保留的存储形式，介质为磁带或光盘。

4. 图像信息的处理　包括检索和编辑等工作，由计算机中心完成。而图像的编组、放大、测量及窗技术等处理则在终端上进行。计算机的容量、处理速度和可接终端数目决定了PACS的大小和传输能力，而软件则关系到检索能力、编辑和图像后处理功能。

5. 图像数据库的管理　图像信息数据索引与图像物理存储位置进行一致性匹配，针对后台影

像数据库数据进行搜索、索引与重建，可以加快影像数据的提取和调阅速度。

二、影像存储与传输系统的临床应用

根据联网范围，PACS有大小的差别，小型PACS仅限影像科内使用，大型PACS则与医院信息系统（hospital information system，HIS）相连而供各临床科室使用。

PACS临床应用的价值如下。① 提高工作效率：医生可在远离影像设备或影像科的地方及时获得图像，缩短流程时间；② 提高诊断水平：在终端上可对图像进行各种处理，获得更多的信息；③ 便于对照比较：可同时获得和显示不同时期及不同检查技术的图像；④ 方便科室间会诊：满足临床诊疗的需要；⑤ 长期保存：可对图像信息进行长期保存，有利于科研工作的开展和教学水平的提高；⑥ 节省成本：减少胶片的管理和存储空间，节约胶片费用。

PACS要求性能稳定，对系统要求高，技术复杂，需要根据具体情况进行建设，投入使用后，还需要日常维护和不断更新。

（邱士军）

第六节　不同成像技术的选择和综合应用

随着医学影像技术迅速发展，已形成包括数字化X线、US、CT、MRI、PET、PET/CT、PET/MRI等多种医学成像技术的医学影像体系。对某一系统疾病、某一类疾病或某一种疾病，可以选用不同的成像技术进行检查。即使是同一种成像技术，亦可选用不同的检查方法。然而，各种检查技术均有优势和不足，这些成像技术和检查方法对于不同系统的不同性质疾病的检出、诊断和鉴别诊断的能力各不相同。因此，临床医生应熟悉不同成像技术和检查方法的各自优势和不足，明确它们的适应证、诊断价值和限度。只有这样，才能针对所怀疑的疾病，有目的地合理而有序地选用一种或综合几种成像技术和检查方法，使患者在最短时间内获得准确的影像学诊断，同时最大限度地减少花费。

一、不同成像技术的选择

各种成像技术对于不同系统和解剖部位疾病的诊断效果可有很大差异。例如，在中枢神经系统，X线检查价值有限，基本不再使用，目前广泛应用的是CT和MRI检查。在胃肠道疾病方面，随着内镜技术的快速发展，胃肠道X线造影检查的应用已明显减少，仅在胃肠道术后梗阻、消化道瘘、瘘管及窦道造影、部分胃肠道功能性疾病中有所应用。而超声、CT和MRI对于某些胃肠道疾病的诊断及肠壁病变、壁外周围结构关系的显示有较高的价值。在呼吸系统，X线平片检查由于有良好的自然对比，仍然是常用的检查技术。CT检查基于密度分辨力高和无影像重叠等优点，对疾病的检出和诊断明显优于X线平片，已成为呼吸系统的主要检查技术。而超声检查由于肺组织和胸壁骨组织对入射超声波的全反射，MRI也由于肺组织含气、质子密度低、信号强度弱的影响，二者均很少用于呼吸系统疾病的检查。因此，在影像学检查时，首先要有针对性地选用易于检出病变且诊断价值高的成像技术。

同一成像技术还包括多种检查方法。这些检查方法的应用指征和诊断效果也有很大差异。因此，对某一系统和解剖部位的检查，在选定成像技术后，还要根据常规初查的具体情况，进一步补充其他检查方法。例如，考虑急性脑血管疾病时，需选用CT或MRI检查，但常规CT和MRI检查较难发现超急性期脑梗死灶，需进一步选用CT灌注成像或MRI的DWI序列，方能显示病灶；常规胸部CT检查发现肺内孤立性结节，常需进一步选用HRCT，以显示结节内部、边缘和周围肺组织的细节，有利于明确诊断。因此，在对某一疾病的检查过程中，选择恰当的成像技术及检查方法对于病变的检出和诊断具有重要意义。

二、不同成像技术的综合应用

影像学检查时，不同成像技术的综合应用也十分重要，目的是更好地检出病变、明确病变范围和显示病变特征，提高病变的诊断准确率和正确评估病变分期，以利于临床制定合理有效的治疗方案。例如，胃镜或胃肠道X线造影检查怀疑为胃肠道恶性肿瘤时，需进一步行CT或MRI检查，明确局部病灶的侵犯范围，并确定是否有淋巴结和远处转移等，以利于肿瘤分期和治疗。又如，当超声检查意外发现肾上腺肿块时，应进一步行CT或MRI检查，以确定其是否为富含脂质的腺瘤或乏脂性的非腺瘤。因此，影像学检查时，常根据初查结果，进一步选用其他成像技术，发挥它们各自的优势，从而显著提高诊断准确率。

（邱士军）

第七节　医学影像诊断思维

医学影像诊断是运用医学知识，通过对影像图像的观察、分析和综合判断，结合患者的临床症状、体征和实验室检查，根据患者的影像图像进行诊断。影像诊断是临床疾病诊断的重要环节，是临床制订治疗方案、疗效随诊的重要依据。影像图像的解读是影像诊断的基础，影像诊断需遵循一定的阅片步骤和原则。

阅读影像图像前需注意：① 仔细核对患者的姓名、性别、年龄、影像检查号、检查部位和检查日期，以验证影像图像资料的准确性，及时发现和纠正错误，防止差错发生；② 判断所用的影像成像技术和方法是否适合该疾病的影像学检查目的和要求，并根据具体临床问题选用最适合的成像技术和方法；③ 评价影像图像质量是否能满足临床诊断。影像图像质量的好坏直接影响影像诊断的准确性和可靠性，需要评价影像的对比度、分辨率、噪声等参数，及时发现和解决影像图像质量问题。

一、影像图像观察和分析

全面观察、综合分析，全面有序地阅片，可避免遗漏征象。影像图像分析首先应区分正常和异常表现，熟悉正常解剖变异，以及由于性别、年龄和个体差异而造成的图像不同。异常表现也称病征，病征可以是局灶性病变或弥漫性病变，病变的观察分析应包括以下内容。

1. 病变部位　病变定位与定性密切相关，一些疾病具有特定的好发部位。例如，纵隔病变，胸内甲状腺肿常位于前上纵隔，胸腺瘤和畸胎瘤常位于前纵隔中部，淋巴瘤常位于中纵隔，神经源性肿瘤常位于后纵隔。

2. 病变形态　能反映病变的大体表现，不同疾病其外形有所差异。例如，肺部炎症性病变多表现为斑片状或片状，肺部肿瘤则常为结节状或肿块状。

3. 病变大小　对疾病诊断有一定的参考价值。例如，胰腺有功能的胰岛细胞瘤因有临床症状，通常发现得较早、肿瘤体积较小，而无功能的胰岛细胞瘤因无临床症状，发现较晚，肿瘤体积较大。

4. 病变数目和分布　与病变的定性有一定的联系。原发肿瘤常单发，转移瘤常多发；吸入性肺脓肿常单发，血源性肺脓肿为多发；亚急性和慢性血行播散性肺结核主要分布于上、中肺野，肺转移瘤主要分布于中、下肺野。

5. 病变边缘　病变边缘的清楚、模糊和分叶与病变的定性相关。例如，肺部炎症性病变边缘多数模糊，良性肿瘤边缘清楚、光滑，恶性肿瘤边缘分叶、毛糙。

6. 病变密度、信号和回声　与病变的组织结构密切相关。例如，含钙多的结石X线和CT显示为高密度，MRI检查T_2WI显示为低信号，超声显示强回声并后方声影；脂肪组织CT显示为低密度，MRI检查T_1WI和T_2WI显示为高信号。

7. 病变邻近器官和结构变化　良性和恶性肿瘤均可推压邻近器官和结构，但恶性肿瘤尚可侵犯、包绕邻近器官和结构。例如，胰腺囊腺瘤压迫肠系膜上动脉，胰腺癌则侵犯、包绕肠系膜上动脉。

8. 器官功能改变　与疾病密切相关。例如，胃窦炎的胃壁张力增高、胃壁柔软；胃窦癌的胃壁僵硬、蠕动消失；结肠炎性痉挛表现肠管缩小、结肠袋增多、肠壁边缘呈波浪状。

9. 病变强化特点　某些病变的强化特点具有特征性。例如，典型肝细胞癌动脉期病灶强化密度高于肝实质，门静脉期病灶强化密度低于肝实质，呈"快进快出"的强化特点；肝海绵状血管瘤动脉期病灶强化密度高于肝实质、近似主动脉密度，门静脉期和延迟期病灶强化密度仍高于肝实质、近似主动脉密度，呈"快进慢出"的强化特点。

10. 病变动态变化　无特征性征象的病灶，随访对比观察病变的变化有助于诊断。例如，肺炎性病变，恰当治疗后随访病变缩小、消失，肺肿瘤性病变随访无变化或增大。

二、影像诊断思维方法

影像诊断思维过程是运用科学的思维方法，使诊断结论基本能反映疾病的本质，因此，诊断过程需遵循以下基本原则。

1. **全面观察、准确认征** 在影像图像的观察、分析过程中，要对所有影像学检查资料进行分类、排序，然后按顺序全面观察每一个影像征象，在正确辨别正常和异常征象的基础上，进一步分析可能引起病变的原因。

2. **具体分析、客观判断** 对于所见病征，先按照影像学表现的特点进行归类，再进一步具体分析产生这种异常征象可能存在的病理变化。要注意从病变位置、形态、大小、数目、分布、密度或信号及周围变化等方面逐一分析，必要时还要动态观察。

3. **结合临床、综合诊断** 任何疾病影像上产生的病征都只是疾病发生发展过程中某一阶段、某一方面的影像学表现，由于疾病的影像征象有"同病异影"和"异病同影"等各种复杂情况，因此在具体分析明确病征所代表的病理性质时，必须结合临床症状、体征和实验室检查等临床资料，进一步明确其影像代表的病理含义；此外，当一种征象多种疾病均可表现时，根据概率分布的基本原理，首先考虑常见病和多发病，其次考虑少见病和罕见病，综合判断方可提高诊断的准确率。

影像诊断思维方法是一种全面客观观察影像征象，结合患者的临床资料，建立由繁到简的诊断思维过程。具备良好的专业学识、临床经验和科学的思维方法，才能提高影像诊断的准确性和可靠性。

三、影像诊断的分类

医学影像诊断是通过对影像学检查信息的观察分析和推理判断，得出符合逻辑的影像诊断结果的过程。医学影像诊断可以分为肯定性诊断、可能性诊断和否定性诊断三种。

1. **肯定性诊断** 各种资料齐全、影像征象具有特征性时，影像能准确地反映疾病的本质，此时可作出定性诊断。例如，肾阳性结石、外伤骨折等。

2. **可能性诊断** 影像征象不具特征性，难以明确是某一疾病所致，只能提出几种可能的疾病，需通过临床进一步检查或随诊复查协助进行鉴别诊断。例如，肝脏小结节病灶，当CT影像不具特征性时，可以提出几种疾病的可能性，建议临床行MRI检查、实验室检查或影像引导穿刺活检等。

3. **否定性诊断** 通过影像学检查排除临床怀疑的疾病。例如，患者有发热症状，临床怀疑肺炎，胸部平片和CT检查肺部未见异常表现，此时可排除肺炎诊断。但需注意疾病的影像学表现与疾病的临床表现有时存在不一致性，影像学表现迟于临床表现，因此，做否定性诊断有一定的限度。

在进行医学影像诊断时，医生需要全面观察影像征象，准确确认征象，并结合患者的临床表现、实验室检查等多方面信息进行综合分析和判断，以提高诊断的准确性和可靠性。同时，还需要不断学习和更新医学影像诊断知识，以适应不断发展的医学影像技术和临床实践需求。

肯定性、可能性和否定性三种诊断类型涵盖了医学影像诊断的各种场景，需要全面观察影像征象，确保影像报告书写准确、清晰、详尽，帮助临床作出正确诊断和治疗决策。

<h1 style="text-align:center">学习小结</h1>

本章介绍了X线、CT、MRI和超声成像的基本原理与设备，检查技术，图像特点和临床应用，影像存储与传输系统，不同成像技术的选择和综合应用，图像观察分析与影像诊断思维方法。

X线成像包括：① X线成像的基本原理与设备，包括X线的产生和特性、X线成像的基本原理与设备、数字化X线成像；② X线检查技术，包括普通检查、特殊检查、造影检查、DSA检查技术、DR图像拼接技术；③ X线图像特点和临床应用；④ X线防护。

X线计算机体层成像包括：① CT基本原理和设备。② CT检查技术，包括CT检查方法和CT图像后处理技术；CT检查方法有CT平扫、CT增强扫描、CT造影检查。CT图像后处理技术有二维、三维重组技术和其他常用的后处理技术。③ CT图像特点和临床应用。

磁共振成像包括：① MRI基本原理和设备；② MRI检查技术，包括MRI平扫检查（自旋回波序列、反转恢复序列、梯度回波序列和平面回波成像）、MRI对比增强检查、MRA、MRC、MRH、MRS、fMRI（包括DWI、PWI和脑活动功能成像）和磁敏感加权成像；③ MRI图像特点和临床应用。

超声成像包括：① 超声成像基本原理和设备；② 超声检查技术，常规超声检查技术有二维超声、M型超声和多普勒超声；超声检查新技术有三维超声、超声造影、组织多普勒成像、超声弹性成像等；③ 超声图像特点和临床应用。

影像存储与传输系统包括：影像存储与传输系统基本原理和结构、临床应用；基本原理和结构包括图像信息的采集、图像信息的传输、图像信息的压缩和存储、图像信息的处理、图像数据库的管理。

不同成像技术的选择和综合应用包括：① 基于各种成像技术的原理不同，首先要有针对性地选用易于检出病变且诊断价值高的成像技术，当确定成像技术并在常规检查之后，可进一步选用其他检查方法，这对于病变的检出和诊断同样具有重要意义；② 不同成像技术的综合应用也十分重要，常根据初查结果进一步选用其他成像技术，发挥各自的优势，提高诊断的准确率。

医学影像诊断思维方法包括：① 影像图像观察与分析方法，是全面观察、综合分析，病变的观察分析应包括病变部位、形态、大小、数目和分布、边缘、密度、信号和回声、邻近器官和结构变化、器官功能改变、病变强化特点和动态变化；② 影像诊断思维，是运用科学的思维方法，使诊断结论基本能反映疾病的本质，诊断过程需遵循的基本原则有全面观察和准确认征、具体分析和客观判断、结合临床和综合诊断；③ 医学影像诊断可以分为肯定性诊断、可能性诊断和否定性诊断三种。

（邱士军）

一、选择题

1. X线摄影利用了X线的
   A. 穿透性
   B. 荧光效应
   C. 感光效应
   D. 电离效应
   E. 生物效应

2. 关于X线的防护，不正确的是
   A. 尽量减少接触X线的时间
   B. 增加X线源与人体间的距离
   C. 尽量缩小X线检查室的空间
   D. 采用铅板屏蔽不必要的X线
   E. 放射工作人员要定期监测接受辐
      射的剂量

3. 关于CT图像的优点，不正确的是
   A. 密度分辨力高于传统X线图像
   B. 空间分辨力高于传统X线图像
   C. 图像清晰
   D. 解剖关系清晰，无前后重叠
   E. 提高病变的检出率和诊断准确率

4. CT值定标为0HU的组织是
   A. 空气
   B. 骨
   C. 脑组织
   D. 水
   E. 血液

5. 在T_1WI和T_2WI图像均呈高信号的
   组织是
   A. 脑白质
   B. 脑灰质
   C. 脂肪
   D. 骨皮质
   E. 骨髓质

   参考答案：1. C；2. C；3. B；4. D；5. C

二、简答题

1. 简述X线的特性和图像特点。
2. 简述人体组织结构的密度与X线图像密度的关系。
3. 简述人体组织和内部结构的密度分类。
4. 简述CT图像窗宽和窗位的定义和临床应用。
5. 简述CT检查的不足和限度。
6. 简述MRH技术的优势。
7. 简述MRI的图像特点。
8. 简述MRI检查的不足和限度。
9. 简述超声成像的原理。
10. 简述人体组织的声学特性。
11. 简述超声成像的临床应用。
12. 简述PACS的基本概念及临床应用。
13. 简述如何选择影像学检查。
14. 简述影像图像观察分析方法。

第二章

肺和纵隔

学习目标

掌握	肺和纵隔的正常影像学表现、基本病变影像学表现，常见疾病的影像学表现，包括肺炎、肺结核和肺肿瘤。
熟悉	支气管扩张症、气管支气管异物、肺亚实性结节、支气管和肺部外伤、胸膜疾病、纵隔肿瘤和肿瘤样病变的影像学表现。
了解	各种影像学检查技术在肺和纵隔应用的适应证和优缺点。

　　肺的影像学检查以平片和CT为主，其中平片适用于普通检查和动态观察，CT是诊断的主要方法；部分病变如支气管扩张症、气管支气管异物、肺亚实性结节及肺部弥漫性病变的诊断，CT为最佳检查方法。

　　纵隔的影像学检查以CT和MRI为主，其中平片适用于普通检查，CT是诊断的主要方法，MRI适用于特殊病变的进一步检查。

第一节　检查技术

一、X线检查

　　正位和侧位胸部X线摄影简称"胸片（chest film）"，是胸部疾病最常用的检查方法。常规摄影体位如下。

　　1. 正位　通常为站立后前位，前胸壁靠片，双臂尽可能内旋，X线自背部射入。不能站立的患者，采用仰卧前后位，背部靠片，X线自前胸部射入。

　　2. 侧位　患侧胸壁靠片，两手抱头，X线自健侧射入。

　　数字化胸片即数字X线成像（DR）：DR图像与传统X线图像相同，但数字化胸片比传统X线摄影的曝光剂量明显降低，同时图像质量明显改善，工作效率大幅提高。数字化使X线平片能够与网络连接，可以充分地显示和处理所获取的影像信息，方便存储和传输。

二、CT检查

胸部CT检查可以对多数呼吸系统疾病作出正确诊断，临床应用广泛。目前多采用螺旋CT，且以MSCT为主。

（一）平扫

平扫是不使用对比剂的扫描方法。扫描范围从肺尖至肺底，也可根据定位片所见进行局部选层扫描。对多数胸部病变，平扫能满足诊断要求。平扫通常需使用肺窗、纵隔窗和骨窗分别观察肺、纵隔和胸廓骨质（图2-1a）。

（二）增强扫描

增强扫描是经静脉快速注射碘对比剂后再进行的扫描，通常在平扫的基础上进行。常用对比剂为非离子型水溶性有机碘剂。增强扫描常用于肺内结节、空洞病灶、肺门肿块的鉴别诊断，纵隔肿块及淋巴结的鉴别诊断，血管性病变的诊断等。疑有肺栓塞的患者可直接进行增强扫描（图2-2）。

（三）高分辨率CT扫描

高分辨率CT（HRCT）是采用薄层（1~1.5mm）扫描、高分辨力算法（一般为骨算法）重组图像的检查技术，CT影像的空间分辨力最大化。HRCT适于观察肺部病灶的细微结构，对弥漫性肺间质病变及支气管扩张的诊断具有突出效果，为最佳检查方法（图2-1b）。

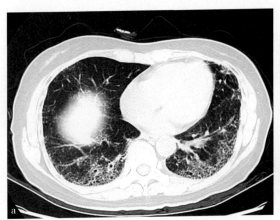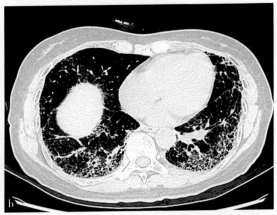

▲ 图2-1　胸部CT检查（肺窗）
a. CT常规平扫；b. HRCT扫描。

（四）动态扫描

注射对比剂后对某感兴趣区进行不同时间的多次快速扫描，以反映病灶中对比剂浓度随时间所发生的变化，可大致了解病灶血供或血流情况。

（五）MSCT图像后处理

在呼吸系统疾病诊断中，MSCT常用的图像后处理功能有MPR、VR（图2-3）、支气管CTVE、CTA等。

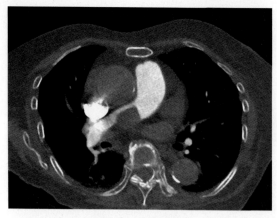

▲ 图2-2　CT增强扫描

肺动脉栓塞：CT增强扫描显示右肺动脉主干充盈缺损。

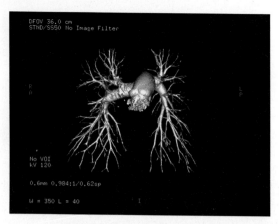

▲ 图2-3　CT容积再现显示肺动脉

MPR可以从多个方位显示病变，对病灶定位和空间关系的判断有重要的意义。VR能清晰显示病变的形态和空间关系，有利于病变的解剖定位。CTA可显示肺动脉、肺静脉、主动脉等血管病变的解剖形态。气管支气管CTVE可观察气道腔内病变的形态。

（六）低剂量CT

低剂量CT（low-dose CT，LDCT）是在CT扫描时通过适当降低电压与电流、增加螺距、减少扫描次数及结合相关后处理技术等，使得在保证图像质量能满足诊断要求的情况下，尽可能降低患者接受的辐射剂量。由于胸部具有良好的天然对比，因此是应用低剂量扫描的最佳部位。目前胸部LDCT主要用于肺癌的筛查。

三、MRI检查

呼吸系统的MRI检查一般采用自旋回波（SE）序列和快速自旋回波（FSE）序列。对于肺门及纵隔病变往往需加用梯度回波序列以区分血管和病变。为减少呼吸运动的伪影，胸部MRI检查应当使用呼吸门控或屏气扫描。增强扫描常用于血管病变和胸部肿瘤的诊断和鉴别诊断。

（周洁）

第二节　正常影像学表现

一、正常X线表现

X线胸片的常规体位为后前位和侧位（图2-4），其X线所见是胸部各种组织和器官的重叠影像。正常X线表现的观察内容包括胸廓、气管、支气管、肺、纵隔、胸膜和横膈等结构。

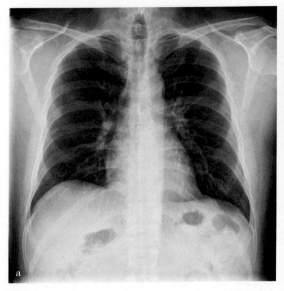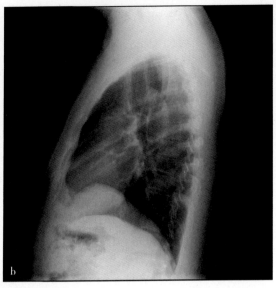

▲ 图2-4　胸部正常X线表现

a. 后前位片；b. 侧位片。

（一）胸廓

正常胸部X线影像是胸腔内外组织、器官，包括胸壁软组织、骨骼、心脏大血管、肺、胸膜和膈肌等相互重叠的综合投影。某些胸壁软组织和骨结构可以投影于肺野内而形成能与病变混淆的密度增高影。正常胸廓两侧对称。

1. 胸壁软组织

（1）胸锁乳突肌：胸锁乳突肌在两侧肺尖的内侧形成带状均匀致密影，密度均匀，外缘清楚，向上伸向颈部。摄片时如果头颈部偏斜可使一侧的密度增高影较突出，易误认为肺尖部病变。

（2）锁骨上皮肤皱褶：是锁骨上方的皮肤与皮下组织的投影，表现为沿锁骨上缘的薄层平行软组织密度影，厚度均匀，宽3~5mm。

（3）胸大肌：胸大肌发达的男性，在两肺野中外带形成扇形高密度影，下缘清楚，呈一条斜线向外上方延伸至胸外与腋前皱襞相延续。两侧胸大肌影可不对称，右侧一般较明显，应与肺内炎症性病变区别。

（4）乳房和乳头：女性乳房重叠于两肺下野，形成下缘清楚、上缘不清且密度逐渐变淡的半圆形致密影，其下缘向外与腋部皮肤相延续。发育期的乳房密度增高影边缘模糊，类似肺内炎性病变。两侧乳房不对称或一侧乳房切除术后易将另一侧乳房影误以为肺内病变。乳头在两肺下野相当于第5前肋间处，形成小圆形致密影，一般两侧对称，应注意与肺内结节区别。

（5）第1、2肋骨伴随影：由胸膜的反折及胸膜外的软组织形成，表现为在第1、2肋骨下缘的1~2mm宽的均匀细带状影，边缘光滑。勿将其误认为胸膜增厚。

2. 骨性胸廓

（1）肋骨：在后前位胸片上肋骨可分为前部肋骨（前肋）、后部肋骨（后肋）及肋弓部。后肋较窄，骨皮质较厚，密度高，近水平方向走行。前肋较宽，骨皮质较薄，从外上向内下走行。

第1~10肋骨前端有肋软骨与胸骨相连，一般于25~30岁开始从第1肋软骨出现钙化，然后自下而上依次钙化，肋软骨在钙化之前胸片上不能显示。肋软骨钙化后形成斑点及斑片状的高密度影，边缘呈条状与肋骨皮质相连，应注意与肺内病灶相区别。肋骨近端与胸椎构成胸肋关节，在后前位胸片上与纵隔影重叠而不易显示。肋骨及肋间隙常被用作胸部病变的定位标志。

肋骨常见的先天变异：① 颈肋，是与第7颈椎横突相连的短小肋骨，位于胸廓入口处，可单侧或双侧；② 叉状肋，肋骨的前端呈分叉状或明显增宽呈铲状，与叉状肋相邻的肋骨发育较小；③ 肋骨联合，为相邻的肋骨局部融合，或局部突起形成假关节，肋间隙变窄；肋骨联合在第5、6肋骨较多见。这些肋骨先天变异，易被误认为肺内病变。

（2）锁骨：两侧锁骨均位于第1肋骨前端水平，其内端与胸骨柄形成胸锁关节。正位胸片两侧胸锁关节间隙对称，据此可判断投照位置是否端正。锁骨内端下缘有一较浅的半月形凹陷，为菱形韧带附着处，称为菱形窝，易被误认为骨质破坏。

（3）肩胛骨：在标准后前位胸片上肩胛骨投影于肺野之外。若投照时上肢内旋不足，可使肩胛骨内侧不同程度地与肺野外带重叠。卧位前后位胸片上肩胛骨大部分可投影于肺野内，影响肺内病变的显示。与肺野重叠的肩胛骨易被误认为肺或胸膜病变。青春期肩胛骨下角可出现二次骨化中心，勿误认为骨折。

（4）胸骨：在后前位胸片胸骨的大部分与纵隔影重叠，在上纵隔两侧仅可见部分胸骨柄影，不应将胸骨柄误认为纵隔淋巴结肿大或肺内病变。侧位及斜位片可以显示胸骨全貌。

（5）胸椎：在后前位胸片大部分胸椎因与纵隔重叠仅隐约可见。第1~4胸椎在气管的透亮影中可清楚显示。突出于纵隔影之外的胸椎横突与肺门重叠时易被误认为肿大淋巴结。胸椎侧弯引起纵隔影增宽，应与纵隔病变鉴别。

（二）气管和支气管

气管在后前位胸片可以显示。气管位于上纵隔的中线部位，自第6、7颈椎至第5、6胸椎平面，宽度一般为1.5~2cm。胸片也可以显示两侧主支气管，主支气管以下的分支一般不能显示。

（三）肺

1. 肺野（lung fields） 为胸片上含气的两肺形成的透明区域。正位片两侧肺野透明度基本相同，其透明度与肺内所含气体量成正比。

为便于肺内病变部位的描述，通常人为地将两侧肺野划分为上、中、下野及内、中、外带。从第2、4肋骨的前端下缘分别做一水平线，将肺野分为上、中、下三野；将每侧肺野从肺门至胸壁纵行划为三等份，分成内、中、外三带；第1肋骨下缘以上的部分称为肺尖，锁骨以下至第2肋骨的前外缘为锁骨下区。

在肺野内可见自肺门向外围走行的树枝状影，称为肺纹理（lung markings）。肺纹理由肺动脉、肺静脉、支气管、淋巴管及少量肺间质组织等组成，其中主要成分是肺动脉分支。肺纹理越近肺门越粗大，越近外围越纤细，一般在肺野外带已观察不清。

2. 肺叶和肺段

（1）肺叶（pulmonary lobe）由叶间胸膜分隔而成，右肺分为上、中、下三个肺叶，左肺分为上、下两个肺叶。肺叶由2~5个肺段组成，每个肺段都有单独的段支气管。

右肺上叶位于上、中肺野，下界为水平叶间裂，后缘为斜裂上部；右肺中叶位于右肺的中下叶，其上缘为水平叶间裂，内侧与心影相连，后缘为斜裂下部，前方为前胸壁；右肺下叶位于右肺的后下部，前缘为斜裂，后方为后胸壁。

左肺上叶位于前上方，分为上部和舌部，分别相当于右肺上叶和中叶所占据的肺野；左肺下叶位于后下方，相当于右肺下叶所占据的肺野；两叶之间为斜裂。

在正常人有时可见肺内有额外的肺叶，称为副叶，为先天变异。奇叶是较为常见的副叶，位于右肺上叶的内上部，外缘以奇副裂与上叶分界，奇叶的形成与奇静脉发育异常有关。下副叶位于下叶的内侧，又称心后叶，右肺较多见，其外缘以下副裂与下叶分界。

（2）肺段（pulmonary segment）呈圆锥状，尖端指向肺门，基底部连于胸膜。右肺有10个肺段，左肺有8个肺段；各肺段间没有明确边界。各肺段的名称与其相应的支气管一致。肺段由多数肺小叶组成。

（四）肺门

X线胸片的肺门（hila）密度增高影主要由肺动脉、肺静脉、支气管及淋巴组织构成，但主要为肺动脉和肺静脉的投影。在后前位胸片上，肺门密度增高影位于两肺中野的内带，左肺门比右肺门通常高1~2cm。右肺门的上部由右上肺静脉干及上肺动脉组成，其下部为右下肺动脉；右肺门上下部的夹角称为右肺门角。左肺门由左肺动脉及上肺静脉的分支构成；左肺动脉弓在左主支气管及左上叶支气管之间形成半圆形影。

在侧位胸片，两侧肺门可完全或部分重叠。一般右肺门位于前下方，左肺门偏后上方。侧位肺门影内有时可见气管下段、主支气管和上叶支气管的投影。

（五）胸膜

胸膜分为包裹肺及叶间的脏胸膜和与胸壁、纵隔及横膈相贴的壁胸膜；两层胸膜之间为潜在的胸膜腔。正常胸膜菲薄，一般不能显示，但在胸膜反折部位或当叶间胸膜走行与X线平行时可见胸膜影像。叶间胸膜的投影为叶间裂，呈线状影。右肺上叶和中叶间的胸膜影称为水平叶间裂或横裂，在后前位胸片为从右肺门中部至侧胸壁水平走行的细线影，侧位片横裂后端起自斜裂中部，向前且稍向下行至肺的前缘。

斜裂在侧位胸片为后上向前下斜行的线形影。右斜裂起自第5胸椎水平，分割右肺下叶与上叶和中叶；左斜裂为上、下叶间的胸膜，起自第3、4胸椎水平。

肺叶间裂的变异常见的有奇叶副裂，是肺发育过程中奇静脉被包入发育中的右肺芽内，由奇静脉两侧的四层胸膜形成，正位片表现为自右肺尖部向奇静脉方向走行的弧形线状致密影，以小圆点状的奇静脉为终止点，其内侧肺组织即为奇叶。

（六）纵隔

纵隔（mediastinum）位于胸骨之后，胸椎之前，介于两肺之间，上为胸廓入口，下为横膈，两侧为纵隔胸膜和肺门。其中包含心脏、大血管、气管、主支气管、食管、淋巴组织、胸腺、神经及脂肪等结构和组织。胸片除气管及主支气管因含气而可分辨外，其余结构缺乏对比，只能观察其与肺部邻接的轮廓。

在侧位片，为便于纵隔病变的定位及诊断，一般将纵隔进行人为分区；纵隔的分区方法有多种，常用的是九分区法。前纵隔为胸骨之后，气管、升主动脉和心脏之前的区域。中纵隔相当于气管、主动脉弓、心脏和肺门的区域。食管前缘以后为后纵隔。自胸骨柄与胸骨体交界处（胸骨角）至第4胸椎椎体下缘做一条连线，连线以上为上纵隔，连线以下至肺门下缘水平线之间为中纵隔，肺门下缘水平线以下至膈为下纵隔。

（七）横膈

横膈（diaphragm）由薄层肌腱组织构成，为胸、腹腔的分界。横膈上有多个连接胸腹腔结构的裂孔，主动脉裂孔有主动脉、奇静脉、胸导管和内脏神经通过；食管裂孔有食管及迷走神经通过；腔静脉裂孔有下腔静脉通过。此外，还有胸腹膜裂孔及胸骨旁裂孔，为横膈的薄弱区，是膈疝的好发部位。

无论在正位片还是侧位片，横膈呈圆顶状，内侧较外侧的位置高，前部比后部高。横膈与胸壁间形成开口向上的夹角为肋膈角，与心脏形成的夹角为心膈角。在侧位片，横膈与前胸壁形成前肋膈角，与后胸壁形成后肋膈角，后肋膈角是胸腔最低的部位。一般右侧横膈的顶端在第5前肋至第6前肋间水平，右侧横膈通常比左侧横膈高1~2cm。在平静呼吸状态下，横膈运动幅度为1~2.5cm，深呼吸时为3~6cm，两侧横膈的运动大致对称。

正常人由于部分膈肌较薄弱或膈肌的张力不均，可在横膈上缘出现半圆形的局部隆起，称为"局限性膈膨出"，此种现象多发生于右侧横膈的前内侧，深吸气时明显。有时在深吸气状态下，横膈可见3~4个弧形的、边缘相互重叠的隆起，呈波浪状，称为"波浪膈"，是膈肌附着于不同的肋骨前端，在深吸气时受肋骨的牵引所致。两者均不可误认为病态。

二、正常CT表现

（一）胸壁

胸壁的骨骼在CT骨窗可显示。位于前胸壁的有胸骨、胸锁关节和前部肋骨，位于后胸壁的有胸椎及后部肋骨，可分辨出椎体、椎弓、横突和棘突。椎管中央有硬膜囊。肩胛骨位于后胸壁两侧，可见骨皮质和骨髓腔。由于肋骨在CT层面上呈节段状显示，故轴位上肋骨的序数和整体形态不易判断，但螺旋CT三维重组可立体显示胸部骨骼，能从任意方向观察胸部骨骼的整体形态。在肺尖层面第1肋骨前端可有骨性突起突入胸廓内，两侧对称或不对称，不应误认为肺内结节病变。

胸壁的各组肌肉可在纵隔窗显示。在前胸壁，胸大肌和胸小肌位于第5肋骨以上，腹直肌和腹外斜肌位于第7肋骨以下。斜方肌、菱形肌和胸椎棘突周围肌群位于后胸壁。胸壁的最外部为皮肤及皮下组织。女性乳房结构位于前胸壁。腋窝部有丰富的脂肪，有时其内可见小淋巴结影。

（二）胸膜

CT可以显示叶间裂及其位置。水平叶间裂位于右肺门水平，横断层面表现为无肺血管区域。斜裂为横行线状影，其邻近无血管区域。在上胸部CT层面斜裂位置靠后，在下部CT层面其位置逐渐靠前。斜裂的线形影不明显时根据无血管区域可判断其位置。奇副裂在CT上为从肺尖向后内方与上纵隔相连的弧线形影。

（三）支气管、肺动脉和肺静脉

一些支气管呈水平或近似水平方向走行，在同一扫描层面可显示其长轴形态，如右上叶支气管、右上叶前段和后段支气管、右中叶支气管、左右下叶背段支气管及左舌叶支气管等。其他支气管呈斜行或头足方向走行，在CT上显示为椭圆形或圆形的环状断面影（图2-5）。肺动脉与支气管伴行，其轴位呈小结节影。肺静脉位于肺段或亚段之间。下叶肺静脉呈水平方向至左心房，CT上显示其长轴影。结缔组织包绕的支气管和其伴随的肺动脉称为支气管血管束。支气管血管束边缘光滑清楚，从肺门至小叶肺动脉逐渐变细，可达胸膜下5mm处。螺旋CT多平面重组可沿支气管的长轴显示支气管的形态。

（四）肺叶、肺段和肺小叶

胸部CT的肺叶、肺段定位较X线胸片准确。在CT图像上，叶间裂是识别肺叶的标志，左侧斜裂前方为上叶，后方为下叶。右侧在中间段支气管以上层面，斜裂前方为上叶，后方为下叶；在中间段支气管以下层面，斜裂前方为中叶，后方为下叶。

肺段的基本形态为尖端指向肺门的锥体状影。CT图像上不能显示肺段间的界限，但可根据肺段支气管及血管的走行大致定位。

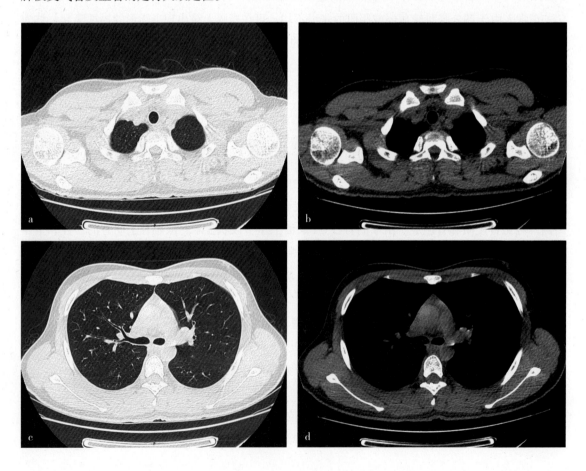

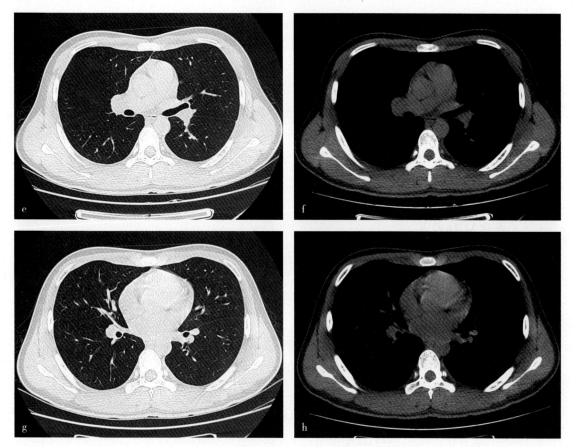

▲ 图2-5　胸部正常CT表现（肺窗和纵隔窗）

a、b. 胸廓入口层面；c、d. 气管隆嵴层面；e、f. 主支气管层面；g、h. 双肺下叶支气管层面。

　　肺小叶又称次级肺小叶（secondary pulmonary lobule），是肺的解剖单位。肺小叶呈多面体型，直径为10~25mm。小叶核心主要是小叶肺动脉和细支气管。小叶实质为小叶核心的外围结构，主要为肺腺泡结构。小叶间隔由疏松结缔组织组成，内有小叶静脉及淋巴管走行。常规10mm层厚CT难以显示肺小叶结构。HRCT可显示肺小叶呈不规则的多边形或截头锥体形，底朝向胸膜，尖指向肺门；可显示构成小叶核心的小叶肺动脉和细支气管，其管径约1mm；也可见小叶实质内的斑点状微小血管断面影；小叶间隔表现为长10~25mm的均匀细线状致密影，易见于胸膜下且与胸膜垂直。

（五）肺门

　　正常肺门的CT影像主要由肺动脉和肺静脉构成。肺门分为上、下部。肺门上部由两上叶支气管、肺动脉上干、肺静脉上干的肺上静脉构成。右肺门下部由右中叶支气管、右下叶支气管、右叶间动脉、右中叶肺动静脉、右下叶的肺段支气管和肺动脉构成。左肺门下部由左下叶支气管、左下叶的肺段支气管起始部和肺动脉及肺静脉构成。

（六）纵隔

　　CT影像的纵隔窗用以显示纵隔内结构，可显示心脏、大血管、食管、气管、主支气管等。

增强扫描可使淋巴结与血管断面区分开。

胸腺位于近胸廓入口的血管前间隙内，为箭状，10岁以后其边缘呈凹陷状，20岁以下胸腺的密度与肌肉相似，中年以后为脂肪密度。

（七）横膈

横膈在CT上呈软组织密度影，其前部为横膈的胸骨部及肋骨部，可呈轻度的波浪状或不规则状。横膈的后部为腰椎部，两侧膈脚为凹面向前的条带状影。右侧膈脚起自第1~3腰椎前面，左侧起自第1~2腰椎。肌肉发达者膈脚较明显，老年人的膈脚可为不规则状。较粗大或分叶状的膈脚类似淋巴结。膈脚后部为胸腔，前部为腹腔。

三、正常MRI表现

（一）气管和支气管

气管和支气管的管腔内充盈气体，无信号，呈黑色，其管壁在T_1WI呈中等信号。MRI难以显示肺段以下的支气管。矢状位或斜冠状位可显示气管与主支气管长轴的方向和形态。

（二）肺

肺泡内质子密度很低，故肺实质MRI信号很弱，两侧肺野表现为黑色。肺内的小支气管及血管分支不易显示。由于叶间裂不能显示，故不易区分各个肺叶。

（三）纵隔

纵隔淋巴结呈圆形或卵圆形，中等信号，边缘光滑清楚。胸腺呈中等信号，边缘清楚，信号均匀，其体积在青春期最大，以后逐渐萎缩。中年以后胸腺以脂肪成分为主，MRI信号升高，与周围脂肪组织对比度减少，可显示不清。由于流空效应，心脏及血管腔内血流在SE序列无信号呈黑色（图2-6），在梯度回波序列则呈高信号。心脏肌层及血管壁在SE序列呈中等信号。食管呈圆形中等信号。食管黏膜在T_2WI呈高信号，食管壁厚约3mm。

（四）胸壁、胸膜和横膈

胸壁肌肉组织在T_1WI呈中等信号，T_2WI呈更低信号。脂肪组织呈高信号。骨皮质内质子密度很低，呈低信号，而其中的骨髓由于含有大量脂肪而呈高信号。MRI不易显示胸膜。横膈呈低信号的细线状影，厚2~3mm（图2-6）。

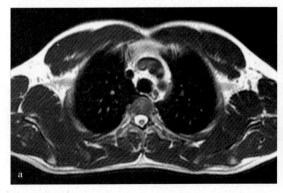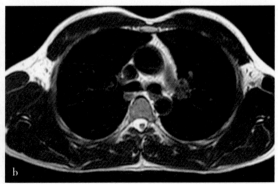

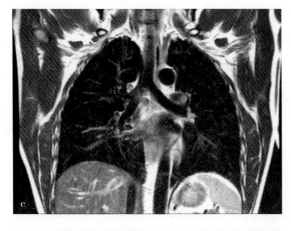

▲ 图2-6 胸部正常MRI表现（T₂WI图像）
a. 主动脉三分叉层面；b. 气管隆嵴层面；c. 冠状位气管分叉层面。

（周洁）

第三节 基本病变影像学表现

呼吸系统疾病的基本病变包括肺部病变、胸膜病变和纵隔病变。认识基本病变的影像学表现，是进行诊断和鉴别诊断的基础。

一、肺部病变

（一）支气管阻塞性改变

支气管阻塞性改变包括支气管的狭窄和闭塞，主要由支气管腔内病变引起，也可由支气管外病变压迫所致。支气管腔内的疾病有支气管肿瘤、异物、结核及先天性支气管狭窄等。支气管外压性病变最常见的是淋巴结肿大。支气管阻塞可以引起阻塞性肺气肿、阻塞性肺炎及肺不张。

1. 阻塞性肺气肿（obstructive emphysema） 是因支气管未被病变完全阻塞，吸气时支气管腔增宽，空气可以进入肺内，呼气时支气管腔变小，病变阻塞管腔，肺内气体不易通过狭窄部位，这种阻塞称为活瓣性阻塞，使得肺内含气量增多。

X线表现：主要表现为肺野透亮度增加、肺体积增大、肺纹理稀疏。由于阻塞部位不同，可引起局限性、一个肺叶、一侧肺或两肺广泛的异常影像，严重的单侧肺气肿可引起横膈下降，纵隔向对侧移位。两肺广泛性阻塞性肺气肿表现为两肺野透明度增加，肺纹理稀疏、变细、拉直，肋间隙变宽，心影狭长，横膈低平，常有肺大疱，侧位胸片示胸骨后间隙增宽、胸廓前后径增宽呈桶状。

CT表现：除显示普通X线胸片观察到的征象外，HRCT可显示肺小叶结构的异常改变，可发现早期肺气肿，并区分肺气肿的类型，包括全小叶型、中心小叶型、间隔旁型、瘢痕旁型等（图2-7）。

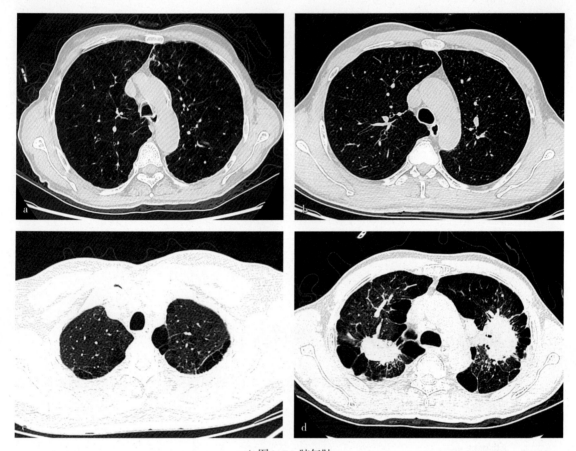

▲ 图2-7 肺气肿

a. 全小叶型肺气肿；b. 中心小叶型肺气肿；c. 间隔旁型肺气肿；d. 瘢痕旁型肺气肿。

2. 阻塞性肺炎 常发生于支气管尚未完全闭塞时，表现为肺小叶、肺段、肺叶或一侧肺的异常影像。

X线及CT表现：小叶或小叶融合病灶表现为边界模糊的斑片状密度增高影，合并支气管增粗、模糊。肺段或肺叶病变表现为肺段或肺叶范围的密度增高影，可合并肺体积缩小。炎症长期不易吸收或在同一部位反复发生为其特点。

3. 阻塞性肺不张（obstructive atelectasis） 由支气管完全阻塞所致。支气管闭塞18~24小时肺泡腔内气体被吸收，相应肺组织萎陷，肺体积缩小。阻塞性肺不张的影像学表现与阻塞的部位和时间有关，也与不张的肺内有无已经存在的病变有关。阻塞可发生于主支气管、叶或段支气管、细支气管，导致一侧性、肺叶、肺段、小叶的肺不张。

X线表现：① 一侧性肺不张。患侧肺野均匀致密，肋间隙变窄，纵隔向患侧移位，横膈升高，健侧可有代偿性肺气肿表现。② 肺叶不张。不张肺叶体积缩小，密度均匀增高，相邻叶间裂呈向心性移位；纵隔及肺门不同程度地向患侧移位；邻近肺叶可出现代偿性肺气肿。③ 肺段不张。后前位一般呈三角形致密影，基底向外，尖端指向肺门，肺段体积缩小（图2-8a、图2-8b）。④ 小叶不张。为多数终末细支气管被黏液阻塞所致，表现为多处小斑片状致密影，与邻近的炎症不易区分，多见于支气管肺炎。

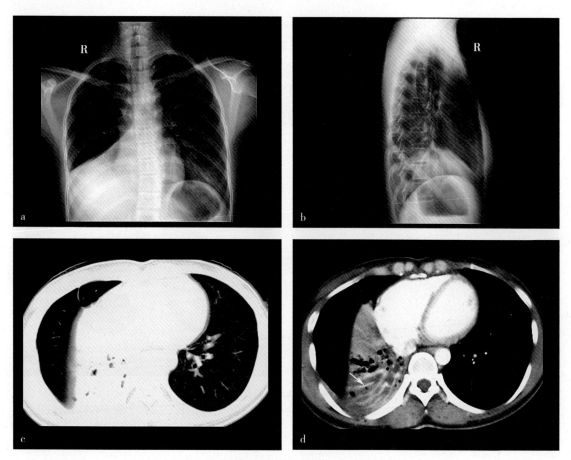

▲ 图2-8　右肺下叶不张

a. 胸部后前位X线平片示右侧胸廓变小，右下肺片状密度增高影，其上缘清楚；b. 胸部侧位片示斜裂下移；c. CT肺窗示右肺下叶实变，体积缩小，其内可见含气支气管；d. CT增强扫描纵隔窗，可见肺血管走行正常（箭）。

　　CT表现：① 一侧性肺不张。不张侧肺体积缩小，呈均匀软组织密度影，增强扫描明显强化，常可发现主支气管阻塞的部位和原因。② 肺叶不张。右肺上叶不张表现为上纵隔右侧三角形或窄带状软组织密度影，尖端指向肺门，边缘清楚；左肺上叶不张表现为三角形软组织密度影，底部与前外胸壁相连，尖端指向肺门，其后外缘向前内方凹陷；右肺中叶不张较常见，表现为右心缘旁三角形软组织密度影，其尖端指向外侧；下叶不张表现为脊柱旁三角形软组织密度影，尖端指向肺门，其前外缘锐利，患侧横膈升高，肺门下移（图2-8c、图2-8d）。③ 肺段不张。常见于右肺中叶的内外段，表现为右心缘旁三角形软组织密度影，边缘内凹。④ 小叶不张。CT表现与X线表现相似。

　　MRI表现：不张的肺叶或肺段在T_1WI、T_2WI均呈稍高信号。

（二）肺实变

　　肺实变指终末细支气管以远的含气腔隙内的空气被病理性液体、细胞或组织所替代，常见的病理改变为炎性渗出、水肿液、血液、肉芽组织或肿瘤组织。肺实变常见于大叶性肺炎、支气管肺炎及其他各种肺炎，也见于肺泡性肺水肿、肺挫伤、肺出血、肺梗死、肺结核、肺泡癌及真菌病等。

X线表现：多数连续的肺泡发生实变，形成单一的片状致密影；多数不连续的实变以含气的肺组织分隔，形成多个灶性密度增高影。如实变占据一个肺段或整个肺叶，则形成肺段或大叶性密度增高影。实变中心区密度较高，边缘常较淡，但当其边缘至叶间胸膜时，可表现为锐利的边缘，当实变扩展至肺门附近，较大的含气支气管与实变的肺组织常形成对比，在实变区中可见含气的支气管分支影，称支气管气象或空气支气管征（air bronchogram）（图2-9a）。

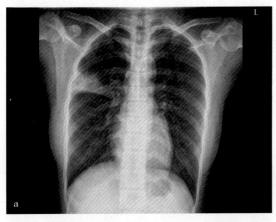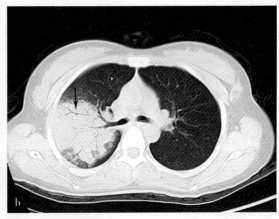

▲ 图2-9 肺实变

a. 胸部后前位X线平片示右肺中叶片状密度增高影，其内可见空气支气管征；b. CT轴位肺窗示右肺上叶片状均匀性密度增高影，其内可见空气支气管征（箭）。

CT表现：以渗出为主的急性实变在肺窗表现为均匀性密度增高影，大的病灶内常可见空气支气管征（图2-9b）。病灶密度均匀，边缘多不清楚，靠近叶间胸膜的边缘可清楚。渗出性病变的早期或吸收阶段，实变区可表现为较淡薄的磨玻璃影，其内常可见肺血管纹理。纵隔窗急性渗出性病变可完全不显示。慢性过程的实变密度多高于急性病变所引起的实变密度，病灶的边缘也多较清楚。实变小而局限于肺泡时，实变影则表现为数毫米至1cm的结节，形似梅花瓣状，边缘常较清楚。

MRI表现：渗出性实变T_1WI显示为边缘不清楚的片状略高信号，T_2WI显示较高信号。含气的支气管和流空的血管影像类似CT图像上的空气支气管征。

（三）结节和肿块

结节和肿块可单发，也可多发。单发者常见于肺癌、结核球、炎性假瘤等，多发者常见于肺转移瘤，还可见于坏死性肉芽肿、多发性肺囊肿及寄生虫囊肿等。通常把直径≤2cm的病灶称为结节（nodule）（含实性结节和亚实性结节），直径>2cm的病灶称为肿块（mass）。CT上边界清楚或不清楚的肺内密度增高影，但密度又不足以掩盖病灶内走行的血管和支气管影，称为磨玻璃影（ground-glass opacity，GGO）。如果病灶边界清楚，呈圆形或类圆形，表现为结节状，称为磨玻璃结节（ground-glass nodule，GGN）。根据结节内有无实性成分，分为纯磨玻璃结节（pure ground-glass nodule，pGGN）和部分实性磨玻璃结节（mixed ground-glass nodule，mGGN）。所有含磨玻璃影的肺结节（pGGN、mGGN）统称为亚实性结节（subsolid nodule）。GGN可由多种疾病引起，如肺泡腔内液体潴留或出血、局灶性炎症、水肿、纤维化、肉芽组织或肿瘤细胞的增生。

X线表现：肺良性肿瘤多有包膜，呈边缘光滑的球形肿块。错构瘤可有"爆米花"样的钙化。含液囊肿密度较低。结核球常为圆形，其内可见点状钙化，周围常有卫星病灶。炎性假瘤多为直径5cm以下类圆形肿块，肿块的上方或侧方常有尖角状突起，病变近叶间胸膜或外围时可见邻近胸膜的粘连、增厚。肺恶性肿瘤多呈浸润性生长，边缘不锐利，常有短细毛刺，靠近胸膜时可有线状、幕状或星状影与胸膜相连而形成胸膜凹陷征。转移瘤常多发，大小不一，以中下肺野较多，密度均匀，边缘光滑。

CT表现：肿块内如发现脂肪密度影则有助于错构瘤的诊断。结核球周围常有多少不一、大小不等的小结节状卫星病灶及厚壁的引流支气管，增强扫描仅周边轻度环形强化。肺部炎性假瘤可呈环形强化或轻度均匀强化。恶性肿瘤的轮廓可呈分叶状，称分叶征；瘤体内有时可见直径1~3mm的空气样低密度影，称为空泡征；瘤体边缘可有不同程度的棘状或毛刺状突起，称棘状突起或毛刺征；邻近胸膜的肿块可见胸膜凹陷征；有时可见引流到肺门的癌性淋巴管炎。肺良性肿瘤可不强化或轻度均匀强化。肺恶性肿瘤常为较明显的均匀强化或中心强化。结节可为腺泡大小的结节（直径在1cm以下），边缘较清楚，呈梅花瓣状，即相当于腺泡范围的实变；也可为粟粒状结节影（4mm以下）或GGN。GGN具有特征性的CT表现，薄层CT上呈云雾状稍高密度影。其中mGGN病灶区在纵隔窗和肺窗均可见实性组织；pGGN密度较淡，在纵隔窗不可见，仅在肺窗显示，多呈云雾状、磨玻璃样，结节内可见支气管及血管影，但无实性成分（图2-10）。

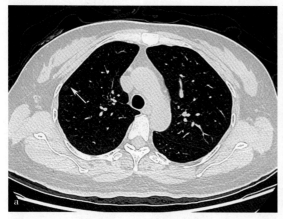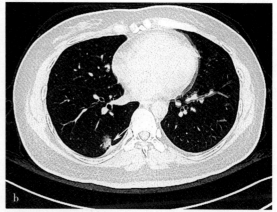

▲ 图2-10　肺磨玻璃结节
a. 右肺上叶前段见一处云雾状pGGN，其内可见血管影（箭）；
b. 右肺下叶后基底段见一处磨玻璃影与实性成分混合的mGGN（箭）。

MRI表现：肿块内的血管组织、纤维结缔组织、肌组织及脂肪组织等成分不同，MRI信号也不同。慢性肉芽肿、干酪样结核或错构瘤等由于其内含有较多的纤维组织与钙质，T_2WI呈较低信号。恶性病变，如肺癌或肺转移瘤，在T_2WI呈高信号。肿块内坏死灶T_1WI呈低信号，T_2WI呈高信号。囊性病变在T_1WI呈低信号，T_2WI呈高信号。血管性肿块，如动静脉瘘，由于流空效应表现为无信号。

（四）空洞和空腔

1. 空洞（cavity） 为肺内病变组织发生坏死后经引流支气管排出后形成。空洞壁可由坏死组织、肉芽组织、纤维组织、肿瘤组织所构成，多见于肺结核、肺脓肿、肺癌等。根据洞壁的厚度可分厚壁空洞和薄壁空洞，厚壁空洞的洞壁厚度≥3mm，薄壁空洞的洞壁厚度<3mm。

X线表现：空洞的X线表现有三种。① 虫蚀样空洞：又称无壁空洞，表现为大片密度增高影内的多发性透明区，边缘不规则如虫蚀状，常见于结核病的干酪性肺炎（图2-11a、图2-11b）。② 薄壁空洞：表现为圆形、椭圆形或不规则的环形影，空洞壁的内、外缘光滑清楚，多无液平面，其周围无大片状密度增高影，可有斑点状病灶；多见于肺结核、肺脓肿；肺转移瘤也可呈薄壁空洞。③ 厚壁空洞：内壁光滑或凹凸不平，多见于肺脓肿、肺结核及周围型肺癌；肺脓肿的空洞壁外缘围有高密度实变区，空洞内多有液平面；结核性空洞壁外缘整齐清楚，空洞内常无或仅有少量液体；周围型肺癌的空洞壁外缘有分叶和毛刺，洞壁内面凹凸不平，有时可见壁结节。

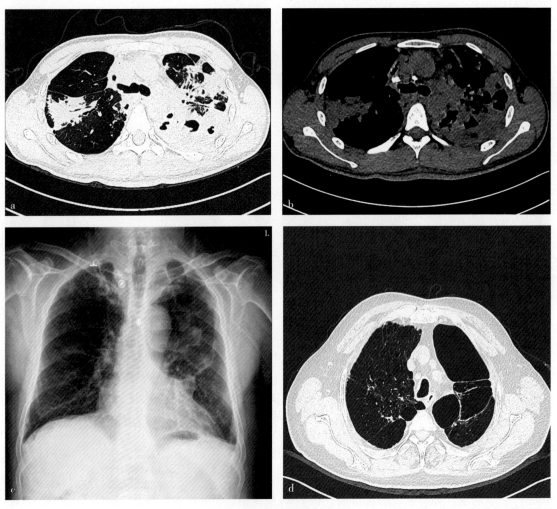

▲ 图2-11　肺的空洞和空腔

a、b. CT肺窗和纵隔窗显示肺虫蚀样空洞：双肺大片密度增高影，内见多发透明区，边缘呈虫蚀状；c、d. 胸部X线平片和CT肺窗显示肺空腔：双肺透亮度增高，肺纹理稀疏、变细，肺内见多发大小不等肺大疱影。

CT表现：空洞直径>3cm者大多为肿瘤，空洞壁外缘不规则或呈分叶状，内缘凹凸不平或呈结节状，多为癌性空洞。洞壁厚度<4mm者多为良性病变，>15mm者多为恶性病变。结核性空洞周围多可见条索影、结节状或斑片状卫星病灶及与肺门相连的支气管壁的增厚。癌性空洞有时可见支气管狭窄或阻塞，可见阻塞性肺炎征象。

2. 空腔（intrapulmonary air containing space） 与空洞不同，是肺内生理腔隙的病理性扩大，肺大疱、含气囊肿及肺气囊等都属于空腔。

X线及CT表现：空腔的壁薄而均匀，厚度多在1mm以下，周围无实变，腔内无液体。合并感染时，腔内可见气液平面，空腔周围可有实变影。先天性肺囊肿的囊壁多较薄且较均匀，厚度在1mm左右。肺大疱的壁较先天性含气囊肿的壁更薄，不到1mm，厚薄均匀（图2-11c、图2-11d）。

MRI表现：在T_1WI和T_2WI，空洞内因有气体呈无信号，空洞壁则呈中等信号强度。MRI对空洞壁细节的显示不及CT检查。

（五）钙化

钙化（calcification）在病理上属于变质性病变，受到破坏的组织发生分解而引起局部酸碱度变化时，钙离子以磷酸钙或碳酸钙的形式沉积下来，一般发生在退行性变或坏死组织内，多见于肺或淋巴结干酪性结核病灶的愈合阶段。某些肺肿瘤或囊肿壁也可发生钙化。两肺多发钙化可见于结核、硅沉着病、骨肉瘤肺转移、肺泡微石症等。

X线表现：表现为边缘锐利、大小形状不一的高密度影，可为斑点状、块状及球形，呈局限或弥散分布。结核钙化呈单发或多发斑点状；硅沉着病钙化多表现为两肺散在多发结节状或环状钙化，淋巴结钙化呈蛋壳样。

CT表现：在纵隔窗钙化的密度明显高于软组织，CT值常可达100HU以上，层状钙化多为良性病灶，多见于肉芽肿性病变。错构瘤的钙化呈"爆米花"样；周围型肺癌的钙化呈单发点状或局限性多发颗粒状、斑片状。肺门淋巴结蛋壳状钙化常见于肺尘埃沉着病。弥漫性小结节状钙化多见于肺泡微石症和硅沉着病（图2-12）。

MRI表现：钙化常无信号，比较大的钙化灶可表现为信号缺乏区。

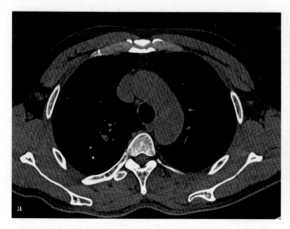
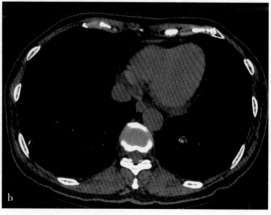

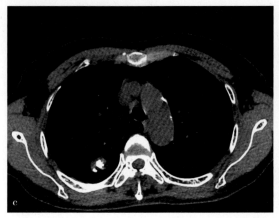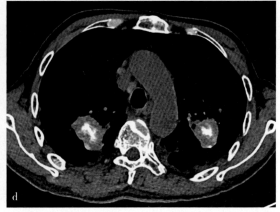

▲ 图2-12 钙化

a. 单纯性小钙化灶；b. 结核球；c. 错构瘤；d. 尘肺。

（六）网状、细线状和条索状影

肺部的网状、细线状及条索状影是间质性病变的反映。肺间质性病变是指以肺间质为主的病变，实际上常同时伴有肺实质的改变。病理改变可以是渗出或漏出，炎性细胞或肿瘤细胞浸润，纤维结缔组织或肉芽组织增生。常见的肺间质病变有慢性支气管炎、特发性肺纤维化、癌性淋巴管炎、肺尘埃沉着病及结缔组织病等。

X线表现：较大的支气管、血管周围的间质病变表现为肺纹理增粗、模糊。发生于小支气管、血管周围间质及小叶间隔的病变，表现为网状、细线状影或蜂窝状影。局限性线状影可见于肺内病变沿肺间质引向肺门或向外围扩散，如肺癌肿块与肺门之间或胸膜之间的细线状影；肺结核愈合后，其周围间质可发生纤维化，表现为条索状影，走行不规则，粗细不一。肺静脉高压、肺间质水肿可导致小叶间隔内有液体或组织增生，表现为不同部位的间隔线。常见的为克氏B线（图2-13a），是两肺下野近肋膈角处数条垂直于胸膜的线状影，长约2cm，宽1~2mm。

CT表现：CT对肺间质病变的检出很敏感，尤其是HRCT可以显示小叶间隔增厚等细微改变，对肺间质病变的诊断具有重要的价值。小叶间隔增厚表现为与胸膜相连的粗线状影，长1~2cm，病变明显时可呈多角形的网状影。肺纤维化时，由于广泛的小叶间隔增厚、相邻增厚的小叶间隔相连，在胸膜下1cm以内，可见与胸壁平行的弧形线状影，长2~5cm，称为胸膜下线。肺纤维化后期，在两中、下肺野的胸膜下区可见蜂窝状影，并可向内累及肺中、内带和向上累及上肺野（图2-13b、图2-13c）。

MRI表现：网状、细线状病灶显示不满意，比较大的条索状病灶在T_1WI和T_2WI均呈中等信号。

（七）多发性小结节及粟粒病变

肺内弥漫多发小结节及粟粒病变HRCT显示清楚。根据病因不同结节可分为4种。

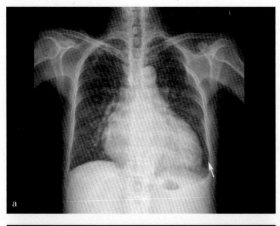
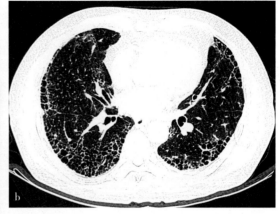
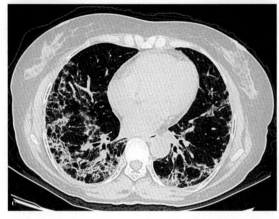

▲ 图2-13　网格、细线、条索影
a. 双肺野见多发斑片模糊影及网格影，双下肺叶外带见克氏B线（箭），心影增大，符合间质性肺水肿改变；b. 双肺胸膜下多发网格、蜂窝，符合寻常性间质性肺炎表现；c. 双肺下叶分布为主的磨玻璃影、条索影，伴牵拉性支气管扩张，符合纤维化型慢性间质性肺疾病表现。

1. 血源性结节　例如，急性粟粒性肺结核及血源性转移瘤在肺内弥散分布，可见胸膜结节（图2-14a）。

2. 淋巴管周围结节　例如，癌性淋巴管炎、肺尘埃沉着病及结节病等，结节沿支气管血管束、小叶间隔分布，可达小叶中心及胸膜（图2-14b）。

3. 小气道疾病结节　见于感染细支气管炎及支气管播散性肺结核，为末端细支气管的黏液栓塞及扩张。结节合并细线状影，与支气管血管分支相连，其形态如树枝发芽，称为"树芽征"，结节均位于小叶中心部位（图2-14c）。

4. 小叶中心结节　例如，炎性感染，结节边缘较模糊，位于小叶中心，距胸膜及小叶间隔5~10mm（图2-14d）。

马赛克灌注（Mosaic perfusion）：在HRCT，由于气道疾病或肺血管性疾病引起相邻的肺区血液灌注上的差别而出现的不均匀肺密度区，称马赛克/镶嵌性灌注，表现为略高密度磨玻璃影和低密度灌注区（图2-15）。常见于造成局部气体滞留或肺实质通气不良的疾病，如肺动脉栓塞、肺泡蛋白沉积症等。

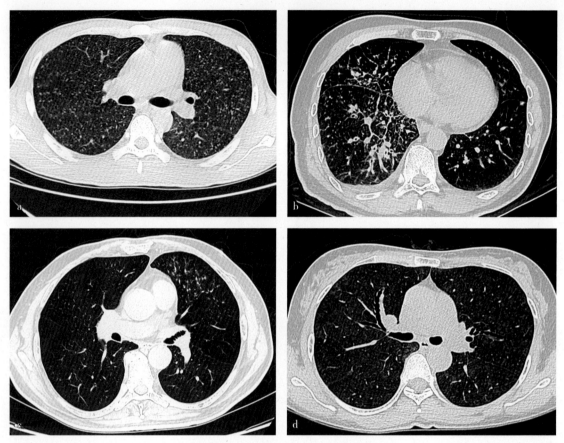

▲ 图2-14　多发性小结节及粟粒病变

a. 急性血行播散性肺结核；b. 右肺癌性淋巴管炎；c. 左上肺前段细支气管炎；d. 小叶中心结节。

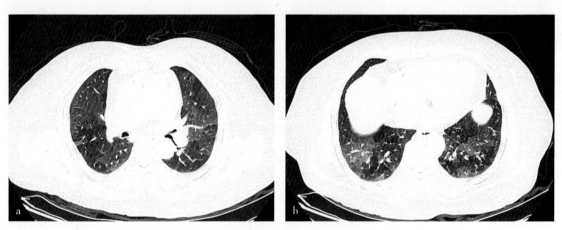

▲ 图2-15　马赛克灌注（CT平扫肺窗）

a. 双肺上叶磨玻璃影和低密度区；b. 双肺下叶不均匀密度区。

二、胸膜病变

（一）胸腔积液

病变累及胸膜可产生胸腔积液。病因包括感染性、肿瘤性、变态反应性、化学性或物理性。液体可以是血性、乳糜性、胆固醇性或脓性；可以是渗出液，也可以是漏出液。

X线表现如下。

（1）游离性胸腔积液（free pleural effusion）：积液最初仅积聚于位置最低的后肋膈角时，站立后前位检查多难以发现。积液量为250ml左右时，于站立后前位检查也仅见肋膈角变钝、变浅或填平。随着液量增加可依次闭塞外侧肋膈角，掩盖膈顶，进而呈外高内低的弧形凹面。当上缘在第4肋前端以下时为少量积液（图2-16a、图2-16b）；超过第4肋前端，上缘在第2肋前端平面以下时为中量积液，中下肺野呈均匀致密影；上缘达第2肋前端以上时为大量积液，患侧肺野呈均匀致密影，有时仅见肺尖部透明，并可见肋间隙增宽，横膈下降，纵隔向健侧移位。

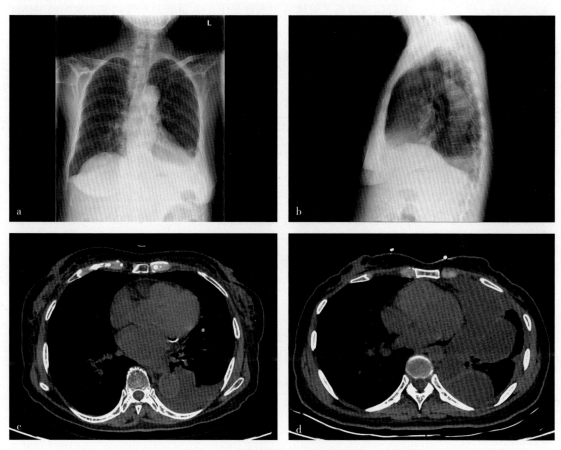

▲ 图2-16　游离性胸腔积液、包裹性积液X线、CT表现
a、b. 胸部正侧位片示少量游离性胸腔积液；c. 胸部CT纵隔窗示左侧游离性胸腔积液；
d. 胸部CT纵隔窗示左侧包裹性胸腔积液。

（2）局限性胸腔积液（localized pleural effusion）：指胸腔积液位于胸腔某一个局部，如包裹性积液、叶间积液、肺底积液和纵隔积液等。① 包裹性积液（encapsulated effusion）：为脏胸膜、壁胸膜发生粘连使积液局限于胸膜腔的某一部位，多见于胸下部侧后胸壁，切线位片包裹性积液表现为自胸壁向肺野突出的半圆形或扁丘状密度增高影，其上下缘与胸壁的夹角呈钝角，密度均匀，边缘清楚，常见于结核性胸膜炎；② 叶间积液（interlobar effusion）：为局限于水平裂或斜裂内的积液，可单独存在，也可与游离性积液并存；发生于斜裂者，正位X线检查多难以诊断，侧位则易于发现，典型表现是叶间裂部位的梭形影，密度均匀，边缘清楚；游离性积液进入叶间裂时多局限于斜裂下部，表现为尖端向上的三角形密度增高影；叶间积液可由心力衰竭或结核引起，少数肿瘤转移也可表现为叶间积液；③ 肺底积液（subpulmonary effusion）：为位于肺底与横膈之间的胸腔积液，右侧较多见；被肺底积液向上推挤的肺下缘呈圆形，易误诊为横膈升高；肺底积液所致的"横膈升高"圆顶最高点位于偏外1/3，且卧位胸片因部分液体向肺尖方向流动，使肺野密度均匀增高，并使正常位置的横膈得以显示。

CT表现：少量、中等量游离性胸腔积液表现为后胸壁下弧形窄带状或新月形液体密度，边缘光滑整齐（图2-16c），俯卧位检查可见液体移至前胸壁下。大量胸腔积液则整个胸腔被液体样密度影占据，肺被压缩于肺门呈软组织密度影，纵隔向对侧移位。包裹性胸腔积液表现为自胸壁向肺野突出的凸镜形液体样密度影，基底宽而紧贴胸壁，与胸壁的夹角多呈钝角，边缘光滑，邻近胸膜多有增厚（图2-16d），形成胸膜尾征。叶间积液表现为叶间片状或带状的液体密度影，有时呈梭状或球状，积液量多时形似肿瘤，易误诊为肺内实质性病变。

MRI表现：一般非出血性积液 T_1WI 多呈低信号；结核性胸膜炎及外伤等所致的积液，由于内含较高蛋白质和细胞成分，T_1WI 可呈中至高信号。胸腔积液在 T_2WI 多为很高信号。

（二）气胸和液气胸

因脏胸膜或壁胸膜破裂致空气进入胸膜腔内为气胸（pneumothorax）。前者多在胸膜下肺部病变的基础上发生，称为自发性气胸，如严重肺气肿、胸膜下肺大疱、肺结核及肺脓肿等，当胸膜裂口具活瓣作用时，气体只进不出或进多出少，可形成张力性气胸。后者为壁胸膜直接损伤破裂，体外空气进入胸腔，如胸壁穿通伤、胸部手术及胸部穿刺。

胸膜腔内液体与气体同时存在为液气胸（hydropneumothorax）。外伤、手术后及胸腔穿刺均可产生液气胸。

X线表现：气胸区为无肺纹理的透亮区。少量气胸时，气胸区呈线状或带状透亮影，可见被压缩的肺组织边缘。大量气胸时，气胸区占据肺野的中外带，内带为被压缩的肺组织呈密度均匀的软组织影。同侧肋间隙增宽，横膈下降，纵隔向健侧移位，对侧可见代偿性肺气肿。液气胸时立位片可见气液平面（图2-17a），严重时气液平面横贯胸腔。如脏胸膜、壁胸膜粘连，也可形成局限性或多房性液气胸。

CT表现：肺窗气胸表现为肺外侧带状无肺纹理透亮区，其内侧可见弧形的脏胸膜呈细线状软组织密度，与胸壁平行。肺组织有不同程度的受压萎缩，严重时整个肺被压缩至肺门呈球状，伴纵隔向对侧移位，横膈下降。液气胸见液体分布于背侧，气体分布于腹侧，可见明确的气液平面及萎缩的肺边缘（图2-17b、图2-17c）。

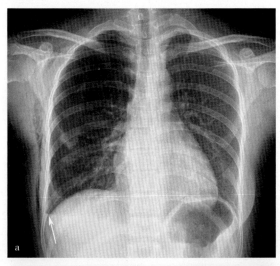

▼ 图2-17 液气胸

a. 胸部X线平片，右肺中外带显示无肺纹理透亮区，右肺下叶见气液平面（箭）；b. 胸部CT肺窗，显示右侧胸腔无肺纹理透亮区及压缩的肺组织；c. 胸部CT纵隔窗，显示右侧胸腔内分布于背侧的液体及气液平面（箭）。

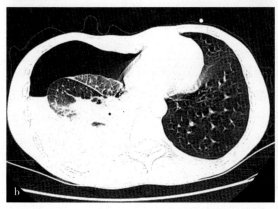
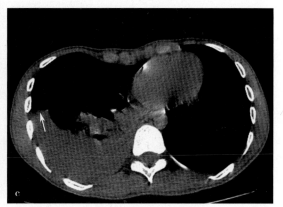

MRI表现：可显示液气胸的液体信号及气液平面。

（三）胸膜肥厚、粘连和钙化

胸膜炎性纤维素渗出、肉芽组织增生、外伤出血机化均可引起胸膜肥厚、粘连和钙化。胸膜增厚与粘连常同时存在。轻度局限性胸膜粘连、肥厚多发生在肋膈角区。胸膜钙化多见于结核性胸膜炎、出血机化和肺尘埃沉着病。

X线表现：局限性胸膜肥厚、粘连常表现为肋膈角变平、变浅，横膈运动轻度受限。广泛胸膜肥厚粘连时，可见患侧胸廓塌陷，肋间隙变窄，肺野密度增高，肋膈角近似直角或闭锁，横膈升高且顶变平，纵隔可向患侧移位。胸膜钙化时在肺野边缘呈片状、不规则点状或条索状高密度影。包裹性胸膜炎时，胸膜钙化可呈弧形或不规则环形。

CT表现：胸膜肥厚表现为沿胸壁的带状软组织密度影，厚薄不一，表面不光滑，与肺的交界面多可见小的粘连影。胸膜肥厚可达1cm以上，当厚达2cm时多为恶性。胸膜钙化多呈点状、条状或块状的高密度影，其CT值接近骨骼（图2-18）。

MRI表现：对胸膜肥厚、粘连和钙化的显示不如普通X线和CT。

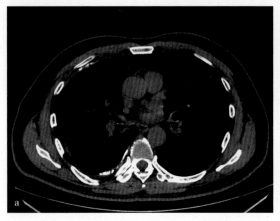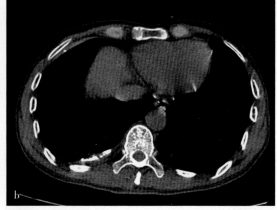

▲ 图2-18　胸膜肥厚、钙化

a、b. CT扫描纵隔窗显示胸膜增厚、条样钙化灶。

（四）胸膜肿块

胸膜肿块（pleural mass）主要见于胸膜原发或转移性肿瘤。原发者多为胸膜间皮瘤，少数来自结缔组织的纤维瘤、平滑肌瘤、神经纤维瘤等。胸膜肿瘤可为局限性或弥漫性，弥漫性均为恶性。可伴或不伴胸腔积液，肿块合并胸腔积液多为恶性。此外，胸膜肿块也可见于机化性脓胸及石棉沉着病形成的胸膜斑块等。

X线表现：表现为半球形、扁丘状或不规则形肿块，密度多均匀，边缘清楚，与胸壁呈钝角相交。可伴胸腔积液或肋骨骨质破坏。

CT表现：表现为广基底与胸壁相连的软组织肿块，有时可见肿块周围与胸膜相延续而形成胸膜尾征。增强扫描肿块多有较明显的强化。弥漫性胸膜肿瘤多呈弥漫性胸膜增厚，表面凹凸不平，呈结节状或波浪状，范围较广者可累及整个一侧胸膜。机化性脓胸或石棉沉着病斑块多伴有钙化。

MRI表现：在T_1WI肿瘤呈中等信号，T_2WI呈不同程度高信号。

三、纵隔病变

（一）形态改变

纵隔的形态改变多表现为纵隔增宽。引起纵隔增宽的病变可为肿瘤性、炎性、出血性、淋巴性、脂肪性和血管性，以纵隔肿瘤最常见。良性肿块引起纵隔增宽通常形态规则，边缘清楚。形态不规则、边缘不清的多为恶性。

（二）密度改变

X线表现：因缺乏自然对比，在X线检查中，多数纵隔病变与正常纵隔密度无明显差异而难于分辨。由气管支气管损伤而发生的纵隔气肿，在胸片可表现为纵隔内低密度的气带影，且常与气胸及皮下气肿并存。腹腔内的空腔脏器疝入纵隔时，可见其内有不规则的低密度空气影。

CT表现：根据CT值可将纵隔病变分为四类，包括脂肪密度、实性、囊性及血管性病变。脂肪瘤以右心膈角多见。实性病变可见于良、恶性肿瘤，淋巴结肿大等。囊性病变表现为圆形或类圆形液体样密度影，心包囊肿多位于右心膈角，支气管囊肿多好发于气管或食管旁及肺门部（图2-19）。主动脉瘤可见瘤壁的弧形钙化。CT增强扫描对鉴别血管性与非血管性、良性与恶性肿块很有价值。血管性病变增强扫描可明确显示动脉瘤、动脉夹层及附壁血栓。实性病变中，良性病变多均匀轻度强化，恶性病变多不均匀明显强化。囊性病变仅见囊壁轻度强化，脂肪密度病变仅见其内的血管强化。

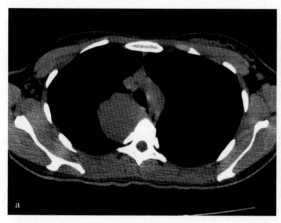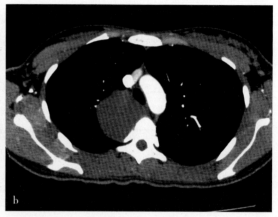

▲ 图2-19　支气管囊肿
a. CT平扫显示气管右后缘一处类圆形液体密度影；b. CT增强扫描显示该病灶无强化。

MRI表现：实性肿瘤T_1WI信号常略高于正常肌肉组织，在T_2WI信号多较高。肿瘤内发生变性坏死时，瘤灶的信号则不均匀，坏死区T_1WI呈低信号，T_2WI呈明显高信号。畸胎瘤在T_1WI和T_2WI可见脂肪高信号。单纯性浆液性囊肿在T_1WI呈低信号，T_2WI呈显著高信号。黏液性囊肿或囊液含丰富蛋白质时，在T_1WI、T_2WI均呈高信号。囊内含胆固醇结晶或出血时，T_1WI也呈高信号。脂肪性肿块T_1WI和T_2WI均呈高信号，应用脂肪抑制技术，脂肪性肿块则呈低信号。动脉瘤的瘤壁弹性差，血液在该处流速减慢或形成涡流，涡流产生的信号多不均匀。动脉夹层依其血流速度不同，易分辨真、假腔。通常假腔大于真腔，假腔的血流较缓慢，信号较高，且常有附壁血栓形成；真腔血流快，通常无信号。

（三）位置改变

胸腔、肺内及纵隔病变均可使纵隔移位。肺不张及广泛胸膜增厚可牵拉纵隔向患侧移位；胸腔积液、肺内巨大肿瘤及偏侧生长的纵隔肿瘤可推压纵隔向健侧移位。一侧肺气肿时，纵隔向健侧移位。一侧主支气管内异物可引起纵隔摆动。

（周洁）

第四节 疾病诊断

一、支气管扩张症

支气管扩张症（bronchiectasis）是指支气管腔的病理性增宽。男女发病率无明显差异，好发于儿童及青壮年。

病因分为先天性和后天性，多数为后天性。先天性支气管扩张的病因：① 先天性免疫球蛋白缺乏；② 肺囊性纤维化；③ 纤毛无运动综合征。后天性支气管扩张的病因：① 慢性感染引起支气管壁组织破坏；② 支气管内分泌物淤积与长期剧烈咳嗽引起支气管内压增高；③ 肺不张及纤维化对支气管壁产生的外在性牵拉。多数支气管扩张是支气管反复感染的继发性改变，或为肺内严重的纤维化病变牵拉而引起，如肺结核、胸膜炎、肺尘埃沉着病或肺间质纤维化等。

临床表现：咳嗽、咳痰、咯血为支气管扩张的三个主要症状，尤其是反复感染后，常有较多量的脓痰；咯血常见，可有反复大咯血。少数患者有杵状指，听诊肺内可有啰音。

支气管扩张好发于3~6级分支。大体病理根据支气管扩张的形态分为以下几种。① 柱状扩张：扩张的支气管内径宽度远端与近端相似；② 曲张型扩张：扩张的支气管内径粗细不均，管壁有多个局限性的收缩，形似静脉曲张；③ 囊状扩张：扩张的支气管腔呈囊状增宽。三种扩张类型可同时混合存在，或以其中某一种形态为主。支气管扩张常伴有肺部炎症。

【影像学表现】

X线：① 轻度支气管扩张在胸部X线平片无异常发现；② 较严重的支气管扩张可表现为肺纹理增粗、模糊及环形透亮影；③ 支气管扩张合并感染可引起肺纹理模糊及出现斑片状密度增高影。

CT：需采用薄层或HRCT扫描，后者是目前诊断支气管扩张最常用的影像方法。CT主要表现：① 柱状扩张的支气管与CT扫描层面平行时表现为"轨道征（tramline sign）"（图2-20a）；与CT扫描层面垂直走行时表现为有壁的圆形透亮影，与伴行的肺动脉共同形成"印戒征（signet ring sign）"（图2-20b）；② 曲张型扩张表现为支气管腔呈粗细不均的增宽，壁不规则，可呈念珠状；③ 囊状扩张表现为支气管远端呈囊状膨大，成簇的囊状扩张形成葡萄串状密度增高影，合并感染时囊内可见液平；④ 当扩张的支气管内有黏液栓塞（图2-20c）时，表现为柱状或结节状高密度影，类似"指状征"改变，部分可见液平面；合并感染时支气管扩张周围见斑片状渗出影，病变邻近的支气管可扭曲、并拢，病变部位的肺体积可缩小。

【诊断和鉴别诊断】

X线平片对支气管扩张的诊断价值有限。在反复咯血及肺部感染的患者，X线平片有两下肺纹理增多或囊状影时应考虑到本病的可能，需进一步行薄层CT或HRCT检查，HRCT对诊断支气管扩张有很高的敏感性及特异性。囊状支气管扩张有时需与多发性肺囊肿及肺气囊等病变鉴别。多发性肺囊肿相对较大，囊壁相对较薄，较少有气液平面，可资鉴别。肺气囊多见于金黄色葡萄球菌感染，呈多个类圆形的薄壁空腔，肺内病灶变化较快，常伴有肺内浸润性病灶或脓肿，且常随炎症吸收而消退，鉴别不难。

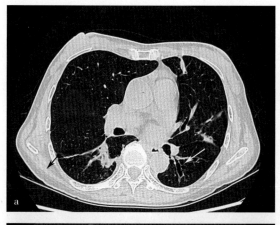
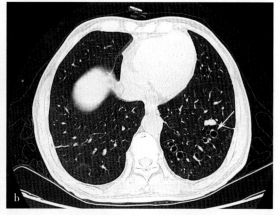
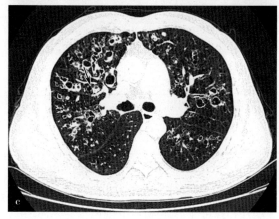

▲ 图2-20　支气管扩张HRCT图像
a. 左肺下叶支气管扩张呈"轨道征"（箭）；b. 左肺下叶支气管扩张呈"印戒征"（箭）；c. 双肺多发支气管囊状扩张，以右侧为著，管壁增厚，部分腔内见黏液栓塞（箭）。

二、气管和支气管异物

气管和支气管异物多见于儿童。常见的异物为花生、谷粒、瓜子等植物性异物和义齿、金属制品、玻璃球等。由于右侧支气管走行较直，故支气管异物易发生在右侧支气管。

临床表现为刺激性呛咳、呼吸困难、青紫、气喘等。继发阻塞性肺炎时，有发热和白细胞计数增高。气管和支气管异物引起的病理改变包括气道的机械性阻塞和肺内炎症。较大的异物可使支气管完全阻塞，引起阻塞性肺炎及肺不张。较小的异物引起呼气性活瓣性阻塞时，可发生阻塞性肺气肿；吸气性活瓣性阻塞时，引起肺不张及肺炎。由于异物的刺激，支气管黏膜充血、水肿，长期病变可引起纤维组织增生。

【影像学表现】

X线：不透X线的异物如金属制品、义齿等在胸部X线片可显示。正位及侧位投照有助于异物的准确定位。可透X线的异物临床常见，透视或摄片可发现异物所致的间接异常表现。当气管异物引起呼气性活瓣性阻塞时，两肺可发生阻塞性肺气肿，肺内含气量增多。支气管异物则可发现纵隔摆动，即纵隔随呼吸左右移动，其机制是异物引起一侧肺活瓣性阻塞，导致在呼气与吸气状态下健侧肺与患侧肺压力不对等。合并阻塞性肺炎时肺内有斑片状或大片状密度增高影。肺不张时可引起相应的肺叶体积缩小。

CT：不仅可发现不透X线的高密度异物，还可发现X线平片不能显示的密度较低的异物，同时可显示异物所致的间接征象，如阻塞性肺气肿、阻塞性肺炎及肺不张（图2-21）。

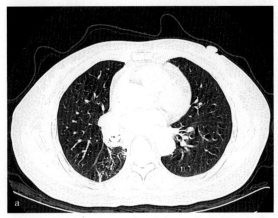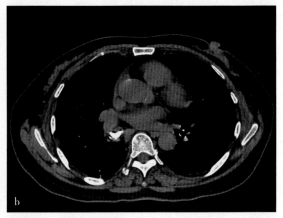

▲ 图2-21　支气管异物
a. CT肺窗可见右肺下叶支气管腔内异物填塞，右肺下叶阻塞性炎症；
b. CT纵隔窗可见右肺下叶支气管腔内致密异物影。

【诊断和鉴别诊断】

患者有异物吸入病史和典型的临床表现。X线检查无论普通透视和平片，均不易直接发现X线可以穿透的异物，通常依靠透视下的间接征象即纵隔摆动进行诊断。CT为最佳检查方法，可直接显示高低密度异物及异物所致的间接征象，CT增强扫描可显示异物性肉芽肿。

三、肺部炎症

肺炎（pneumonia）为肺部常见病、多发病。肺炎可按病因和解剖部位分类。临床上按病因可分为感染性、理化性、免疫性和变态反应性，其中感染性最常见。影像学检查正确判断肺炎是由何种病原体所致常有困难，故一般按病变的解剖分布，分为大叶性、小叶性及间质性肺炎。

（一）大叶性肺炎

大叶性肺炎（lobar pneumonia）的病原菌主要是肺炎链球菌，也见于金黄色葡萄球菌。本病多发生于青壮年，起病急，主要的临床表现为突发高热、寒战、咳嗽、胸痛和咳铁锈色痰等。严重者可缺氧，发生成人呼吸窘迫综合征。体检胸部听诊有支气管肺泡呼吸音、管状呼吸音及湿啰音。实验室检查血白细胞计数及中性粒细胞计数明显增高。

病理上大叶性肺炎的典型改变可分4期。① 充血水肿期：为病变早期，肺泡壁毛细血管充血、扩张，肺泡内有炎性渗出；② 红色肝样变期：发病后第3~4天，病变累及整个肺叶或肺段，肺泡腔充满纤维蛋白及红细胞渗出物，使病变肺组织的剖面呈红色肝样；③ 灰色肝样变期：肺泡腔内大量白细胞代替红细胞，致使肺叶剖面呈灰色肝样；④ 溶解消散期：肺泡腔内炎性渗出物逐渐被吸收，病变范围缩小，肺泡腔内重新充气。由于近年来抗生素的广泛应用，大叶性肺炎常无上述典型的临床表现与影像学特征。

【影像学表现】

X线：① 病变的充血期X线检查可为正常表现，或仅可见局限的肺纹理增多，透明度减低；② 红色及灰色肝样变期表现为密度均匀的致密影，不同肺叶或肺段受累时病变形态不一；③ 炎症累及肺段表现为片状或三角形致密影，累及整个肺叶时，呈以叶间裂为界的大片致密影；④ 实变影中可见透亮支气管影，即空气支气管征。

各个肺叶的实变在后前位X线胸片上有特征性的表现。右肺上叶实变时，密度增高影的下缘以水平叶间裂为界，边缘平直，界限清楚。右肺中叶实变时，密度增高影的上界为水平叶间裂，平直清楚，自上而下密度逐渐减低，右心缘模糊（图2-22a、图2-22b）。右肺下叶实变时，密度增高影上界模糊，密度从上至下逐渐增高，右心膈角消失。左肺上叶实变时，其下界模糊，从上至下密度逐渐减低。左肺下叶实变时上界模糊，从上至下密度逐渐增高。在侧位胸片很容易显示各个肺叶实变的边界，以相应的叶间裂为界。病变局限于肺段范围的称为肺段肺炎，是大叶性肺炎常见的表现类型。

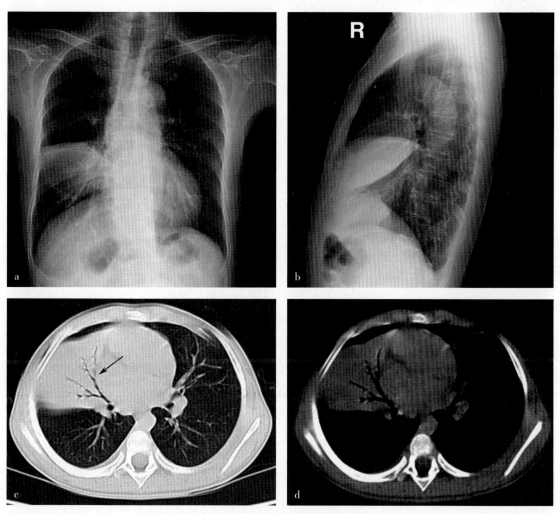

▲ 图2-22 右肺中叶大叶性肺炎

a. X线正位片显示右肺中下叶片状密度增高影，其上缘边界清楚；b. X线侧位片显示病变位于右肺中叶；c、d. CT平扫肺窗和纵隔窗，右肺中叶外侧段片状实变影，其内可见含气支气管（箭），近水平裂处边界清楚。

消散期实变区范围逐渐缩小、密度逐渐减低，表现为大小不等、分布不规则的斑片状密度增高影。病变在2周内有明显吸收，临床症状减轻一般比密度增高影吸收早。大叶性肺炎的常见合并症为胸腔积液，一般为病变同侧有少量积液，使肋膈角变钝。合并肺脓肿时大叶密度增高影内有透光区及气液平面。有的病例可延迟1~2个月吸收，少数病例可演变为慢性机化性肺炎。

CT：充血期病变呈磨玻璃影，边缘模糊，病变区血管仍隐约可见。红色及灰色肝样变期表现为实变呈大叶性或肺段性分布，内可见空气支气管征，近胸膜处边界清楚、平直，通常实变的肺叶体积与正常相当（图2-22c、图2-22d）。消散期实变影密度减低，呈散在斑片状密度增高影，形态不一，进一步吸收后仅见条索状密度增高影，直至完全消失。

【诊断和鉴别诊断】

根据典型临床及X线表现易于诊断大叶性肺炎。肺内局限性片状密度增高影有时需与浸润型肺结核鉴别，肺炎病变密度较均匀、无卫星病灶，一般在2周内病变有吸收，多在1个月内完全吸收；肺结核的动态变化比较缓慢。肺叶实变影有时需与中央型肺癌引起的肺不张鉴别，大叶性肺炎支气管通畅、肺门无肿块可与肺癌鉴别。引起大叶密度增高影的肺炎还可由其他病原菌引起，如军团菌、克雷伯菌及真菌等，影像诊断需结合临床及实验室检查结果综合判断。

（二）支气管肺炎

支气管肺炎（bronchopneumonia）又称小叶性肺炎（lobular pneumonia）。常见的病原菌有金黄色葡萄球菌和肺炎链球菌等，病毒和真菌也可引起。支气管肺炎多见于婴幼儿、老年人及免疫功能损害者，或为手术后并发症。临床症状有发热、咳嗽、呼吸困难、发绀及胸痛。

病理上先发生支气管炎，进而累及呼吸性细支气管及肺泡。终末细支气管炎可引起阻塞性肺气肿或小叶肺不张，可有脓肿形成。金黄色葡萄球菌所致者可形成肺气囊。

【影像学表现】

X线：病灶多位于两肺中下野的内中带，可见肺纹理增粗、边缘模糊，沿肺纹理有模糊的小结节及斑片状密度增高影，严重的病例可融合成大片状。合并肺气肿时表现为两肺野透亮度增高，胸廓扩大，肋间隙增宽及膈肌低平。金黄色葡萄球菌引起的支气管肺炎可形成空洞，在斑片状密度增高影内有环形透亮区。肺气囊表现为壁厚1mm左右的圆形空腔影。病灶累及胸膜可引起程度不等的胸腔积液。经抗感染治疗后病变可在2周内吸收。

CT：表现为肺纹理增粗、模糊，并散在结节状、斑片状密度增高影，边界模糊（图2-23）。小叶支气管阻塞时可形成小叶性肺气肿或肺不张。偶见肺炎液化坏死形成空洞。

【诊断和鉴别诊断】

小叶性肺炎有明显的临床症状，多数病例依据临床及X线表现可诊断。对于难以吸收的病例可采用CT检查判断病变内有无空洞，确定是否有支气管扩张、肺脓肿及脓胸等并发症。

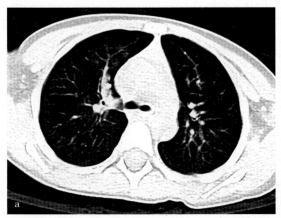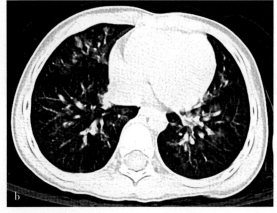

▲ 图2-23　支气管肺炎

a、b. CT扫描肺窗，双肺纹理增多，沿肺纹理见多发小斑片状密度增高影，边界模糊。

（三）间质性肺炎

间质性肺炎（interstitial pneumonia）是以肺间质炎症为主的肺炎，由多种原因引起，包括感染性及非感染性病变。感染主要是病毒，如流感病毒、腺病毒、呼吸道合胞病毒、副流感病毒、麻疹病毒、水痘病毒、带状疱疹病毒或巨细胞病毒等。肺炎支原体和肺孢子菌等也可引起间质性肺炎。

病毒感染在婴幼儿、老年人及免疫功能损害者多见，在非细菌性肺炎中占25%~50%。患者一般先有上呼吸道感染的症状，发生病毒性肺炎时有高热、咳嗽、黏液痰，严重者可出现呼吸困难。肺部听诊有水泡音。实验室检查血白细胞计数正常、略有升高或下降。免疫功能损害的患者易发生巨细胞病毒及水痘-带状疱疹病毒感染。支原体肺炎占所有肺炎的15%~20%，可引起肺部及全身感染症状。肺孢子菌肺炎是艾滋病的常见合并症，患者有急性呼吸道和全身感染症状。

病理上间质性肺炎主要引起肺间质水肿和炎性细胞浸润，炎症可沿淋巴管扩散引起淋巴管炎及淋巴结炎。小支气管因炎症、充血及水肿常部分性或完全性阻塞。

【影像学表现】

X线：病变好发于双侧中下肺野的内中带。病变初期可见肺纹理增粗、模糊，病变进展后两肺出现弥漫性网状密度增高影及单发或多发斑片状密度增高影，严重病例密度增高影范围广泛。儿童患者可因细支气管炎症性狭窄引起两肺弥漫性肺气肿。

CT：HRCT是显示间质性肺炎病灶形态的重要方法。CT可见肺小叶内间质增厚、小叶间隔增粗和支气管血管束增粗模糊，肺内有局限性或弥漫性磨玻璃影（图2-24），病变严重者可见肺泡实变影像，可伴有肺门及纵隔淋巴结增大，少量胸腔积液。肺孢子菌肺炎易发生两肺弥漫的磨玻璃影病变。

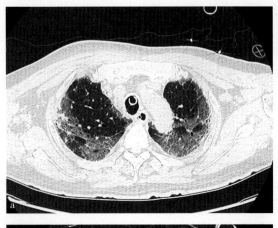 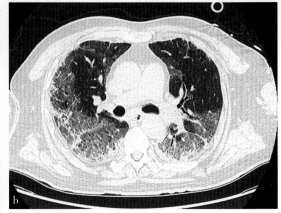

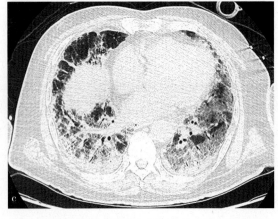

▲ 图2-24　间质性肺炎

a、b、c. CT扫描肺窗显示双肺多发斑片状磨玻璃影伴小叶间隔增厚。

【诊断和鉴别诊断】

间质性肺炎的诊断依靠特征性的X线和CT表现，同时需结合临床及实验室检查，确诊需要病原学检查的支持。婴幼儿、老年人出现大片状、网状密度增高影时，应当考虑病毒性肺炎及支原体肺炎的诊断，需要进行血清学检查明确诊断。免疫功能损害患者的间质性肺炎以巨细胞病毒和肺孢子菌肺炎的可能性较大。HRCT对发现早期病变及肺内弥漫性病变的鉴别诊断是必需的。

（四）肺脓肿

肺脓肿（pulmonary abscess）是由不同病原菌引起的肺部坏死性炎性疾病。病原菌主要为金黄色葡萄球菌、肺炎双球菌及厌氧菌。感染途径包括经呼吸道吸入、经血行或直接蔓延到肺内，其中吸入性较常见。

临床表现为高热、咳嗽、大量脓痰、咯血、胸痛和白细胞计数增高等。厌氧菌感染的痰气味较臭。慢性肺脓肿者，经常咳嗽、咳脓痰和血痰，不规则发热伴贫血和消瘦等，可有杵状指/趾。

病原菌经支气管吸入后，引起肺叶、肺段或亚肺段范围的化脓性炎症。约1周后病灶中心形成脓腔。肺脓肿破入胸腔后可形成脓胸或脓气胸。血行感染的肺脓肿形成肺内多发性化脓病灶。吸入性肺脓肿经抗感染治疗后4~6周病变逐渐吸收。长期不吸收的病变可形成慢性肺脓肿。

【影像学表现】

X线：吸入性肺脓肿首先形成肺内大片状密度增高影，边缘模糊，易发生在上叶后段及下叶背段。空洞形成后，在大片状密度增高影中有透亮区及气液平面，空洞壁较厚，厚度较均匀。洞壁外缘模糊，周围有片状浸润影，洞壁内缘光滑（图2-25a）。血源性肺脓肿为多发斑片状或结节状密度增高影，边缘模糊，两肺中下野多见，病灶内可有空洞及气液平面。慢性肺脓肿为边界较清楚的厚壁空洞，或实性肿块内多发的小空洞，可有气液平面。有的病例空洞的形态不规则，病变周围的肺纹理增粗、胸膜增厚。

CT：对脓肿壁的显示优于平片，能更早显示实变影中有无早期液化坏死灶，易于明确脓肿位于肺内还是胸腔内、是否伴有少量胸腔积液及脓肿处有无局部胸膜肥厚（图2-25b、图2-25c）。此外，还可判断肺脓肿是否破入胸腔形成局限性脓胸或脓气胸等。增强CT脓肿壁常有明显强化。

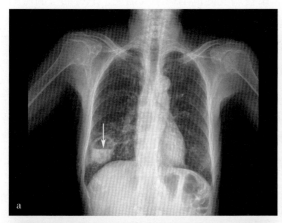
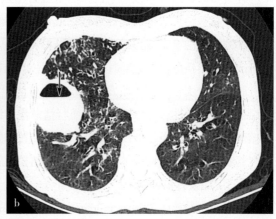
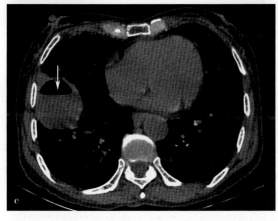

▲ 图2-25　右肺脓肿

a. X线平片显示右肺下叶团片状混杂密度影，其内可见空洞并气液平面（箭）；b、c. CT扫描肺窗和纵隔窗，显示右肺下叶空洞形成，其内见气液平面（箭）。

【诊断和鉴别诊断】

肺脓肿需与结核性空洞及癌性空洞鉴别。结核性空洞好发于上叶尖段、后段及下叶背段，通常壁薄、内壁光滑，无明显液平面，周围常有卫星灶。癌性空洞多为厚壁偏心空洞，洞壁厚薄不均，内壁不光整，可有癌结节，外缘有分叶及毛刺，常伴肺门和纵隔淋巴结增大。

四、肺结核

肺结核（pulmonary tuberculosis）是由人型或牛型结核分枝杆菌引起的肺部慢性传染病。目前我国肺结核的发病率有上升趋势。

肺结核常见临床表现为咳嗽、咯血及胸痛。全身性症状为发热、疲乏、无力、食欲减退及消瘦等。个体对结核分枝杆菌的反应不同、入侵人体的结核分枝杆菌数目及毒力不同，患者的临床症状有所不同，有些患者症状不明显。痰中找到结核分枝杆菌或痰培养阳性及纤维支气管镜检查发现结核性病变是诊断肺结核的可靠依据。结核菌素反应阳性对于小儿肺结核诊断有价值。

肺结核的基本病理改变可分为三种。① 渗出性病变：为浆液性或纤维素性肺泡炎；② 增殖性病变：为结核性肉芽肿；③ 变质性病变：为干酪性坏死，可发生在小叶、肺段或肺叶的范围。这三种病理改变往往同时存在，可以其中一种改变为主。干酪性坏死性病灶被纤维组织包裹形成的球形病灶 >2cm 时称为结核球或结核瘤。

经过抗结核治疗后或由于机体的抵抗力增强，结核病变的范围缩小或消失，原有的空洞可闭合。肺结核病治愈表现为病灶纤维化或钙化。肺结核病变进展表现为病灶范围扩大，渗出性或干酪性坏死病灶融合，或形成空洞。肺结核可形成纤维空洞、干酪空洞及虫蚀样空洞。结核病变经血行或支气管播散可引起肺其他部位发病，经血行播散还可引起其他器官的结核病变。

肺结核分类：Ⅰ型，原发性肺结核，分为原发综合征和胸内淋巴结结核；Ⅱ型，血行播散性肺结核，分为急性、亚急性和慢性血行播散性肺结核；Ⅲ型，继发性肺结核，包括浸润性肺结核、结核球、干酪性肺炎、慢性纤维空洞性肺结核和毁损肺等；Ⅳ型，气管、支气管结核，包括气管、支气管黏膜及黏膜下层的结核病；Ⅴ型，结核性胸膜炎，包括干性、渗出性胸膜炎和结核性脓胸。

（一）原发性肺结核

原发性肺结核（primary pulmonary tuberculosis）为初次感染的肺结核，多见于儿童或青少年，少数为成人。临床表现有低热、盗汗、乏力及精神不振，体温可达39~40℃。

1. 原发综合征（primary complex） 结核分枝杆菌经呼吸道被吸入肺内后，在肺实质内形成单发或多发的原发病灶，病理上为浆液性或纤维素性肺泡炎症。同时结核分枝杆菌沿淋巴管蔓延至所属的肺门淋巴结，引起结核性淋巴管炎与结核性淋巴结炎。

【影像学表现】

X线和CT：原发病灶为圆形、类圆形或斑片状密度增高影，边缘模糊，或为肺段、肺叶范围的实变影。原发病灶同侧肺门淋巴结增大，在两者之间有时可见到条索状密度增高影，即结核性淋巴管炎。原发灶、局部淋巴管炎与所属淋巴结炎的X线表现，称为原发综合征（图2-26）。

2. 胸内淋巴结结核（tuberculosis of intrathoracic lymph node） 当原发综合征的肺内原发灶吸收后，或原发灶非常轻微，影像学检查仅显示纵隔和/或肺门淋巴结增大，称为胸内淋巴结结核。

【影像学表现】

X线：纵隔淋巴结结核在胸片表现为纵隔肿块影。单发的淋巴结增大表现为突向肺内的肿块，以右侧气管旁淋巴结增大为常见。多数纵隔淋巴结增大融合可以引起一侧或两侧纵隔影增宽，边缘凹凸不平或呈波浪状。肺门淋巴结肿大可分为两型：结节边缘清楚者为肿瘤型；淋巴结增大

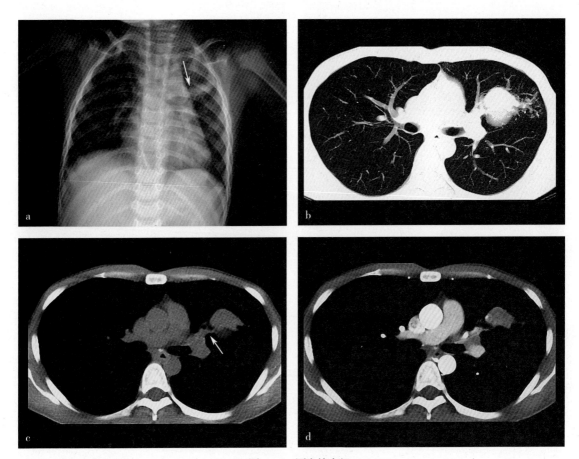

▲ 图2-26 原发综合征

a. X线平片显示左肺上叶见片状实变影，邻近肺门影增大，两者间见条索状密度增高影（箭）；b. CT扫描肺窗，左肺上叶舌段点状及结节状密度增高影，部分边界模糊；c. CT扫描纵隔窗，左肺门淋巴结肿大，肺内病灶间见增粗的淋巴管（箭）；d. CT增强扫描纵隔窗，病灶中度强化。

伴有周围炎症使其边缘模糊为炎症型（图2-27a）。

　　CT：可明确地显示纵隔淋巴结肿大的部位。结核病的淋巴结肿大多发生于气管旁、气管隆嵴下及肺门等区域（图2-27b、图2-27c）。淋巴结可融合成较大的肿块，有时可见斑片、斑点状钙化或全部钙化。CT增强扫描，淋巴结可呈环状强化，其内干酪性坏死部分不强化。

　　【诊断和鉴别诊断】

　　原发病灶和同侧肺门淋巴结肿大是诊断原发综合征的主要影像依据，而结核性淋巴管炎常表现不明显。胸内淋巴结结核的诊断依据是肺门及纵隔淋巴结肿大，可有钙化，CT增强扫描淋巴结不强化，或边缘强化。本病需与中央型肺癌、结节病及淋巴瘤鉴别。中央型肺癌有支气管局限性狭窄、管壁增厚。结节病多有双侧肺门淋巴结肿大，可合并肺内多发小结节及肺间质纤维化。淋巴瘤有多组淋巴结增大，以血管前淋巴结增大多见。

　　X线胸片仅可发现较大的淋巴结，CT可显示较小的淋巴结，且可显示淋巴结的内部结构与周围浸润情况，CT增强扫描可用于淋巴结增大的鉴别诊断。

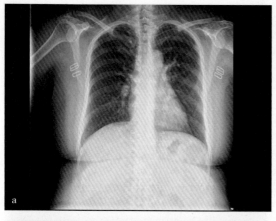
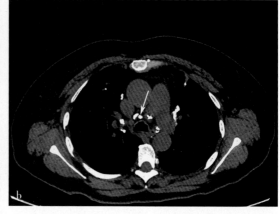
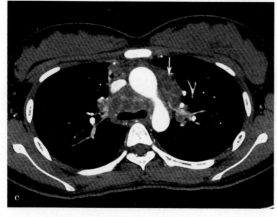

▲ 图2-27 胸内淋巴结结核

a. X线平片显示双肺上叶多发斑点状密度增高影，边界模糊，肺门影增大，见多发结节状致密影；b. CT平扫纵隔窗，纵隔及肺门多发淋巴结，部分钙化（箭）；c. CT平扫纵隔窗，纵隔及肺门多发淋巴结肿大，呈环状强化（箭）。

（二）血行播散性肺结核

血行播散性肺结核（hematogenous pulmonary tuberculosis）是结核分枝杆菌经血行播散的肺结核。根据结核分枝杆菌的毒力、数量和机体的免疫功能状况等因素的不同，可分为急性、亚急性及慢性血行播散性肺结核。

1. 急性血行播散性肺结核 又称急性粟粒性肺结核（acute military pulmonary tuberculosis）。本病为大量结核分枝杆菌一次或在极短期间内多次侵入血液循环而引起，起病急，患者有高热、寒战、咳嗽、呼吸困难等症状；也有的患者仅有低热、食欲减退及全身不适等较为轻微的临床表现。肺内粟粒结节为结核性肉芽肿，位于支气管血管束周围、小叶间隔、小叶中心、胸膜下及肺实质内。

【影像学表现】

X线：表现为两肺弥漫分布的粟粒大小结节状密度增高影，结节的大小、密度和分布均匀为其特征（图2-28a），称为"三均匀"。结节的边缘较清楚。

CT：两肺弥漫性粟粒状结节影，结节的大小基本一致，多数为1~2mm（图2-28b）。结节的边缘清楚，在肺内的分布较均匀。HRCT或薄层CT对于弥漫性粟粒状结节的显示更为清楚。

2. 亚急性及慢性血行播散性肺结核 亚急性及慢性血行播散性肺结核是少量结核分枝杆菌在较长的时间内多次侵入血液循环引起的肺内播散病灶，主要临床表现有咳嗽、咳痰、痰中带血、低热、盗汗、乏力及消瘦等。

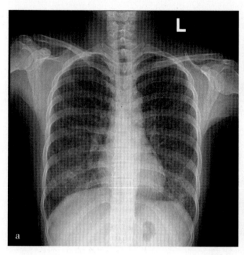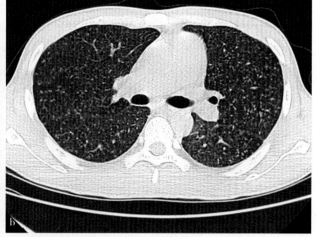

▲ 图2-28 急性血行播散性肺结核

a. X线胸片显示双肺弥漫分布粟粒状结节影；b. HRCT肺窗显示双肺弥漫分布粟粒状结节影。

【影像学表现】

X线和CT：两肺多发结节状密度增高影，呈"三不均匀"。结节大小不等，粟粒状或较大的病灶；密度不均匀，密度较高与较低的病灶同时存在，有的病变还可见钙化；病灶分布不均匀，上叶较下叶的病变多。肺尖部及锁骨下病灶可存在硬结、钙化及纤维化，其余病灶呈增殖性和渗出性改变。病变好转时可吸收、硬结或钙化；病灶进展时可扩大、形成空洞和支气管播散。

【诊断和鉴别诊断】

血行播散性肺结核根据典型的临床和X线表现或CT所见可以明确诊断。本病需与其他原因引起的肺内弥漫结节病变鉴别。急性血行播散性肺结核的结节病灶在肺内呈弥漫性分布，位于胸膜下及肺内各个部位，呈"三均匀"表现。亚急性及慢性血行播散性肺结核的结节大小不等、密度不均匀、分布不均匀，以双肺上叶分布较多，即"三不均匀"。肺血行转移瘤的结节也呈弥漫性分布，密度均匀，但病灶的大小往往不一致，且以两下肺分布较多。结节病、癌性淋巴管炎和肺尘埃沉着病属于淋巴管周围的结节，结节更趋向分布于胸膜下及支气管血管束周围，病变分布往往不均匀。结节病还可见纵隔及肺门多组淋巴结肿大，可合并肺间质纤维化。癌性淋巴管炎有原发病变。肺尘埃沉着病有职业病史。

在影像学检查方法上，X线胸片是常用的检查方法，典型的病例易于诊断。HRCT是本病诊断及鉴别诊断的主要方法。

（三）继发性肺结核

继发性肺结核（secondary pulmonary tuberculosis）为原有的肺结核病灶恶化进展，或由外界再次吸入结核分枝杆菌而发病。由于机体对结核分枝杆菌已经产生了特异性免疫力，病变常局限，多在肺上叶尖段、后段及下叶背段。本型为临床中最常见的结核类型，多见于成人。病变较轻的患者可无临床症状，或仅有低热、盗汗、乏力，较为严重者可有高热、咳嗽、咯血、胸痛、消瘦和红细胞沉降率加快。痰结核分枝杆菌检查有较高的阳性率。常见病理改变为肺内的炎性浸润病变，中央部位可有干酪性坏死。病变恶化时病灶增大，可形成空洞，并可发生支气管播散，亦可形成结核球或称结核瘤。病变还可形成肺叶、肺段或肺小叶范围的干酪性肺炎。长期反复恶化的病变，肺内可同时发生多种病理改变，包括渗出、增殖、干酪性坏死、空洞、支气管播散、纤维化、钙化、胸膜增厚等。广泛纤维增殖引起支气管扩张，并使周围的肺组织发生代偿性肺气肿，严重纤维化病变可并发肺源性心脏病。肺内病变以纤维性病变为主时可引起肺硬变。

【影像学表现】

X线：继发性肺结核表现多样，可为片状、小结节状、空洞及条索状影，好发于上叶尖、后段及下叶背段（图2-29a）。病灶呈单发或多发的斑片状密度增高影，边缘模糊；小结节影大小为1~10mm，边缘比较清楚；空洞以薄壁多见，也可为厚壁空洞及斑片状密度增高影中的低密度区，空洞周围有卫星灶，呈结节状及条索状密度增高影。空洞与肺门之间常可见引流支气管，其管壁增厚、管腔增宽。可见密度较高的硬结及钙化灶。在多数情况下，多种形态的病变混合并存。

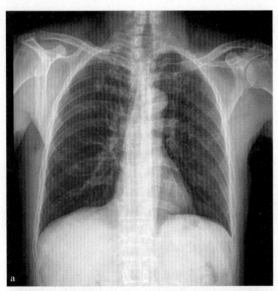

▼ 图2-29 继发性肺结核
a. X线平片显示双肺上叶散在斑点状及条索状密度增高影，边界较清楚；b. CT扫描肺窗显示右肺上叶空洞形成（箭）；c. CT扫描纵隔窗显示部分病灶钙化（箭）。

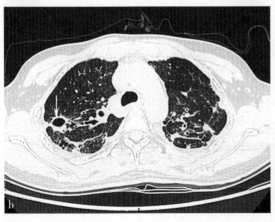

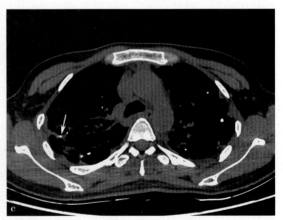

结核球：结核球为圆形或类圆形，大小多为2~3cm。结核球的边缘清楚、光滑，可见钙化及空洞（图2-30a）。结核球周围多有斑点状及条索状的卫星灶。

干酪性肺炎：肺段或肺叶实变影，其内的急性空洞表现为形态不规则、大小不等的透亮区（图2-31a），在同侧或对侧肺内常可见支气管播散病灶，为斑片状边缘模糊密度增高影。

纤维空洞病变：多发生在一侧或两侧肺的上叶，有广泛的索条状病灶和空洞（图2-29a），合并结节状及斑片状密度增高影。中下肺野常可见支气管播散病灶。广泛的纤维化病变使肺叶的体积缩小、胸廓塌陷，肺门血管及支气管向上移位。无病变的肺部有代偿性肺气肿。常合并胸膜增厚、粘连。

CT：可显示浸润密度增高影中的空洞，多为薄壁空洞（图2-29b、图2-29c），一般无液平面，有卫星病灶。CT容易显示结核球的形态，可见空洞及钙化，边缘清楚，分叶少见，有卫星病灶（图2-30b、图2-30c）；增强扫描无强化或仅有包膜强化。干酪性肺炎为肺叶及肺段的实变，密度较高，有不规则形的空洞（图2-31b、图2-31c）。对于纤维空洞病变CT可清楚显示病变内的结节、空洞、条索和斑片影、胸膜增厚、空气支气管征及支气管扩张。

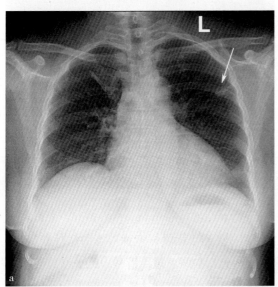

▼ 图2-30　左肺下叶背段结核球
a. X线平片显示左肺上叶中外带类圆形高密度影，边界较清楚（箭）；b. CT扫描肺窗显示左肺下叶背段类圆形结节病灶，边界清楚，周围见卫星病灶（箭），邻近胸膜略被牵拉；c. CT扫描纵隔窗显示结节病灶内见钙化灶（箭）。

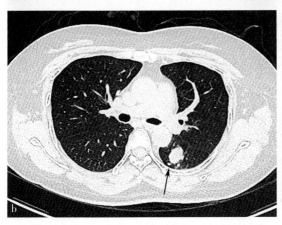

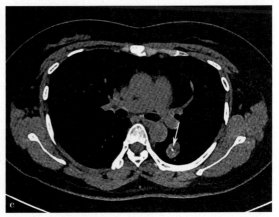

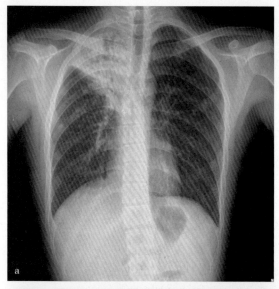

▼ 图2-31 干酪性肺炎

a. X线平片显示右肺上叶片状密度增高影，边界模糊，其内见多发透亮区；b、c. CT扫描纵隔窗和肺窗显示右肺上叶大片状实变影，其内见数个大小不等空洞（箭）。

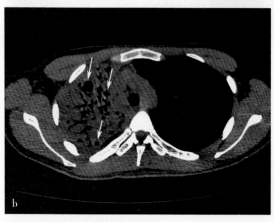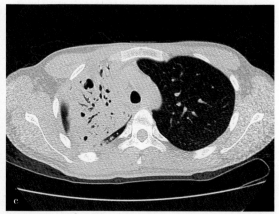

【诊断和鉴别诊断】

继发性肺结核的诊断依据：病变好发于上叶尖后段及下叶背段，多种形态的病灶如斑片、空洞、结节、索条及钙化灶可同时出现。结核球可有钙化、空洞，边缘清楚，无分叶，有卫星灶。干酪性肺炎肺叶及肺段实变的密度较高，有虫蚀状空洞。在鉴别诊断上，单发的小片状模糊密度增高影应与肺炎鉴别，经抗感染治疗肺炎多在2周内病灶缩小或吸收，而肺结核病变短期内不会吸收。肺结核球需与周围型肺癌及其他的肺内孤立结节鉴别。2cm以下的周围型肺癌常有空泡征、分叶征、边缘模糊毛糙及胸膜凹陷征，增强扫描强化程度比结核球显著。纤维空洞肺结核可引起肺叶、肺段实变及体积减小，但无局限性支气管狭窄和肺门肿块，可与中央型肺癌鉴别。

X线平片是诊断继发性肺结核的主要方法，用于发现病变和动态观察病变及判断治疗的效果。CT易于发现空洞，并可用于结核球、结核性空洞及干酪性肺炎的鉴别诊断。对于肺叶、肺段实变，HRCT可显示支气管有无狭窄，并有助于直径在2cm以下结核球的鉴别诊断。CT增强扫描对于肺结核球与周围型肺癌的鉴别有价值。

（四）气管、支气管结核

气管支气管结核（tracheobronchial tuberculosis）是由于结核分枝杆菌侵入气管或支气管黏膜、黏膜下层、基层及软骨而引起，是结核病的一种特殊类型，常同时并发活动性肺结核，主要好发于青年女性，男女比例为1：（2~3）。其感染途径主要为：① 结核病灶或空洞中结核分枝杆菌随患者排痰直接感染支气管黏膜；② 结核分枝杆菌通过血行途径感染支气管黏膜；③ 结核分枝杆菌通过结核性空洞向周围支气管黏膜播散；④ 结核性淋巴结炎穿破邻近支气管壁。

【影像学表现】

X线：在病变初期可无异常表现，或仅表现为肺纹理稍增多、紊乱。随着病变进展，支气管狭窄程度加重甚至闭塞，主要表现为支气管腔不规则性或向心性狭窄、扭曲，其远端可见肺不张、阻塞性肺炎或局限性肺气肿，而病变支气管肺门端无明显肿块影，沿支气管播散可出现结节影。

CT：可清楚地显示病变支气管的部位、累及范围、程度及纵隔、肺门、肺内病变。主要表现为支气管壁不规则增厚，内可见多发钙化，管腔不同程度狭窄，且病变支气管范围较广，可累及多支；增强后管壁可见较明显强化，而管腔内增厚的纤维组织和干酪坏死无强化。常合并以下几种。① 阻塞性肺气肿：由于病变支气管狭窄，其远端肺组织出现过度充气，形成肺气肿，与正常肺组织分界清晰；早期可由于支气管远端内有黏液栓或干酪样物质堵塞，肺气肿组织内出现条状或指套状高密度影；② 阻塞性肺炎：表现为大片状实变影，内可见多发无壁透亮区；③ 阻塞性肺不张：阻塞性肺炎严重时可出现阻塞性肺不张，呈楔形肺段性实变影；④ 结核性支气管播散灶：表现为以小叶为中心的多发小结节影，呈"树芽征"。

（五）结核性胸膜炎

结核性胸膜炎（tuberculous pleuritis）为结核分枝杆菌进入胸腔后，机体对结核分枝杆菌及其代谢产物的变态反应而引起的胸膜炎症，可单独发生或与肺结核同时存在。干性胸膜炎时胸膜仅有少量纤维素渗出而无明显渗液。临床症状主要为发热及胸痛，深呼吸及咳嗽时胸痛加重，听诊可闻及胸膜摩擦音。渗出性胸膜炎在胸腔内有液体积聚。临床上可有发热、胸痛，积液量多时可出现气急、呼吸音减弱或消失。

【影像学表现】

X线：干性胸膜炎时胸片显示肋膈角变钝，膈肌活动受限，也可无异常表现。少量胸腔积液使肋膈角变钝。较多量胸腔积液时，下胸部或中下胸部有大片致密影，密度均匀，上界呈外高内低的弧形影，纵隔向健侧移位。

CT：表现为后下胸部的弧形、凹面向前的水样密度影像，CT值一般在10~15HU。胸腔积液较多时邻近的肺组织被压缩成肺不张，表现为液体前内侧的带状高密度影像，一般多位于下叶后部。病史较长者在液体周围有胸膜增厚及钙化，胸膜外的脂肪层增厚。CT增强扫描时，增厚的胸膜均匀强化。包裹性积液多发生在下胸部，为扁丘状或半球形，与胸壁之间成钝角，周围的胸膜增厚，可见钙化（图2-32）。

超声：胸腔积液表现为脏胸膜、壁胸膜之间不等量的液性无回声区，可显示有无包裹、有无液气胸或实质性肿块等。超声检查对发现少量积液敏感。

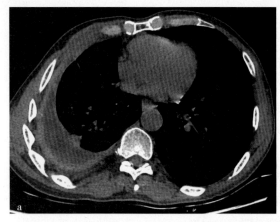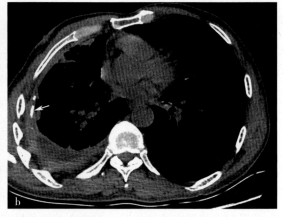

▲ 图2-32　结核性胸膜炎（CT扫描纵隔窗）

a. 右侧胸廓缩小，胸膜均匀增厚并胸腔积液；b. 部分增厚胸膜可见钙化（箭）。

【诊断和鉴别诊断】

少量及中等量的胸腔积液结合临床表现一般可作出诊断，较多量的积液须与胸膜转移瘤及恶性胸膜间皮瘤鉴别。胸膜的恶性肿瘤多为大量积液，肋胸膜及纵隔胸膜均增厚，有胸膜肿块或结节。本病一般采用X线胸片检查，CT显示胸腔积液比X线检查敏感，可用于包裹性胸腔积液的定位及鉴别诊断。超声对于胸腔积液及胸膜增厚的诊断有价值，必要时可在超声引导下进行胸腔穿刺。

五、肺肿瘤

肺肿瘤分良性和恶性，其中恶性肿瘤占绝大多数。恶性肿瘤包括原发性和转移性。支气管肺癌是最常见的肺恶性肿瘤，占98%，少数为肉瘤。良性肿瘤多数为错构瘤，少数为平滑肌瘤、纤维瘤、脂肪瘤、乳头状瘤等。

（一）原发性支气管肺癌

原发性支气管肺癌（primary bronchogenic carcinoma）（简称"肺癌"）是指起源于支气管、细支气管肺泡上皮及腺体的恶性肿瘤，是最常见的恶性肿瘤之一，发病率逐年增高。

肺癌在组织学上分为鳞状细胞癌、腺癌、小细胞癌和大细胞癌。按肿瘤发生部位分为中央型、周围型和弥漫型。

中央型肺癌发生于肺段或肺段以上的支气管，主要为鳞状细胞癌、小细胞癌和大细胞癌，部分腺癌也可为中央型。在生长方式上，肿瘤可分为：① 管内型，肿瘤呈息肉状或结节状向支气管腔内生长；② 管壁型，肿瘤沿支气管壁浸润生长，使支气管壁不同程度增厚；③ 管外型，肿瘤穿破支气管外膜，形成支气管周围肿块。中、晚期肺癌可有上述两种或所有改变。中央型肺癌引起支气管狭窄或阻塞后发生阻塞性改变，包括阻塞性肺气肿、阻塞性肺炎、肺不张。

周围型肺癌发生于肺段以下的支气管，见于各种组织学类型的肺癌。病理形态为肺内结节或肿块，肿瘤内可形成空洞，具有较大空洞者称为空洞型肺癌。发生在肺尖部的周围型肺癌为肺上沟瘤（Pancoast瘤），或称为肺尖癌。

弥漫型肺癌少见，一般为细支气管肺泡癌及腺癌，肿瘤可为多灶性或累及一叶、数叶及两侧肺。

早期肺癌：早期中央型肺癌是指肿瘤局限于支气管腔内或在肺叶或肺段支气管壁内浸润生长，未侵及周围的肺实质，且无转移。病理上分为原位癌、腔内型和管壁浸润型。早期周围型肺癌是指瘤体直径为2cm或2cm以下且无转移者。中、晚期肺癌的肿瘤体积较大，常有转移。

肺癌转移：肺癌转移到肺门及纵隔淋巴结引起淋巴结肿大，转移到肺内形成单发或多发结节，转移到胸膜引起胸腔积液和胸膜结节，转移到胸壁引起胸壁肿块及肋骨骨质破坏，转移到心包引起心包积液。常见的远处转移部位为淋巴结、肾上腺、肝、脑、骨和对侧肺等。

临床表现：早期肺癌常无临床症状，常在体检时偶然发现。中、晚期肺癌主要有咳嗽、咳痰、咯血、胸痛及发热等。其临床症状和体征与肿瘤的部位、大小、周围结构侵犯、转移灶的部位及有无副肿瘤综合征等密切相关，例如，胸膜转移产生大量胸腔积液可引起呼吸困难和胸痛，肋骨转移引起胸部疼痛，上腔静脉阻塞综合征时出现气短、头颈部水肿和颈静脉怒张等。

【影像学表现】

1. 中央型肺癌

（1）早期中央型肺癌：X线胸片常无异常发现，偶尔可有局限性肺气肿或阻塞性肺炎。CT可清晰显示支气管壁的不规则增厚、管腔狭窄或腔内结节等改变。

（2）中晚期中央型肺癌：X线胸片主要表现为肺门肿块，呈分叶状或边缘不规则，常同时伴有阻塞性肺炎或肺不张（图2-33a、图2-33b）。CT可清晰显示支气管腔内或壁外肿块（图2-33c~图2-33f），管壁不规则和管腔呈鼠尾状狭窄或杯口状截断，阻塞性肺炎表现为受累支气管远侧肺组织实变，多为散在分布。发生肺不张时则表现为肺叶或肺段的均匀性密度增高并伴有体积缩小。右肺上叶不张时，肺叶体积缩小并向上移位，水平裂上移，呈凹面向下，其下缘与肺门肿块向下隆起的下缘相连，形成"横S征"。另外，CT在显示中央型肺癌是否侵犯纵隔结构、是否伴有纵隔或肺门淋巴结转移等征象时，尤为敏感。

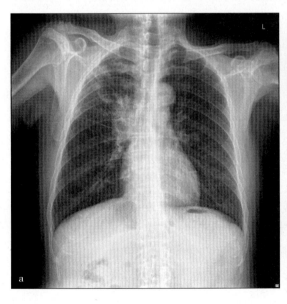
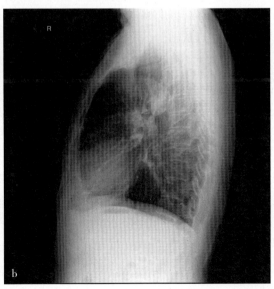

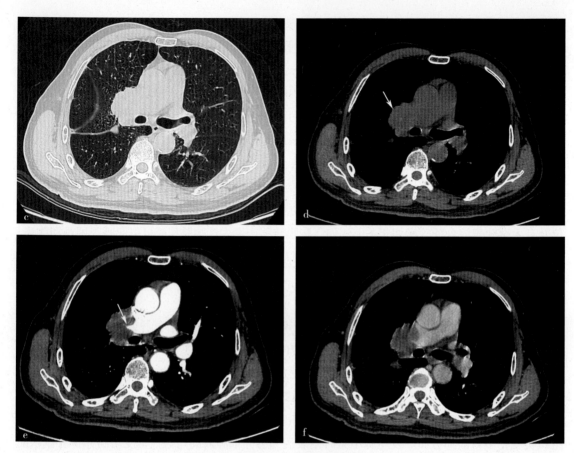

▲ 图2-33　右肺中央型肺癌

a、b. X线平片后前位及侧位，右肺门区类圆形肿块影，边界较清楚；c、d. CT扫描肺窗和纵隔窗，右肺门肿块密度欠均匀，边缘呈分叶状，边界清楚（箭）；e、f. CT增强扫描纵隔窗，肿块可见强化，侵犯右肺动脉（箭）。

　　螺旋CT的气管、支气管多平面重组及三维重组图像可显示支气管狭窄的程度、范围及狭窄远端的情况，并可了解肿瘤向管腔外侵犯的范围。CT仿真支气管内镜可观察支气管腔内的形态。

　　MRI：可从轴位、冠状位及矢状位显示支气管腔内结节、管壁增厚和管腔狭窄。中央型肺癌继发阻塞性肺不张及阻塞性肺炎时，在T_1WI增强检查及T_2WI，由于肺不张的信号比肿块信号高，可在肺不张中显示肿瘤瘤体。

2. 周围型肺癌

　　（1）早期周围型肺癌：X线胸片常表现为肺内结节影，多有分叶征和胸膜凹陷征，可有空泡征。CT可清晰显示肿瘤的内部改变、边缘情况及周围征象。空泡征为结节内数毫米的低密度影，胸膜凹陷是肿瘤与胸膜之间的线形或三角形影像，两者在腺癌和细支气管肺泡癌多见。有的肿瘤周围血管向肿瘤集中形成血管纠集征。周围型肺小腺癌有时表现为pGGN或mGGN，X线胸片显示困难或不能显示，常在CT筛查或其他目的CT检查时偶然发现。

　　（2）中晚期周围型肺癌：X线胸片常表现为肺内球形肿块，有分叶征、细短毛刺和胸膜凹陷征（图2-34a），当肿瘤坏死经支气管引流后可形成厚壁偏心空洞，空洞的内缘凹凸不平。CT可进一步显示肿块的边缘、形态、瘤周表现、内部结构及密度变化等。增强扫描时，肿块常呈一过性较明显均匀或不均匀强化，更有助于肺癌的诊断（图2-34b~图2-34d）。肿块多合并淋巴结肿大。

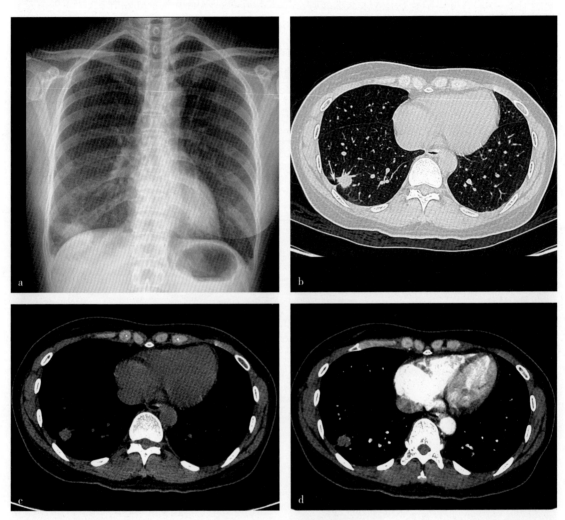

▲ 图2-34　右肺周围型肺癌

a. X线平片显示右肺下叶类圆形结节影，边界清楚；b、c. CT扫描肺窗和纵隔窗，右肺下叶外基底段软组织结节，边缘分叶，可见毛刺，邻近胸膜牵拉；d. CT增强扫描纵隔窗，病灶不均匀强化。

MRI：病变为T_1WI低信号、T_2WI高信号。对于肺尖癌MRI可清楚显示病变的形态及肿瘤对胸壁组织的侵犯。MRI增强检查可用于不能应用碘对比剂进行CT增强的患者。

3. 弥漫型肺癌　X线和CT：两肺广泛分布的细小结节，以肺中下部多见，病变密度较均匀，有的为肺叶、肺段的实变影，常合并多发小结节病灶。可见支气管气象，含气支气管常为枯树枝状，表现为粗细不均，分支不全。HRCT更有助于显示病变形态和分布，表现为两肺弥漫分布的结节，可伴有肺门、纵隔淋巴结转移。

4. 肺癌胸部转移 X线和CT：根据转移部位的不同可有不同的表现。① 肺内转移：血行转移表现为肺内多发结节影像，边缘清楚（图2-35），可合并小空洞影，结节呈弥漫分布；淋巴转移表现为小叶间隔增厚和支气管血管束增粗，沿小叶间隔、支气管血管束分布的小结节，可见胸膜结节。② 胸内淋巴结转移：X线表现为肺门增大和肿块、纵隔增宽及纵隔肿块；CT可清楚显示纵隔淋巴结肿大，CT增强扫描可区分血管和淋巴结。③ 纵隔大血管受侵：螺旋CT增强扫描及多平面重组可较准确地评价血管受侵及肿瘤与血管的位置关系。④ 胸膜、胸壁受侵：肺癌转移到胸膜引起胸腔积液及胸膜结节；邻近胸膜的肺癌可直接侵及胸膜；肿瘤侵及胸壁引起胸壁肿块及肋骨骨质破坏。

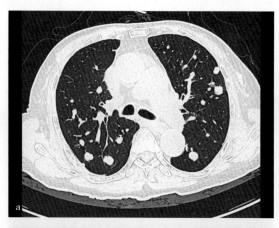
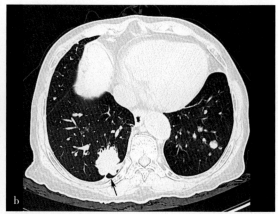
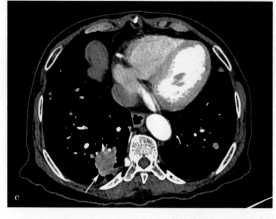

▲ 图2-35　肺癌肺内转移（CT检查）
a、b. 肺窗，右肺下叶后基底段软组织肿块影，边缘不光整，可见分叶（箭，b），双肺多发结节病灶，边界清楚；c. 增强纵隔窗，右肺下叶后基底段软组织肿块强化欠均匀（箭）。

MRI：可清楚区分胸壁肿瘤及脂肪和肌肉等结构，对于肿瘤侵犯胸壁的显示效果较好。MRI可较好地显示肿瘤对纵隔血管的侵犯。

【诊断和鉴别诊断】

1. 中央型肺癌　中央型肺癌的阻塞性肺炎应与一般肺炎或肺结核鉴别。阻塞性肺炎经抗感染治疗不易吸收，或在同一位置病灶反复出现。CT可显示支气管是否正常及有无肺门、纵隔的淋巴结肿大。中央型肺癌引起的肺不张应与支气管内膜结核及慢性肺炎的肺不张鉴别。支气管内膜结核及肺炎肺不张均无肺门肿块，肺叶、肺段支气管通畅，有支气管气象。结核性肺不张内常见有支气管扩张和钙化灶，周围有卫星灶。

2. **周围型肺癌** 需与结核球、错构瘤及炎性假瘤鉴别。早期肺癌的特点是有分叶征、边缘毛糙、胸膜凹陷和空泡征等。结核球的特点为边缘光滑清楚，无分叶，可有点状或斑片状钙化及卫星灶。错构瘤边缘光滑清楚，有浅分叶或无分叶，病变内有脂肪及钙化。肺癌增强扫描最大增强CT值为15HU以上，对于不强化或轻度强化的结节以结核球及错构瘤可能性大。影像诊断应结合患者的年龄、临床症状及既往的影像资料。对于中老年患者，如果以往胸片正常，肺内有新的孤立结节出现，无论其影像特点如何，均应首先考虑肺癌的诊断。

（二）肺转移瘤

肺是转移瘤的好发脏器，转移途径主要有血行、淋巴转移和肿瘤直接侵犯。患者一般先有原发肿瘤的临床表现，也有些患者缺乏原发肿瘤的症状和体征。肺转移瘤病变较小时患者可无任何症状，较大及较广泛的病变可引起咳嗽、呼吸困难、胸闷、咯血和胸痛等。

【影像学表现】

X线：血行转移为肺内多发或单发结节及肿块影。多见于两肺中下叶，病变自粟粒结节大小至10cm以上，病变边缘清楚，可有空洞。小结节及粟粒病变多见于甲状腺癌、肝癌、胰腺癌及绒毛膜上皮癌转移；多发及单发的较大结节及肿块见于肾癌、结肠癌、骨肉瘤及精原细胞瘤等转移。成骨肉瘤的肺转移可有钙化。淋巴转移为网状及多发细小结节影，多见于两肺中下肺野，可见克氏B线。

CT：血行转移为多发、单发结节或粟粒结节病变（图2-36）。边缘清楚光滑，以中下肺野、胸膜下区和外带多见。结节伴发出血时出现"晕轮征"，即结节周围有模糊影像环绕。病变有钙化常见于骨肉瘤及软骨肉瘤转移。转移结节的密度较为一致，但大小不一。HRCT显示结节位于小叶中心、小叶间隔、支气管血管束及胸膜。淋巴转移表现为支气管血管束增粗，周围有小结节影，小叶间隔增厚并有结节，小叶中心和胸膜下均有结节；病变多局限于肺的局部，以中下肺多见；常合并胸腔积液；约半数患者有纵隔及肺门淋巴结肿大。

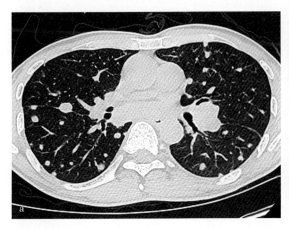
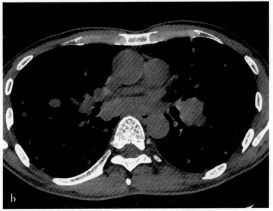

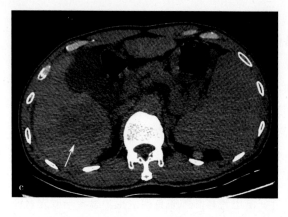

▲ 图2-36 肝细胞癌肺转移（CT检查）
a、b. 肺窗和纵隔窗，双肺多发大小不等结节，边缘清楚；c. 肝右叶不规则低密度肿块（箭）。

【诊断和鉴别诊断】

X线胸片与CT显示血行转移为弥漫粟粒及多发结节或肿块影。淋巴转移可见肺纹理增粗、克氏B线及小结节影。具有原发恶性肿瘤的患者肺内出现结节影或间质病变时，应考虑肺转移瘤。结节状肺转移瘤需与肺结核、肺炎、真菌病、肺尘埃沉着病及结节病等鉴别。淋巴转移需与肺间质性病变鉴别。结合临床症状、体征、实验室检查和疾病的影像学特点，鉴别诊断不难。

（三）良性肿瘤

肺内良性肿瘤少见，主要有平滑肌瘤、纤维瘤、脂肪瘤、乳头状瘤等。错构瘤（hamartoma）是内胚层和中胚层发育异常的肿瘤样病变，主要成分为纤维组织、平滑肌、软骨和脂肪等。临床相对常见，下面重点叙述。

发生于肺段及肺段以上支气管的错构瘤称为中央型错构瘤，位于肺段以下支气管及肺内的称为周围型错构瘤。周围型错构瘤较多见。中央型错构瘤在支气管内形成肿块，阻塞支气管，引起阻塞性肺炎和肺不张。周围型错构瘤在肺内形成结节及肿块。中央型错构瘤引起的阻塞性肺炎可有咳嗽、发热、咳痰及胸痛。周围型错构瘤较小时无任何症状，在体检时偶然发现。较大的肿瘤可引起气短等压迫症状。

【影像学表现】

X线：中央型错构瘤引起阻塞性肺炎或肺不张。周围型错构瘤表现为肺内孤立结节或肿块影，病灶直径以2~3cm多见，边缘清楚光滑，也可呈轻度凹凸不平状，其内常可见"爆米花"样钙化，具有一定特征。

CT：中央型错构瘤表现为支气管腔内的结节状改变和支气管截断，肺内有阻塞性改变。周围型错构瘤为结节或肿块状影，边缘清楚，可有轻度凹凸不平或不规则。瘤体内可有斑点状或"爆米花"样钙化，部分病变具有脂肪密度成分，CT值一般为-4~-90HU（图2-37）。增强扫描绝大多数病灶无明显强化。

【诊断和鉴别诊断】

周围型错构瘤边缘光滑、清楚，有钙化及脂肪密度成分，脂肪密度对诊断有重要意义。中央型错构瘤需与中央型肺癌鉴别，前者无肺门肿块，也无淋巴结转移，但与早期中央型肺癌鉴别需通过支气管镜检查。周围型错构瘤需与周围型肺癌、肺结核球等肺内孤立结节病变鉴别。无钙化及脂肪结构的错构瘤不易与肺癌鉴别，需采用穿刺活检技术诊断。

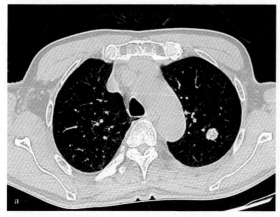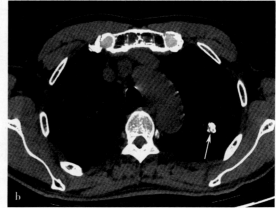

▲ 图2-37　左肺周围型错构瘤（CT检查）

a. 肺窗，左肺上叶结节状高密度影，边界清楚；b. 纵隔窗，病灶内见"爆米花"样钙化（箭）。

平片可发现中央型错构瘤的阻塞性肺炎和肺不张，可显示周围型错构瘤的结节或肿块病变，但定性诊断多较困难；CT易于显示支气管内病变，可检出钙化和脂肪成分，对诊断和鉴别具有重要价值。当鉴别困难时可采用CT增强及CT导向经皮肺穿刺活检术。

六、肺亚实性结节的临床影像处理

肺亚实性结节包括完全或部分含磨玻璃影的pGGN和mGGN，尽管可由多种疾病引起，但早期肺腺癌或浸润前病变均可表现为肺亚实性结节。随着低剂量螺旋CT肺癌筛查的推广应用，目前国内外指南及专家共识均越来越重视肺亚实性结节的临床影像处理。

（一）诊断

胸部X线平片对磨玻璃影显示困难，因此对于肺亚实性结节临床影像处理，检查手段均采用胸部薄层CT（层厚≤1.5mm，推荐1mm），避免层厚过大影响对结节的处理决策。目前，国内外各指南及专家共识之间有一定的差异，并不断进行修订，但主要依据均为结节单发或多发、pGGN或mGGN、结节大小等。下面以2017年弗劳恩霍夫（Fleischner）协会修订的肺结节处理指南为例，对其中的肺亚实性结节临床影像处理进行介绍。

根据2017年弗劳恩霍夫（Fleischner）协会肺实性结节处理指南（应用于偶然发现的肺部结节，不适用于年龄<35岁的年轻人、免疫功能不全或癌症患者）：① 单发pGGN，结节直径<6mm（100mm³），不推荐常规随访，仅对高风险特殊患者进行2~4年随访，若实性成分增大，考虑手术切除；结节直径≥6mm（100mm³），建议6~12个月复查CT一次确认病灶是否存在，然后每2年复查CT一次，共随访5年。② 单发mGGN，结节直径<6mm（100mm³）不推荐常规随访；结节直径≥6mm（100mm³），建议3~6个月复查CT确认病灶是否存在，若病灶不变或实性成分<6mm，然

后每年复查CT一次，共随访5年，若结节持续存在，且实性成分≥6mm，高度怀疑为肺癌。③ 多发GGN，结节直径<6mm（100mm³），建议3~6个月复查CT一次，若病灶稳定，则2年或4年复查CT一次；结节直径≥6mm（100mm³），建议3~6个月复查CT一次，针对可疑结节按前述随访原则进行。

（二）治疗

根据肺亚实性结节的临床影像处理原则，决定病变治疗与否、治疗时机。手术方式有传统的开胸手术和胸腔镜手术，目前多采用胸腔镜手术进行微创根治性治疗。

七、支气管和肺部外伤

（一）气管和支气管外伤

气管和支气管裂伤（laceration of trachea and bronchus）以主支气管多见。

【影像学表现】

X线和CT：支气管裂伤大多数发生在气管隆嵴下1~2cm处。严重的裂伤可表现为纵隔气肿、气胸和皮下气肿（图2-38）。主支气管完全断裂时，可引起一侧张力性气胸及肺不张，不张的肺下坠于胸腔的最下部。合并一侧脓胸及胸膜增厚时，胸部呈普遍密度增高影。

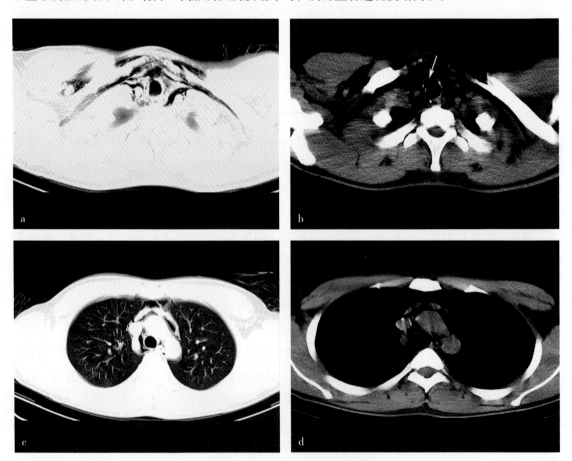

▲ 图2-38　纵隔气肿（CT检查）

a~d. 颈根部软组织及纵隔内散在积气，气管胸廓入口处前壁不连续（箭）。

（二）肺部外伤

肺部外伤分为肺挫伤、肺撕裂伤和肺血肿。肺部外伤后还可合并肺不张、创伤性湿肺及吸入性肺炎。

1. 肺挫伤（contusion of lung）　肺挫伤是因胸部受到直接撞击或气浪冲击波引起，肺实质发生小范围局限性损伤。肺泡内及血管或支气管周围的间质内有水肿液及血液。

【影像学表现】

X线：范围不同的不规则斑片状或大片状密度增高影，边缘模糊。支气管与血管周围漏出液及出血可表现为肺纹理模糊或肺纹理周围有不规则状边缘模糊的密度增高影。

CT：一侧或双侧肺内实变或磨玻璃影，常呈外围性非肺段性分布，此为肺泡出血所致。肺泡气体进入间质可形成间质性肺气肿（图2-39）。

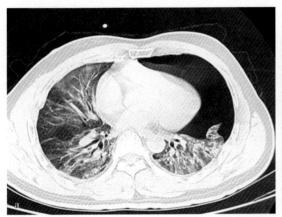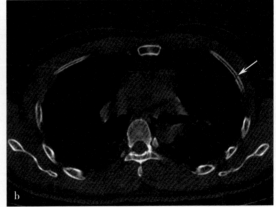

▲ 图2-39　肺挫伤（CT扫描肺窗）

a. 双肺叶斑片状密度增高影，边界模糊，左侧大量气胸；b. 左侧前肋骨折（箭）。

2. 肺撕裂伤（laceration of lung）和肺血肿（hematoma of lung）　胸部钝伤及震荡伤是肺撕裂伤和肺血肿的原因。肺较大范围撕裂后由于肺组织弹性牵拉而形成外伤性肺囊肿或气瘤，其内充盈血液则形成肺血肿。肺撕裂累及脏胸膜则发生气胸或液气胸。

【影像学表现】

X线和CT：肺撕裂伤形成薄壁囊肿，可表现为含气空腔或有液平面，囊腔周围可因肺挫伤而边缘模糊，易发生在胸膜下肺组织。肺血肿为2~5cm圆形或椭圆形结节或肿块状密度增高影。

肺外伤后常合并不张是因血块或吸入物阻塞支气管所致。肺部外伤后两肺或一侧肺发生创伤性湿肺，为弥漫性磨玻璃影，一般2~3天后病变吸收。发生吸入性肺炎者在肺的背部及下部有片状边界模糊的密度增高影。

八、胸膜疾病

胸膜疾病包括结核性、化脓性胸膜炎症，良、恶性胸膜肿瘤及胸膜损伤。以结核性胸膜炎和转移瘤常见。本节主要介绍胸膜肿瘤，包括胸膜间皮瘤和转移瘤。

（一）胸膜间皮瘤

胸膜间皮瘤由胸膜间皮细胞和纤维细胞发生，分为局限性和弥漫性。局限性胸膜间皮瘤多为良性，少数为恶性；弥漫性胸膜间皮瘤均为恶性。弥漫性胸膜间皮瘤以进行性胸痛和气短为主要临床症状，但早期可无明确症状，或仅有胸部不适。

【影像学表现】

X线和CT：① 局限性胸膜间皮瘤，肿瘤呈扁丘形或半球形实性软组织密度影，与邻近胸膜夹角为钝角或锐角，肿瘤表面光滑或轻度凹凸不平；CT增强扫描有均匀强化（图2-40）。② 弥漫性胸膜间皮瘤，有广泛不均匀胸膜增厚，最厚可超过1cm；胸膜面多发或单发结节及肿块；CT增强扫描胸膜增厚、胸膜结节及肿块有强化；由于胸膜进行性广泛增厚，导致胸廓狭窄变形、胸椎侧弯；有的弥漫性间皮瘤仅表现为胸腔积液，或胸腔积液合并胸膜增厚、胸膜结节及肿块。

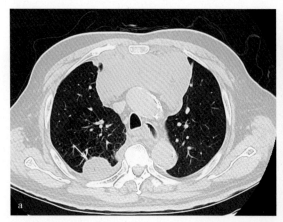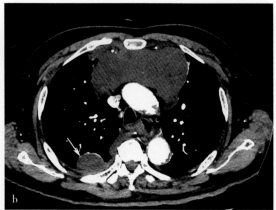

▲ 图2-40　胸膜间皮瘤（CT扫描）

a.肺窗显示右上侧胸膜扁丘形软组织结节，前纵隔胸膜团状软组织肿物，边界清楚（箭）；

b.纵隔窗增强扫描胸膜结节呈轻中度强化（箭）。

【诊断和鉴别诊断】

局限性胸膜间皮瘤应与包裹性胸腔积液鉴别。包裹性胸腔积液经超声及CT检查可明确为液性，也可经胸膜穿刺活检证实。弥漫性胸膜间皮瘤需与转移瘤鉴别，后者有原发肿瘤病变，鉴别困难者需经皮穿刺活检。

（二）胸膜转移瘤

胸膜转移瘤是其他部位的肿瘤细胞经血行或淋巴途径转移到胸膜。在转移瘤中以乳腺癌、肺癌转移多见。胸膜转移瘤以进行性胸痛和气短为主要临床症状，但早期可无明确症状，或仅有胸部不适。

【影像学表现】

X线和CT：常有胸腔积液，来自乳腺癌、肺癌、淋巴瘤的转移可仅表现为胸腔积液，一般为大量胸腔积液，积液增长速度较快。有时可见胸膜面有多发结节，CT增强扫描有明显强化，也可表现为广泛胸膜增厚，厚度多在1cm以上，有较为显著的纵隔胸膜增厚（图2-41）。

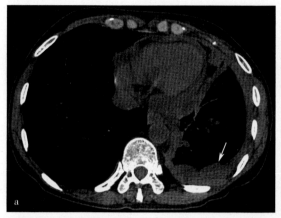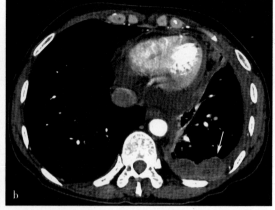

▲ 图2-41　胸膜转移瘤（CT扫描纵隔窗）

a.平扫，左侧胸膜局限性增厚并软组织结节（箭）；b.增强扫描病灶轻中度强化（箭）。

【诊断和鉴别诊断】

胸膜转移瘤需与弥漫性胸膜间皮瘤鉴别，前者有原发肿瘤病变，鉴别困难者需经皮穿刺活检。当转移瘤表现为一侧胸腔大量积液时需与结核性胸膜炎鉴别，CT发现胸膜结节或肿块有利于转移瘤诊断。

九、纵隔肿瘤和肿瘤样病变

纵隔肿瘤（mediastinal tumors）、囊肿（cysts）和肿瘤样病变（tumor like lesions）均表现为纵隔肿块。鉴别诊断上首先应明确肿块的部位，然后根据肿块的形态及密度进行定性诊断。

（一）胸内甲状腺肿

胸内甲状腺肿大多数位于胸骨后、气管前方。病理可为结节性甲状腺肿、甲状腺腺瘤或甲状腺癌，恶性者较少见。在颈部可扪及肿大的甲状腺。临床上可无明显症状，较大时可压迫气管及食管而出现咳嗽、呼吸困难及吞咽困难。

【影像学表现】

X线：前纵隔上部肿物，肿物上端较宽大并与颈部的软组织影相连续。正位胸片见气管受压向对侧移位。侧位胸片见软组织肿块影位于气管前部，气管受压向后。可有斑点状钙化。

CT：肿块位于前上纵隔，气管受压移位（图2-42）。因甲状腺含碘，故CT值较高。囊性变的部位为水样密度。有时可见斑点状钙化或较高密度的出血灶。

MRI：易于辨别病变的性质为囊性还是实性，有无出血，但不能确定有无钙化。

【诊断和鉴别诊断】

胸廓入口处肿块，气管受压移位。X线胸片可诊断，CT可进一步明确病变的特点，有利于定性诊断。

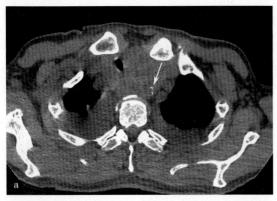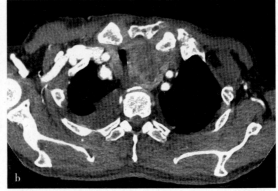

▲ 图2-42 胸内甲状腺肿（CT扫描纵隔窗）

a. 平扫，甲状腺明显肿大，并突入纵隔内，其内多发大小不等低密度结节灶，左叶见斑点状钙化（箭）；b. 增强扫描，甲状腺病变明显不均匀强化。

（二）胸腺瘤

胸腺瘤在前纵隔肿瘤中最常见，多见于成人。病理上，依细胞组成分为上皮细胞型、淋巴细胞型和混合型；依分化程度分为非侵袭性和侵袭性胸腺瘤。侵袭性胸腺瘤可向邻近组织侵犯，如侵犯心包、胸膜及纵隔淋巴结。

胸腺瘤除表现有压迫症状外，约有15%肿瘤患者出现重症肌无力。

【影像学表现】

X线：后前位片可见纵隔增宽，侧位片可见前纵隔内肿块影。

CT：肿瘤呈较扁的类圆形或椭圆形，可有分叶，多位于前纵隔中部、心脏底部与升主动脉交界部及肺动脉段区。肿瘤通常向纵隔一侧突出，较大的可向两侧突出。非侵袭性胸腺瘤有完整包膜，轮廓清楚光滑，密度均匀，也可有囊变。侵袭性胸腺瘤没有完整包膜，呈浸润性生长，边缘不规则，侵及胸膜可见胸膜结节、胸腔及心包积液。较大的肿瘤可压迫血管移位和引起纵隔淋巴结肿大。非侵袭性和侵袭性胸腺瘤均可有钙化（图2-43）。

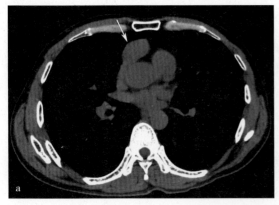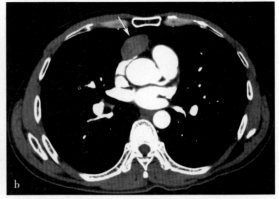

▲ 图2-43 胸腺瘤（CT扫描纵隔窗）

a. 平扫，前纵隔胸腺区见软组织密度结节灶，边界清楚（箭）；b. 增强扫描病灶可见强化（箭）。

MRI：T_1WI胸腺瘤与邻近的正常胸腺组织或肌肉的信号相似，T_2WI信号增高。肿瘤内的分隔使病灶信号不均匀，可显示病变的囊变及出血。

【诊断和鉴别诊断】

前纵隔中部肿块。X线胸片可发现较大的肿瘤，CT可发现较小的病变。CT和MRI可进一步明确病变的特点，用于与其他纵隔肿瘤的鉴别。

（三）畸胎类肿瘤

纵隔肿瘤中，畸胎类肿瘤发病率仅次于神经源性肿瘤和胸腺瘤。畸胎瘤分为囊性畸胎瘤和实质性畸胎瘤。囊性畸胎瘤即皮样囊肿，包含外胚层和中胚层组织，为单房或多房的含液囊肿，囊肿壁为纤维组织。实质性畸胎瘤通常称为畸胎瘤，包括三个胚层的各种组织。畸胎类肿瘤多位于前纵隔中部，向一侧或两侧突出。大的肿瘤可以自前向后达后纵隔，甚至占满一侧胸腔。

【影像学表现】

X线：肿瘤通常呈圆形或椭圆形，或呈大分叶状。轮廓一般清楚光滑。密度不均匀，含脂肪组织多的部位密度较低，软骨组织可出现斑点和不规则的钙化影，囊性畸胎瘤可出现弧线形钙化。在肿瘤内可见到骨影或牙齿状密度增高影为畸胎类肿瘤的特征性表现。肿瘤破入支气管可引起肺内炎症，肿物内可有气液平面。CT：易于发现畸胎瘤内脂肪、钙化、骨质和牙齿，增强扫描肿瘤不均匀强化。CT还可显示纵隔结构受压移位（图2-44）。

MRI：可显示囊变及脂肪成分，病变的信号不均匀，但不易显示肿瘤的钙化。

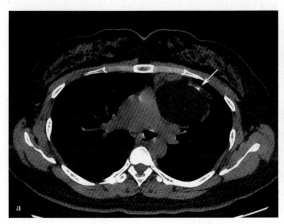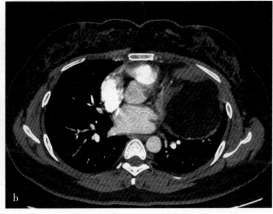

▲ 图2-44　纵隔畸胎瘤（CT扫描纵隔窗）

a. 平扫，右侧前纵隔内见类圆形混杂密度肿块，边界清楚，其内见脂肪及钙化灶（箭）；

b. 增强扫描肿块不均匀强化，与邻近心脏分界清晰。

【诊断和鉴别诊断】

诊断依据为前纵隔中部肿块，有脂肪、钙化、骨质和牙齿等结构。CT和MRI可明确病变的部位、形态和组织结构特点。

（四）淋巴瘤

淋巴瘤包括霍奇金淋巴瘤和非霍奇金淋巴瘤。临床症状主要为发热和浅表淋巴结肿大。霍奇金淋巴瘤侵犯纵隔较非霍奇金淋巴瘤更为多见。纵隔淋巴瘤通常累及多组淋巴结，病变可侵犯肺、胸膜、骨骼。

【影像学表现】

X线：上纵隔向两侧显著增宽，边缘清楚、呈波浪状，密度均匀；侧位胸片见肿瘤位于中纵隔上中部，即气管及肺门区，胸骨后淋巴结也常被侵及，表现为胸骨后的圆形或椭圆形影。纵隔的淋巴瘤侵犯心包产生心包积液。瘤组织可向肺内浸润，形成线状及细小结节影。

CT：上纵隔内有单发或多组淋巴结肿大。肿大的淋巴结可位于血管前或气管旁（图2-45）。血管前淋巴结位于头臂血管前、主动脉弓及上腔静脉前，为圆形、椭圆形或不规则形肿块，增强扫描常轻度强化。腋窝常可见肿大淋巴结。

MRI：肿大淋巴结在T_1WI呈等信号，在T_2WI呈中高信号。由于流空效应，无须注射对比剂即可区分肿瘤与血管结构，故对诊断淋巴瘤有独特的价值。

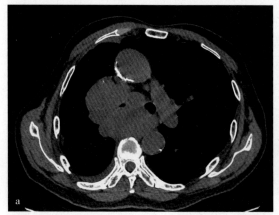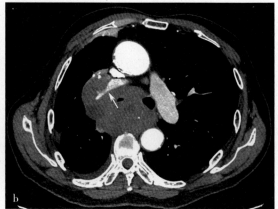

▲ 图2-45　霍奇金淋巴瘤（CT扫描纵隔窗）
a. 平扫，纵隔内多发淋巴结肿大，部分融合呈团块状；
b. 增强扫描肿块与大血管分界不清，右肺动脉受侵、变窄（箭）。

【诊断和鉴别诊断】

淋巴瘤应与结节病、淋巴结结核及肺癌的淋巴结转移鉴别。结节病：临床症状轻微，且可以自愈；淋巴结肿大以肺门为主，具有对称性。淋巴结结核：淋巴结肿以一侧为主，增强后呈环状强化，同时肺内多有结核病灶；淋巴结出现钙化影在结核中最为多见。转移性淋巴结：常见于老年人，多由肺癌引起，常见于原发灶一侧的肺门和气管旁淋巴结。CT及MRI易于显示病变细节，常用于鉴别诊断。

（五）神经源性肿瘤

神经源性肿瘤分为良性和恶性。良性肿瘤有神经鞘瘤、神经纤维瘤和节细胞神经瘤。恶性肿瘤包括恶性神经鞘瘤、神经节母细胞瘤和交感神经母细胞瘤。

神经源性肿瘤主要发生在后纵隔。有的神经源性肿瘤呈哑铃状生长，部分肿瘤位于脊柱旁，另一部分通过椎间孔进入椎管内，并使椎间孔扩大。由于脊髓受压而引起神经症状。患者可伴有其他部位的多发性神经纤维瘤。

【影像学表现】

X线：肿瘤多位于后纵隔脊柱旁，上、中纵隔多见。在侧位片肿瘤密度增高影的后缘与脊柱重叠（图2-46a、图2-46b）。

CT：肿瘤常呈圆形、椭圆形或呈较长的扁圆形（图2-46c、图2-46d）。肿瘤边缘光滑，密度均匀，少数肿瘤可有斑点状钙化，偶见肿瘤形成囊肿，沿囊肿壁出现钙化。肿瘤可压迫邻近椎体或肋骨引起骨质缺损，哑铃状的肿瘤可使椎间孔受压扩大。良性或恶性肿瘤都可以并发胸腔积液。

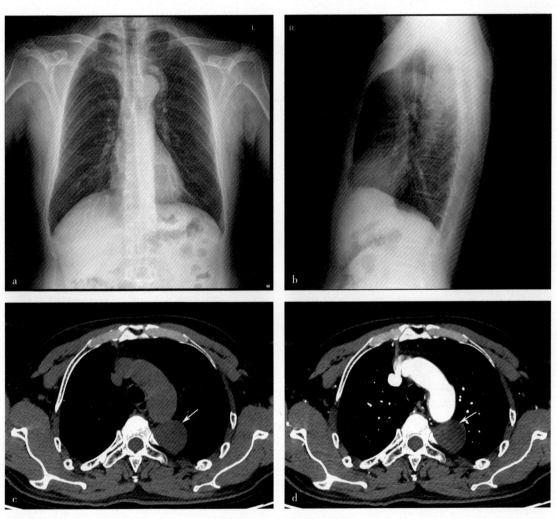

▲ 图2-46 神经源性肿瘤

a. X线后前位片，左上纵隔内类圆形肿块影，边界清楚；b. X线侧位片，肿块位于后纵隔；c. CT平扫纵隔窗，左上后纵隔脊柱旁软组织肿块（箭）；d. CT增强纵隔窗，肿块轻度强化（箭）。

MRI：可准确地显示肿瘤的大小及形态，确定肿瘤是否侵入椎管。肿瘤的MRI信号复杂，可有不同的信号强度。

【诊断和鉴别诊断】

影像诊断的主要依据为后纵隔肿块。CT和MRI可进一步明确病变的特点和肿瘤的范围。

（六）纵隔囊肿

比较常见的纵隔囊肿有淋巴管囊肿、支气管囊肿、食管囊肿及心包囊肿等。淋巴管囊肿为单房、多房囊肿或海绵状淋巴管瘤，囊肿内壁为内皮细胞。支气管囊肿内壁为支气管黏膜上皮，囊内为黏液样液体，通常为单房。食管囊肿来源于胚胎期前肠，囊肿的壁包含黏膜层、黏膜下层和肌层，黏膜层的细胞可以和消化管的黏膜相同。心包囊肿的内壁为单层间皮细胞，外层为疏松的纤维结缔组织，囊内含澄清的液体，通常为单房。纵隔囊肿的X线、CT和MRI表现相似，病变位置是鉴别诊断的重要依据。

【影像学表现】

X线和CT：囊肿的形态为圆形、椭圆形或不规则状（图2-47）。囊肿的边缘光滑、清楚，也可有部分轮廓较模糊和不规则。密度一般均匀，少数病变有钙化。CT值为囊性密度，增强扫描无强化。淋巴管囊肿多位于前纵隔的上中部，少数位于前纵隔的下部。气管囊肿位于气管分叉以上，在气管周围。食管囊肿位于后纵隔前部、食管旁。心包囊肿大多位于心膈角区，右侧较左侧多见。

MRI：纵隔囊肿为T_1WI低信号，T_2WI高信号，增强扫描无强化。

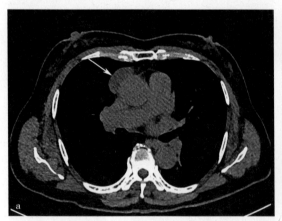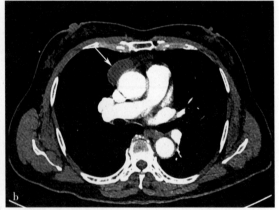

▲ 图2-47　心包囊肿（CT扫描纵隔窗）

a.平扫，前纵隔右侧见囊性低密度灶，边界清楚（箭）；b.增强扫描病灶无强化（箭）。

【诊断和鉴别诊断】

CT和MRI易于确定病变为囊性，并根据囊肿的好发部位进行鉴别诊断。

学习小结

本章介绍了肺部及纵隔的检查技术、正常影像学表现、基本病变影像学表现和常见疾病的影像学表现。

肺部基本病变影像学表现：① 支气管阻塞性改变；② 肺实变；③ 结节和肿块；④ 空洞和空腔；⑤ 钙化；⑥ 网状、细线状及条索状影；⑦ 多发性小结节及粟粒病变。肺部疾病诊断主要介绍了肺炎、肺结核、肺良性和恶性肿瘤。疾病的影像学特点：肺炎表现为肺实质内渗出、实变；肺结核表现为病灶的多灶性及多态性；肺错构瘤表现"爆米花"样钙化及脂肪成分；肺癌表现为肺内不规则形结节或肿块，可有分叶、毛刺、胸膜凹陷及血管聚集征，增强后肿块常呈一过性较明显均匀或不均匀强化，可有纵隔及肺门淋巴转移。

胸膜基本病变影像学表现：① 胸腔积液；② 气胸和液气胸；③ 胸膜肥厚、粘连和钙化；④ 胸膜肿块。胸膜疾病诊断主要介绍了胸膜间皮瘤和转移瘤。疾病的影像学特点：胸膜间皮瘤表现为胸膜结节或肿块、胸膜增厚、胸腔积液。胸膜转移瘤亦表现为胸膜结节、胸膜增厚和胸腔积液，但多有原发肿瘤病变。

纵隔基本病变影像学表现：① 形态改变；② 密度改变；③ 位置改变。纵隔疾病诊断主要介绍了胸内甲状腺肿、胸腺瘤、畸胎瘤、淋巴瘤、神经源性肿瘤、纵隔囊肿。疾病的影像学特点：胸内甲状腺肿表现为甲状腺增大并突入胸腔内；胸腺瘤表现为胸腺区软组织密度结节，轻中度强化；畸胎瘤表现为肿块内含有钙化、骨化、脂肪密度；淋巴瘤表现为多发淋巴结肿大，部分融合；神经源性肿瘤表现为后纵隔贴脊柱旁的软组织肿块，轻中度强化；纵隔囊肿表现为无强化囊性病灶。

（周洁　王伟）

复习参考题

一、选择题

1. 观察肺癌侵犯范围，常用的影像学检查方法是
   - A. X线平片
   - B. MRI
   - C. DSA
   - D. CT
   - E. 钡餐造影

2. 关于胸腔积液的X线表现，不正确的是
   - A. 肺野透亮度降低
   - B. 肺体积缩小
   - C. 下肺野见弧形外高内低密影
   - D. 纵隔向患侧移位
   - E. 横膈与积液重叠显示不清

3. 下列关于"空腔"和"空洞"的说法，正确的是
   - A. 厚壁空腔即为空洞
   - B. 空腔是肺内生理腔隙的病理性扩大
   - C. 空腔壁厚，欠均匀

D. 肺大疱、含气囊肿及肺气囊均属于空洞

E. 空腔不会出现气液平面

4. 关于"原发综合征"的特点，正确的是

　A. 哑铃状病灶

　B. 原发灶呈粟粒样

　C. 原发灶弥漫均匀分布于双肺

　D. 肺门淋巴结一般不受累

　E. 原发灶可见厚壁空洞

5. 关于周围型肺癌的表述，正确的是

A. X线胸片常表现为肺内球形肿块，有分叶征、细短毛刺和胸膜凹陷征

B. X线胸片可清晰显示肿块的边缘、形态、瘤周表现、内部结构及密度变化、强化特征等

C. 肿瘤内部发生坏死，增强扫描内部可见明显强化

D. CT增强扫描时，肿块常无强化

E. 肿块多合并淋巴结钙化

二、简答题

1. 简述肺部病变的基本X线表现。

2. 一侧胸腔密度增高，应考虑哪几种疾病的可能？在鉴别时应从哪几个方面进行分析？

3. 简述支气管扩张的分型和CT表现。

4. 简述支气管肺炎的X线和CT表现。

5. 简述大叶性肺炎的X线和CT表现。

6. 简述间质性肺炎的CT表现。

7. 简述肺脓肿的CT表现。

8. 简述肺结核的分型和影像学表现。

9. 简述急性血行播散性肺结核的典型X线表现。

10. 简述亚急性和慢性血行播散性肺结核的X线表现。

11. 简述中央型肺癌的直接和间接X线征象。

12. 简述中央型肺癌的CT表现。

13. 简述周围型肺癌的CT表现。

14. 简述周围型肺癌与结核球的鉴别诊断。

15. 简述纵隔肿瘤的发生部位与病变性质的关系。

第三章 循环系统

学习目标	
掌握	心脏和大血管正常影像解剖及疾病基本影像学征象，常见疾病影像学表现，包括冠心病、二尖瓣狭窄及关闭不全、室间隔缺损、房间隔缺损、心包积液、缩窄性心包炎、主动脉夹层及肺动脉栓塞。
熟悉	原发性心肌病、法洛四联症、动脉导管未闭的影像学表现。
了解	各种影像学检查技术在循环系统应用的优缺点。

通过对循环系统（circulatory system）的影像学检查，可获得很多有价值的信息：① 心脏及血管解剖形态变化；② 心脏功能、瓣膜功能和血流动态变化；③ 心肌灌注（myocardial perfusion）、心肌代谢、组织特征等改变。X线平片在循环系统疾病诊断中价值低于超声心动图、CT、MRI，应了解每种影像学检查技术在循环系统诊疗中的优缺点，科学合理选用检查技术。

第一节 检查技术

一、普通X线检查

（一）X线透视

可以观察心脏大血管搏动，不是常规检查。

（二）X线摄影

1. 胸部正位片 心脏X线检查最基本方法，能够观察心脏外形和肺循环改变。

2. 胸部左侧位（服钡）片 口服钡剂后行左侧位胸部摄影，通过观察食管受压情况判断左心房是否增大。

二、CT检查

（一）平扫

观察心脏、大血管轮廓，评估冠状动脉钙化程度，了解纵隔及双肺情况。

（二）增强扫描

注射碘对比剂后扫描，显示心脏大血管形态并评估心功能。常用于检查冠心病、胸部大血管疾病（肺动脉栓塞、主动脉夹层、主动脉瘤及畸形等）、瓣膜疾病、心脏肿瘤、心肌病等。

（三）冠状动脉及大血管CTA

冠状动脉及大血管CTA是经静脉注射对比剂后行CT扫描，经过计算机处理重建出冠状动脉及大血管的一种无创性检查方法，可观察冠状动脉及大血管解剖、病变及管腔狭窄等。冠状动脉CTA可观察冠状动脉有无狭窄、判断狭窄程度及斑块是否为易损斑块，诊断敏感性及特异性可与介入造影相媲美，因此冠状动脉CTA是筛查冠心病的首选无创性检查方法。

三、MRI检查

（一）心脏MRI检查

1. 常用序列　自旋回波、梯度回波、快速梯度回波等序列，但不作为心脏的首选影像学检查。

2. 常规扫描体位

（1）轴位：所见与CT轴位相似，是心脏扫描最基本体位。

（2）冠状位：可较好地显示左心室和左心室流出道、升主动脉、左心房及右心房后部的上腔静脉入口。

（3）矢状位：显示右心室流出道和肺动脉、主动脉弓、降主动脉，常用于定位。

3. 特殊扫描层面

（1）心脏长轴位：扫描层面平行于左心室长轴和室间隔，显示左心室前壁、侧壁、心尖、膈面、后壁各段肌壁运动和二尖瓣功能。

（2）心脏短轴位：扫描层面垂直于室间隔，与超声大动脉短轴所见相同，用于评估左心室功能，计算射血分数。

（3）大血管斜位：根据轴位血管走行的角度定位左前斜位断面扫描，显示主动脉各部及头臂动脉开口。

（二）冠状动脉MRA检查

冠状动脉MRA无须使用对比剂，无电离辐射，且重度钙化不影响MRA。但冠状动脉MRA的成像速度及空间分辨力不如冠状动脉CTA，因此检查成功率和诊断准确度低于冠状动脉CTA。冠状动脉MRA可用于无冠心病症状、对比剂过敏、严重肾功能不全、妊娠等群体检查。

（三）对比增强MRI检查

血管造影静脉注射顺磁性对比剂，利用二维或三维快速梯度回波技术，采用MIP技术重建血管图像，可从任意角度进行观察血管。该方法显示大血管较好，显示中小血管欠佳。

（四）快速心脏电影MRI

应用小角度激发梯度反转回波心脏成像与心电图门控技术结合进行心脏扫描，图像以电影方式连续显示。用于评价心脏功能，属非实时显像技术，解剖细节显示较差。

（五）超快速MRI检查

回波平面成像（echo planar imaging，EPI）序列能够观察心脏运动，评价心脏功能。

思政案例3-1　　　　　　　　　　我国著名医学影像学专家——刘玉清院士

刘玉清教授是我国心血管放射影像学的主要创建人。1994年当选中国工程院院士。1954年他翻译的《心脏X线诊断学》是新中国成立后首部放射学译著。刘玉清对支气管造影、肺脓肿、食管癌、心血管造影、大动脉炎和主动脉疾患、心肌病、肺心病、先天性心脏病的放射诊断研究取得重要成果，均为国内开创性工作；大动脉炎研究属国际领先水平。DSA和主动脉疾患的MRI诊断研究均属国内影像学新技术的开拓性工作。刘玉清在国内率先提出医学影像学新概念，积极推动组建"大影像"和"临床科室"等现代医学影像学体系，也将介入放射学介绍到中国，对我国介入放射学发展做了诸多有成效的工作。多年来刘玉清致力于拓展国际学术交流，1991年推进中华医学会放射学分会加入亚太放射学会和国际放射学会。1993年参与创建亚太地区心血管和介入放射学会，为我国放射学跻身于世界放射学作出了重要贡献。刘玉清谦虚严谨、诲人不倦，为国家培养了大量领军型和创新型人才。2016年获中华医学会放射学分会"终身成就奖"。

四、超声心动图检查

超声心动图（echocardiography）是一种能实时观察心脏大血管的形态结构与搏动，了解心脏收缩、舒张功能和瓣膜活动，并能够实时、无创地显示和评价心血管内血流动力学状态的检查方法。它是多种心血管疾病诊断的首选检查技术。根据不同的检查途径，可以分为以下几种。

1. 经胸检查法　将探头置于胸部体表，经特定部位的透声窗进行扫查。常用的心脏透声窗包括胸骨左缘窗、心尖窗、胸骨上窝窗、剑突下窗、胸骨右缘窗等。

2. 经食管检查法　探头为管状直径1cm左右，前端置有扫描晶片。在检查时，探头被送入食管，对左心房血栓、人工瓣膜、房间隔缺损等检查效果明显优于常规经胸检查法。

心血管超声检查按显示技术可分为以下几种。

1. 二维超声心动图　可实时显示心脏结构的空间位置、连续关系、心腔大小、各结构的形态和功能。其他成像方式（如M型和多普勒）都是在二维切面图像基础上完成，并叠加在二维图像上或同步显示。

2. M型超声心动图　在二维图像的基础上，以单声束扫描取样获得活动界面的回声，并以"距离-时间"曲线的形式展示。主要用于观察心室壁、瓣膜及血管的搏动情况。

3. 多普勒超声心动图　是实时、无创显示心血管内血流动力学信息的最佳技术，可以检测心脏及血管内的血流速度、方向、性质，对心脏内分流、瓣膜狭窄与反流性疾病具有良好的定性及定量诊断价值。多普勒超声心动图包括脉冲波频谱多普勒、连续波频谱多普勒、彩色多普勒血流显像、组织多普勒显像。

4. 三维超声心动图　利用容积探头实时扫描获得心脏结构的整体空间信息，再通过重建与切割突出显示感兴趣区的结构。它在心脏瓣膜疾病、房室间隔缺损及心功能的判定方面具有独特的优势。

5. 声学造影　通过外周静脉注入造影剂，产生强烈的回声对比效果，用于观察心脏解剖结构及内部分流、心内膜边界、评价左心功能、心肌灌注状态等。

五、心血管造影

心血管造影（angiocardiography）是应用导管技术将对比剂快速注入心脏大血管内，以显示其解剖结构和功能动态变化的有创检查。由于无创性影像学检查技术越来越成熟，心血管造影使用率较前降低。

（一）心导管检查

经皮穿刺股静脉、颈静脉或股动脉，在X线透视引导下将导管送至大血管或心腔，测量压力和取血标本测定血氧含量。

（二）心血管造影

经导管将碘对比剂快速注入需要检查的心腔或血管后，进行连续摄影，观察心脏和血管充盈及运动，判断心脏和大血管解剖和功能变化。

六、放射性核素

（一）心肌灌注显像

心肌细胞对 ^{201}TI 或 ^{99m}Tc 标记显像剂的摄取与心肌血流灌注成正相关，通过观察局部心肌对放射性显像剂摄取，了解心肌血流灌注。当冠状动脉狭窄供血部位心肌血流减少时，放射性显像剂摄取减少，图像上表现为局部放射性分布稀疏或缺损区，即心肌"冷区"显像。

（二）心肌代谢显像

将心肌代谢物及其类似物用放射性核素标记，观察心肌代谢，估测心肌存活情况。

（覃杰　王伟）

第二节　正常影像学表现

一、正常X线表现

（一）正位（后前位）片

1. 心影左右缘组成　心影右缘上段为上腔静脉与升主动脉，下段为右心房。心影左缘上段为主动脉结，呈圆形突出；中段称为心腰，为肺动脉干外缘，可平直或略有凹凸；下段为左心室。左心耳及右心室不构成心影左缘，降主动脉位于脊柱左缘。

2. 心尖部（cardiac apex）　指心影左缘突出部分。心尖外侧稍高密度软组织影为心包脂肪垫（pericardial fat pad）。

3. 心胸比例　是心脏横径（左、右心缘至体中线最大距离之和）与胸廓横径（通过右膈顶水平胸廓内径）之比。成人心胸比例一般≤0.5，但心胸比例受身高及体型影响，矮胖者、孕妇及大量腹水等患者心胸比例可稍高于0.5。

正位（后前位）片见图3-1。

（二）左侧位片

心前缘下段为右心室，向上为右心室漏斗部、主肺动脉干和升主动脉；心后缘上段小部分为左心房，大部分为左心室，后心膈角处有下腔静脉影，降主动脉位于心后间隙。主动脉窗（aortic window）指主动脉弓下面透明区，可见气管分杈及左、右肺动脉。见图3-2。

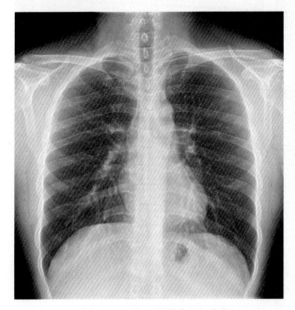

▲ 图3-1　正位（后前位）X线片

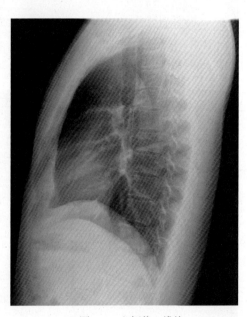

▲ 图3-2　左侧位X线片

（三）影响心脏大血管外形的生理因素

1. 生长发育　新生儿期和婴儿期心脏相对大，左、右心室大小差别不大，心影居中呈球形，各弓分界不清，心胸比例接近0.6。学龄期儿童心影逐渐接近成人。

2. 体型和胸廓类型　不同体型有不同的心脏类型（表3-1、图3-3）。

▼ 表3-1　体型、胸廓类型与心脏类型

体型	胸廓形态	横膈位置	心膈面	心影	心胸比例
长型	狭长	低位	小	垂位心	<0.5
适中	适中	适中	大	斜位心	0.5
矮胖型	短宽	高位	适中	横位心	>0.5

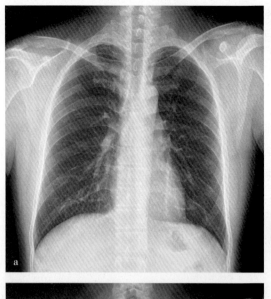
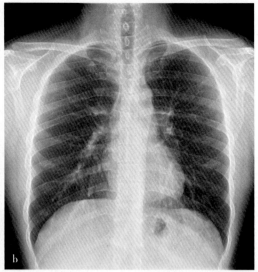
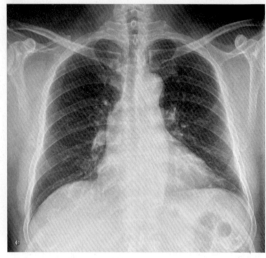

▲ 图3-3　体型、胸廓类型与心脏类型
a. 长型；b. 适中；c. 矮胖型。

3. 性别　心脏与身体大小呈一定比例，女性心脏比同龄男性小。

4. 呼吸与横膈位置　深吸气时，横膈下移，心脏向下拉长，横径变小，心影变小。深呼气时，横膈上抬，横径变大，心影增大。

5. 心动周期与心率　心脏大小和形状在一个心动周期有一定变化，心脏在舒张期比在收缩期稍大，在慢心率时比快心率时稍大。

6. 妊娠　随血容量增加、子宫增大及横膈上抬，心脏可呈横位。

二、正常CT表现

主动脉弓上层面（图3-4）、主动脉弓层面（图3-5）、主动脉弓下层面（主肺动脉窗层面）（图3-6）、肺动脉层面（图3-7）、主动脉根部层面（图3-8）、左心室流出道层面（图3-9）、左心室体部层面（图3-10）的轴位图像可以清晰显示心脏大血管。应用多种后处理软件可重建出主动脉，冠状动脉，肺动脉二维、三维图像（图3-11、图3-12）。

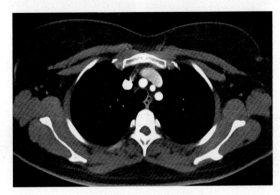

▲ 图3-4　主动脉弓上层面

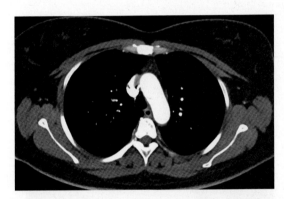

▲ 图3-5　主动脉弓层面

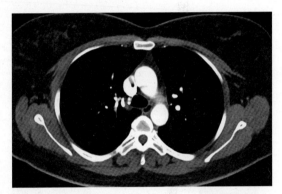

▲ 图3-6　主动脉弓下层面

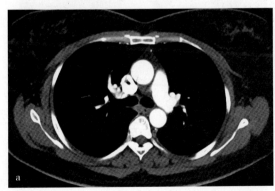

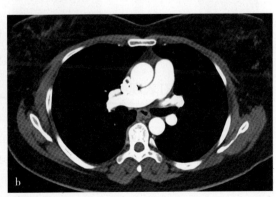

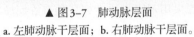

▲ 图3-7　肺动脉层面
a. 左肺动脉干层面；b. 右肺动脉干层面。

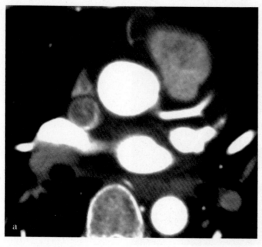
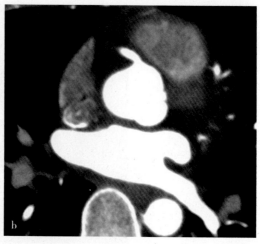

▲ 图3-8　主动脉根部层面

a. 主动脉根部层面（偏上）；b. 主动脉根部层面（偏下）。

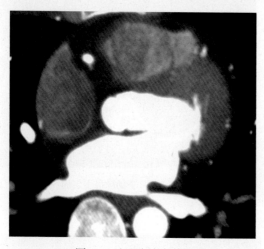

▲ 图3-9　左心室流出道层面

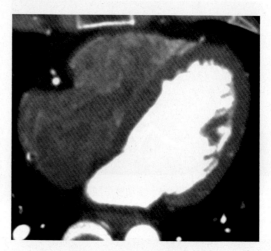

▲ 图3-10　左心室体部层面

三、正常MRI表现

（一）心脏

1. 形态　右心房轴位呈不规则四边形，右心耳呈宽基底的三角形。左心房呈长方形，左心耳呈管状。右心室呈三角形，内壁粗糙，肌小梁粗大。左心室呈类圆形，内壁光滑，肌小梁细（图3-13）。

2. 信号特点　心脏和大血管采用不同扫描序列，如自旋回波T_1WI序列、梯度回波电影序列和对比增强MRA序列等，可得到黑白对比不同的图像。在自旋回波T_1WI序列中，由于血液流空效应，心脏和大血管内腔呈低信号区，而心肌呈灰色的中等信号，纵隔内脂肪组织呈高信号。在梯度回波电影序列和对比增强MRA序列中，心脏和大血管内腔均呈高信号。

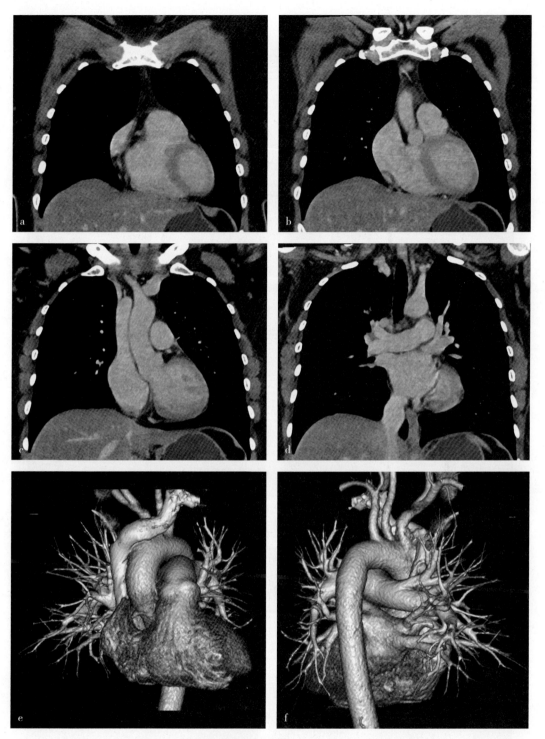

▲ 图3-11　冠状位重组及容积再现（VR）显示心腔及大血管

a. 左心室、右心室层面；b. 左心室、右心房层面；c. 升主动脉及上腔静脉层面；d. 升主动脉、左心房及肺动脉层面；e. 心脏大血管三维图前面观；f. 心脏大血管三维图后面观。

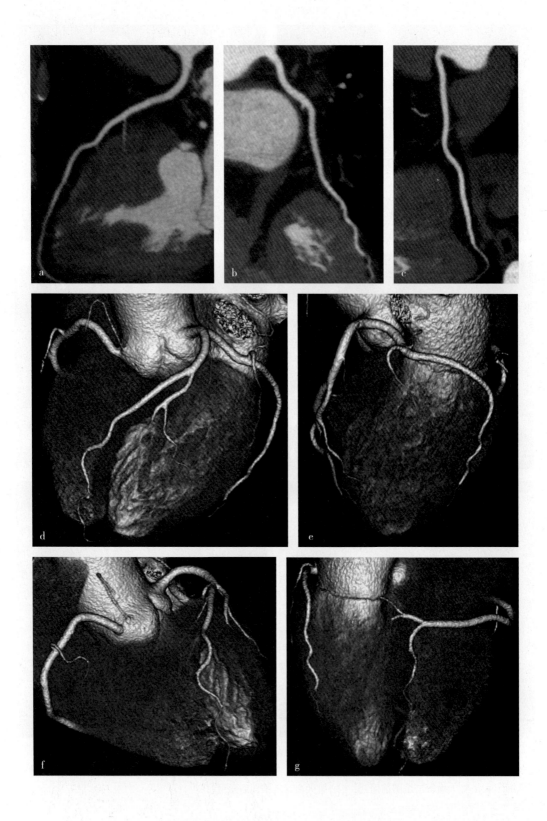

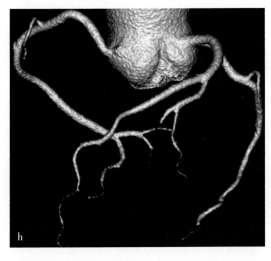

▲ 图3-12　曲面重建（CPR）及容积再现（VR）显示心脏冠状动脉

a. 冠状动脉前降支（LAD）CPR；b. 冠状动脉回旋支（LCX）CPR；c. 右冠状动脉（RCA）CPR；d. 心脏冠状动脉三维图像前面观；e. 心脏冠状动脉三维图像左侧面观；f. 心脏冠状动脉三维图像右侧面观；g. 心脏冠状动脉三维图像后侧面观；h. 冠状动脉树三维图像。

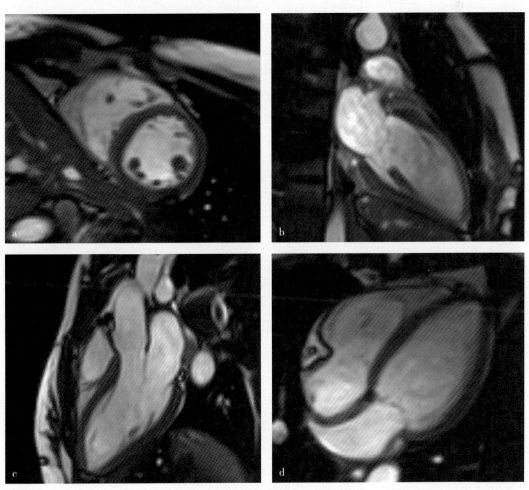

▲ 图3-13　不同层面的心脏MRI

a. 左心室短轴；b. 二腔心；c. 三腔心；d. 四腔心。

（二）大血管及冠状动脉

应用多种后处理软件可重建出冠状动脉、肺动脉二维和三维图像。

四、正常超声心动图表现

（一）二维超声心动图

1. 胸骨旁左心长轴切面 探头置于胸骨左缘第3~4肋间，扫查平面与左心室长轴平行，能清晰显示右心室、室间隔、左心室、左心房、二尖瓣、主动脉瓣和主动脉等。

2. 胸骨旁短轴切面 在胸骨旁左心长轴切面的基础上顺时针旋转90°，可获得一系列心脏短轴切面，从心底向心尖方向根据平面的高度不同分为以下几种。① 心底短轴切面，可显示主动脉根部及其瓣叶、左心房、右心房、三尖瓣、右心室、右心室流出道、肺动脉瓣、肺动脉近心端及左、右冠状动脉起始段等结构；② 二尖瓣水平短轴切面，可见左心室腔、右心室腔、室间隔、二尖瓣及瓣口等，对于观察二尖瓣形态及分区、厚度、开口面积有重要作用；③ 乳头肌水平短轴切面，可观察左心室大小、右心室大小、乳头肌数目及室壁运动等。

3. 四腔心切面 根据探头位置不同，可分为胸骨旁四腔心切面、心尖部四腔心切面和剑突下四腔心切面，可显示左心房、左心室、右心房、右心室、二尖瓣、三尖瓣、房间隔和室间隔。

4. 胸骨上窝切面 将探头置于胸骨上窝，声束与主动脉弓平行，可显示升主动脉、降主动脉、头臂干、左颈总动脉、左锁骨下动脉和右肺动脉起始部。小儿透声窗好的情况下还可显示左心房后壁与肺静脉的入口。

（二）M型超声心动图

1. 心底波群 扫描线经过右心室流出道、主动脉根部和左心房。收缩期主动脉瓣开放，呈"六边盒型"运动曲线，舒张期闭合呈一条直线。

2. 二尖瓣波群 舒张期正常二尖瓣前叶呈M形双峰曲线，后叶呈W形，扫描线经过二尖瓣前后叶时，可呈现出"双峰镜像"运动曲线。

3. 心室波群 扫描线经过右心室前壁、右心室腔、室间隔、左心室腔与左心室后壁。用于测量左心室腔内径、室间隔和左心室后壁的厚度、运动幅度及增厚率。

（三）多普勒超声心动图

1. 频谱多普勒超声心动图 正常二尖瓣口频谱多普勒呈现为"双峰、窄带、中空"的层流频谱。主动脉瓣口频谱多普勒呈现为"三角形单峰、窄带、中空"的层流频谱。

2. 彩色多普勒超声心动图 四腔心切面二尖瓣、三尖瓣口血流显示为舒张期朝向探头的红色血流信号，五腔心切面主动脉瓣口血流显示为收缩期背离探头的蓝色血流信号。肺动脉瓣口血流在心底短轴切面上显示为收缩期背离探头的蓝色血流信号。

（四）心功能测定

1. 左心室收缩功能指标 如每搏量、心排血量及射血分数的测定等。

2. 左心室舒张功能指标 主要应用二尖瓣口血流频谱、组织多普勒二尖瓣环运动位移及肺静脉血流频谱综合评价分析。

五、正常造影表现

（一）心脏

1. 右心房

（1）左前壁是右心房室口和三尖瓣，左后壁是房间隔，外侧壁向外膨出。

（2）右心房分为前部（固有心房）和后部（腔静脉窦），固有心房突向左上前方（主动脉根部右侧）为右心耳部，腔静脉窦上端有上腔静脉口，下端有下腔静脉口和下腔静脉瓣。

2. 右心室

（1）前壁向前上膨起，后下壁朝向膈肌，左侧壁是室间隔，右缘为三尖瓣口。

（2）右心室腔以室上嵴为界分为流入道与流出道。流入道从右心房室口至右心室尖，内壁由肌小梁构成，三尖瓣经腱索与乳头肌相连附着在右心房室口纤维环上。流出道漏斗部内壁无肌小梁，顶端为主肺动脉口。

3. 左心房　居中偏左，位于气管分杈下方、心脏后上部。左心房分为前、后部，前部向左突出为左心耳部，左、右肺静脉开口于后壁上。

4. 左心室

（1）左心室腔以二尖瓣前瓣为界分为流入道与流出道。流入道左心室壁肌小梁纤细，二尖瓣经腱索与前、后组乳头肌相连附着在左心房室口纤维环上。流出道（主动脉前庭）内壁无肌小梁，顶端为主动脉口。

（2）左心室大小、形态在心室收缩期、舒张期变化明显。

（二）大血管

1. 肺动脉　起自右心室流出道漏斗部上方，主肺动脉干向左上斜行位于升主动脉左前方侧，在主动脉弓下分成左、右肺动脉。

2. 肺静脉　于肺门处汇合成两个主干后引流入左心房，引流支数变异较多。

3. 上腔静脉　与下腔静脉共同位于上纵隔右侧，在气管前方，入右心房。下腔静脉居右后心膈角处，过膈后即入右心房。

4. 主动脉　升主动脉起自左心室流出道的上端。

（1）主动脉根部：壁上有三个窦，分别称为左、右和无（后）冠窦。冠状动脉是升主动脉的唯一分支。

（2）主动脉弓：上缘发出无名动脉、左颈总动脉和左锁骨下动脉。降主动脉发出肋间动脉和支气管动脉。

（三）冠状动脉

根据冠状动脉分布分为三型：右优势型、左优势型和均衡型。右优势型是指粗大右冠脉除发出后降支外，还发出分支供应左心室膈面部分或全部。左优势型是指粗大回旋支除发出后降支外，还发出分支供应右心室膈面一部分；均衡型是指两侧心室膈面分别由本侧冠状动脉供血。

1. 左冠状动脉 起自左冠状窦，左主干较长，随即分成前降支和回旋支（图3-14）。

（1）前降支：走行于前室间沟，下行至心尖。2~4支对角支向左心室前侧壁供血。若对角支直接开口于左主干，位于前降支和回旋支之间则为三开口解剖变异，称为中间支。前（室）间隔支6~10支，较粗大的第1、2支向室间隔前2/3部分供血。

（2）回旋支：走行于左心房室沟内，终止于心脏膈面，向左心室后侧壁供血。主要分支有钝缘支和左心房旋支，左心房旋支向左心房壁供血。若回旋支发出后降支和房室结支则构成左优势型冠状动脉。

2. 右冠状动脉 起自右冠状窦，走行于右心房室沟，沿心脏右缘至心后缘，达房室沟和室间沟交叉处（十字交叉）下或越过该处到达左心房室沟，终止于心脏膈面，有较多分支（图3-15）。

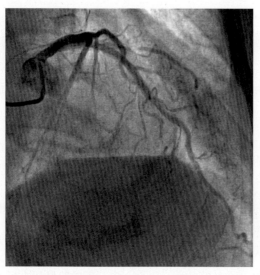 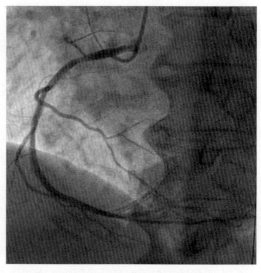

▲ 图3-14　左冠状动脉　　　　　　　　▲ 图3-15　右冠状动脉

（1）动脉圆锥支：为第一分支，向右心室圆锥部供血。

（2）窦房结支：也可起自左回旋支。

（3）锐缘支动脉：2~4支不等，向右心室壁供血。

（4）后降支：向室间隔的下1/3部分供血。

（5）房室结支：向房间隔、房室结、希氏束供血。

（6）左心室后支：向左心室后壁供血，构成最常见的右优势型冠状动脉。若左心室后壁由回旋支供血，而右心室后壁由右冠状动脉供血称为均衡型冠状动脉。

（覃杰　王伟）

第三节　基本病变影像学表现

一、心脏位置异常

1. 心脏移位　由于胸肺疾患或畸形导致发育正常的心脏发生移位。一侧肺不张、单侧肺发育不良等导致心脏向患侧移位，大量胸腔积液、气胸等使心脏向健侧移位。

2. 右位心

（1）镜像右位心：与正常人心脏呈镜像改变，即左心房、左心室、心尖、胃及脾脏位于右侧，右心房、右心室、肝脏及阑尾位于左侧。镜像右位心不引起明显的病理生理变化及临床表现，常在查体时被发现。

（2）右旋心：心房位置固定，心脏轴线向右转动指向右下。若房室关系正常，可无血流动力学改变。若两心室倒转，可出现房室连接及动脉与心室连接不一致。右旋心常并存心脏畸形，如单心室和右心室双出口等。

二、心脏外形改变

很多疾病会引起心脏外形改变，常见类型如下（图3-16，表3-2）。

（1）二尖瓣型心：右心增大，心腰段突出，主动脉结缩小，心脏呈梨形，亦称"梨形心"。

（2）主动脉型心：左心缘向外膨突，心腰凹陷，主动脉结突出，形如靴形，亦称"靴形心"。常见于主动脉瓣关闭不全、主动脉瓣狭窄、高血压心脏病、法洛四联症。

（3）普大型心：心脏均匀向两侧增大，肺动脉段平直，主动脉结多正常，形如烧瓶状，亦称"烧瓶心"。

三、心脏增大

心脏增大指心脏较正常有所扩大，可以是心脏某个部分或普遍性增大。在病理上分为心肌肥厚和心腔扩张两大类型，也可以两者兼有，或以其中一种为主。心胸比例是判断心脏大小最常用方法之一。成人心胸比例正常上限为0.50，心胸比例 >0.50、>0.55及 >0.60分别为轻度、中度及重度心脏增大的判断标准。心胸比例受年龄、体型、呼吸等因素影响较大，因此在判断心脏大小时要全面、综合考虑。X线平片在诊断心脏增大中价值较低，难以区别心肌肥厚、心腔扩张及心包积液，统称为心影增大（表3-3）。超声心动图、CT、MRI可明确心脏增大病因、心室增大程度及提供射血分数等指标。

1. 左心房增大　主要病因有二尖瓣病变、室间隔缺损、动脉导管未闭等。一般先向后、向上，然后向左、向右膨凸（图3-17）。

2. 右心房增大　主要见于右心衰竭、房间隔缺损及三尖瓣病变。一般先向右前方，然后向后向左膨隆（图3-17）。

3. 左心室增大　多由高血压病、主动脉瓣病变、二尖瓣关闭不全、扩张型心肌病和动脉导管未闭等引起。一般先向左下，然后向后上膨隆（图3-17）。

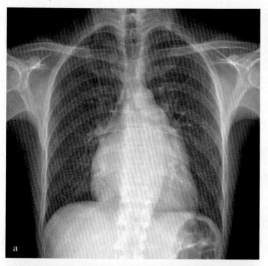
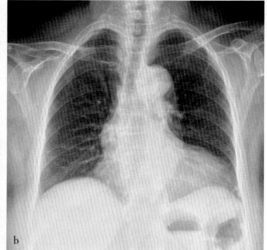
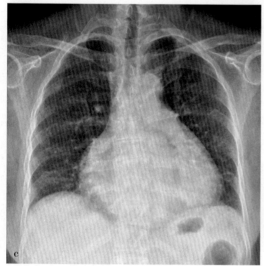

▲ 图3-16 心脏外形改变

a. 二尖瓣型心：右心增大，心腰段突出，主动脉结缩
小，心脏呈梨形；b. 主动脉型心：左心缘向外膨突，
心腰凹陷，主动脉结突出，形如靴形；c. 普大型心：
心脏均匀向两侧增大，肺动脉段平直，主动脉结多正
常，形如烧瓶。

▼ 表3-2 心脏常见外形改变

类型	征象	病理生理改变	常见疾病
二尖瓣型心	肺动脉段突出及心尖上翘，主动脉结缩小或正常，状如梨形	右心负荷增加或以其为主的心腔变化	二尖瓣病变、房间隔缺损、肺动脉瓣狭窄、肺动脉高压和肺心病等
主动脉型心	肺动脉段凹陷和心尖下移，主动脉结常增宽	左心负荷增加或以其为主的心腔变化	主动脉瓣病变、高血压、冠心病或肥厚型心肌病等
普大型心	心脏比较均匀地向两侧增大，肺动脉段平直，主动脉结多正常	双侧负荷增加的心腔变化或心包病变	心包病变、心肌损害或以右心房明显增大的疾病

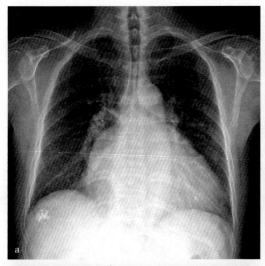
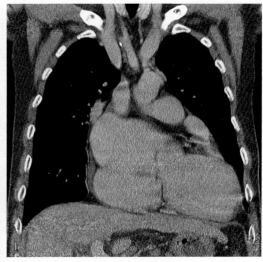
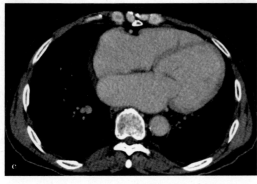

▲ 图3-17　心房、心室增大的X线及CT表现
a. X线平片显示左心室、左心房、右心房及右心室增大；b. CT冠状位显示左心室、右心房及右心室增大；c. CT轴位显示左心室、左心房、右心房及右心室增大。

▼ 表3-3　心脏各房室增大的X线表现

	正位	左侧位（服钡）
左心房增大	心右缘出现"双房影"；左心缘可见在左心室与肺动脉段之间的左心房耳部膨凸，左心缘形成四个弧段，称为"四弧征"；气管隆嵴开大	食管中下段局限性压迹和移位
右心房增大	右心房段向右上膨凸，右心房/心高比值>0.5，腔静脉扩张	无法观察右心房
左心室增大	左心室段延长，向左膨隆，心尖下移，心腰凹陷，相反搏动点上移	心后缘下段向后突出超过下腔静脉后缘15mm
右心室增大	心尖圆隆上翘，有时可见肺动脉段突出	肺动脉段下方圆锥部膨隆，心前缘前凸，与胸骨接触面增大

4. 右心室增大 常见于二尖瓣狭窄、肺源性心脏病、肺动脉狭窄、法洛四联症、肺动脉高压及左向右分流先天性心脏病等，一般先向前向左上，然后向下膨隆（图3-17）。

四、心脏结构异常

普通X线检查不能提供心脏内部结构异常直接征象。超声心动图、CT和MRI能清晰显示内部结构异常，是检查心脏内部结构最常用检查方法。

（一）房室间隔异常

房室间隔异常主要表现为房室间隔位置、形态、厚度和连续性异常。正常成人室间隔舒张期厚度<12mm。肥厚型心肌病时房室间隔呈均匀增厚或非对称性增厚。缩窄性心包炎时房室间隔呈S形。房室间隔缺损时，房室间隔连续性中断。

（二）瓣膜异常

瓣膜异常主要表现为瓣膜位置、形态、结构、厚度和运动异常。风湿性心脏病二尖瓣狭窄时，可见二尖瓣口狭窄，瓣叶增厚变形。三尖瓣下移畸形时，可见三尖瓣环下移及前叶过长。肺动脉瓣狭窄时，可见瓣叶增厚，收缩期瓣膜呈圆顶样凸向主肺动脉。

（三）心壁异常

心壁异常主要表现为心壁厚度、形态、运动、信号或密度异常。心壁厚度增加主要见于肥厚型心肌病和高血压心脏病。心壁厚度减小，可见于扩张型心肌病、心室容量负荷增加和心力衰竭。冠心病时可出现室壁节段性运动减弱和消失。心肌梗死合并室壁瘤时，可有心壁局限性向外膨凸，心壁变薄，并有矛盾运动。

（四）心腔异常

心腔异常表现为心腔大小及形态异常。心腔压力及容量改变可以导致心腔大小变化，心腔内占位可以改变心腔正常形态，常见有附壁血栓和心脏肿瘤。

五、心脏运动异常

超声心动图、CT、MRI和心室造影均可动态观察心室运动情况，对整体心室运动和节段性室壁运动异常作出评价。心肌节段划分与冠状动脉供血分布具有良好的对应关系。室壁分段方法是分析节段性室壁运动异常的基础，对临床心肌缺血范围的判定与左心室运动功能的评价具有重要意义。

（一）心肌分段与冠状动脉的分布

1. 心肌分段方法 美国心脏病学会推荐采用17节段分段方法，将左心室分为基底段、中间段、心尖段及心尖四个水平，再将心肌划分为17个节段（图3-18）。

2. 心肌分段与冠状动脉的分布 ① 左冠状动脉前降支（LAD）：向1、2、7、8、13、14、17心肌节段供血；② 左冠状动脉回旋支（LCX）：向5、6、11、12、16心肌节段供血；③ 右冠状动脉（RCA）：向3、4、9、10、15心肌节段供血。

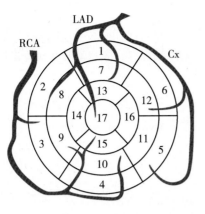
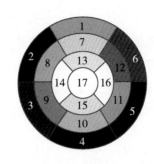

1. 基底段前壁
2. 基底段前间隔
3. 基底段后间隔
4. 基底段下壁
5. 基底段下侧壁
6. 基底段前侧壁
7. 中间段前壁
8. 中间段前间隔
9. 中间段后间隔
10. 中间段下壁
11. 中间段下侧壁
12. 中间段前侧壁
13. 心尖段前壁
14. 心尖段室间隔
15. 心尖段下壁
16. 心尖段侧壁
17. 心尖部

▲ 图3-18　左心室心肌17节段分段与冠状动脉供血分布

（二）室壁运动异常

根据室壁运动幅度及增厚率变化可表现为运动增强、运动减弱、运动消失、反常矛盾运动及室壁瘤形成。

六、心脏血流异常

（一）血流性质异常

血流性质异常指血流失去正常层流状态，变成湍流状态。层流是正常心腔内、各瓣膜口及大动脉内血流状态呈单一方向流动，血流横截面积从中心点至边缘流速呈现均匀递减梯度分布。湍流是当血流进入狭窄管腔时，血流主体方向一致，但流场紊乱，红细胞运动方向和速度不一，也称"射流"。

（二）血流路径异常

血流路径异常指血流流经正常心脏中不存在血流通道。例如，分流是血流经由异常通道（如房间隔缺损、室间隔缺损、动脉导管未闭）进入正常引流腔室以外的腔室。

（三）血流时相异常

血流时相异常指血流持续时间长于或短于正常，或出现于正常情况下不应该出现时相。对于异常起源血流束，应注意异常血流出现时相。例如，室间隔缺损分流出现在收缩期，主动脉瓣反流出现在舒张期。

（四）血流速度异常

血流速度异常指血流流速高于或低于正常范围。例如，高压腔至低压腔分流、通过狭窄瓣口血流速度会增高，而心肌收缩功能严重减低时，通过瓣口血流速度也会减低。

七、冠状动脉异常

冠状动脉造影是诊断冠状动脉病变的"金标准"。冠状动脉异常包括冠状动脉开口、走行异常；冠状动脉管腔狭窄、闭塞或扩张及先天性冠状动脉发育异常等。但冠状动脉造影也有其限度，主要表现为不能显示冠状动脉微血管，属于有创检查。

冠状动脉CTA可以显示冠状动脉主支和较大分支病变。随着软硬件的发展，冠状动脉的显示更加清晰和准确，并逐渐取代部分冠状动脉造影检查，在冠心病筛查，冠状动脉开口、走行异常和先天性发育异常诊断方面目前已经可以满足临床诊断需要。

冠状动脉MRA能够显示较大主支近中段，优点是无创和实时显像。对于检查某些先天性冠状动脉异常及搭桥血管是否通畅有一定意义，缺点是成像质量不稳定，重复性差。

八、心包异常

（一）心包积液

正常情况下心包腔内少量液体起润滑作用，液体量约30ml，如超过50ml即为心包积液。X线检查对少量心包积液难以显示，中大量心包积液可有间接征象显示，表现为心影向两侧扩大，甚至呈球形，心缘搏动明显减弱或消失，可伴有上腔静脉扩张。

超声、CT和MRI对心包积液都有很高的诊断价值，并可进行定量诊断。超声检查简便、经济，应作为首选，表现为心包液性暗区，一般以心后缘液性暗区厚度分为少量、中量和大量积液。CT表现为心包腔增宽，呈水样密度，CT值为12~40HU；如果是血性心包积液，CT值会较高。一般将心包积液分为三度：Ⅰ度为少量心包积液，舒张期积液厚度小于15mm，积液量一般少于100ml；Ⅱ度为中量心包积液，舒张期积液厚度为15~25mm，积液量为100~500ml；Ⅲ度为大量心包积液，舒张期积液厚度大于25mm，积液量多于500ml。在MRI上，心包积液在SE序列T_1WI呈均匀低信号，T_2WI和GRE序列呈高信号，当积液中蛋白含量高或为血性时，T_1WI可呈不均匀的高信号。

（二）心包增厚

心包厚度超过3mm即视为心包增厚，在X线片上一般无法直接显示心包，对心包增厚诊断不敏感。当心包有钙化时，X线可显示蛋壳样钙化影。超声、CT和MRI都能精确地显示心包增厚，尤其是CT，对于钙化非常敏感，MRI不能显示钙化。增厚心包可以从数毫米到数厘米不等。最常见的病因是缩窄性心包炎，有些肿瘤也会引起心包增厚。

九、主动脉异常

主动脉扩张、迂曲表现为主动脉结上升达到或超过胸锁关节水平，并向左侧膨凸，主动脉弓增宽，降主动脉迂曲可牵引食管向背侧弯曲。真性或假性动脉瘤时，可表现为主动脉局限性梭形扩张。弥漫性主动脉扩张可见于主动脉瓣关闭不全、高血压病、动脉粥样硬化和主动脉夹层。

十、肺循环异常

肺循环途径比体循环短，受交感神经和迷走神经双重支配。肺动脉管壁薄，弹性纤维较少，易于扩张。肺动脉压为主动脉压的1/6。心血管疾病可引起肺循环异常（表3-4）。

项目	肺充血	肺血减少	肺动脉高压	肺淤血
肺纹理	肺动脉增粗、增多、边缘清晰	肺动脉纤细、稀疏	中心肺动脉扩张，外围分支纤细	肺静脉增粗，上肺静脉扩张，边缘模糊
肺动脉段	突出	平直或凹陷，但在肺动脉狭窄后扩张时可以表现为突出	明显突出	根据因病而异
肺门	动脉扩张，搏动增强	动脉正常或缩小	动脉扩张、搏动增强	肺门增大，边缘模糊
肺实质密度	正常	降低	根据因病而异	增加

（一）肺充血

主要是由左向右分流及有动静脉血混合双向分流畸形所致，如房和/或室间隔缺损、动脉导管未闭、大动脉转位、单心室和永存动脉干等。此外，心排血量增加，如体循环动静脉瘘、甲状腺功能亢进、贫血、肺源性心脏病高排血量状态等，也可以表现为肺充血。

（二）肺动脉高压

肺动脉高压分原发性和继发性两类，后者主要继发于分流性先天性心脏病、长期肺静脉高压，尤其是风湿性心脏病二尖瓣狭窄、肺动脉血栓栓塞性病变，肺组织和肺血管床的广泛破坏也是肺动脉高压的因素之一。原发性肺动脉高压由肺小动脉异常引起，好发于青年女性。

一般肺动脉收缩压超过30mmHg和/或平均压超过20mmHg即为肺动脉高压。按肺动脉平均压为小于30mmHg、30~50mmHg和大于50mmHg，分为轻度、中度和重度肺动脉高压。儿童多用肺动脉收缩压与主动脉收缩压的比值来表示肺动脉高压的程度。

（三）肺静脉高压

肺静脉压 >18mmHg时即可出现肺淤血，若压力增加至20~25mmHg，血浆可外渗而出现间质性肺水肿；压力进一步升高达25mmHg以上即可出现肺泡性肺水肿。常由左心房阻力增加（二尖瓣狭窄）、左心室阻力增加（主动脉瓣狭窄、左侧心力衰竭）、肺静脉阻力增加（肺静脉狭窄、阻塞）等引起。

（1）肺淤血：①上、下肺静脉管径比例失调，肺血重新分布，肺静脉上粗下细；②肺血管纹理增多、边缘模糊，肺门影增大；③肺野透亮度降低。

（2）间质性肺水肿：肺静脉压力超过血浆胶体渗透压，液体将在肺间质积聚，小叶间隔增厚，形成间质性肺水肿。胸片表现为肺纹理增多、模糊，可见肺间隔线，以克氏B线多见，为下肺野近胸膜处长2~3cm、宽约1mm的线状影，有时肺中野亦可见自肺门向周围走行的细线影，均为小叶间隔水肿所致。

（3）肺泡性肺水肿：当肺静脉压继续上升时，液体开始在肺泡腔积聚，形成肺泡性肺水肿。常于双肺中内带见边缘模糊的斑片状阴影，阴影短期内变化较大（来去匆匆），可见含气支气管征。以两肺门为中心的"蝴蝶"状阴影是典型征象。多见于急性左心衰竭。

（四）肺血减少

肺血减少的主要原因：① 右心排血受阻或兼有右向左分流，如肺动脉狭窄、法洛四联症、三尖瓣闭锁、肺动脉闭锁等；② 肺动脉阻力升高，如原发性和继发性肺动脉高压等；③ 肺动脉血栓栓塞和其他病变所致肺动脉狭窄、阻塞。肺血减少可以是单侧性、区域性和分布不均匀。

（五）肺栓塞及肺梗死

肺栓塞是由内源性或外源性栓子阻塞肺动脉或其分支引起肺循环和右心功能障碍的临床综合征。CT增强可确诊肺栓塞，表现为肺动脉充盈缺损，若有肺梗死则表现为底边面向胸膜、尖端指向肺门的三角形、楔形实变影。

（覃杰　王伟）

第四节　疾病诊断

一、先天性心血管病

（一）室间隔缺损

室间隔缺损（ventricular septal defect，VSD）是先天性心脏病中最常见一种类型，占先天性心脏病发病总数的20%~30%，室间隔缺损可以单独存在，也可能与其他心脏畸形合并存在。小室间隔缺损患者可无症状，部分可自然闭合；大室间隔缺损患者发育较差，可有心悸、气短、易感冒及肺部感染等，严重者活动后口唇发绀。胸骨左缘第3~4肋间可闻及3级收缩期杂音，常可触及收缩期震颤。根据缺损部位不同，室间隔缺损分为三型：① 膜周部型，约占80%，又分为单纯膜部型、嵴下型及隔瓣下型；② 漏斗部型，约占10%，又分为干下型及嵴内型，前者亦称肺动脉瓣下型，缺损位于肺动脉瓣下；③ 肌部型，约占10%，缺损多靠近心尖部的肌部室间隔，也可发生于心肌梗死后室间隔穿孔及外伤性室间隔破裂。当存在室间隔缺损时，左心室血流经室间隔缺损进入右心室，通过肺循环进入左心房，因此，可引起左心房、左心室及右心室容量负荷增加，心腔扩大。肺循环血流量增多，肺血管内阻力增加，继之血管内膜及中层增厚，部分管腔逐渐狭窄，右心室压力随之增高。当右心室压力接近左心室，左向右分流量减少。当右心室压力高于左心室，出现右向左分流，患者可出现发绀，即艾森门格综合征（Eisenmenger syndrome）。

【影像学表现】

X线：室间隔缺损较小，少量左向右分流，心影正常或轻度增大，以左心室为主。肺血正常或轻度增多，肺动脉段不膨隆，主动脉结正常。室间隔缺损较大，左向右分流增多导致肺血增多，肺门动脉扩张，肺动脉段膨隆，左、右心室增大，以左心室为主，或伴轻度左心房增大（图3-19）。

CT：可见室间隔缺损，对比剂从左心室通过缺损流入右心室，心室增大，肺动脉扩张（图 3-19）。

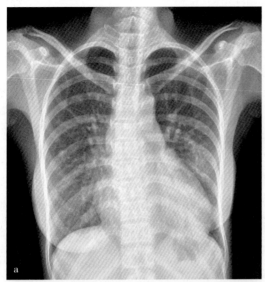

▼ 图3-19　室间隔缺损X线及CT表现
a. X线平片显示肺充血，左、右心室增大；b. CT轴位显示室间隔缺损，对比剂通过缺损部位从左心室流入右心室（箭），左心室、左心房增大；c. CT冠状位显示室间隔缺损，对比剂通过缺损部位从左心室流入右心室（箭）。

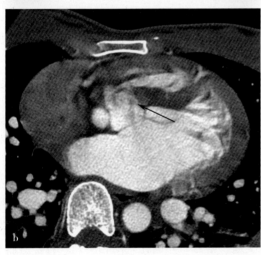
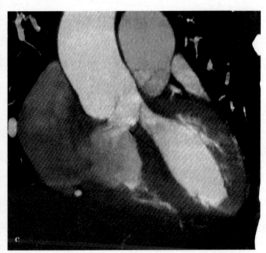

MRI：连续轴位图像可见室间隔连续性中断。

超声心动图：可有左心房、左心室和右心室内径增大，室间隔回声连续性中断，可明确室间隔各部位缺损。多普勒超声由缺损右心室面向缺孔和左心室面追踪可探测到湍流频谱。

造影检查：① 心导管可见右心室血氧饱和度高于右心房；② 心血管造影显示左心室充盈后对比剂立即进入右心室。根据右心室充盈的密度、对比剂通过室间隔的宽度、部位、喷射方向及右心室最早充盈的位置，可以准确判断室间隔缺损部位、大小、数量及缺损上缘距主动脉瓣距离。

【诊断与鉴别诊断】

超声心动图有助于室间隔缺损与其他心脏疾病鉴别。

（二）房间隔缺损

房间隔缺损（atrial septal defect，ASD）约占先天性心脏病的20%，女性较多见。由于房间隔缺损在小儿时期症状多数比较轻微，所以不少患者直到成年时才能被发现。部分患者可有劳累后心悸、气短，易患呼吸道感染等。出现肺动脉高压后，症状逐渐加重。若出现右心房血液流入左心房，则可出现发绀。常于胸骨左缘第2~3肋间闻及2~3级收缩期吹风样杂音，肺动脉瓣第二心音分裂，部分有亢进，多无震颤。

根据缺损部位不同房间隔缺损可分为四型：① 中央型（卵圆窝型），约占76%二孔型房间隔缺损，缺损位于房间隔中心卵圆窝处，其四周房间隔组织基本完整；② 下腔型，约占12%，缺损位于房间隔后下方下腔静脉入口处，其下缘完全缺如，与下腔静脉入口相连或残留少许边缘，主要由左心房后壁构成缺损后缘；③ 上腔型（静脉窦型），约占3.5%，缺损位于房间隔后上方上腔静脉入口下方，与上腔静脉口界限不清，上腔静脉血可直接流入两侧心房，常合并右上肺静脉异常引流；④ 混合型，约占8.5%，上述缺损有两种以上同时存在，常为巨大缺损。二孔型房间隔缺损多为单发，也可与其他心血管畸形同时存在。当有房间隔缺损时，左心房部分血液流入右心房，右心房、右心室及肺血流量增加，可引起右心房、右心室肥厚和扩张，随着时间延长可导致肺动脉高压，严重时出现心房水平双向分流或右向左分流。

【影像学表现】

X线：① 肺血增多，心脏呈二尖瓣型，肺动脉段突出；② 右心房、右心室增大；③ 主动脉结缩小或正常（图3-20）。小房间隔缺损可无异常发现。

CT：可见房间隔缺损，对比剂从左心房通过缺损流入右心房，右心房、右心室增大，肺动脉扩张（图3-20）。

MRI：① 可见房间隔连续性中断、缺失；② 梯度回波电影MRI可见左向右分流的血流喷射。

超声心动图：① 二维超声，直接征象是房间隔回声中断（图3-21）；间接征象是右心房、右心室扩大，右心室流出道及肺动脉增宽；② M型超声，显示室间隔与左心室后壁同向运动，为右心室容量负荷过重的表现；③ 彩色多普勒超声，显示房间隔缺损处明亮红色的过隔血流信号，以收缩晚期至舒张早期为主；④ 频谱多普勒，房间隔缺损的右心房侧可探及低速（1.0~1.3cm/s）湍流频谱。

造影检查：① 右心导管可提示两心房之间有交通，常需与卵圆孔未闭相鉴别。右心房血氧饱和度高于上、下腔静脉，提示有心房水平左向右分流。② 心血管造影可见对比剂沿房间隔下行，在左心房体部尚未充盈时，对比剂即已通过缺损进入右心房。

【诊断与鉴别诊断】

房间隔缺损应与卵圆孔未闭鉴别，超声心动图有助于鉴别诊断。

（三）动脉导管未闭

动脉导管未闭（patent ductus arteriosus，PDA）指出生后动脉导管仍处于持续开放状态，是先天性心脏病常见的类型之一，占先天性心脏病的15%~20%，女性较多见。少量分流时，动脉导管未闭患者可无症状。较大分流时，患者可出现活动后心悸、气短、反复呼吸道感染。大量分流时，患者早期可发生左心衰竭，重度肺动脉高压时，患者可出现发绀，往往下肢重于上肢，称为

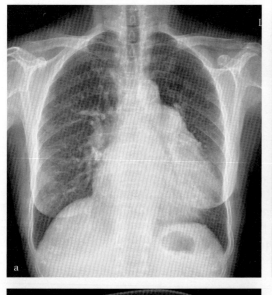
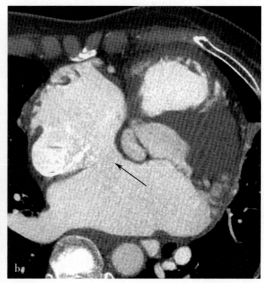
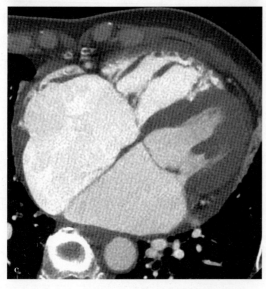

▲ 图3-20　房间隔缺损X线及CT表现
a. X线平片显示心脏增大，肺充血，肺动脉段膨突；
b. CT轴位（左心室流出道层面）显示房间隔缺损
（箭），左、右心房增大；c. CT轴位（四腔心层面）
显示左、右心房和心室均增大。

分界性发绀。大多数患者于胸骨左缘第2~3肋间可闻及双期连续性机器样杂音，伴震颤，可有周围血管征。分流量大小与动脉导管粗细及主、肺动脉压差有关。一般情况下，由于主动脉压力显著高于肺动脉，故不论在收缩期还是舒张期，血液均自主动脉向肺动脉分流，肺动脉接受来自右心室和主动脉两部分血液，使肺循环血流量增加，回流到左心房和左心室的血流量也增多，使左心室舒张期负荷加重，导致左心房、左心室增大。由于主动脉血液分流入肺动脉，故周围动脉舒张压下降而致脉压增大。大量左向右分流引起肺动脉高压，开始时为动力性高压，随后肺小血管管壁增厚、硬化，导致梗阻性肺动脉高压，右心室负荷加重，右心室肥厚，甚至衰竭。当肺动脉压力超过主动脉时，肺动脉血液逆流入主动脉，产生双向或右向左分流，引起发绀。因分流部位在降主动脉左锁骨下动脉的远侧，因此发绀仅见于下半身，称差异性发绀。

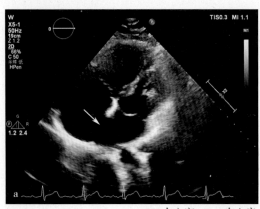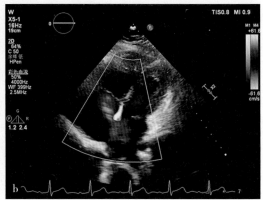

RV.右心室；RA.右心房；LV.左心室；LA.左心房。

▲ 图3-21　房间隔缺损超声表现

a. 胸骨旁四腔心切面显示房间隔中上段连续性中断（箭），右心房、右心室扩大，左心室偏小；

b. 彩色多普勒显示房间隔缺损处左向右分流血流信号（箭）。

按动脉导管未闭形态分为四型：① 管型，长度多在1cm左右，直径不等，但两端粗细一致。成人病例多属此型。② 漏斗型，长度与管型相似，但近主动脉处粗大，近肺动脉处狭小，呈漏斗状。③ 窗型，导管极短，肺动脉与主动脉紧贴呈窗状，直径一般较大。④ 哑铃型，导管中间细，两端粗，呈哑铃状，少见。

【影像学表现】

X线：分流量小可无异常发现。分流量大者心脏增大，以左心室增大为主，也可有左心房增大，主动脉结扩大，肺门血管影增大。当并发肺动脉高压时右心室增大，肺动脉段明显凸起（图 3-22、图 3-23）。

CT：通过二维及三维图像多角度观察连接主肺动脉近左肺动脉处与降主动脉之间的管道（图 3-22、图 3-23）。

MRI：于轴位（升主动脉-左肺动脉层面）表现为主肺动脉近左肺动脉处与降主动脉之间的异常管道，呈无或低信号。

超声心动图：左心房、左心室、主动脉内径增宽，肺动脉扩张。二维超声心动图在胸骨上窝切面可直接显示未闭的动脉导管，叠加彩色多普勒后可在动脉导管和肺动脉主干内探及收缩期和舒张期连续性红色或五彩镶嵌高速湍流，以此即可确定诊断，其确诊率可达99%以上。

造影检查：① 心导管检查显示肺动脉血氧含量高于右心室，二者差值超过0.05Vol（0.5 Vol%）或血氧饱和度之差 >2%时有诊断意义。有时导管可从肺动脉经动脉导管插入降主动脉，直达膈下，动脉导管未闭的诊断即可确立。② 心血管造影显示主动脉弓降部对比剂充盈后，主肺动脉立即充盈。若降主动脉上端有对比剂稀释，则提示肺动脉水平有右向左分流。

【诊断与鉴别诊断】

动脉导管未闭应与其他心底部分流畸形相鉴别，如冠状动脉瘘、主动脉窦瘤破裂，超声心动图及CT增强有助于鉴别诊断。

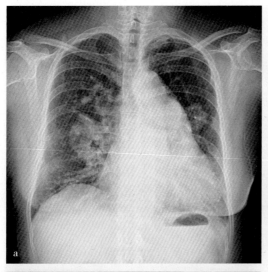
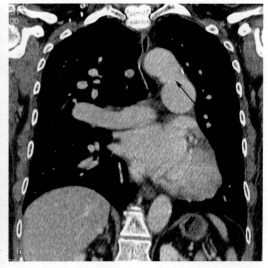
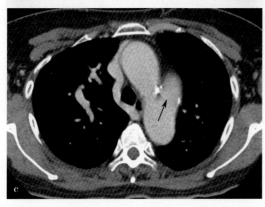

▲ 图3-22　动脉导管未闭X线及CT表现
a. X线平片显示左心室增大，肺门增大，肺充血，肺动脉段凸起；b. CT冠状位显示主动脉弓与肺动脉之间有粗大管道（箭）；c. CT轴位显示主动脉弓与肺动脉处之间有粗大管道（箭）。

（四）法洛四联症

法洛四联症（tetralogy of Fallot，TOF）是一种常见的先天性心脏畸形，在儿童发绀型心脏畸形中居首位。其基本病理为肺动脉狭窄、室间隔缺损、主动脉骑跨和右心室肥厚，其中以肺动脉狭窄和室间隔缺损为主要畸形。法洛四联症右心室流出道梗阻，使右心室压力升高，肺循环血流量减少。梗阻程度严重者，右心室压力可升高到与左心室压力相等的水平。当心室收缩左心室将血射入主动脉时，右心室也经心室间隔缺损将血射入主动脉，产生右向左血液分流。肺循环血流量减少和右向左血液分流导致体循环血氧含量降低，组织氧供不足，出现发绀和慢性缺氧，血红蛋白和红细胞显著增多。患者发育较迟缓，常有发绀，多于生后4~6个月内出现，可有杵状指/趾，易气短、喜蹲踞或出现缺氧性晕厥等。于胸骨左缘第2~4肋间闻及较响的收缩期杂音，多可触及震颤。法洛四联症患儿预后主要取决于肺动脉狭窄程度及侧支循环情况，重症者有25%~35%死于1岁内，50%患者死于3岁内，70%~75%死于10岁内，90%患者会夭折。主要是由于慢性缺氧，导致继发性心肌肥大和心力衰竭而死亡。

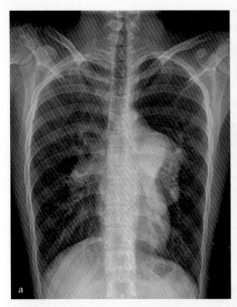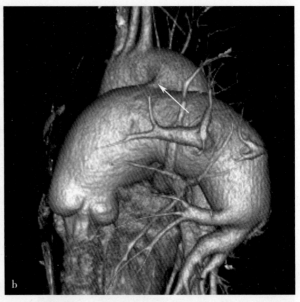

▲ 图3-23　动脉导管未闭X线及CT三维重组表现

a. X线平片显示肺门增大，肺充血，肺动脉段明显凸起；b. CT三维重组显示
主动脉弓与肺动脉之间有粗大管道（箭）。

【影像学表现】

X线：左心腰凹陷，心尖圆钝上翘，主动脉结突出，呈"靴形心"，肺纹理稀疏（图3-24）。

CT：通过二维及三维图像可多角度观察肺动脉狭窄、室间隔缺损、主动脉骑跨、右心室肥厚、肺动脉发育及体肺侧支情况（图3-24）。

MRI：SE序列轴位结合矢状位或长、短轴位可显示主肺动脉瓣环和漏斗部狭窄及其程度和范围。垂直于室间隔短轴位可观察主动脉骑跨及其程度。轴位或辅以短轴（或矢状）位有利于显示右心室肥厚和心腔扩张。

超声心动图：① 主动脉增宽、骑跨，骑跨率 >50% ［骑跨率 =（主动脉前壁至室间隔左心室面距离 / 主动脉根部内径）×100%］；② 室间隔连续性中断；③ 肺动脉狭窄，包括右心室流出道、肺动脉瓣环、肺动脉瓣、肺动脉主干及分支的狭窄，可多个部位同时出现狭窄；④ 右心室壁增厚；⑤ 彩色多普勒显示收缩期来自左心室的红色血流与来自右心室的蓝色血流均进入主动脉，舒张期可见红色血流经室间隔缺损进入右心室；此外，收缩期右心室流出道和肺动脉内可见蓝色为主的五彩镶嵌射流血流束。

造影检查：采用右心室造影为宜，主要征象如下。① 右心室、肺动脉充盈时，左心室和升主动脉提早显影，反映心室水平右向左分流和升主动脉骑跨，此为法洛四联症最常见的具有"定性"诊断价值的异常征象；② 漏斗部狭窄范围多较长，呈管道状；③ 肺动脉瓣狭窄，约半数以上病例瓣口深长，呈"袖口"状凸向肺动脉，提示为二瓣畸形；④ 主肺动脉及左、右肺动脉分支常有不同程度细小。

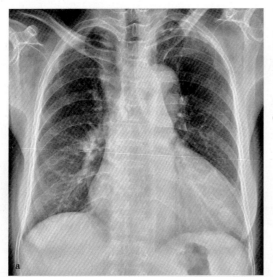

▼ 图3-24 法洛四联症X线及CT表现

a. X线平片显示左心腰凹陷，心尖圆钝上翘，肺纹理稀疏；b. CT轴位显示室间隔缺损，对比剂通过缺损部位从左心室流入右心室（箭）；c. CT轴位显示右心室流出道狭窄（箭）；d. CT轴位显示主动脉（星）骑跨室间隔（箭）；e. CT冠状位显示右心室流出道狭窄（箭）。

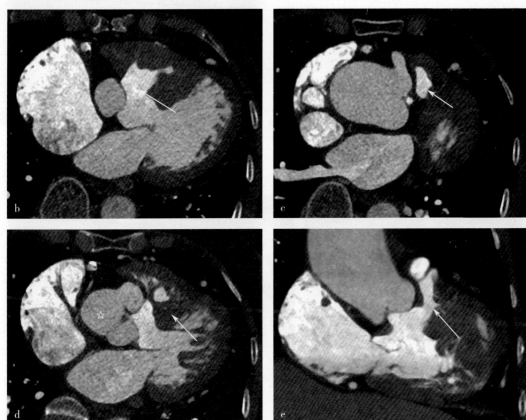

【诊断与鉴别诊断】

　　法洛四联症应与三尖瓣闭锁、室间隔缺损合并肺动脉闭锁及合并肺动脉狭窄的右心室双出口等鉴别，超声心动图、CT及MRI增强有助于鉴别诊断。

二、二尖瓣病变

（一）二尖瓣狭窄

二尖瓣狭窄（mitral stenosis，MS）主要由风湿热导致二尖瓣黏液样变性、瓣叶增厚、腱索增粗、融合挛缩，交界粘连，造成瓣口狭窄。极少数为先天性狭窄或老年性二尖瓣环钙化。正常二尖瓣质地柔软，瓣口面积4~6cm²。当瓣口面积<2cm²时可导致血流动力学障碍：舒张期由于左心房血液排出受阻，左心房压力升高、扩大，肺静脉回流障碍致肺淤血，患者可出现劳力性呼吸困难等左心衰竭表现，随着肺毛细血管压力增高，继而发展为肺动脉高压，右心衰竭。

【影像学表现】

X线：① 心脏增大，表现为左心房明显增大，左心缘呈四弓改变，右心缘双房影，左主支气管上抬。肺动脉干、左心耳及右心室均增大时，后前位心影呈梨状，称为"二尖瓣型心脏"。② 主动脉球缩小。③ 二尖瓣环钙化。④ 肺淤血和肺间质水肿（图3-25）。

CT：可见二尖瓣叶增厚，瓣叶、瓣环或左心房壁钙化，左心房和右心室增大，左心房充盈缺损（血栓）等（图3-26）。

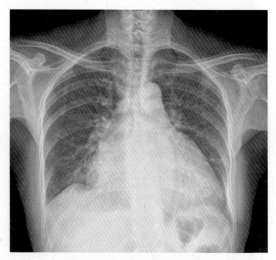

▲ 图3-25　二尖瓣狭窄的X线表现
心脏增大，左心房明显增大，右心缘双房影。

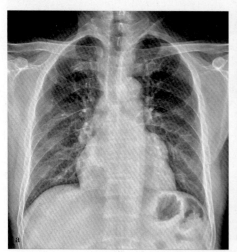
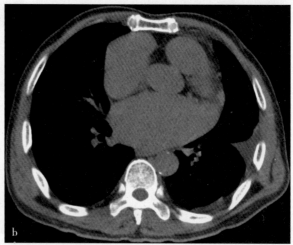

▲ 图3-26　二尖瓣狭窄的X线及CT表现
a.心脏增大，左心房明显增大，左心缘心耳部明显膨隆；b.CT显示左心房增大。

MRI：① MRI快速成像于心室舒张期可见左心室喷射血流在二尖瓣口下方造成无信号区。左心房血栓在高信号血流对比下呈充盈缺损。② SE序列可见左心房和右心室增大，左心房内血液淤滞呈中高信号；左心房血栓呈高信号。

超声心动图：① 二维超声显示二尖瓣前后叶增厚、钙化，瓣下腱索融合挛缩、交界粘连，瓣叶开放幅度缩小，瓣口面积≤2.0cm² 为轻度狭窄，≤1.5cm² 为中度狭窄，≤1.0cm² 为重度狭窄；② M 型超声表现为二尖瓣前后叶同向运动，E 峰、A 峰之间凹陷消失，呈平顶状，即"城墙波"改变；③ 彩色多普勒表现为舒张期二尖瓣口五彩镶嵌血流信号；④ 频谱多普勒显示舒张期二尖瓣口呈宽大实填湍流频谱（图 3-27）。

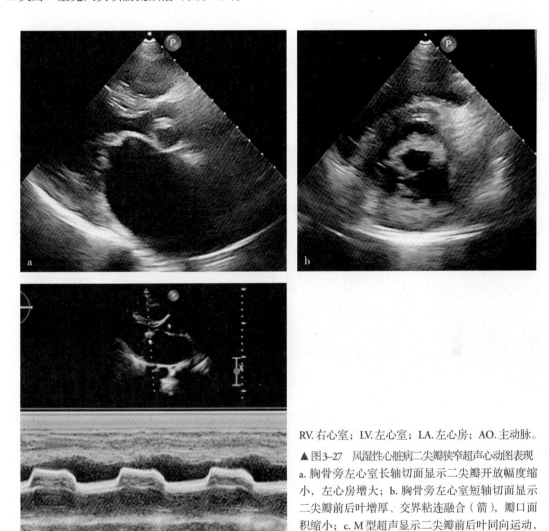

RV. 右心室；LV. 左心室；LA. 左心房；AO. 主动脉。

▲ 图 3-27　风湿性心脏病二尖瓣狭窄超声心动图表现
a. 胸骨旁左心室长轴切面显示二尖瓣开放幅度缩小，左心房增大；b. 胸骨旁左心室短轴切面显示二尖瓣前后叶增厚、交界粘连融合（箭），瓣口面积缩小；c. M 型超声显示二尖瓣前后叶同向运动，E 峰呈平顶状，呈"城墙波"改变（箭）。

心血管造影：于心室舒张期，二尖瓣口区域可见圆形或椭圆形、边缘清楚的圆顶状充盈缺损。

【诊断与鉴别诊断】

风湿性心脏病二尖瓣狭窄需与缩窄性心包炎及左心房黏液瘤鉴别，超声心动图有助于鉴别诊断。

（二）二尖瓣关闭不全

二尖瓣关闭不全（mitral insufficiency，MI）是各种原因造成二尖瓣装置复合体（二尖瓣叶、瓣环、腱索、乳头肌等）异常，导致收缩期左心室血液反流入左心房。由于左心房容量和压力升高，出现肺淤血及肺循环高压，同时舒张期左心室容量负荷过重，导致左心房、左心室扩大。晚期可出现肺动脉高压和全心衰竭。常见病因有二尖瓣脱垂、腱索断裂、二尖瓣赘生物或穿孔、风湿热、缺血性二尖瓣反流、心肌病等。轻度二尖瓣关闭不全者可无症状，中度以上者有心悸、气短、乏力和左心衰竭等症状。

【影像学表现】

X线：轻度二尖瓣关闭不全者可无明显异常发现。严重者左心房和左心室明显增大，明显增大的左心房可推移和压迫食管。肺动脉高压或右心衰竭时，右心室增大（图3-28）。

CT：可见二尖瓣叶增厚、钙化，左心房和左心室增大（图3-28）。

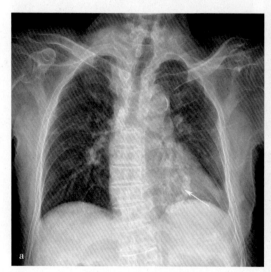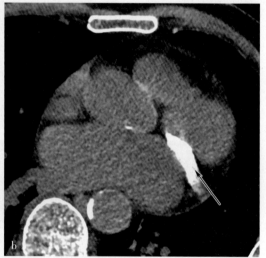

▲ 图3-28　二尖瓣关闭不全的X线及CT表现
a. X线显示左心房和左心室增大，二尖瓣位置可见钙化影（箭）；
b. CT轴位显示二尖瓣钙化（箭）及左心房增大。

MRI：① MRI快速成像心脏收缩期可见左心房反流所致的无信号区，根据其范围可进行半定量和定量分析；② SE序列显示左心房和左心室扩张。

超声心动图：① 二维超声可发现病因，如二尖瓣、腱索、乳头肌器质性病变；② 左心房和左心室扩大；③ 彩色多普勒表现为收缩期二尖瓣口左心房侧五彩镶嵌反流束，可呈中心性反流束，也可呈偏心性反流束；④ 频谱多普勒显示收缩期二尖瓣口左心房侧宽大实填高速湍流频谱。

心血管造影：于心室收缩期见对比剂反流入左心房（除外心律失常或导管位置不当等因素）。

【诊断与鉴别诊断】

三尖瓣关闭不全、室间隔缺损、主动脉狭窄、左心室和右心室流出道梗阻均可出现收缩期杂音，应注意鉴别。超声心动图是诊断和评估二尖瓣关闭不全最精确的无创检查方法。

三、冠状动脉粥样硬化性心脏病

冠状动脉粥样硬化性心脏病（coronary atherosclerotic heart disease，CHD）指冠状动脉粥样硬化引起血管狭窄，导致心肌缺血缺氧而引起的心脏病变。它和冠状动脉功能性改变（痉挛）一起，统称冠状动脉性心脏病，简称"冠心病"。冠状动脉发生粥样硬化是否发生冠心病，一定程度上取决于冠状动脉粥样硬化造成血管狭窄程度和粥样斑块稳定性。冠状动脉狭窄最常见于前降支，其次为左回旋支，右冠状动脉及左冠状动脉主干。管腔狭窄程度分为四级：管腔狭窄≤25%为Ⅰ级；管腔狭窄26%~50%为Ⅱ级；管腔狭窄51%~75%为Ⅲ级；管腔狭窄>76%为Ⅳ级。患者常有阵发性胸痛，多为胸骨后区，亦可累及心前区或放射至左臂，常与劳累、情绪变化有关。一般疼痛持续30秒至15分钟，静息2~5分钟或舌下含服硝酸甘油后几分钟缓解。一旦发生左心衰竭，可有呼吸困难、咳嗽、咯血及夜间不能平卧等。严重者可发生猝死。

【影像学表现】

X线：部分冠心病X线平片可无异常发现，部分患者可有下列表现。① 心影呈主动脉型或普大型心；② 心影不同程度增大，以左心室增大为重，心力衰竭时可见肺水肿；③ 部分患者急性心肌梗死后数天至数周内，出现心肌梗死后综合征，包括心包积液、胸腔积液及肺广泛渗出性改变；④ 心肌梗死形成室壁瘤表现为左心缘局限性膨突或心肌钙化（图3-29）。

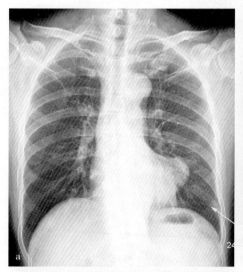
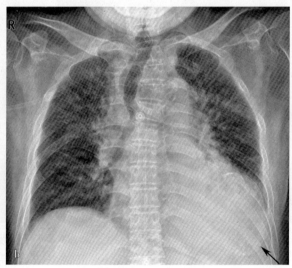
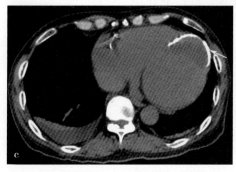

▲ 图3-29　冠心病的X线及CT表现
a. 室壁瘤：X线平片显示左心缘局限性膨突（箭）；b. 心肌梗死后钙化：X线平片显示心脏增大，左心室区见弧形钙化影（箭）；c. 心肌梗死后钙化：CT轴位显示左右心室增大，左心室心尖部见弧形钙化影（箭）。

CT：冠状动脉CT平扫可见冠状动脉壁上散在或弥漫斑点、斑片及条状钙化斑块。可通过计算冠状动脉钙化积分来评价冠状动脉整体钙化程度。钙化积分越高，表明动脉粥样硬化越严重（图3-30）。

冠状动脉增强CT可通过VR表面成像、曲面重建（CPR）和冠状动脉探针多角度分析冠状动脉管腔情况，包括斑块定位、定性（软斑块、钙化斑块、混合斑块）、斑块大小、累及范围、狭窄程度或闭塞、支架及桥血管通畅情况等。同时可了解心脏大小、心肌灌注、主动脉管壁等。冠状动脉粥样斑块表现为凸入管腔的充盈缺损，中低密度、可伴或不伴钙化（软斑块），或表现为管壁明显增厚、狭窄（图3-31）。

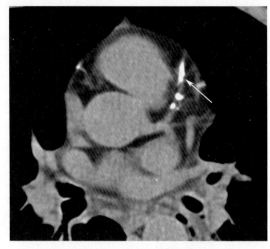

▲ 图3-30　冠状动脉钙化斑块
冠状动脉前降支（LAD）见多发钙化斑块（箭）。

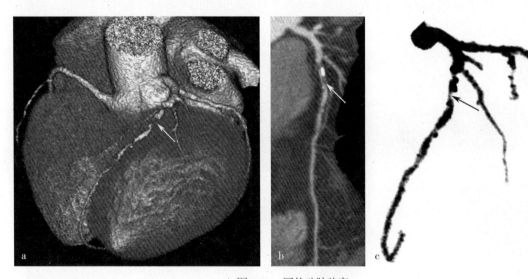

▲ 图3-31　冠状动脉狭窄
a. 冠状动脉CTA三维显示LAD多处狭窄（箭）；b. 冠状动脉CTA曲面重建显示LAD多处狭窄（箭）；
c. 冠状动脉CTA仿DSA显示LAD多处狭窄（箭）。

心肌梗死CT表现为局部心肌壁密度降低、变薄、钙化，形成室壁瘤，强化程度低于周围正常心肌组织（图3-32、图3-33）。

MRI：可从形态、功能、心肌灌注及延迟期心肌存活方面进行综合评价。

心绞痛（心肌缺血但未发生心肌梗死）：心脏形态、大小多正常；电影MRI表现为节段性运动减弱；心肌灌注动脉期成像显示缺血区心肌信号低于正常供血区，即灌注减低；延迟期成像无异常。

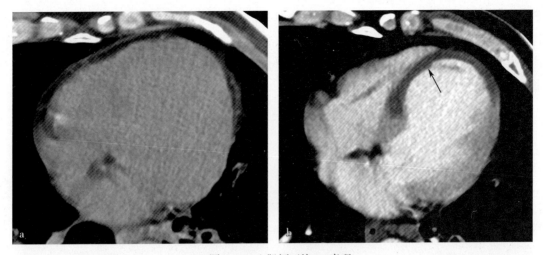

▲ 图3-32 心肌梗死的CT表现

a. 平扫显示心肌密度均匀；b. 增强扫描显示心尖部及室间隔强化程度低于周围正常心肌组织（箭）。

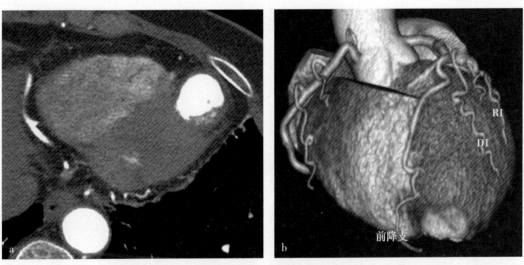

▲ 图3-33 室壁瘤的CT表现

a. 增强扫描显示心尖部室壁瘤；b. 容积重建技术显示心尖部室壁瘤。

急性心肌梗死：① 梗死心肌信号强度增高，尤其在T_2WI更明显，原因是梗死心肌水肿，T_2延长；② 梗死心肌壁变薄；③ 节段性室壁运动减弱、消失，收缩期室壁增厚减低或消失；④ 心肌灌注成像显示灌注减低或缺损，延迟期成像显示梗死，即心肌呈明显高信号。

陈旧性心肌梗死：① 梗死心肌信号强度减弱，尤其在T_2WI，其病理基础为梗死心肌纤维化；② 梗死处心肌室壁变薄，室壁运动、心肌灌注动脉成像和延迟期成像表现大体同急性期。

心肌梗死并发症的MRI表现如下。室壁瘤：① 左心室扩大，室壁显著变薄，范围大，局部室壁向心脏轮廓外膨隆；② 瘤中信号异常，急性期为高信号，陈旧期为低信号；③ 室壁运动消失或反向运动，收缩期室壁增厚率消失；④ 室壁瘤附壁血栓形成时，血栓在T_1WI表现为中等信号，与心肌相似，T₂WI信号强度较心肌高；⑤ 室间隔穿孔时，MRI显示室间隔连续性中断，电影MRI显示心室水平左向右分流；⑥ 左心室乳头肌断裂和功能不全时，电影MRI显示心室收缩期左心房内有起自二尖瓣口低信号血流束，为二尖瓣关闭不全，合并左心房扩大（图3-34）。

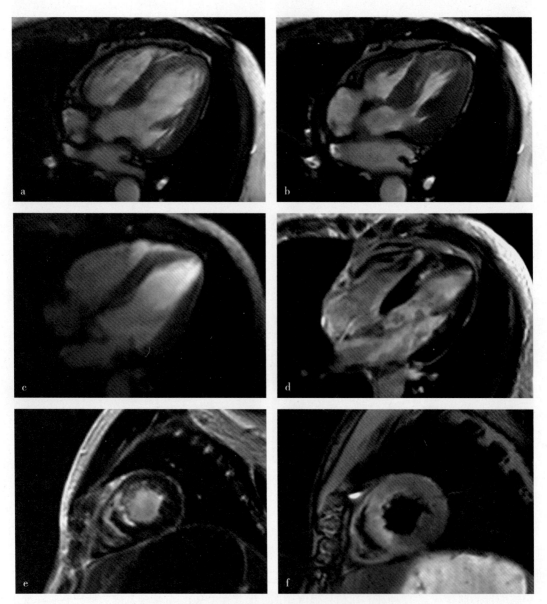

▲ 图3-34 心肌梗死的MRI表现

a、b. 分别为四腔心电影序列舒张末期、收缩末期，显示左心室中间段、心尖段室间隔壁及心尖部心肌收缩期呈反向运动，心肌增厚率减低；c、d. 分别为四腔心首过灌注、延迟扫描，可见左心室中间段、心尖段室间隔壁心内膜下无灌注（c），病变处心内膜下、部分透壁性延迟强化（d）；e. 为短轴延迟扫描，显示病变处心内膜下、部分透壁性延迟强化；f. 为短轴脂肪抑制T₂WI序列，显示室间隔壁心肌肿胀，病变处信号增高。

超声心动图：① 心肌缺血和/或心肌梗死区域节段性室壁运动异常；② 心肌梗死并发症的评估，如室壁瘤、室间隔穿孔、乳头肌功能不全或断裂、左心室附壁血栓等；③ 心脏收缩和舒张功能的评价。

血管造影：可显示冠状动脉分布形式，冠状动脉粥样硬化病变及其程度，如狭窄、闭塞、硬化斑块、溃疡、腔内血栓、瘤样扩张、冠状动脉夹层病变及其程度、冠状动脉痉挛及侧支循环等。

【诊断与鉴别诊断】

冠心病临床表现比较复杂，故需要鉴别疾病较多：① 心绞痛型冠心病需与食管疾病（反流性食管炎、食管裂孔疝、弥漫性食管痉挛）、肺和纵隔疾病（肺栓塞、自发性气胸及纵隔气肿）及胆绞痛、神经、肌肉和骨骼疾病等鉴别；② 心肌梗死型冠心病需与主动脉夹层、不稳定型心绞痛、肺栓塞、急性心包炎、急腹症、食管破裂等鉴别。胸部增强CT检查及冠状动脉CTA有助于鉴别诊断。

四、肺栓塞

肺栓塞（pulmonary embolism，PE）是指体循环各种栓子脱落阻塞肺动脉及其分支引起肺循环障碍的临床病理生理综合征。常见的栓子是血栓，其余为新生物细胞、脂肪滴、气泡、静脉输入药物颗粒等。下肢深静脉血栓是本病的首要病因。各种原因导致长期卧床、充血性心力衰竭、肥胖、妊娠、口服避孕药、静脉曲张、慢性心肺疾病和恶性肿瘤是本病常见诱因。临床表现根据栓塞部位和程度而有所不同。典型症状包括呼吸困难、胸痛、咯血、晕厥等。实验室检查可发现低氧血症、低碳酸血症和D-二聚体水平升高等。

【影像学表现】

X线：可无特异性表现。

CT：增强CT可显示从肺动脉干到肺段血管栓塞部位、数量及血管狭窄程度。肺栓塞直接CT征象为血管腔内充盈缺损，间接征象为肺动脉扩张，右心扩大，肺灌注不均匀呈"马赛克征"、肺梗死灶及胸腔积液等（图3-35~图3-37）。慢性肺栓塞表现为血管完全闭塞伴管径变细、血栓钙化、支气管或体循环侧支循环广泛开放等。

MRI：磁共振肺血管造影可显示主肺动脉、左右肺动脉及较大分支血栓栓塞。

血管造影：表现为肺动脉及其分支充盈缺损。

【诊断与鉴别诊断】

由于肺栓塞临床表现缺乏特异性，易与冠心病、主动脉夹层、肺炎等相混淆，胸部CT增强及冠状动脉CTA有助于鉴别诊断。

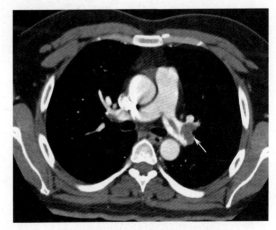

▲ 图3-35　肺栓塞CT增强扫描
左肺动脉内不规则充盈缺损（箭）。

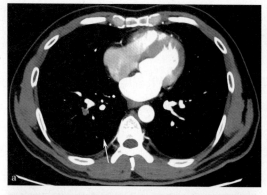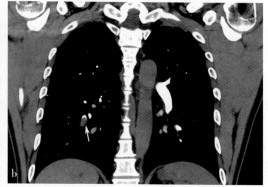

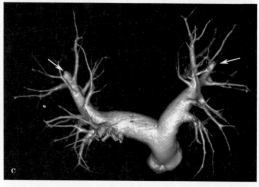

▲ 图3-36　肺栓塞CT表现
a. 增强轴位显示右肺下叶动脉内不规则充盈缺损（箭）；
b. 增强冠状位显示右肺下叶动脉内不规则充盈缺损
（箭）；c. CT三维图像显示双肺下叶动脉中断（箭）。

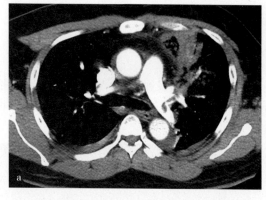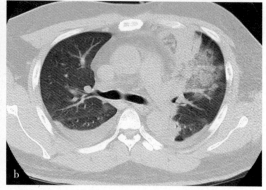

▲ 图3-37　肺梗死CT表现
a. 增强显示左肺动脉内充盈缺损，其中左肺上叶前段动脉完全闭塞，左肺上叶前段梗死，未见强化，双侧少量胸腔积液；b. 左肺上叶前段梗死表现为密度不均匀实变。

五、心肌病

心肌病（cardiomyopathy）是指除心脏瓣膜病、冠心病、高血压心脏病、肺心病、先天性心脏病和甲亢性心脏病外，以心肌病变为主的一组疾病。广义的心肌病包括原因未明的心肌病（原发性心肌病）和病因已经明确的心肌病（特异性心肌病）。而狭义的心肌病是指原发性心肌病，常见的有扩张型心肌病、肥厚型心肌病。

（一）扩张型心肌病

扩张型心肌病（dilated cardiomyopathy，DCM）是以一侧或双侧心室扩大及收缩功能减低，并伴有充血性心力衰竭为特征的心肌病。常见的临床症状包括充血性心力衰竭、各种心律失常和体动脉栓塞等。心脏常呈球形增大，主要累及左心室，有时亦累及右心室或左、右心室。以心腔扩张为主，通常心肌壁不厚，心肌松弛无力。心室收缩功能减弱、舒张期血量和压力升高、心排血量降低为主要特点。

【影像学表现】

X线：心脏呈普大型心或主动脉型心，各房室均可增大，以左心室增大为主（图3-38）。可表现为不同程度的肺淤血或间质性肺水肿。

CT：心脏增大以左心室扩张为主，室壁和肌部间隔厚度正常或稍变薄。心脏附壁血栓表现为心腔内充盈缺损（图3-38）。

MRI：心脏增大以左心室扩张为主，延迟增强扫描有时可见室间隔不均匀强化，提示心肌间质纤维化（图3-39）。电影MRI可显示瓣膜关闭不全。

心血管造影：左心室扩张，在各心动周期内心室形态及大小变化不明显。

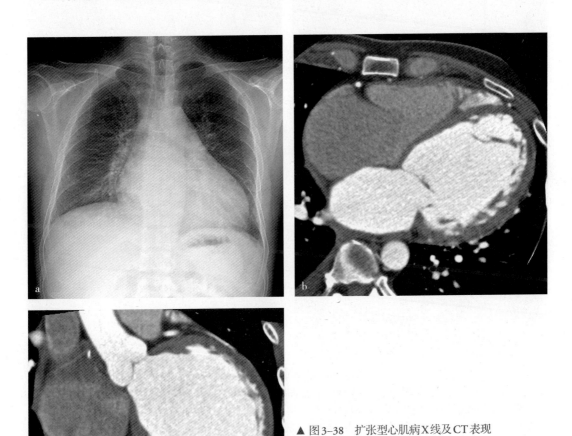

▲ 图3-38 扩张型心肌病X线及CT表现

a. X线平片显示心脏增大呈普大型心；b. CT轴位显示心肌变薄，各房室均增大，以左心室增大为著；c. CT冠状位显示心肌变薄，左心室增大。

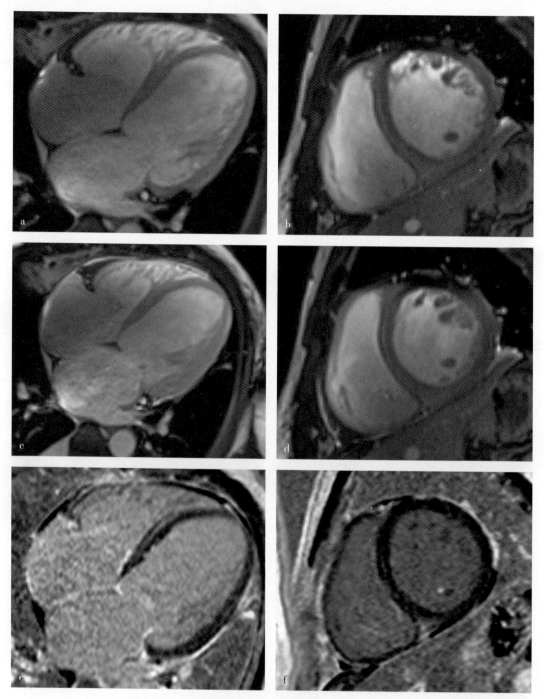

▲ 图3-39　扩张型心肌病MRI表现

a、b. 分别为四腔心、左心室短轴电影序列舒张末期图像；c、d. 分别为对应收缩末期图像；e、f. 为对应层面延迟强化图像。左心室、左心房、右心房明显扩大（左心房前后径63mm，左心室横径67mm，右心房左右径55mm），左心室壁变薄（室间隔最薄处9mm，侧壁最薄处4mm），左心室壁普遍运动减弱，左心室射血分数23%。左心室侧壁、前壁肌小梁增多、增粗，心尖未累及。延迟扫描室间隔中间段心肌中层条状强化。

超声心动图：① 全心扩大，以左心扩大为主；② 左心室壁相对变薄；③ 室壁运动幅度普遍减低，室壁增厚率 <30%；④ 二尖瓣前后叶开放幅度明显缩小；⑤ 左心室心尖部可出现附壁血栓；⑥ M型超声显示E峰顶点与室间隔距离明显增大，一般 >20mm；⑦ 左心室收缩功能明显减低；⑧ 彩色多普勒显示不同程度的房室瓣反流。

血管造影：左心室扩张，在各心动周期内心室形态及大小变化不明显。

【诊断与鉴别诊断】

超声心动图、CT及MRI增强检查有助于扩张型心肌病与其他疾病的鉴别。

（二）肥厚型心肌病

肥厚型心肌病（hypertrophic cardiomyopathy）以左心室心肌肥厚为特征，以室间隔为著，偶尔可呈同心性肥厚。根据左心室流出道有无梗阻可分为梗阻性和非梗阻性肥厚型心肌病。肥厚心肌使左心室流出道狭窄、舒张功能异常及心肌缺血。常有心悸、气短、头痛、头晕等症状，少数病例可发生晕厥，甚至猝死。患者常有心悸、气短、头痛、头晕等症状，少数病例可发生晕厥，甚至猝死。多见于青少年，男女发病率无差别。

【影像学表现】

X线：可见左心房、左心室增大，心影也可能在正常范围。晚期可见右心室增大和肺淤血表现（图3-40）。

CT：室间隔肥厚，与左心室后壁厚度之比大于1.5，非对称性室间隔肥厚最常见（图3-40）。

MRI：① 室间隔肥厚，呈均匀中等信号；② 增厚心肌收缩期增厚率减低，正常心肌收缩功能正常或增强；③ 延迟增强扫描于肥厚心肌处可见斑片状或条带样强化灶，与冠状动脉所对应区域无关，多分布于心肌中层（图3-41）。

超声心动图：① 室间隔肥厚与左心室游离壁厚度之比 >1.5cm；② 二尖瓣前叶收缩期向前移动及主动脉收缩中期关闭现象；③ 心室腔小；④ 左心室流出道狭窄 <2.0cm；⑤ 左心室流出道血流速度加快；⑥ 休息时收缩期左心室心尖部心腔与流出道压力阶差 >30mmHg，则认为存在左心室流出道梗阻。

血管造影：① 左心室流出道呈倒锥形狭窄，为室间隔肥厚和二尖瓣前瓣前移所致；② 心室腔缩小、变形，为乳头肌肥厚和不同部位心肌肥厚所致；③ 继发二尖瓣关闭不全；④ 冠状动脉及分支正常或轻度扩张。

【诊断与鉴别诊断】

超声心动图、CT及MRI增强检查有助于肥厚型心肌病与其他疾病的鉴别。

六、心包疾病

（一）心包积液

心包积液（pericardial effusion，PE）常见病因分为感染性（结核、病毒、细菌等）和非感染性（肿瘤、风湿病、内分泌代谢性疾病等）两大类。心包积液可引起心包腔内压力升高，积液量较大时可导致心室舒张功能受限，体、肺静脉回流受阻，心房和静脉压力升高，心脏收缩期心排

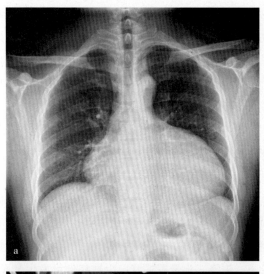
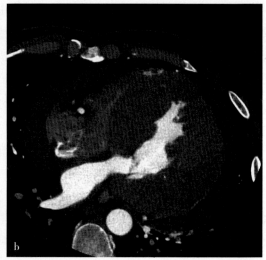
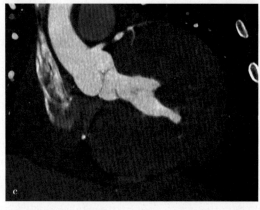

▲ 图3-40　肥厚型心肌病X线及CT表现
a. X线平片显示左心室增大；b、c. CT增强轴位及冠状位显示左心室心肌明显增厚，心腔狭窄。中量心包积液。

血量减少。患者可有乏力、发热、心前区疼痛等症状。心包积液短时间内迅速增加时，患者可出现心脏压塞症状，如呼吸困难、面色苍白、发绀、端坐呼吸等。

【影像学表现】

X线：心影向两侧普遍扩大（积液300ml以上），呈普大型心，心腰及心缘各弓正常分界消失，上腔静脉影增宽（图3-42）。

CT：少量心包积液表现为于左心室后侧壁或右心房侧壁旁弧形水样密度影，中大量心包积液为沿心脏轮廓分布的环形水样低密度影（图3-42）。

MRI：心包脏层、壁层间距增宽。积液因性质不同，在T_1WI上信号各异，T_2WI上呈高信号。

超声心动图：① 心包脏层、壁层之间出现无回声液性暗区持续整个心动周期；② 液性无回声区内可见点状回声或纤维素样回声带漂浮；③ 大量心包积液时心脏呈摆动状，包括沿长轴方向扭动，称为心包荡击征。

【诊断和鉴别诊断】

超声心动图、CT和MRI可明确诊断心包积液。

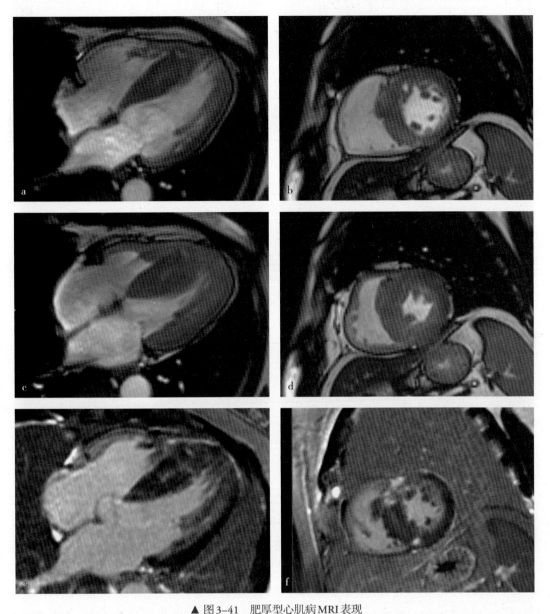

▲ 图3-41　肥厚型心肌病MRI表现

a、b. 分别为四腔心、左心室短轴电影序列舒张末期图像；c、d. 分别为对应收缩末期图像；e、f. 为对应层面延迟强化图像。室间隔壁明显增厚，舒张末期最厚约24mm；延迟扫描室间隔、右心室插入部心肌内多发壁内、透壁性斑片状、灶状、条状强化。

（二）缩窄性心包炎

缩窄性心包炎（constrictive pericarditis，CPC）是心包增厚、粘连甚至钙化，心脏舒张受限，上腔静脉、下腔静脉回流受阻，出现颈静脉怒张、肝大、腹水、下肢水肿等。患者多表现为呼吸困难、腹胀和/或水肿伴心悸、咳嗽、乏力、胸闷等症状。

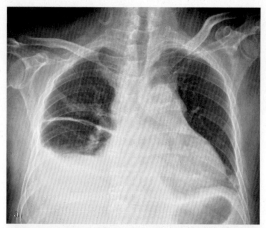

▼ 图3-42 心包积液X线及CT表现

a.X线平片显示心脏增大呈普大型心，心腰及心缘各弓正常分界消失，上腔静脉影增宽，右侧中量胸腔积液；b、c.为CT平扫及增强，表现为沿心脏轮廓分布的环形水样低密度影，未见强化，右侧中量胸腔积液，左侧少量胸腔积液。双肺下叶部分肺组织实变。

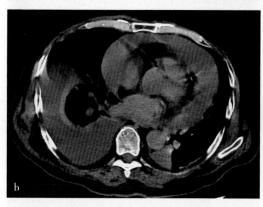 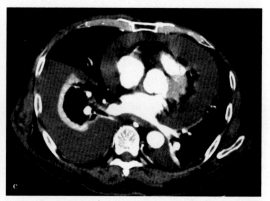

【影像学表现】

X线：心影正常或稍大，心影大可能由于心包增厚或伴有心包积液，左右心缘正常弧弓消失，平直僵硬，上腔静脉明显增宽，部分患者心包有蛋壳状钙化（图3-43）。

CT：可见心包增厚（厚度>4mm）、钙化灶、腔静脉扩张，左右心房扩大，以及肝脾肿大、腹水及胸腔积液等征象。CT在缩窄性心包炎中具有重要作用。① 评估心包：显示心包最厚及最薄数值、位置，判断心包是否钙化、脏层和壁层是否融合、是否有心包积液；② 判断有无右心衰竭：是否有胸腔积液、腹水、上腔静脉及下腔静脉增粗、肝淤血；③ 评估心肌：有无室壁瘤、心肌缺血、变薄、纤维化等（图3-43）。

MRI：除不能直接显示钙化灶外，其表现及作用与CT相似。

超声心动图：① 心包增厚、钙化，厚度>3mm；② 双心房扩大，心室偏小，左心房、左心室后壁夹角变小；③ 上腔静脉、下腔静脉和肺静脉扩张；④ M型超声显示室间隔呈抖动或跳动状运动；左心室后壁舒张早期运动速率加快，中晚期活动平直；⑤ 频谱多普勒显示呼气时二尖瓣E峰流速增高、吸气时下降幅度超过50%。

【诊断与鉴别诊断】

超声心动图、CT及MRI检查可明确诊断缩窄性心包炎。

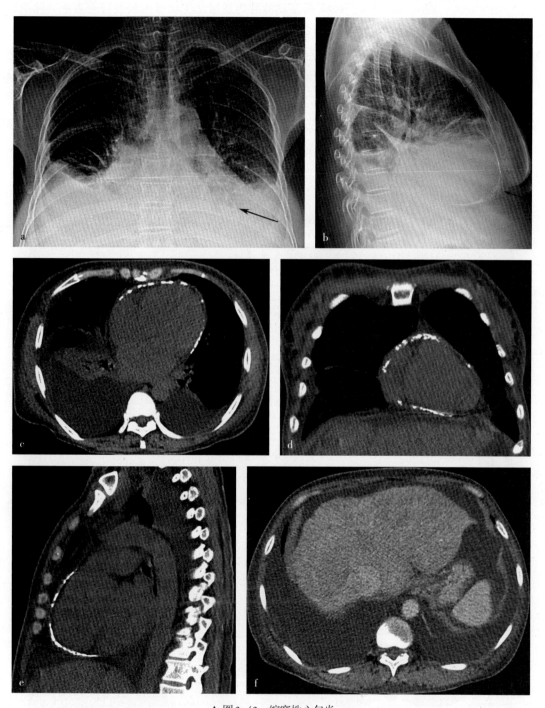

▲ 图3-43 缩窄性心包炎

a、b. 正位及侧位X线胸片显示心包有蛋壳状钙化（箭），双侧胸腔积液；c~e. CT轴位、冠状位及矢状位显示心包增厚及蛋壳状钙化；f. CT增强扫描显示肝淤血伴胸腔积液及腹水，下腔静脉增粗。

七、主动脉夹层

主动脉夹层（aortic dissection，AD）指主动脉腔内血液从主动脉内膜裂口进入主动脉中膜，使中膜沿主动脉长轴方向分离扩展形成主动脉壁真假两腔。主动脉夹层起病时患者突感胸部呈刀割样或撕裂样剧烈疼痛，向胸前及背部放射，随夹层涉及范围可以延至腹部、下肢、臂及颈部。夹层累及内脏动脉、肢体动脉及脊髓供血时可出现相应脏器组织缺血表现，如肾脏缺血、下肢缺血或截瘫等。少数起病缓慢者疼痛可以不显著。可有两侧上肢血压不对称或下肢动脉搏动减弱、消失等。根据手术方式不同，主动脉夹层分为Stanford A型和B型。A型：破口位于升主动脉，适合急诊外科手术。B型：破口位于降主动脉、腹主动脉或髂动脉，可先内科治疗，再进行降主动脉覆膜支架植入。

【影像学表现】

X线：上纵隔增宽或主动脉影增粗（图3-44）。

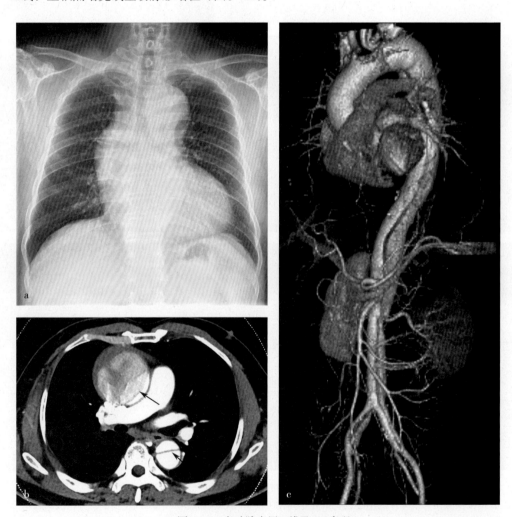

▲ 图3-44　主动脉夹层X线及CT表现

a. X线平片显示主动脉增粗迂曲；b. 主动脉夹层A型：CT增强扫描显示升主动脉增粗，见线状低密度内膜（箭）将升主动脉及降主动脉分为真假腔；c. CT三维图像显示主动脉分为真假腔，范围从升主动脉至双侧髂内动脉。

CT平扫：血管直径增大，血管腔内发现线样低密度内膜片，若内膜钙化则表现为血管腔内移的内膜钙化斑块，真假腔密度不均匀。CT增强：主动脉腔内可见横贯线样低密度内膜片，主动脉分为真假腔，近端及远端一般可见内膜片单个或多个破口，冠状动脉、头臂动脉及腹主动脉分支开口可受累，伴或不伴胸腔积液及心包积液，如并发主动脉瓣关闭不全则可见左心室及心脏增大（图3-44、图3-45）。

MRI：真腔血流较快，呈低或无信号；假腔血流较慢，呈低或中等信号。内膜片位于真假腔之间，内破口表现为内膜片连续性中断。

超声心动图：经胸及经食管超声可显示主动脉夹层病变范围、真腔、假腔、破口位置及主动脉窦部受累程度，以及有无心包积液。

血管造影：主动脉真腔显影时，假腔亦有对比剂充盈或充盈延迟。内破口表现为内膜片局部对比剂喷射、外溢或龛影样突出。

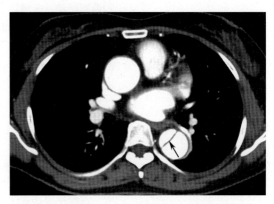

▲ 图3-45　主动脉夹层CT表现

主动脉夹层B型：CT增强扫描示线状低密度内膜（箭）将降主动脉分为真假腔，升主动脉未见异常。

【诊断与鉴别诊断】

有高血压病史患者24小时内有转移性胸部及背部疼痛时，需进行胸腹部CT增强检查排除主动脉夹层。

学习小结

本章介绍了心脏检查技术、正常影像学表现、基本病变影像学表现和常见疾病影像学表现。

循环系统基本病变影像学表现包括：① 心脏位置异常；② 心脏外形改变；③ 心脏增大；④ 心脏结构异常；⑤ 心脏运动异常；⑥ 心脏血流异常；⑦ 冠状动脉异常；⑧ 心包异常；⑨ 主动脉异常；⑩ 肺循环异常。循环系统疾病诊断介绍了先天性心血管病、二尖瓣病变冠状动脉粥样硬化性心脏病、肺栓塞、心肌病、缩窄性心包炎和心包积液、主动脉夹层的主要影像学表现。

（覃杰　王伟）

一、选择题

1. 在心血管疾病诊断的检查技术中，既能观察心脏大血管的形态、结构与搏动，了解心脏收缩、舒张功能和瓣膜活动，又可以实时无创评价心血管内血流动力学状态的最佳检查方法是

A. X线平片检查

B. 心导管造影术

C. 超声心动图

D. PET/CT

E. CT检查

2. 下列检查技术中，在分析心脏运动功能、测量射血分数和血流速度、观察瓣膜运动状态、鉴别存活心肌，研究心肌能量代谢、心肌缺血、梗死及其演变过程和细胞代谢水平等心功能中更佳的技术是

A. 超声心动图

B. 心导管造影术

C. PET/CT

D. MRI 及 MRS

E. CT

3. 下列普大型心的描述，不正确的是

A. 肺动脉段突出

B. 心尖上翘

C. 主动脉结缩小或正常

D. 常见于二尖瓣疾病、房间隔缺损、肺动脉瓣狭窄及各种病因导致的肺动脉高压等

E. 心脏向各方向普遍增大

4. 左心房增大的X线表现，不正确的是

A. 右心缘"双心房影"

B. 左心室段延长，心尖下移

C. 左心缘"四弧征"

D. 左主支气管抬高

E. 吞钡侧位片见中下段食管有局限性压迹和移位

5. 下列左心室增大X线表现，不正确的是

A. 正位片左心室段延长，心尖下移

B. 左心室段向左膨隆，相反搏动点上移，心腰凹陷

C. 心尖圆隆、上翘、肺动脉段隆起

D. 左侧位心后三角消失

E. 心后缘下段向后膨凸超过下腔静脉后缘15mm

参考答案：1. C；2. D；3. E；4. B；5. C

二、简答题

1. 简述冠心病冠状动脉CTA表现。

2. 简述肺动脉栓塞CT表现。

3. 简述主动脉夹层CT表现。

4. 简述二尖瓣狭窄典型X线、CT及超声心动图表现。

5. 简述二尖瓣关闭不全典型X线、CT及超声心动图表现。

6. 简述室间隔缺损典型X线、CT及超声心动图表现。

7. 简述房间隔缺损典型X线、CT及超声心动图表现。

8. 简述法洛四联症典型X线、CT及超声心动图表现。

9. 简述心包积液CT和超声心动图表现。

10. 简述缩窄性心包炎CT和超声心动图表现。

11. 简述扩张型心肌病CT和MRI表现。

12. 简述肥厚型心肌病CT和MRI表现。

第四章　急腹症

学习目标

掌握	急腹症基本病变的影像学表现，常见疾病的影像学表现，包括胃肠道穿孔、肠梗阻、肠套叠、肠系膜血管栓塞和血栓形成、急性阑尾炎、腹部外伤。
熟悉	腹部的正常影像学表现。
了解	各种影像学检查技术在急腹症应用的适应证和优缺点。

　　急腹症（acute abdomen）是以急性腹痛为主要临床表现的疾病总称，同时伴有全身反应的临床综合征，涉及消化、泌尿、生殖及血管系统。急腹症的影像学检查以X线、CT和超声为主要方法。MSCT目前已成为急腹症检查的首选影像学方法，CTA对诊断血运性肠梗阻、肠系膜血管栓塞和血栓形成有较高的价值。对腹部器官的损伤，超声和CT的敏感性和准确性均很高。

　　本章主要讲述胃肠道穿孔、肠梗阻、肠套叠、肠系膜血管栓塞和血栓形成、急性阑尾炎、腹部外伤，其他疾病在相应章节中叙述。

第一节　检查技术

一、X线检查

（一）普通X线检查

　　腹部X线平片可用于泌尿系统结石、气腹和肠梗阻的筛查，常用摄影体位有立位和仰卧前后位，如患者病情较重，可改为侧卧位或仰卧位水平投照。由于腹部CT在急腹症中具有很高的价值而广泛应用，目前普通X线检查越来越少。

（二）造影检查

　　急腹症常用的造影检查有钡剂灌肠、空气灌肠和上消化道钡餐检查。灌肠检查主要用于回结型肠套叠、乙状结肠扭转、先天性肠旋转不良等诊断，这目前已逐步被CT检查所取代。肠套叠部分病例可用灌肠进行复位。上消化道钡餐检查主要用于先天性幽门肥厚和十二指肠梗阻等的诊断。对于急性消化道大出血，可行选择性或超选择性血管造影。

二、CT检查

（一）平扫

MSCT对急腹症的诊断准确性高，已成为首选影像学检查方法。CT平扫不用特殊准备，扫描体位常规取仰卧位，扫描范围由膈肌至盆腔或根据临床需要而定。MSCT容积扫描时使用亚毫米准直，并可进行二维和三维重组，对急腹症病因的确定和了解病变范围有较大帮助。为显示腹腔内的游离气体，需要调整窗宽和窗位以区分气体和脂肪。

（二）增强扫描

增强扫描的检查体位和扫描范围与平扫相同，可以行常规三期增强扫描或多期动态增强扫描。常用于腹部脏器的损伤、炎症、腹腔脓肿和肠梗阻等诊断，了解器官和病变的强化情况，有助于病因的诊断。CTA有助于明确血管性病变。

三、超声检查

扫查体位常用仰卧位，探头置于腹部，行横切面、纵切面和斜切面扫查。急腹症的超声检查常用于急性胆囊炎、泌尿生殖系统结石、急性胰腺炎、阑尾脓肿和腹部外伤等检查，扫查范围包括疼痛部位、病变的周围和急腹症的好发部位。

（余日胜　王伟）

第二节　正常影像学表现

一、正常X线表现

（一）腹部平片

腹壁和腹腔内器官正常情况下缺乏自然对比，腹部平片所显示的结构较少，这也限制了它在急腹症领域的应用。

1. 腹壁与盆壁　腹部平片可显示腹部和盆部的骨性结构及腹壁软组织。摄影条件好的腹部前后位平片能清晰显示两侧胁腹部脂肪。腹膜外脂肪显示为上起第10肋下端，向下延伸到髂窝而逐渐消失的灰黑色带状影，称胁腹线（ank stripe）。

2. 实质器官　肝、脾、胰、肾等呈软组织密度，在器官周围或邻近脂肪组织和充气胃肠道的衬托下，腹部平片可显示器官的轮廓、大小、形状和位置。

3. 空腔器官　胃肠道、胆囊和膀胱等空腔器官的壁为软组织密度。胃、十二指肠和结肠内可含气体，腹部平片可显示其内腔。结肠分布于腹部四周。膀胱和胆囊周围如有较多脂肪，亦可显示部分边缘。

（二）造影检查

腹部造影检查的正常表现见第五~七章。

二、正常 CT 表现

腹部脏器的 CT 检查正常表现见第五～七章。

三、正常超声表现

腹部脏器的超声检查正常表现见第五～七章。

（余日胜）

第三节　基本病变影像学表现

一、基本病变 X 线表现

（一）腹部平片

腹部平片能显示腹腔积气、空腔脏器积气积液合并管腔扩大、腹内异常高密度影及胸部改变等征象，可用于急腹症筛查。除此之外，腹部平片尚能显示腹水、腹部实质器官增大、腹内肿块影及腹壁异常等改变，但临床诊断价值较小。

1. 腹腔积气　常见于胃肠道穿孔、腹腔术后或合并感染等。在立位，因气体可上浮到膈与肝或胃之间，所以立位腹部平片显示为透亮的新月形气影。在侧卧水平位投照时，气体则上浮到侧腹壁与腹内脏器外侧壁之间。在仰卧前后位投照时，气体则聚于腹腔前方。

此外，在病理情况下，某些实质器官内、血管内、胆管内和胃肠壁内亦可有积气征象。

2. 空腔器官积气、积液并管腔扩大　胃肠道梗阻、炎症和外伤等均可导致胃肠腔内积气、积液和管腔扩大。通过观察肠曲位置、排列形式、活动度、肠黏膜皱襞增粗和肠壁增厚等改变，可分析梗阻平面和类型。

3. 腹内高密度影　常见为阳性结石、钙化斑和异物。阳性结石包括泌尿系统结石、阑尾粪石和胆囊结石。

4. 胸部改变　急腹症常合并胸腔积液、肺底不张、肺下部炎症等胸部改变。腹部外伤时，还需注意有无合并胸部外伤，如肋骨骨折、血气胸及肺挫伤等。

（二）造影检查

在回结型和结结型急性肠套叠，钡剂或空气灌肠于套头部的梗阻端可显示杯口状或半圆形充盈缺损，套鞘内可显示弹簧状的套鞘征。在乙状结肠扭转时，钡剂或空气灌肠将受阻于梗阻处，呈"鸟嘴状"狭窄或完全阻塞。

二、基本病变 CT 表现

CT 的密度分辨力高于 X 线平片，可清晰显示腹内器官、肌肉和脂肪等，对腹部平片所能显示的急腹症的异常表现 CT 均可清晰显示，同时对病变的定位和定性诊断的敏感性和特异性更高。

对腹内器官的创伤，CT尚可直接显示器官的损伤类型和范围，判断出血量和出血时间。CT增强扫描可根据病变的强化特点，了解病变的供血情况，协助诊断；同时可显示腹部大血管的异常，如腹主动脉瘤或夹层破裂、肠系膜上动脉栓塞等。

1. 密度异常改变　当腹腔及腹内脏器有密度异常时，可通过CT值的测量来确定病变的性质。例如，测得的CT值相当于水的密度（0~20HU），腹腔内可能是腹水、尿液或淋巴液积存，脏器内者可能是陈旧性出血、脓肿、囊肿、肿瘤的坏死或液化等；CT值在60~90HU时，一般认为是脏器内的凝固血液，腹腔内游离的不凝固血液CT值在45HU左右；CT值大于90HU者，则可为结石或钙化，如胆道结石、粪石、泌尿系统结石、结核灶钙化、慢性胰腺炎并钙化等。CT值为负值时，如-30~-90HU，则为脂肪组织或脂肪瘤；CT值更低时为气体。CT可发现平片所不能发现的少量游离气体。

2. 增强扫描改变　CT平扫可以确诊胃肠道穿孔、结石及出血等病变，为急腹症患者首选检查方式。CT增强扫描则多用于疑似腹腔实质脏器外伤破裂、腹腔内肿块难以定性，以及肠系膜血管病变等，是急腹症的主要诊断手段。CT增强扫描时，首先应观察CT值有无明显变化。例如，肝、脾外伤后破裂，正常组织均匀强化，而破裂区不均匀强化或不强化；血肿、囊肿、肿瘤中心坏死区无强化；病变周围环形强化可见于脓肿、部分肿瘤；腹腔恶性肿瘤可显示不规则形和不均匀强化；肠系膜血管病变可见管腔狭窄、闭塞或充盈缺损。

3. 腹腔脏器及病变形态、大小改变　胃肠道管腔的扩张增大，可能是由腔内肿瘤、腔外肿瘤侵及腔壁、炎症粘连、肠扭转等引起的肠梗阻所致；实质脏器普遍或局限性增大，依据CT值的改变和增强表现，有助于对病变的定性诊断。病变的形态不规则、边缘模糊不清，结合其他表现亦可推测病变性质，如炎性肿块、脓肿等。

4. 病变区相邻脏器位置改变　CT检查的轴位和多层面重组图像可清楚显示腹腔内病灶与邻近器官的关系，为病变的定位诊断提供可靠依据。根据病变周围脏器受压移位的方向，可帮助确定病变的起源部位。

三、基本病变超声表现

1. 腹腔异常气体和液体　腹腔游离气体显示膈下、肝和脾前方强回声，后方伴部分声影。腹水显示腹腔内液性暗区。

2. 空腔器官积气、积液并管腔扩大　肠梗阻时显示肠腔扩大，肠管内见液体、气体和肠内容物，呈无回声、低回声和中强点状回声。

3. 实质器官损伤　显示损伤器官肿大、轮廓中断，新鲜出血可呈强回声、低回声或不均匀回声。包膜下血肿呈混合回声肿块，被压迫的器官回声增强。

4. 胆道系统的急性炎症和结石　急性胆囊炎显示胆囊壁增厚、模糊和水肿，胆囊结石显示胆管或胆囊内点状强回声、回声斑或回声团伴后方声影。

（余日胜　王伟）

第四节　疾病诊断

一、胃肠道穿孔

胃肠道穿孔（gastro-intestinal perforation）是指胃壁或肠壁完整性被破坏，可由多种病因引起，80%的胃肠道穿孔继发于胃或十二指肠球部溃疡，其次为外伤、炎症和肿瘤等。胃及十二指肠溃疡穿孔多发生在胃小弯和十二指肠球部前壁，气体与胃肠内容物可进入腹腔，引起气腹及急性腹膜炎。

临床上发病突然，表现为持续性腹痛，扪及腹肌紧张，全腹压痛、反跳痛等腹膜刺激体征。

【影像学表现】

X线：主要表现为腹腔内游离气体即气腹。站立位腹部平片见两侧或一侧膈下游离气体为气腹的典型表现，呈"新月状"或"眉弓状"透亮影（图4-1）。左侧卧位头高水平位摄片，透亮的游离气体位于右上侧腹壁与肝外缘之间。

需要注意的是，没有典型游离气腹征象并不能排除胃肠道穿孔。穿孔发生后，肠腔外气体还可能进入腹膜后间隙、肠系膜或器官韧带，而非进入腹膜腔；胃后壁穿孔且网膜孔不通畅时，气体可局限于小网膜囊内。此外，若穿孔很小、自我封闭或被邻近脏器完整包裹，亦无明显游离气腹表现。

CT：显示气腹的能力明显高于X线平片。CT观察气腹时，为了清晰地区分气体和脂肪，应使用较低窗位（如0HU）和较高的窗宽（如500HU）。少量气腹在仰卧位CT平扫表现为前腹壁与腹腔脏器之间有一条带状透亮气体影。如为大量气腹，腹腔内器官被推移向后方，在低密度气体衬托下可清楚显示器官的轮廓。此外，CT检查能敏感地检出少量游离气腹、小网膜囊内积气和腹膜后积气。胃肠道穿孔的直接征象是胃肠壁不连续。发现胃腔或肠腔外气体和/或胃肠道对比剂外溢是诊断胃肠道穿孔的特征性表现，并且有助于确定穿孔位置。胃肠道穿孔的间接征象包括胃壁或肠壁增厚、异常强化和胃肠道旁脓肿等。胃肠道穿孔后，常伴有胃肠道液体漏出，进而引起腹膜炎症，产生腹水，形成气液平面（图4-2）。CT检查可

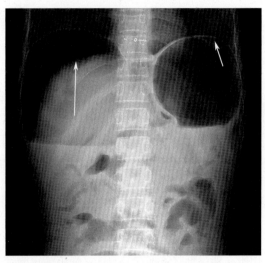

▲ 图4-1　胃肠道穿孔腹部立位X线平片
左膈下少量游离气体，呈新月状透亮影（短箭），右膈下大量游离气体，呈半月状透亮影（长箭），右膈抬高，肝下移。

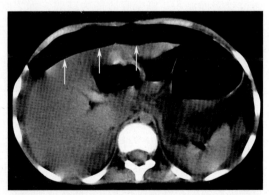

▲ 图4-2　胃肠道穿孔 CT平扫
前腹壁与肝之间显示弧形透亮影（箭），并见气液平面，肝脏受压后移。

明确积液的部位和积液量，特别能显示少量积液。

【诊断和鉴别诊断】

胃肠道穿孔以胃及十二指肠溃疡穿孔最为常见，主要X线表现为气腹，一般不难诊断。当穿孔后气体量较少时，或气体局限于小网膜囊内或腹膜后间隙时，X线上无典型游离气腹表现，此时，CT检查对诊断有很大帮助。此外，人工气腹、输卵管通气、腹部手术后2周内、老年妇女慢性咳嗽、腹部产气杆菌感染、肠气肿症破裂等也可出现气腹，因此有气腹并不一定均为胃肠道穿孔所致，应详细询问有关临床病史后再作出判断。在腹部X线平片观察膈下游离气体时，应特别注意与假性气腹相鉴别，如较厚的膈下脂肪组织、间位结肠、巨大胃泡等，此时可通过改变体位摄片观察，逐一排除；亦可采用CT检查明确诊断。

二、肠梗阻

肠梗阻（intestinal obstruction）是指各种原因引起的肠内容物运行发生障碍，同时肠道吸收气体和液体的功能减弱或消失，一般分为机械性、动力性和血运性肠梗阻三类。其中机械性肠梗阻最常见，又分单纯性和绞窄性肠梗阻，前者无血运障碍，多由肠粘连、炎症、肿瘤等引起；后者伴有血运障碍，多由小肠扭转、内疝、粘连带压迫所致。动力性肠梗阻又分为麻痹性和痉挛性肠梗阻，肠道本身并无器质性病变，常由腹腔炎症、外伤、手术后或全身疾患引起神经功能失调所致。血运性肠梗阻常见于肠系膜动脉血栓形成或栓塞，有血液循环障碍和肠肌运动功能失调。

肠梗阻的主要临床症状和体征为持续性腹痛、腹胀、呕吐、肛门停止排气和排便、腹部膨隆、肠鸣音亢进（机械性肠梗阻）、可闻及气过水声。如以腹胀为主伴呕吐粪样物，多为低位肠梗阻。如以呕吐为主伴有胆汁，提示高位肠梗阻。如腹痛呈持续性伴阵发性加剧，腹部压痛及腹肌紧张则提示绞窄性肠梗阻。麻痹性肠梗阻时肠鸣音减弱或消失。

1. 单纯性小肠梗阻（simple small intestinal obstruction） 是机械性肠梗阻中较为常见的一种。根据梗阻部位的不同分为高位和低位肠梗阻。其病理生理变化是梗阻以上的肠腔内气体和液体因通过受阻而淤积。肠壁吸收能力减弱，加之肠腔内食物分解增加，使肠腔内气体和液体越积越多，肠管扩大。

【影像学表现】

X线：一般在梗阻后3~6小时出现典型的X线征象。站立位腹部X线平片见中上腹部多个阶梯状气液平面，梗阻近段小肠曲胀气扩大呈弓形，每个弓形肠曲的两端各有一个气液平面；靠近梗阻部的小肠管积液较多、积气较少，远离梗阻部的小肠管积液较少、积气较多，由下向上气柱呈逐渐增高趋势，称"气柱渐高征"，是单纯性小肠梗阻的特征性表现。如见大跨度肠袢，则提示低位肠梗阻或肠梗阻合并多处粘连。在仰卧位腹部X线平片上可见胀气肠曲呈层状连续排列，空肠黏膜皱襞在气体衬托下呈鱼肋状或弹簧状（图4-3），回肠黏膜皱襞少而呈光滑管状影。梗阻远侧肠腔内无或仅有少量气体。

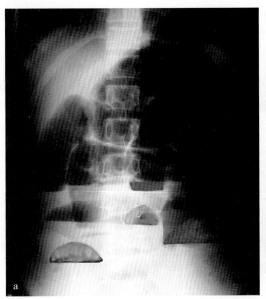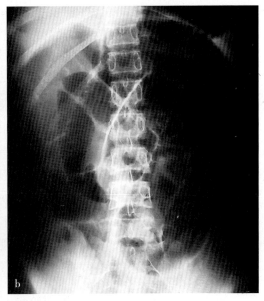

▲ 图4-3　单纯性小肠梗阻X线平片
a. 立位，小肠胀气扩张，中下腹部有阶梯状气液平面；
b. 仰卧位，小肠曲呈层状排列，可见弹簧状小肠黏膜纹。

　　CT：是诊断疑似肠梗阻的首选方式，可显示梗阻的位置和程度。肠曲扩大胀气，肠内有高低不等、长短不一的阶梯状气液平面（图4-4）。在扩张的近侧肠管与塌陷或属于正常管径的远侧肠管之间出现"移行带"是肠梗阻重要的诊断依据。此外，CT可较好地显示梗阻的病因。如肠管融合成团、发现多个梗阻点，或与腹壁相连，提示粘连性肠梗阻；如在肠腔内/外见肿块影，或肠壁不规则增厚，肠腔狭窄变形，提示为肿瘤引起的肠梗阻；如在梗阻下端肠腔内见扭结成团的蛔虫影，提示蛔虫阻塞性肠梗阻；如在肠内见致密结节影，提示胆石性肠梗阻（图4-5）。

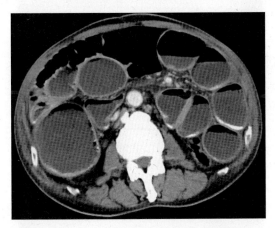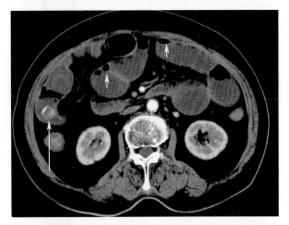

▲ 图4-4　单纯性小肠梗阻CT增强扫描1
小肠积液扩张，并见多个阶梯状气液平面。

▲ 图4-5　单纯性小肠梗阻CT增强扫描2
小肠内高密度胆结石影（长箭），小肠积液扩张，
并见多个小液平（短箭）。

2. 绞窄性小肠梗阻（strangulated small intestinal obstruction） 是急性肠梗阻最严重的类型。如不及时治疗，必然导致肠壁缺血、坏死，甚至穿孔。

【影像学表现】

X线：基本表现仍是梗阻点以上的肠曲扩张积气并出现阶梯状气液平面，但缺乏"气柱渐高征"。以下几个征象有助于绞窄性小肠梗阻的诊断：① 假肿瘤征，是由于梗阻的肠袢内充满既不能吸收又不能排出的液体，在邻近充气的小肠曲衬托下形成一个球形软组织肿块影，多位于下腹部，位置较为固定，其上方小肠曲胀气扩大并有气液平面；② 空回肠换位征，此征象主要是空回肠扭转所致，表现为具有较多鱼肋状黏膜皱襞的空肠移至右下腹，而黏膜皱襞较少的回肠移至左上腹，失去正常分布规律；③ 咖啡豆征，在仰卧位腹部X线平片上，一段蜷曲肠袢明显扩大，中央有一条分隔带的透亮影，形如咖啡豆，肠腔横径大于3cm并大于周围扩张肠管；④ 小跨度蜷曲肠袢，表现为积气扩大的小肠肠曲明显蜷曲，可呈"C"字形、"8"字形、花瓣形或一串香蕉形等多种形态；⑤ 长液面征，在立位腹部平片上，扩大小肠内可见几个长的液平面，其上气柱低而扁。

CT：无论何种原因引起的绞窄性肠梗阻，均可导致肠壁水肿、缺血和坏死。上述病理改变CT可有相应的表现。① 肠淤血水肿期：此期多为静脉回流受阻引起，淤血水肿致肠壁增厚，此种肠壁增厚常发生在黏膜和黏膜下层，增厚的肠壁CT平扫呈均匀密度，CT增强后强化程度减弱。② 肠缺血期：多为动静脉供血同时受阻，引起肠缺血。CT增强扫描示肠壁呈弱强化、延迟强化或不强化，动态观察极为重要。肠腔内大量积液，肠管明显扩张，腹腔可见游离液体。③ 肠坏死期：肠缺血时间过长，导致组织缺氧、变性，黏膜面糜烂坏死，在增厚的肠壁内见散在圆形或椭圆形小气泡影。门静脉、肠系膜静脉内亦可见积气。

此外，若CT检查发现肠系膜血管扭曲、换位或变形，有助于诊断小肠扭转。

3. 麻痹性肠梗阻（paralytic intestinal obstruction） 卧位腹部X线平片及CT均表现为整个胃肠道轻、中度扩张，以积气为主，积液少，气液平面多在同一个平面或高低不等。其特点是结肠和小肠都胀气，但以结肠为主，是诊断本病的重要依据（图4-6）。多次复查肠管形态改变不明显。

4. 结肠梗阻（colon obstruction） 可视为"闭袢性肠梗阻"，即病变区为一个梗阻点，而回盲瓣可视为另一个天然梗阻点。结肠梗阻的病因与年龄有关，老年人50%为肿瘤，青年人多为炎性病变，婴儿多为先天性畸形所致。单纯性结肠梗阻腹部平片表现为扩大的结肠位于

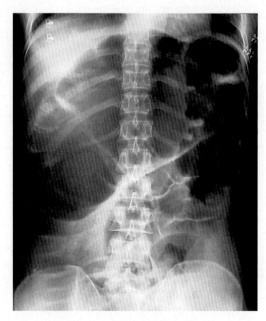

▲ 图4-6 麻痹性肠梗阻X线平片
小肠和结肠均胀气扩张，以结肠胀气扩张为主。

腹部周边，管径大于6cm。乙状结肠扭转是常见类型，平片表现为扩大的乙状结肠自盆腔伸至膈下，形成"马蹄状"肠袢，肠腔横径＞10cm，阻塞端呈"鸟嘴状"或"螺旋状"表现（图4-7）。乙状结肠扭转CT检查除可观察到X线平片的征象，如梗阻近端肠管扩张、远端肠管塌陷，还可观察到肠管及肠系膜血管呈螺旋状环绕，即"漩涡征"；血运障碍时可出现肠壁增厚、水肿、出血、强化异常、系膜血管增粗、腹水。

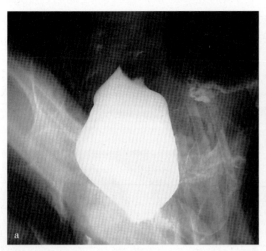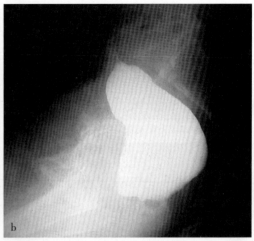

▲ 图4-7　乙状结肠扭转钡灌肠

斜位（a）和侧位（b）显示直肠与乙状结肠交界处梗阻，梗阻端呈"鸟嘴状"狭窄。

【诊断和鉴别诊断】

仅根据有无肠曲扩大、积气、积液来诊断肠梗阻是不准确的，因为急性胃肠炎、服用泻剂、长期卧床、腹腔内局限性炎症、清洁灌肠后均可引起肠管积液、积气。反之，严重绞窄性肠梗阻时，肠管充满液体或有大量腹水掩盖，小肠无积气、积液或有而不明显。因此，诊断必须结合病史、体征进行全面分析，并根据梗阻移行段的影像特征对梗阻原因进行判断。粘连性肠梗阻：常有手术史或腹部炎症病史；肠道肿瘤：肠壁增厚，强化不均匀，肠腔内软组织团块、腺癌等常引起肠腔狭窄，淋巴瘤可致局部肠管扩张；炎症性肠病：如克罗恩病，多出现节段性梗阻，反复发作；感染：如阑尾炎和肠结核的肠壁增厚、肠腔狭窄均较肿瘤轻，病变边缘模糊；肠壁强化异常、肠壁积气提示血运障碍。

三、肠套叠

肠套叠（intestinal intussusception）是指肠管及其肠系膜套入邻近的肠腔内。由肠蠕动的节律紊乱或器质性病变，如肠肿瘤、梅克尔憩室等引起，以婴幼儿发病率最高。肠套叠一般是近端肠管套入远端肠管，结构包括三层肠壁，最外层为套鞘部，内两层是套入部。根据套叠发生的部位，肠套叠可分为以下三种类型：① 小肠型，即小肠与小肠套叠；② 回结型，即回肠与结肠套叠；③ 结结型，即结肠与结肠套叠。以回结型最多见。根据病因，肠套叠可分为良性、恶性或特发性。

急性肠套叠在临床上主要表现为阵发性腹部绞痛、鲜血便或果酱样血便。腹部可扪及腊肠样包块。随肠套叠的发展，患者可出现呕吐、腹胀、发热，甚至休克等表现。

【影像学表现】

X线：气钡灌肠可用于诊断和整复回结型和结结型肠套叠，当钡剂到达套叠头部时，钡柱突然受阻，在钡柱前端出现杯口状或钳状充盈缺损，当钡剂进入套鞘部与套入部之间时，可见袖套状或弹簧状钡影。这种征象是肠套叠的特征性表现（图4-8）。空气灌肠复位时，腹部肠套叠包块逐渐向回盲部推移消失，同时大量气体进入小肠，充气小肠呈网格状改变是肠套叠复位成功的标记。

肠套叠复位成功的标准为结肠气体突然进入小肠、腹部软组织包块影消失、患者临床症状和体征消失。

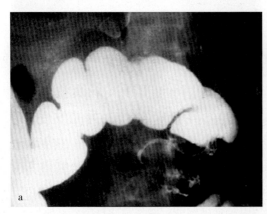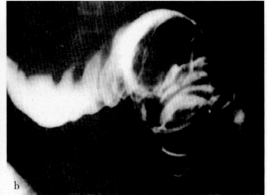

▲ 图4-8　肠套叠
a. 钡灌肠俯卧位见结肠肝曲钡剂通过受阻；b. 排钡后梗阻端黏膜呈弹簧状钡影。

CT：有助于肠套叠的诊断和定位。其主要表现为套叠肠管的轴位呈多层"等低等"密度相间的"同心圆"状软组织肿块影，呈"靶环征"，纵切面呈腊肠样肿块。最内层是被套入的肠管，最外层是包裹套入部的肠管，中间是肠系膜脂肪和血管（图4-9）。当套叠的肠管管壁肿胀伴明显缺血或坏死时，肠壁可出现低密度晕征。有时尚能发现肠套叠的基础病变，如肿瘤常见于套头处。此外，套叠后若继发肠梗阻，可出现肠管扩张、积气、积液等表现。

超声：典型肠套叠超声表现为由肠壁及肠腔界面构成的低回声和强回声交错的断面，呈典型"同心圆征"或"靶环征"（图4-10）。在纵断面上探查则呈典型的双重"三明治"征。

【诊断和鉴别诊断】

肠套叠的影像学表现具有特征性，典型影像学表现结合临床病史多能明确诊断。空气灌肠作为复位治疗方法已普遍应用，但需严格掌握适应证与禁忌证。CT检查可提高肠套叠的检出率，有时还能发现导致肠套叠的基础病变。

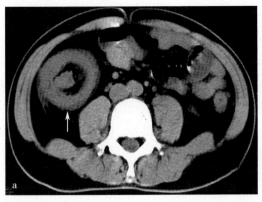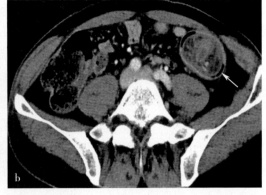

▲ 图4-9　肠套叠CT扫描

a. 平扫，右下腹"等低等"密度相间的"同心圆"状软组织肿块影（箭）；b. 增强扫描，左下腹见"同心圆"软组织肿块影，最内层是套入部肠管，最外层是包裹套入部的肠管，中间是陷入的肠系膜，含脂肪和血管（箭）。

四、肠系膜血管栓塞和血栓形成

肠系膜血管栓塞（mesenteric vein embolism）是指栓子进入肠系膜血管，导致血管闭塞，血供突然减少或消失，造成肠道缺血、坏死。肠系膜血管栓塞是急性肠系膜血管缺血最常见的病因，多见于肠系膜上动脉栓塞，通常由心源性栓塞引起，包括心房颤动性心房血栓、心肌梗死后附壁血栓和主动脉粥样斑块脱落所致的栓塞。主要临床症状为突发剧烈腹痛，可伴有腹泻、便血，甚至出现休克，在发病早期多数症状重、体征轻。

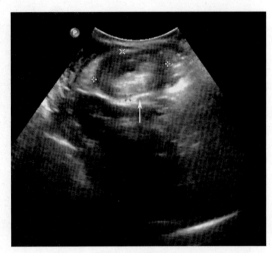

▲ 图4-10　肠套叠超声检查

套叠处探及肿块回声，其内见大环套小环的"同心圆征"（箭）。

肠系膜血管血栓形成（mesenteric vein thrombosis）指肠系膜血管管腔内血液发生凝固，形成血栓。肠系膜上动脉血栓形成较多见，主要由动脉粥样硬化、高脂血症、高血压和糖尿病等引起，临床表现为腹痛，疼痛程度较肠系膜血管栓塞轻。肠系膜上静脉血栓较少见，主要发生于肠系膜上静脉主干，多继发于各类基础性疾病，如门静脉高压、血液高凝状态、右心衰竭、腹部创伤和腹部感染等，约50%患者有深静脉血栓和肺栓塞病史。临床表现为腹痛，伴有恶心、呕吐，病情进展相对缓慢。

【影像学表现】

X线：诊断价值有限。立位腹部平片早期可见结肠和小肠均有轻度或中度肠管扩张、积气，但难以明确有无肠缺血；晚期由于肠腔和腹腔内产生大量积液，平片可见腹部密度增高。

CT：① 平扫可见肠管扩张、积液、积气等一般肠梗阻表现，肠壁出血时，表现为斑点或斑片状高密度，有时在肠系膜上动脉内可见高密度栓子或在管壁见钙化斑块。② 增强扫描，肠系膜上动脉栓塞可见肠系膜上动脉无强化或管腔内局限性充盈缺损，栓塞处肠系膜上动脉的管径往往大于同层面肠系膜上静脉的管径，肠壁强化减弱或无强化。发生急性小肠坏死时，肠壁变薄，可见肠壁积气、门静脉和/或肠系膜静脉积气（图4-11）。若出现肠壁增厚伴"靶环"状强化，提示动脉再灌注和良好预后。③ 肠系膜上动脉血栓形成常发生于肠系膜上动脉起始部，可见明显粥样硬化钙化斑块，致管腔狭窄、闭塞。影像学上除累及范围广泛外，同肠系膜上动脉栓塞。④ 肠系膜上静脉血栓形成可见肠系膜上静脉闭塞或管腔内充盈缺损，肠壁水肿增厚明显，病变处肠壁呈"靶环"状强化，肠系膜密度增高模糊（图4-12）。⑤ CTA可直接显示肠系膜动脉或静脉主干较大分支内血栓，是诊断本病的最佳手段。

超声：可根据血流方向及速度，判断有无栓塞、血栓及分布部位。

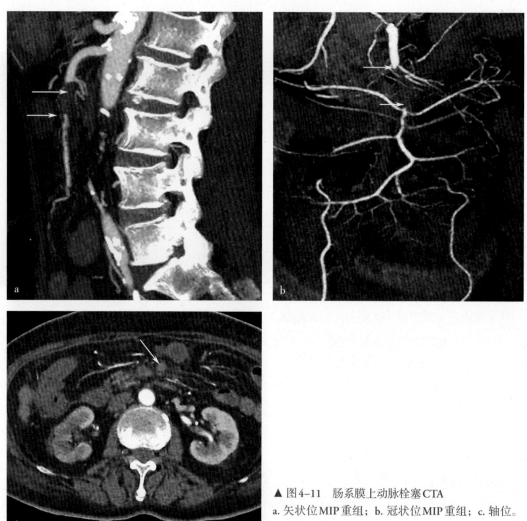

▲ 图4-11　肠系膜上动脉栓塞CTA
a. 矢状位MIP重组；b. 冠状位MIP重组；c. 轴位。
肠系膜上动脉内充盈缺损，节段性闭塞（箭）。

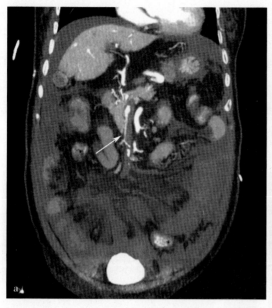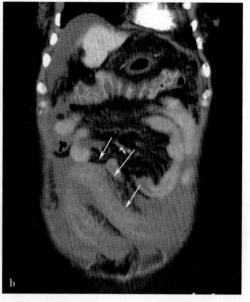

▲ 图4-12　肠系膜上静脉血栓形成

a. 肠系膜上静脉CTA冠状位，肠系膜上静脉长段闭塞（箭）；

b. 冠状位显示肠壁明显水肿增厚（箭），肠系膜渗出，腹水。

【诊断和鉴别诊断】

多层螺旋CT增强，尤其CTA，对肠系膜血管栓塞和血栓形成有非常重要的诊断价值，可直接显示肠系膜血管腔内的充盈缺损或血管狭窄、闭塞而明确诊断。肠系膜上静脉血栓需与癌栓鉴别，癌栓多见于门静脉，可累及肠系膜上静脉但范围较局限，血栓与癌栓的形态及强化特点不同，结合病史，两者可以区分。另外，临床上肠系膜血管病变常有急性腹痛和血便表现，肠系膜血管栓塞通常由心源性栓塞引起，肠系膜血管血栓形成主要由动脉粥样硬化引起，肠系膜上静脉血栓多继发于门静脉高压、血液高凝状态、右心衰竭、腹部创伤和腹部感染，约50%有深静脉血栓和肺栓塞病史。

五、急性阑尾炎

急性阑尾炎（acute appendicitis）是阑尾由多种原因而发生的炎性改变，是外科最常见的急腹症，也是年轻急腹症患者入院时最常见的病因。临床上，急性阑尾炎可分为单纯性和复杂性两种类型，后者可有坏疽和/或穿孔表现。急性阑尾炎穿孔后可形成阑尾周围脓肿。

临床上，急性阑尾炎表现为转移性右下腹痛，麦氏点压痛和反跳痛，血白细胞计数和粒细胞比例均增高。

【影像学表现】

X线：急性阑尾炎的腹部平片检查价值有限，可有一些阳性影像征象，但无特征性，如阑尾区密度增高，边界不清；阑尾区出现类似肿块的软组织密度影；邻近的腹脂线模糊；阑尾粪石，表现为密度较高的圆形或环形高密度影。

CT：① 阑尾肿大，直径超过7mm，呈环形或管状，常有强化；② 阑尾腔内可见到高密度粪石；③ 阑尾壁增厚，厚度 >2mm；④ 盲肠周围炎症，盲肠周围脂肪内出现条索状杂乱密度增高影，边界模糊，可局限或弥漫，或呈蜂窝织炎样团块；⑤ 阑尾周围脓肿，肠腔外低密度液体积聚，边界不清，可部分包裹；⑥ 盲肠和末端回肠壁增厚（图4-13）。阑尾周围脓肿、阑尾腔外气体或粪石及阑尾壁缺损高度提示阑尾穿孔及复杂性阑尾炎。

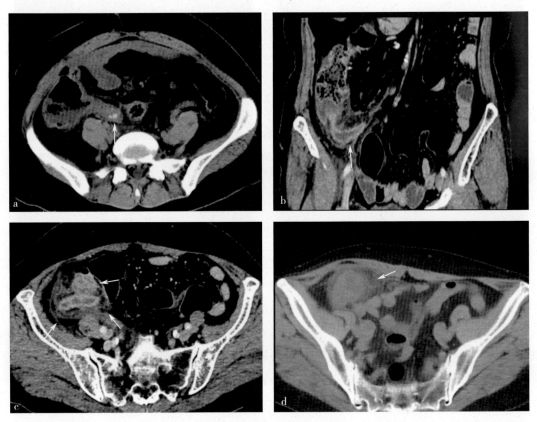

▲ 图4-13 急性阑尾炎CT扫描

a. 平扫轴位，单纯性阑尾炎，阑尾明显增粗，阑尾腔内可见粪石（箭）；b、c. 增强扫描冠状位MPR及轴位，阑尾及盲肠周围炎，增粗的阑尾周围及盲肠周围多处索条影，相邻腹膜增厚（箭）；d. 平扫，阑尾周围脓肿，右下腹软组织团块、边界模糊（箭）。

超声：阑尾增粗，壁增厚，层次模糊，壁回声增高，内部回声稍低并不均匀（图4-14）；阑尾粪石梗阻可见增大的阑尾管腔内强回声团，后伴声影；脓肿形成表现为阑尾区低回声包块，周围粘连。

【诊断和鉴别诊断】

超声检查是诊断急性阑尾炎的首选方法，尤其对于儿童。CT检查优于超声，对于肥胖或老年患者，在疑似急性阑尾炎时更适合选用CT。急性阑尾炎表现为阑尾肿大、周围炎症反应，结合患者临床表现，可以确诊。患者阑尾较小和炎症反应轻微时，有时难以发现。当出现阑尾周围脓肿、阑尾腔外气体或粪石及阑尾壁缺损时，需考虑阑尾穿孔。急性阑尾炎需与盲肠憩室炎、盆腔炎、异物穿孔、盲肠癌穿孔、妇产科疾病等鉴别，影像征象和患者临床表现相结合可以明确诊断。

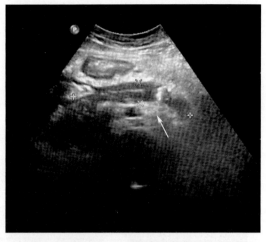

▲ 图4-14　急性阑尾炎超声检查
阑尾增粗，壁回声增高，内部回声稍低，不均匀（箭），周围可见游离液性暗区。

六、腹部外伤

腹部外伤是指腹部受到直接或间接外力打击后导致腹部脏器的损伤，临床上以腹部实质器官如肝、脾、胰、肾损伤较为多见，其中以脾损伤最常见。腹部外伤既可以是单一器官损伤，又可以是多器官复合伤，对其诊断除根据临床病史外，影像学检查是主要确诊手段。

【影像学表现】

X线：腹部平片诊断腹部外伤价值有限。如有实质器官或空腔器官的破裂，仅见腹水、脏器扩大和边界模糊不清等征象，无特征性。如果有气体进入腹腔，立位腹部平片可见膈下游离气体等气腹征象。

CT：能够显示腹部实质器官的损伤和程度。包膜下血肿呈弧形或双凸镜状，边界清楚，急性期为略高密度或等密度，随时间推移密度减低，增强后血肿不强化。肝、脾、胰、肾等脏器挫伤表现为器官实质局限性肿胀，密度减低，边缘模糊。撕裂伤表现为实质内不规则条带状低密度影，增强后显示更为清楚，无强化，可伴实质内血肿（图4-15）。实质内血肿CT平扫密度常与正常组织有一定差异，急性出血灶呈均匀或不均匀高密度，随后呈较低密度，增强后无强化。实

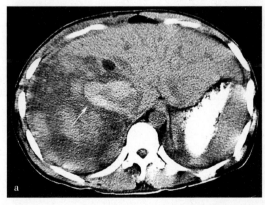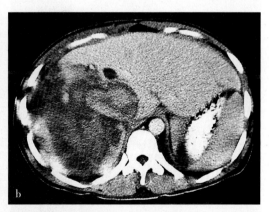

▲ 图4-15　肝挫裂伤伴血肿CT扫描
a. 平扫，肝右叶大面积低密度影伴其内多发斑片状高密度影（箭）；
b. 增强，肝右叶混杂密度影无强化。

质器官断裂时，器官失去连续性，断裂处表现为低密度影，形态不规则，增强后无强化（图4-16）。活动性出血在增强扫描早期因对比剂外漏而呈条状高密度影，并与肝内血管呈同步强化（图4-17）。临床上实质器官的血肿、挫伤、撕裂伤既可单独发生又可同时并存，实质器官周围可见高密度积血和积液。

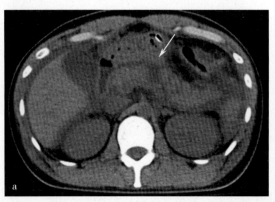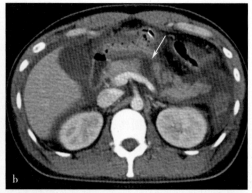

▲ 图4-16　胰腺断裂CT扫描
a. 平扫，胰腺失去连续性，体部条状低密度影（箭）；b. 增强，胰腺体部断裂处无强化（箭）。

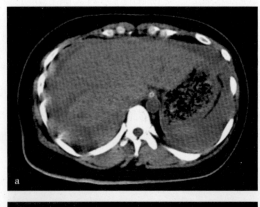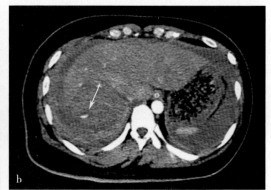

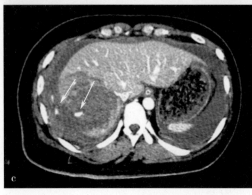

▲ 图4-17　活动性出血CT扫描
a. 平扫，肝右叶大片低密度影伴高密度血肿，周围积血、积液；b、c. 增强，点条状高密度影（箭）并与肝内血管呈同步强化。

超声：诊断腹部器官损伤的有效方法。挫伤表现为器官内部回声分布不均匀，边界不清；实质内或包膜下血肿均表现为低回声区或液性暗区；实质器官撕裂伤表现为条状不规则形液性暗区。

【诊断和鉴别诊断】

腹部外伤常需与肝癌破裂、脾自发性破裂等非外伤性出血鉴别，依据外伤史及相关器官损伤的症状和体征，超声、CT可作出准确的诊断。活动性出血可能危及生命，需准确识别。

学习小结

本章介绍了急腹症的检查技术、正常影像学表现、基本病变影像学表现和常见急腹症的影像学表现。

急腹症疾病诊断介绍了胃肠道穿孔、肠梗阻、肠套叠、肠系膜血管栓塞和血栓形成、急性阑尾炎和腹部外伤。疾病的影像学特点：胃肠道穿孔的主要表现为腹腔内游离气体；肠梗阻表现为阶梯状液平面，肠壁出现血运障碍表现为肠壁水肿增厚、肠壁强化异常、肠系膜肿胀积液、肠壁积气；肠套叠表现为袖套状或弹簧状影，"等低等"密度相间的"同心圆"状软组织影；肠系膜血管栓塞和血栓表现为肠系膜血管腔闭塞和腔内充盈缺损，肠壁强化减弱，CTA是最佳诊断手段；急性阑尾炎表现为阑尾增粗、阑尾周围炎、阑尾周围脓肿，注意有无阑尾穿孔；腹部外伤主要为实质器官损伤，表现为实质器官内条带状、团片状低密度影伴或不伴高密度影、周围积血和积液，注意有无活动性出血。

（余日胜　王伟）

复习参考题

一、选择题

1. 急腹症的影像学检查，首选的是
   - A. CT
   - B. 超声
   - C. PET/CT
   - D. MRI
   - E. 血管造影
2. 胃肠道穿孔的X线表现，不正确的是
   - A. 腹腔游离气体
   - B. 腹水

C. 腹脂线异常
D. 麻痹性肠胀气
E. 肿块影

3. 以下关于游离气腹的叙述中，不正确的是
   - A. 胃、十二指肠球部及结肠，正常时可以有气体，因此穿孔后多有游离气腹征象
   - B. 小肠及阑尾正常时一般无气体，

穿孔后很少有游离气腹征象

C. 胃后壁溃疡穿孔，胃内气体可进入小网膜囊，如网膜孔不通畅，气体则局限在网膜囊内

D. 腹膜间位或腹膜后位空腔器官向腹膜后间隙穿孔，腹腔内并无游离气体

E. 没有游离气腹征象可以排除胃肠道穿孔

4. 关于肠梗阻的X线表现，不正确的是

A. 肠腔扩张积气

B. 腹腔内游离气体

C. 肠腔内积液

D. 肠腔内可见多个液平面

E. 胃、结肠内气体少或消失

5. 关于腹部外伤影像学表现，不正确的是

A. X线平片常有特征性改变

B. 肝、脾、胰、肾等脏器挫伤表现为器官内有高低混杂密度影

C. 如以出血为主则表现为高密度影，CT值60~90HU，增强后不强化

D. 实质器官断裂时，器官边缘模糊不清或失去连续性，增强后无强化

E. 包膜下血肿CT表现为弧形或双凸镜状高密度影，边界清楚

参考答案：1. A；2. E；3. E；4. B；5. A

二、简答题

1. 简述胃肠道穿孔的影像学表现。

2. 简述肠梗阻的分类。

3. 简述肠套叠的影像学表现。

4. 简述肠系膜血管栓塞和血栓形成的影像学表现。

5. 简述急性阑尾炎的CT表现。

6. 简述腹部外伤的CT表现。

食管和胃肠道

学习目标	
掌握	食管和胃肠道的正常影像学表现，基本病变的影像学表现，常见疾病的影像学表现，包括食管癌、胃溃疡、十二指肠溃疡、胃癌和结直肠癌。
熟悉	食管静脉曲张、肠结核、克罗恩病和胃肠道间质瘤的影像学表现。
了解	各种影像学检查技术在食管和胃肠道应用的适应证和优缺点。

食管和胃肠道的影像学检查主要有X线、CT及MRI。与X线相比，CT图像分辨力高，且能进行密度量化分析及重建后处理，特别是在消化道肿瘤的诊断分期、预后评估及治疗后随访等方面具有重要临床意义。MRI具有较好的软组织对比度和三维成像能力，随着近年来快速成像技术的进展及人们辐射风险意识的提高，MRI检查作为一种安全可靠的检查手段越来越受到重视。

第一节　检查技术

一、X线检查

胃肠疾病X线检查须引入对比剂，主要应用钡剂造影，合并梗阻时可用碘剂。胃肠道发生病理改变时，肠腔黏膜面的钡剂涂布形态随之改变，显示出异常的X线征象。常用的检查方法有钡餐检查、钡灌肠造影。

1. **钡餐检查**　造影前患者禁食6~12小时，并于检查前3天停服铋剂、钙剂等高原子量或影响胃肠功能的药物。配制医用硫酸钡后，存放时间不宜过久。检查咽部及食管时，钡、水重量比为（3~4）∶1，呈糊状。食管狭窄者可酌情稀释。钡、水之比1∶1，用于检查胃及小肠（图5-1）。钡餐检查的唯一禁忌证是胃肠穿孔。胃肠道低张力造影时，肌内注射胆碱能神经阻滞药物（如阿托品或山莨菪碱10~20mg），使平滑肌松弛、肠蠕动减弱/消失，能增加钡餐检查的病变检出率。

2. **钡灌肠造影**　由肛门插管逆行注入钡剂，透视下观察结直肠的情况。检查前6小时禁有渣食物，口服泻药清洁肠道，检查前1小时灌肠清洁。钡、水之比约1∶4。先注入适量稀钡透视观察后，再注入气体进行双重造影，注气量以结肠充分扩张至患者略感腹胀为度。注意钡剂走行，有无受阻、分流、充盈缺损及龛影等。在达结肠脾曲时，将患者左侧抬高，使钡剂经横结肠、结肠肝区、升结肠达回盲部。

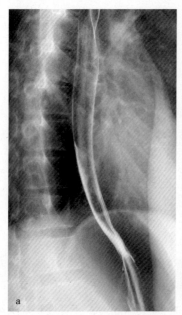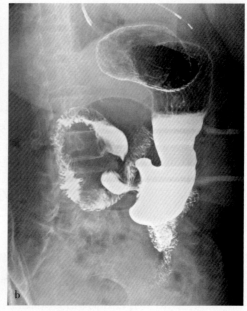

▲ 图5-1　食管、胃钡餐检查

a. 食管黏膜相，食管轮廓光滑，黏膜皱襞呈纵行纤细条带状透亮影，经食管裂孔时聚拢；

b. 胃窦部及十二指肠球部加压相，充盈良好、黏膜皱襞规则，未见龛影。

二、CT检查

1. 食管CT检查　扫描时患者取仰卧位，层厚和层间距均取8~10mm，必要时可改为5mm，甚至2mm薄层扫描。扫描范围自胸腔入口至食管胃交界处，必要时上界可包括颈部，下界可包括全肝。扫描前再嘱患者吞咽空气或服产气剂或1.5%泛影葡胺溶液50ml后立即扫描，可使食管腔充盈扩张，显示更为满意。必要时进行静脉注射对比剂增强扫描，使食管及其病变与邻近纵隔结构对比更加清楚，对准确地判断食管癌分期和预后有重要价值。

2. 胃、十二指肠CT检查　适当扩张消化道管腔和优化选择静脉注射对比剂的时相，有利于提高CT对微小病变的显示精度。检查前6~8小时禁食，以确保胃十二指肠内空虚。正常胃壁的厚度与胃腔扩张程度有关，胃扩张程度对于胃CT检查的成败至关重要。常采用的阴性对比剂为6~8g产气粉，小于10ml水口服；或中性对比剂水，检查前15~30分钟口服500~700ml，扫描前再口服200ml左右，用于扩张胃部。动脉期注射后25~35秒、门静脉期注射后60~75秒和延迟期注射后3~4分钟。各期持续时间取决于对比剂的注射速率和CT扫描速度。扫描范围从胸骨剑突至脐，扫描层厚、层间距1.5~5mm，屏气扫描。一般仰卧位扫描，如显示胃窦或胃底可采用俯卧位及侧卧位，使病变部位充盈对比剂。

3. 小肠CT检查　检查前1~2小时分次口服等渗甘露醇溶液或温水1 500~2 000ml以扩张小肠，扫描前再口服300ml，必要时肌内注射低张药物以舒张肠道平滑肌。扫描范围自膈顶至耻骨联合下缘，取仰卧位，扫描方式大致同胃、十二指肠CT检查。除常规CT扫描外，另有小肠CT造影、小肠CT灌肠及仿真内镜检查等方式。

4. 结直肠CT检查　良好的肠道清洁是发现和正确诊断病变的前提。肠道准备需检查前2日内少渣饮食，检查前一日下午大量饮水并禁食晚餐，当日上机前患者保持膀胱充盈。适当使用低张药物，抑制肠道蠕动减少运动伪影并降低管壁张力。可用2.5%等渗甘露醇约500ml经肛门插管注入结直肠，或注入空气或二氧化碳约900ml，或检查前6小时口服高密度对比剂600~1 000ml；检查前1小时饮水300~500ml。增强检查常规应团注对比剂，最好用高浓度碘对比剂作双期增强扫描。

CT图像可进行多种后处理，包括多平面重建（MPR）、最大密度投影（MIP）、最小密度投影（MinIP）、容积再现（VR）、CT仿真内镜（CTVE）等（图5-2）。

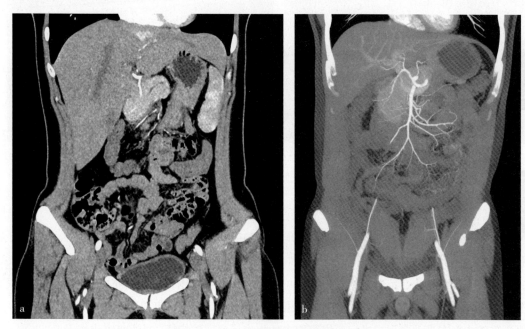

▲ 图5-2　多平面重建与最大密度投影
a. 多平面重建显示腹部冠状位情况；b. 最大密度投影显示血管走行、管径大小及分支情况。

三、MRI检查

1. 食管　由于MRI扫描时间相对较长，胸腔内的食管势必受到生理性周期运动，如心脏搏动、呼吸运动的影响而产生伪影，故食管MRI图像不如钡餐检查和CT清晰，因而MRI一般较少用于食管检查，是否适用于食管癌及淋巴结分期目前尚处研究阶段。

2. 胃、十二指肠 检查条件大致同CT，选用水对比剂进行胃、十二指肠扩张。为减少蠕动伪影影响，检查前15分钟适当给以低张药物山莨菪碱，以皮下或肌内给药为主。仰卧位，常规行轴位和冠状位的T_1WI、T_2WI的屏气扫描，如二维快速梯度回波及快速自旋回波序列，应用脂肪抑制技术可减少移动伪影和化学位移伪影的干扰（图5-3）。采用高压注射器静脉注射对比剂，分别在对比剂注射前及注射后行多期动态增强扫描。脂肪抑制T_1WI三维快速梯度回波是常规增强扫描序列。根据临床诊断实际需求，必要时加扫磁共振功能序列，如DWI。

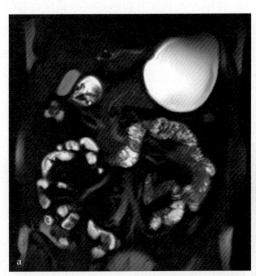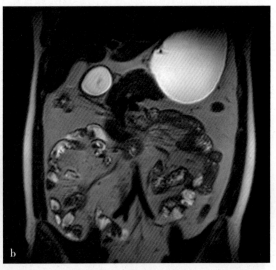

▲ 图5-3 小肠快速自旋回波序列T_2WI
脂肪抑制（a）、非脂肪抑制（b）图像显示左侧腹部具有羽毛状黏膜皱襞的空肠及右侧腹部的回肠。

3. 小肠 在进行小肠MRI造影前，需要患者做好相应的准备。检查前6~8小时禁食，扫描前1小时进行分4次口服等渗甘露醇（浓度2.5%）1 000~2 000ml，平均间隔约15分钟。采取仰卧或俯卧位成像，当需要观察特殊结构或病变时，可结合其他体位扫描。小肠MRI多采用快速屏气序列，主要应用其成像快、范围大的优势，定位病变后，还可采用自旋回波序列在局部观察病变的细节。一旦小肠获得足够的扩张，可在冠状位/轴位行半傅立叶采集单次激发快速自旋回波序列扫描、平衡式稳态进动序列扫描、三维容积内插快速梯度回波扫描、小肠MR电影及DWI等。小肠冠状位T_2WI既能减少呼吸伪影影响，又能清晰显示肠系膜及血管情况，对于梗阻、肿瘤及血管性病变的诊断有较大优势。小肠MR电影动态观察对肠易激综合征或肠麻痹患者的诊断，能给予一定的定性参考价值；DWI不仅能对病灶良、恶性鉴别提供线索，也能作为腹部炎症的量化指标。

4. 结直肠 结肠扫描同小肠类似，此外MRI检查对直肠癌分期具有较大价值。直肠内粪便会影响观察病变细节，扫描前应排便、灌肠准备并给药抑制肠道蠕动。扫描范围上缘达骶骨岬水平，下缘达耻骨联合下方10cm，左、右侧缘要覆盖两侧盆壁。扫描序列主要包括薄层（层厚3mm）非脂肪抑制轴位、矢状位和冠状位T_2WI及DWI。

四、超声检查

食管病变较少使用超声检查。胃肠道超声检查前需禁食8~12小时，检查前一周不行钡餐造影，结肠检查前需排便，直肠和乙状结肠检查应在膀胱充盈后进行。检查方法有体表扫查法和腔内扫查法。体表扫查可以在空腹状态下进行，也可饮水使胃肠道充盈后进行扫查；腔内扫查是将高频率探头直接插入食管、胃和十二指肠或直肠腔内进行扫查，可清楚观察消化道管壁结构，判断病变的浸润范围和邻近器官侵犯情况。

（李震　王伟）

第二节　正常影像学表现

一、食管

食管入口位于第6颈椎平面，出口位于第10~11胸椎平面，上接下咽部，下接胃的贲门，解剖上分颈段、胸段和腹段，全长约25cm。颈段自食管入口至胸骨切迹平面；胸段最长，上接食管颈段，下至膈肌的食管裂孔；腹段自食管裂孔至贲门。

颈段食管前方为喉与气管，气管后壁与食管前壁相邻，后方为脊柱，两侧可见甲状腺两侧叶的后缘，在甲状腺下极以下水平，颈动脉鞘位于食管两侧，周围被脂肪组织包绕。胸段食管走行于气管左后方。上胸段食管位于中线左侧，前壁与气管后壁紧密相连，后方为胸椎及椎前筋膜。中胸段食管的右侧与肺直接相贴。在气管隆突下，食管紧贴左侧主支气管的后壁。下胸段食管在左主支气管下方，位于左心房后方，即食管左心房段。腹段食管进入膈肌向左侧走行，以水平位与胃贲门相续。腹段食管外周有腹膜覆盖；其前面和右侧有肝左叶；后方有膈肌脚和降主动脉；左侧与胃底和脾脏相邻并有韧带或膈脚环绕。

食管的蠕动有原发蠕动和继发蠕动，第一蠕动波为原发蠕动，由下咽动作激发，使食物迅速下行进入胃；第二蠕动波为继发蠕动，由食物压迫食管壁引起，始于主动脉弓水平向下推进。食管环状肌的不规则性收缩导致食管边缘出现波浪状或锯齿状改变，称为第三收缩波，常见于老年人和贲门失弛症患者。

X线检查一般将食管分为上、中、下三段，食管上端至主动脉弓上缘是食管上段；主动脉弓上缘至下肺静脉下缘是食管中段；下肺静脉下缘至贲门是食管下段。食管入口和膈肌食管裂孔处各有一个生理性狭窄。右前斜位食管钡餐检查食管前缘可见三个生理性压迹，由上至下为主动脉弓压迹、左主支气管压迹和左心房压迹。在主动脉弓和左主支气管压迹之间，食管常略显膨出，不要误认为憩室。降主动脉明显迂曲的患者也可压迫食管胸下段。食管黏膜为数条纵行皱襞，通过贲门与胃小弯黏膜相连。

食管壁的厚度与食管腔的扩张程度有关，CT上扩张食管壁厚度可小于3mm，大于5mm时为不正常。CT增强扫描时食管黏膜线样强化。食管内可见气体，其中颈段更为常见。食管壁为软组织密度，周围可被脂肪组织包绕，因而CT能清晰显示食管断面的形态及与其邻近结构的关系。但在食管与气管、食管与主动脉间可无脂肪组织，尤其是消瘦的患者。

正常食管的MRI表现和CT表现基本相同。食管外形呈圆形或类圆形，与胸壁肌肉相似，食管壁呈中等或略低T_1WI信号，此外，T_2WI和脂肪抑制T_2WI为中等信号。食管黏膜可显示为食管腔内呈环形的线样高信号，管腔内气体则为明显的低信号。

二、胃

胃分为胃底、胃体和胃窦，胃的入口是贲门，出口是幽门。胃底是贲门水平以上部分，胃体是贲门至胃小弯角切迹之间的部分，胃体的右侧是胃小弯，左侧是胃大弯，胃窦是指胃小弯角切迹至幽门管之间的部分，幽门管连接胃和十二指肠。

胃底的左后方为脾脏，内侧为左膈肌脚，右前方是肝左叶，胃体及胃窦后壁小网膜囊及脂肪层与胰体、胰尾前缘相邻。胃和胆囊、横结肠及结肠肝曲、脾曲也有相邻关系。胃的韧带主要有肝十二指肠韧带、胃结肠韧带、胃脾韧带和肝胃韧带。肝十二指肠韧带内有门静脉、肝固有动脉、胆总管和淋巴结等。肝胃韧带内有胃左动脉、胃右动脉分支、胃冠状静脉及淋巴结等。

胃的形状和张力与体型和神经系统功能状态有关，一般分为牛角型胃、钩型胃、瀑布型胃和长型胃。牛角型胃的位置和张力均高，接近于横位，上宽下窄，角切迹不明显，多见于矮胖体型；钩型胃的位置和张力中等，角切迹明显，胃下缘立位时在双侧髂嵴连线水平以上，多见于普通体型；长型胃又称无力型胃，位置和张力偏低，胃下缘在双侧髂嵴连线水平以下，多见于瘦长体型；瀑布型胃是胃底扩大并明显向后下倾斜，胃体小且张力高，钡餐检查钡剂先进入胃底，待胃底充满后再溢向胃体，如瀑布状。

钡餐检查钡剂充填于黏膜皱襞间沟内，呈条纹状致密影，胃黏膜皱襞则显示为条状透明影。胃底黏膜皱襞较粗而弯曲，略呈网状；胃体小弯侧黏膜皱襞呈纵行，与胃小弯平行，胃大弯侧黏膜皱襞呈横行和斜行走向，因此，胃小弯边缘轮廓较平滑，而胃大弯边缘轮廓呈锯齿状；胃窦部黏膜皱襞以纵行为主，伴有斜行和横行黏膜皱襞。不同部位的胃黏膜皱襞粗细略有差异，胃体黏膜皱襞的宽度一般不超过5mm。胃低张气钡双对比造影使胃充分扩张，边缘轮廓光滑，胃黏膜皱襞消失而显示为胃小区和胃小沟，胃小沟被钡剂充填后显示为细线状致密影，宽约1mm，胃小沟围成的网格状区域为胃小区，呈圆形或类圆形，直径为1~3mm。

胃蠕动始于胃体上部，有节律地向幽门推进，同时可见2~3个蠕动波，蠕动波在胃窦部终止而转为向心性收缩，将钡剂排入十二指肠。胃的排空与胃的张力、蠕动、幽门功能和精神因素有关，时间为2~4小时。

在胃充分充盈时CT图像显示胃壁厚度均匀，胃壁的厚度正常在2~5mm，一般不超过5mm；充盈不充分的情况下，胃壁厚度可≥10mm，胃黏膜呈锯齿状（图5-4）。正常情况下，约1/3的患者胃食管连接部的胃壁局限性增厚，或显示为肿块样，切勿认为病理性改变。胃底常见气液平面，能产生线状伪影，必要时可采取侧卧或俯卧位检查。

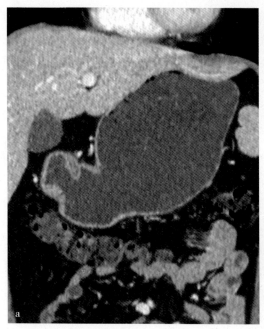

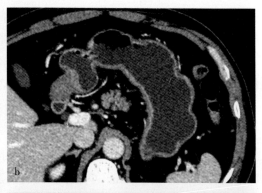

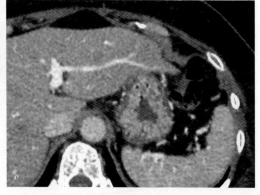

▲ 图5-4 胃正常CT表现

a~c. 胃不同充盈情况下的胃壁改变，其中图c显示充盈欠佳的胃黏膜呈锯齿状改变。

MRI中胃壁信号强度与肌肉相似，在 T_1WI 上呈中等信号，在 T_2WI 上呈低信号，其外缘光滑，黏膜面可粗糙，厚度大致均一。冠状位和矢状位扫描易显示胃及其邻近脏器的关系。胃壁充盈不佳时，T_2WI 图像胃壁可分为内外两层，内层呈稍高信号，外层为厚薄均匀低信号带。

三、十二指肠

十二指肠全程呈C形，上接幽门，下连空肠，将胰头包绕其中，长25~30cm，分为球部、降部、水平部和升部。球部呈锥形，尖端指向右后上方，两缘对称，底部平整，中间与幽门管相通，底部两侧为穹窿。球后部肠管急转向下即为降部，降部位于第1~3腰椎右缘，十二指肠乳头位于降部中下部左后壁，在第3腰椎平面肠管向左横行即为水平部，然后肠管转向左上为升部，升部在第2腰椎左缘转向前下续于空肠。

十二指肠球部黏膜皱襞为纵行平行条纹，降部以下黏膜皱襞呈羽毛状，与空肠相似。低张双对比造影此处黏膜面呈磨玻璃状，降部以下黏膜皱襞呈环状和龟背状花纹。十二指肠球部蠕动呈整体性向心性收缩，一次性将内容物排入降部，降部以下肠管蠕动呈波浪状向前推进，有时可见到逆蠕动。

CT与MRI中，十二指肠球部自幽门向右，并稍向后上方，至肝门水平转而向下，与降部相接。在十二指肠球部上方层面有肝左内叶、胆囊和肝十二指肠韧带，球部下方是胰头和小网膜右缘及网膜孔所在区域。十二指肠降部的外侧面可与肝尾叶下表面的前部和胆囊相接，内侧面则与胰腺头部的外、下缘相邻；下方则有下腔静脉、右肾静脉。十二指肠水平部自右向左横行于下腔静脉和腹主动脉断面前，十二指肠升部自右向左、前、上方走行至屈氏韧带处与空肠相接。

四、小肠

小肠在腹腔内游离分布，充盈良好的正常小肠肠腔宽度不超过3cm，肠壁厚度不超过3mm，回肠末端肠壁厚度可达5mm。小肠系膜内有大量脂肪组织。空肠位于左上中腹，富有环形黏膜皱襞，呈羽毛状；回肠位于右中下腹和盆腔，黏膜皱襞少而浅。空回肠之间逐渐过渡，无明确分界。空肠的管腔相对较大，而回肠管腔相对较小，回肠末段在盆腔向右上行与盲肠相接。

空回肠长5~6m，空肠的蠕动较活跃，迅速有力，回肠的蠕动不活跃，慢而弱，服钡后2~6小时钡首先到达回盲部，7~9小时小肠全部排空。小肠低张双对比造影显示肠管充分扩张，空肠黏膜皱襞呈环形，越近回肠末段，环形黏膜皱襞越稀少。

MRI平扫时在肠道内对比剂与肠周脂肪的衬托下，正常肠壁显示为菲薄、均匀的中等信号（图5-5）。增强后肠壁中等强化，显示更为清楚。

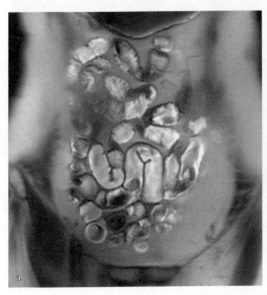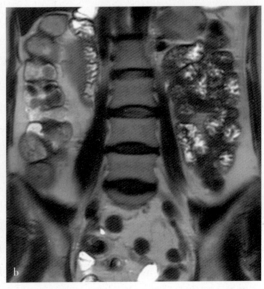

▲ 图5-5 空、回肠正常MRI表现
a、b.空肠可见羽毛状黏膜皱襞。

五、结直肠及阑尾

结直肠围绕在小肠周围，分为盲肠、升结肠、横结肠、降结肠、乙状结肠和直肠。横结肠与升结肠、降结肠的交界处分别位于肝、脾的下方，称为结肠肝曲、脾曲。结肠的特点是边缘部见大致对称的袋状凸起，称为结肠袋。结肠袋边缘光滑，以盲肠、升结肠和横结肠明显，降结肠以下逐渐减少变浅，至乙状结肠基本消失。结肠黏膜皱襞呈纵行、横行和斜行交错排列。盲肠、升结肠和横结肠皱襞较密集，以横行和斜行皱襞为主；降结肠以下皱襞稀少，以纵行皱襞为主。阑尾开口于盲肠的后内侧壁，长5~10cm，呈长条状，粗细均匀，边缘光滑，移动度好。

结肠低张双对比造影显示钡剂均匀涂布于黏膜表面，结肠轮廓光滑、连续，可见宽约1mm的光滑而连续线条状影，称为无名沟。

结肠和直肠内因含粪便且存在气体及结肠袋，在CT图像上易与小肠区别。肠壁外脂肪层较厚，CT图像显示清晰，轮廓光滑，边缘锐利。结肠在扩张状态下肠壁厚度一般小于5mm。正常情况下直肠壁较结肠壁稍厚，超过5mm为异常。升结肠和降结肠在腹膜后位于腹腔两侧，位置较固定，有肾前间隙内的脂肪包绕，往往显示比较清楚。横结肠通过横结肠系膜悬挂于腹腔内，位置变化较大。

MRI图像中回盲部、乙状结肠及直肠在轴位易于显示，而冠状位方便观察横结肠和升结肠、降结肠，在矢状位上利于观察直肠全貌。肠黏膜T_1WI呈等信号，T_2WI呈稍高信号；在周围脂肪组织的衬托下，结直肠壁的浆膜层呈低信号；肌层各序列均呈稍低信号。

（李震　王伟）

第三节　基本病变影像学表现

一、基本病变X线造影表现

（一）轮廓改变

1. 充盈缺损（filling defect）　是胃肠道壁的局限性隆起性病变向腔内突出，钡剂造影检查时隆起部不能被钡剂充填，局部形成充盈缺损区。多见于消化道肿瘤。

2. 龛影（niche）　是胃肠道壁黏膜面或隆起病变表面的局限性缺损，钡剂造影时缺损区被钡剂充填，切线位投影表现为向轮廓外突出的钡斑影，形状如壁龛。多见于消化道的良、恶性溃疡。

3. 憩室（diverticulum）　是胃壁或肠壁局部薄弱处向外呈囊袋状膨出，钡剂造影检查时钡剂充填膨出区呈囊袋状影。憩室内有正常的黏膜，有别于龛影。

（二）黏膜及黏膜皱襞改变

1. 黏膜破坏　为正常的黏膜皱襞中断、消失，被杂乱不规则的钡斑影取代。多为消化道恶性肿瘤侵蚀所致。

2. 黏膜皱襞增宽和迂曲　为黏膜皱襞的条纹状透亮影增宽和迂曲。原因是黏膜和黏膜下层的炎症、肿胀、结缔组织增生或静脉曲张。常见于慢性胃炎和食管-胃底静脉曲张。

3. 黏膜皱襞平坦　为黏膜皱襞的条纹状透亮影变平坦，甚至消失。原因是黏膜和黏膜下层水肿或恶性肿瘤浸润。水肿引起的黏膜皱襞平坦，与正常黏膜皱襞无明确分界；恶性肿瘤浸润的黏膜皱襞平坦、形态僵硬，与正常黏膜皱襞分界明显。

4. 黏膜皱襞纠集 为黏膜皱襞从四周向病变区集中，呈车辐状或放射状。原因是慢性溃疡的纤维结缔组织增生和瘢痕收缩。浸润型癌也可引起类似改变，但黏膜较僵硬。

5. 黏膜皱襞微结构异常 炎症性病变胃小区增大，表面不光滑呈颗粒状，胃小沟增宽，边界模糊，密度增高。炎症性病变伴有黏膜糜烂或恶性肿瘤浸润，胃小区和胃小沟被破坏而消失。

（三）管腔改变

1. 管腔狭窄 管腔直径持久性小于正常范围称为管腔狭窄。管腔狭窄的形态与病因有一定的相关性。炎性狭窄的范围较大，可呈节段性，边缘较整齐；恶性狭窄的范围较局限，边缘多不整齐，管壁僵硬；先天性狭窄的范围也较局限，但边缘光滑；外压性狭窄为偏侧性，管腔压迹光滑，伴管腔移位；痉挛性狭窄的特点是具有可变性，痉挛解除后管腔恢复正常。

2. 管腔扩张 管腔直径持久性大于正常范围称为管腔扩张。消化道的狭窄和梗阻均可导致近端管腔的积气积液扩张，常伴有蠕动功能增强，如幽门梗阻和单纯性肠梗阻。麻痹性肠梗阻也可引起肠管普遍性胀气扩张，常伴有蠕动功能减弱。

（四）位置和可动性改变

胃肠道内、外病变均可压迫和推移胃肠道，使其位置发生改变。腹腔肿瘤可压迫胃肠道使之移位，移位肠管边缘部见光滑的弧形压迹。胃肠道先天性异常可使肠管位置和活动度异常，如肠旋转不良、游走盲肠等。肠粘连、牵拉和恶性肿瘤浸润均使肠管可动性受限。大量腹水可使小肠向中腹部集中。

（五）功能性改变

1. 张力改变 胃肠道张力由神经系统调节，进而维持管腔的正常大小。胃肠道张力的改变有张力增高和张力降低。张力增高表现为管腔缩小或局限性痉挛切迹，如食管痉挛表现为边缘呈波浪状；胃窦痉挛使胃窦狭窄；幽门痉挛使胃排空延迟；胃大小弯痉挛表现为边缘部局限性凹陷；十二指肠和回盲部痉挛表现为充盈不良，排空加快；结肠痉挛表现为肠管缩小，肠袋增多，肠壁边缘呈波浪状。张力降低表现为管腔扩大、松弛和蠕动减少，如麻痹性肠梗阻和胃下垂等。

2. 蠕动改变 包括蠕动波的多少、波的深浅、运行速度和蠕动方向等。蠕动增强表现为蠕动波增多、加深和运行速度加快，常见于胃肠道炎症和溃疡。蠕动减弱表现为蠕动波减少、变浅和运行速度减慢，常见于胃肠道麻痹和肿瘤浸润。逆蠕动是肠蠕动的方向与正常相反，常见于肠梗阻点的近侧段肠管。

3. 运动力改变 运动力是指胃肠道输送食物的能力，具体表现为某一部位钡剂的排空时间。运动力增强时钡剂排空加快，运动力减弱时钡剂排空延迟。胃的正常排空时间是2~4小时，小肠的正常排空时间是7~9小时，超过上述时间钡剂仍未排空则为排空延迟。服钡后2小时内钡剂到达回盲部为运动力增强，超过6小时为运动力减弱。

4. 分泌功能改变 胃肠道疾病可引起分泌功能异常。分泌功能增强表现为空腹时胃肠道内液体增多，空腹立位片胃腔内见气液平面，称胃潴留，钡餐检查钡剂不能均匀涂布于黏膜面，呈云絮状下降。小肠和结肠分泌功能增强表现为钡剂在黏膜面附着差，呈不定型片絮状或雪花状，肠管黏膜和轮廓显示不清。

二、基本病变CT、MRI和超声表现

（一）管壁增厚

管壁增厚为管壁的厚度超过正常范围，可为局限性或弥漫性增厚。判断胃肠壁是否增厚需结合充盈情况和部位。在充盈良好的情况下，管壁增厚>5mm提示病变可能。胃肠道炎症和肿瘤浸润均可引起管壁增厚，炎症性增厚的范围较大，界限不清；肿瘤性增厚的范围较局限、固定、僵硬，不随胃肠腔的充盈而变化。

（二）管腔狭窄

管腔狭窄是胃肠道在充盈良好的情况下管腔的直径持久性小于正常范围，狭窄处常见胃肠壁增厚和软组织肿块。胃肠壁增厚为局限性偏一侧时，狭窄呈偏心性，胃肠壁为环形增厚时，狭窄呈向心性。

（三）软组织肿块

软组织肿块是胃肠道的肿瘤向腔内、外生长形成的软组织肿块影像，肿块基底部较宽，与胃肠壁紧密相连。肿块可为孤立性，也可在胃肠壁广泛增厚的基础上局部形成明显的肿块，肿块表面光滑或凹凸不平呈分叶状。CT平扫一般呈等密度，MRI扫描T_1WI呈略低信号，T_2WI呈略高信号。增强扫描肿块有强化。

（四）溃疡

溃疡是胃肠壁黏膜面的局限性缺损。胃肠腔内充盈高密度对比剂时，溃疡腔内可见对比剂充盈。前壁的溃疡在仰卧位扫描时溃疡腔内可见气体充盈。

（五）黏膜皱襞改变

黏膜皱襞改变有皱襞变平坦、皱襞间沟消失、黏膜层增厚或黏膜面隆起呈小山嵴状。

（六）周围脂肪层改变

周围脂肪层存在与否是判断肿瘤有无向浆膜层浸润和是否与周围脏器粘连的重要征象。一般认为脂肪层清晰是良性病变征象。恶性肿瘤浸润和炎性病变可致周围脂肪层密度增高，显示模糊、消失。

（七）邻近脏器浸润

胃肠道恶性肿瘤侵及邻近组织及脏器时，CT、MRI及超声可显示异常征象。例如，胃体上部肿瘤多向腹主动脉周围及脾门浸润；胃窦及幽门部肿瘤易浸润肝门及胰腺；结肠肝曲癌可侵及十二指肠。

（八）淋巴结转移

CT、MRI及超声可显示胃肠道恶性肿瘤淋巴结转移征象。肿瘤部位不同，可表现为不同部位淋巴结转移征象。例如，食管癌、胃癌常转移到锁骨上淋巴结、纵隔淋巴结、脾门淋巴结、肝门淋巴结、主动脉旁淋巴结等；结直肠癌常转移到肠旁、盆腔及腹膜后淋巴结。

（九）远隔脏器转移

CT、MRI及超声检查可显示胃肠道恶性肿瘤远隔脏器转移征象，如胃癌、结肠癌的肝转移等。影像学检查对胃肠道肿瘤分期及选择治疗方案有重要意义。

（李震）

第四节　疾病诊断

一、食管疾病

（一）食管静脉曲张

食管静脉曲张是指食管黏膜下静脉丛迂曲、扩张，甚至瘤样变。最常见的为由门静脉高压形成的下端食管静脉曲张，病变向上蔓延又称上行性食管静脉曲张。由纵隔及颈部疾病压迫上腔静脉及上段食管静脉使回流受阻，病变逐渐向下蔓延，称下行性食管静脉曲张（图5-6）。呕血和黑便是食管静脉曲张破裂出血的主要临床表现。

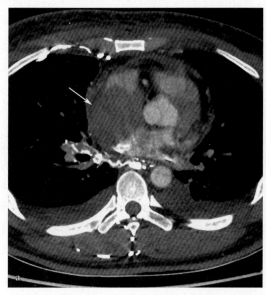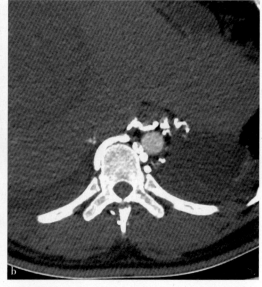

▲ 图5-6　下行性食管静脉曲张

右心房（箭）及上腔静脉（未显示）因肿瘤侵犯致狭窄、闭塞（a），另可见迂曲扩张、
显影的奇静脉、半奇静脉、食管静脉及食管旁静脉（a、b）。

【影像学表现】

X线：上行性食管静脉曲张根据静脉曲张的程度可分为轻、中、重度。① 轻度静脉曲张，最初局限于食管下段，表现为黏膜增粗，管腔边缘略呈小凹状（图5-7）；② 中度静脉曲张，病变累及下段和中段食管，静脉增粗、迂曲而凸入食管腔内，在X线吞钡食管造影上表现为纵行粗大条状影和结节状影，进一步发展表现为蚯蚓状和串珠状，食管边缘呈锯齿状或小凹状（图5-8）；③ 重度静脉曲张，病变可扩展至食管中上段，也可累及整个食管，食管常有明显扩张，食管黏膜明显增粗，其内见类圆形或囊状充盈缺损，呈虫蚀状，食管边缘呈粗齿状，管壁蠕动减弱。

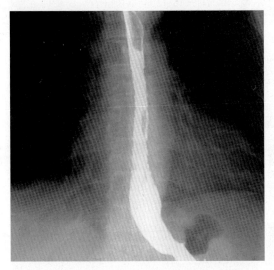
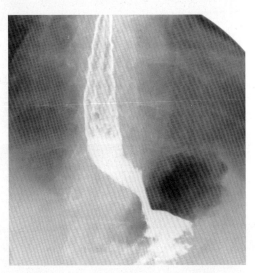

▲ 图5-7　早期食管静脉曲张X线表现　　　　▲ 图5-8　中晚期食管静脉曲张X线表现

CT：① 平扫食管壁增厚，管腔不规则，呈结节状轮廓或锯齿状食管壁肿块，食管周围软组织肿块；② 增强轴位清楚显示呈结节状、圆形、蚯蚓样边界清楚的高密度影，强化均匀，强化程度同邻近静脉；③ 常伴有胃底静脉迂曲扩张（图5-9）。

【诊断和鉴别诊断】

① 混于钡剂的气泡和唾液：随吞咽后形成类圆形透亮影，类似食管静脉曲张征象，但随吞咽可以变化和移动。

② 食管裂孔疝：膈上的胃疝囊黏膜一般较粗，呈颗粒状，可误诊为迂曲、增粗的食管黏膜，当胃和食管完全充盈后可鉴别。

③ 食管下段癌：一般癌病变较局限，上下分界清楚，管壁僵硬不能扩张。与静脉曲张不同，食管下段癌近端有梗阻征象。

（二）食管癌

食管癌是由食管黏膜上皮或腺体发生的恶性肿瘤，为我国最常见的恶性肿瘤之一。多见于中老年患者，发病与生活条件、不良的饮食习惯、阳性家族史和食管慢性炎症有关。组织学分型有鳞状细胞癌、腺癌、小细胞癌、腺棘皮癌等类型，90%以上为鳞状细胞癌。腺癌多发生在食管下段，占食管癌的0.8%~8%。早期食管癌的症状不明显，可有进食哽噎感、胸骨后烧灼感及背痛等。进展期表现为吞咽困难症状进行性持续性加重，胸闷或胸背痛明显，声音嘶哑，呼吸困难或进食呛咳。晚期出现贫血、消瘦及恶病质。

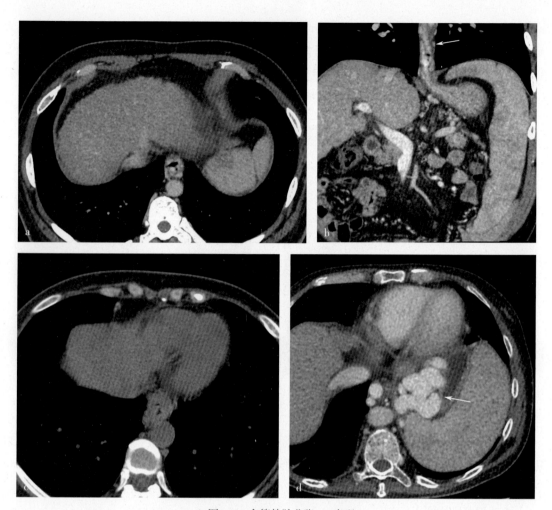

▲ 图5-9　食管静脉曲张CT表现

a、b（同一患者）.轴位及冠状位，可见显影扩张的食管静脉；c. 食管静脉曲张平扫可见食管壁增厚；
d. 可见明显迂曲扩张的胃底静脉（箭）及食管旁静脉。

【影像学表现】

X线：早期表现如下。① 食管黏膜皱襞改变：病变部位黏膜皱襞迂曲增粗，可见部分黏膜中断破坏，边缘毛糙；黏膜皱襞迂曲增粗为早期食管癌最常见的征象。② 小充盈缺损：为向腔内隆起的小结节样改变，较表浅或呈乳头状，直径5~20mm。③ 功能异常：局部管壁舒张度减低，偏侧性管壁僵硬，蠕动减慢，钡剂滞留等。

中晚期食管癌X线表现最典型，表现为局部黏膜皱襞中断、破坏，甚至消失，食管腔内有锥形、半月形或不规则形龛影和充盈缺损，病变管壁显示僵硬和蠕动消失（图5-10）。

CT：① 食管壁改变，食管壁环形或局部不规则增厚，相应平面管腔变窄或消失，呈肿块样改变（图5-11）；② 食管周围脂肪间隙模糊、消失，提示食管癌向外侵犯；③ 周围组织器官受累，多为气管和支气管，常形成食管–气管瘘，其次可侵犯心包膜、左心房和主动脉等；

④ 转移，以纵隔、肺门及颈部淋巴结转移多见，也可逆行性转移至上腹部淋巴结，少见肺转移（图 5-12）。CT增强扫描可见瘤体轻度强化。较大瘤体呈不均匀强化，常合并低密度的坏死灶，较小瘤体强化均匀。

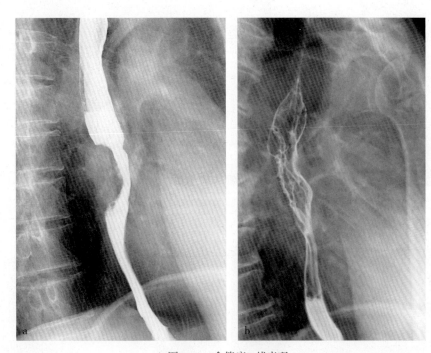

▲ 图 5-10　食管癌X线表现

a. 充盈相食管腔内有半圆形充盈缺损，管腔狭窄；**b.** 黏膜相显示黏膜皱襞破坏，管壁僵硬、不光整。

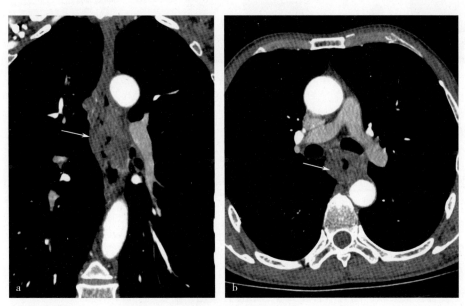

▲ 图 5-11　食管癌CT表现

a、b. 食管壁环周增厚，管腔内呈不规则肿块样改变（箭）。

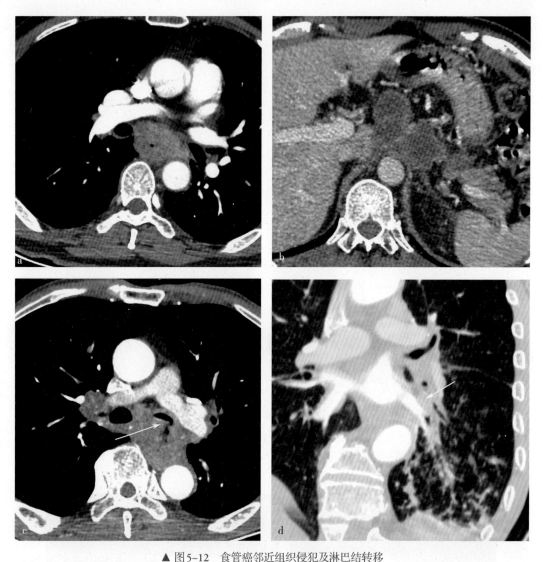

▲ 图5-12 食管癌邻近组织侵犯及淋巴结转移

a、b. 食管癌管壁明显增厚、强化，管腔狭窄，伴肝胃间隙逆行性淋巴结转移，淋巴结内坏死呈低密度改变；c. 食管癌呈肿块样改变，周围脂肪间隙消失，侵犯左主支气管并形成食管-支气管瘘（箭）；d. 可见左主支气管内容物填充（箭），以及左肺下叶散在感染。

MRI：食管癌在 T_1WI 呈等或低信号，T_2WI 呈稍高信号，其内信号可不均匀；DWI 呈高信号。增强扫描肿瘤有强化表现。见图5-13。

【诊断和鉴别诊断】

食管癌主要应与食管静脉曲张、反流性食管炎、贲门失弛症、食管平滑肌瘤等鉴别。食管癌管壁僵硬、黏膜破坏、腔内充盈缺损和不规则腔内龛影、上段食管扩张等影像学表现可供鉴别；良性病变食管管壁柔软，随吞咽管腔大小、形态有变化，不表现为腔内龛影。

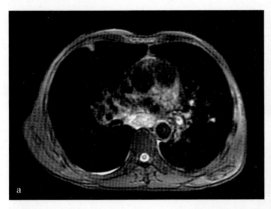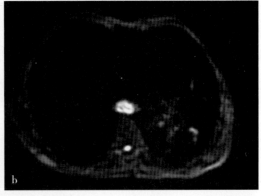

▲ 图5-13　食管癌T₂WI、DWI表现

a、b. 食管癌管壁增厚，T₂WI呈稍高信号，DWI弥散受限。

二、胃肠道疾病

（一）胃和十二指肠溃疡

胃和十二指肠溃疡是指黏膜因炎症、坏死及脱落形成破损，坏死缺损的黏膜可穿透黏膜肌层，甚至固有肌层或更深。发病率随年龄增长而增加，常与幽门螺杆菌感染和使用非甾体抗炎药（NSAID）两大因素有关。胃溃疡好发于胃小弯角切迹附近；十二指肠溃疡好发于十二指肠球部，其次是十二指肠球后。临床有上腹部疼痛，疼痛具有反复性、周期性和节律性的特点，严重者有幽门梗阻、大出血和穿孔。慢性胃溃疡可恶变。

【影像学表现】

X线：胃溃疡的直接征象是龛影（图5-14）。切线位观察，龛影突出于胃内壁轮廓之外，腔外龛影呈乳头状、半圆形或锥形。边缘大部光滑整齐，密度均匀，底部平坦。正面观察，龛影的轮廓锐利，呈圆形或椭圆形钡斑，其边缘光滑整齐。因溃疡四周胃壁各层均有水肿、炎症细胞浸

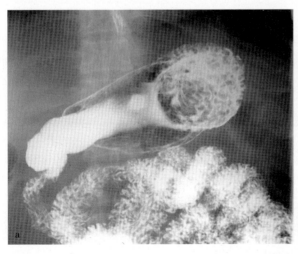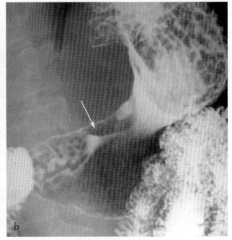

▲ 图5-14　胃溃疡X线表现

a、b. 可见胃体部圆形龛影及其周围环形透明带（箭）。

润和纤维组织增生，形成溃疡周围组织肿胀、增厚、隆起，所以龛影口部常有一圈黏膜肥厚造成的透明带，此为良性溃疡的特征。十二指肠球部溃疡的主要征象是龛影和畸形（图5-15）。十二指肠球部龛影通常需用充盈加压法或双对比造影法才能显示。正位像表现为十二指肠球部类圆形或米粒状钡斑，其边缘光滑整齐，周围常有一圈透亮带，或放射状黏膜纠集。切线位，十二指肠球部溃疡呈突出腔外的小锥形、乳头状或半圆形龛影。畸形是十二指肠球部溃疡常见而重要的征象。

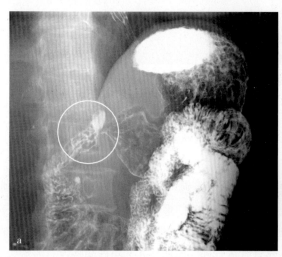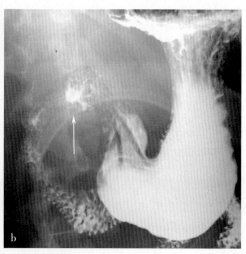

▲ 图5-15　十二指肠球部溃疡X线表现

a. 十二指肠球部形态失常，畸形改变（圆圈）；b. 十二指肠球部可见龛影（箭）。

CT直接征象：① 增强CT中强化的黏膜层于溃疡处不强化或强化不明显，呈现强化黏膜"中断"的表现；② 溃疡较深时，可形成向腔外突出的囊袋样结构。CT间接征象：① 溃疡周围管壁黏膜层强化相较于溃疡处更加明显；② 因炎症导致黏膜下层水肿增厚，正常三层结构（黏膜层-黏膜下层-肌层）可辨认；③ 浆膜面邻近脂肪组织密度增高、模糊；④ 周围淋巴结反应性增多、增大（图5-16）。

MRI：较少用于胃及十二指肠溃疡的诊断。

超声：超声检查应在胃和十二指肠充盈后进行。胃溃疡超声表现为溃疡处胃黏膜回声中断，中断处可见胃壁局部凹陷，凹陷边缘对称，底部多平滑；溃疡周围胃壁局限性增厚，呈低回声，胃壁柔软，可见蠕动波。

【诊断和鉴别诊断】

① 恶性溃疡：X线造影对良性溃疡与恶性溃疡的鉴别，应从龛影形状、位置、边缘、大小，龛影口部及周围黏膜皱襞情况、邻近胃壁柔软度和蠕动等方面综合判断。恶性溃疡CT增强扫描表现为溃疡处管壁较邻近明显强化，溃疡底壁增厚强化，溃疡周围强化的管壁黏膜层不规整。

② 憩室：呈囊袋样向腔外突起，黏膜线完整直达憩室内，无黏膜下层水肿、脂肪间隙渗出、淋巴结反应性增多并增大等炎症征象。

③ 十二指肠炎：可出现十二指肠球部痉挛与激惹，但无龛影和持续存在的球部畸形。

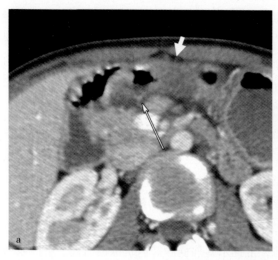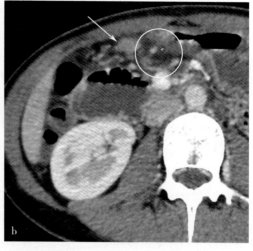

▲ 图5-16 溃疡CT表现（同一患者）

a. 十二指肠球后壁强化黏膜"中断"，向腔外突出（细箭），邻近幽门管壁水肿增厚（粗箭）；b. 周围可见反应性增大的淋巴结（箭），以及密度增高的脂肪组织（圆圈）。

（二）胃癌

胃癌是我国常见胃肠道恶性肿瘤，大部分为腺癌，其他肿瘤包括淋巴瘤、间质性肿瘤、神经内分泌肿瘤。胃癌可发生于胃的任何部位，以胃窦幽门区相对多见。早期多无明显症状，典型的临床症状表现为胃肠道梗阻，出现腹部饱胀、隐痛。随着病情发展，可发生吞咽困难、消瘦、贫血、上腹部扪及肿块。慢性萎缩性胃炎、幽门螺杆菌感染和一些息肉病综合征是发生胃癌的确切危险因素，多种饮食因素和自身免疫性胃炎也与胃癌发病有关。

早期胃癌是指病变仅限于胃黏膜或黏膜下层，不论有无淋巴结转移，患者可能无症状或有不明确的症状。① 隆起型：癌肿隆起高度≥5mm；② 浅表型：癌灶比较平坦，不形成明显的隆起或凹陷，又可分为三个亚型，包括浅表隆起型、浅表凹陷型、浅表平坦型；③ 凹陷型：癌灶凹陷深度≥5mm，形成溃疡。没有胃壁增厚或明显强化的早期病变，CT诊断较为困难。进展期胃癌侵犯黏膜固有层，进而侵犯周围组织，其病变在影像学上大致表现为蕈伞型、浸润型和溃疡型，或以上类型同时存在。肿瘤常表现为较大而不规则的息肉样肿块，伴或不伴溃疡。边缘可能出现龛影，与胃壁形成锐角，提示肿瘤起源于黏膜层；随着肿瘤增大，这种征象变得不太明显。发生在胃窦部的肿瘤可能会导致胃窦部狭窄及胃出口梗阻。

【影像学表现】

X线：早期胃癌表现如下。① 在充盈相或双对比相可发现腔壁舒张和收缩异常，胃壁平直、内凹、毛糙等。② 隆起型早期胃癌：充盈相可显示病灶所在胃壁轮廓毛糙不整，形态较僵硬；加压X线片可显示胃腔内有不规则充盈缺损，可合并小的不规则龛影。③ 凹陷型早期胃癌：主要分析凹陷病灶的特征，包括境界、表面和深度，以及周围纠集的黏膜皱襞形态。凹陷病变形态通常不规则，呈星芒状。凹陷病变周围纠集的黏膜皱襞可有锥状、杵状、中断或融合等改变。

进展期胃癌表现如下。① 蕈伞型胃癌：X线特征为癌肿向腔内生长形成腔内较大菜花样肿块，表面凹凸不平，充盈相显示为分叶状充盈缺损，如癌肿表面有溃疡，则加压相时在充盈缺损影中见钡影残留。② 溃疡型胃癌：X线特征为存在于癌肿中的恶性溃疡，大而浅、形态不规则的龛影，其底部位于胃轮廓内，充盈加压可见环堤征、裂隙征。龛影周围纠集的黏膜中断破坏。邻近胃壁表现为僵硬、蠕动消失等。③ 浸润型胃癌：弥漫性呈皮革样胃（图5-17），双对比相显示胃黏膜皱襞消失或呈颗粒样增生改变。

CT：① 胃壁异常增厚，常表现为胃壁的局限性增厚，多局限于胃壁一侧，其胃壁腔面不规则，可伴溃疡（图5-17），与邻近正常胃壁分界不清。浸润性生长者可使胃壁环形或广泛性增厚，胃壁僵硬，胃腔狭窄、变形，亦称皮革样胃。② 软组织肿块，病变呈肿块状，向胃腔内、外生长，肿块可为孤立性的隆起，也可为增厚胃壁、胃腔内明显突出的一部分。肿块的表面不光滑，可呈分叶、结节或菜花状，可伴溃疡。③ 胃壁异常强化，病变较正常胃壁强化明显、时间延长。④ 胃周改变，胃壁浆膜面毛糙，胃壁轮廓不清，常提示胃癌向腹腔内扩散的可能。突破浆膜、浸润胃周时主要表现为胃周脂肪层消失。侵犯邻近脏器与组织时表现为肿块与脏器间的脂肪间隙消失。⑤ 淋巴结转移及远处转移，可发现胃周、后腹膜、肝门区、肠系膜上动脉根部及胰周淋巴结。胃癌还可通过血行、种植方式转移至远处脏器，以肝转移最常见。

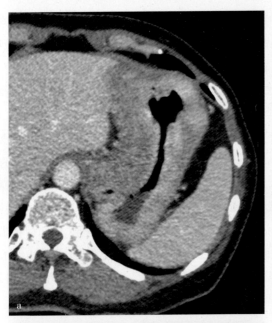
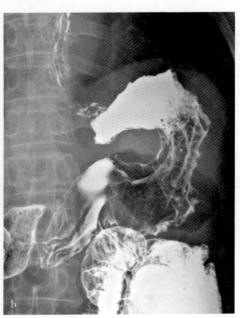
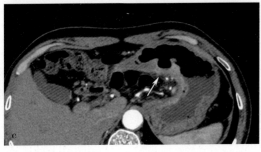

▲ 图5-17　胃癌X线及CT表现

a、b. 胃底、胃体浸润型癌，CT显示胃壁弥漫性增厚，X线钡餐检查显示黏膜皱襞消失、管壁僵硬，呈皮革样改变；c. CT显示胃小弯侧局限性增厚，伴深溃疡形成（箭）。

MRI：可估计肿瘤在胃壁和肠壁浸润的深度和肿瘤的腔外侵犯。胃腺癌通常在T_1WI与正常胃黏膜等信号，T_2WI上略高于胃黏膜信号；而在弥漫浸润型癌中，由于纤维组织存在，T_1WI和T_2WI上信号减弱。增强后T_1WI上病灶则呈不均匀强化。正常胃壁低信号外带的不规则或缺失均提示胃癌的浆膜外已受侵犯（图5-18）。

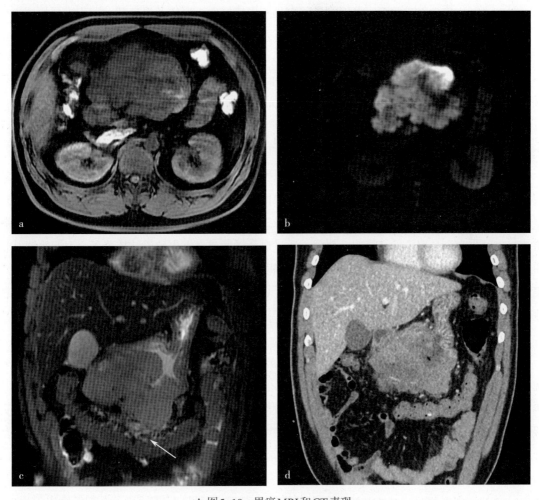

▲ 图5-18　胃癌MRI和CT表现

a~c.胃窦部巨大肿块，T_1WI等信号，T_2WI稍高信号，DWI弥散受限呈高信号，肿块突破胃壁浆膜层向周围组织侵犯，横结肠系膜受侵、信号增高（箭）；d.对应病灶冠状位CT表现，肿块内存在低密度坏死区。

超声：早期胃癌表现如下。① 胃壁轻度增厚，黏膜面回声粗糙、凹凸不平，可见隆起性或凹陷性改变；② 病灶较小，直径一般≤2.0cm；③ 病变局限于胃壁黏膜层或黏膜下层。进展期胃癌表现如下。① 胃壁显著增厚，最厚处厚度≥1.5cm，长度≥5.0cm；② 病变处常见隆起性或凹陷性改变，肿瘤内部多呈不均匀低或弱回声。胃腔狭窄、变形；③ 胃壁层次结构紊乱，病变常侵及胃壁全层，浆膜回声粗糙不平、中断，伴局部胃周脂肪层回声增强、增厚；④ 病变区胃壁僵硬，蠕动消失；⑤ 彩色多普勒超声，病灶内可探及较丰富的彩色血流信号。

【诊断和鉴别诊断】

① 胃淋巴瘤：胃壁增厚程度较胃癌更重，范围较广，而外缘光滑或呈轻度分叶状；胃和邻近器官间的脂肪层完整；形态较软，很少有梗阻现象。

② 胃间质瘤：多位于胃体及胃底部，表现为软组织肿块，向胃腔内、外突出，相邻胃壁结构一般较清晰，较少引起梗阻，淋巴结转移罕见。胃癌好发于胃体及胃窦部，病程进展快，很少形成较大的肠腔外肿块，相邻胃壁及组织常受侵犯，层次不清，梗阻常见，常出现周围淋巴结肿大。

③ 胃良性病变：胃炎的胃壁增厚较广泛且均匀，胃壁光滑。胃周无浸润，可见完整黏膜皱襞，并可随充盈程度而改变。胃溃疡CT检出率低，尤其是浅小溃疡，较深的溃疡可表现为局部略厚的胃壁内有小凹陷。

（三）肠结核

肠结核是由结核分枝杆菌侵入肠道组织，引发的一种慢性特异性感染，绝大多数继发于肺结核。肠结核可以发生在肠道的任何部位，其中以回盲部最常见。根据病理改变，肠结核分为溃疡型、增生型、混合型。腹部结核感染途径有多种，病菌可经口腔随痰液直接侵入肠黏膜，引起肠结核；也可作为全身粟粒性结核的一部分，通过血行播散或女性生殖道结核蔓延，引起腹膜结核和肠系膜淋巴结核。多数肠结核患者起病缓慢，病程较长，大多数缺乏特异性临床表现，主要临床表现为腹痛、腹泻与便秘、腹部肿块及全身症状（如低热、盗汗、食欲不振、体重下降等）。结核性腹膜炎患者腹部触诊时，可有典型的"揉面感"；肠系膜淋巴结核有时可扪及腹部肿块伴压痛。

【影像学表现】

X线：肠结核的X线表现随病理类型不同而异。① 溃疡型肠结核：X线可见多发小溃疡，表现为管腔轮廓不光滑呈毛刺状，各种形态、大小不同的溃疡，点状、袋状、全周性形成"面"状。溃疡型肠结核因炎症及溃疡刺激，肠管刺激性增高出现激惹现象，在回盲部尤为明显，可见"跳跃征"。病变后期因大量纤维组织增生使管壁增厚，管腔不规则狭窄、变形，形态较固定，其近段肠管淤积、扩张。② 增殖型肠结核：回盲瓣常受侵犯，表现为增生肥厚，使盲肠内侧壁凹陷变形。X线表现为受累肠段狭窄、缩短和僵直，黏膜皱襞紊乱、消失，常见多数小息肉样充盈缺损，激惹征多不明显。结肠系膜受累引发纤维收缩后，可见"一字征"。由于纤维组织增生，局部粘连，使肠道动力减低，表现为蠕动减弱，排空延迟，回肠呈现郁积现象。③ 混合型肠结核：兼具上述两型的表现。

CT：除可以显示肠壁的改变，包括溃疡、肉芽肿及炎性息肉外，还可显示增大的淋巴结和腹水等。① 肠壁增厚、肠腔狭窄：病变可以仅累及回盲部，也可以回盲部为中心，累及邻近结肠及末段回肠。肠壁多为连续性环形增厚，少数见盲肠内侧偏心性增厚；部分患者回盲部可发生肿块，边界不规则。② 肠管周围改变：肠管周围渗出，表现为脂肪密度增高；可有结核性腹水，腹水因蛋白含量高而密度增高，小肠肠管常粘连成团。③ 淋巴结改变：多发淋巴结肿大，淋巴结多发钙化，并呈干酪样坏死，增强扫描呈环形强化，为结核最为特异性的表现。④ 肠外结核表现：可能伴有肺结核和其他肠外结核（图5-19）。

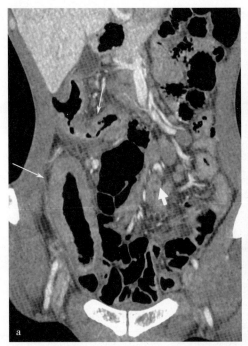
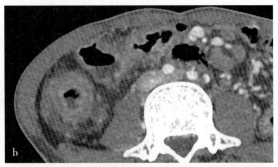
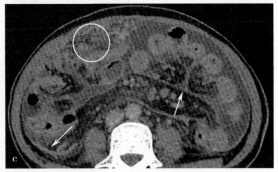

▲ 图5-19　肠结核CT表现

a、b. 肠壁增厚（箭），周围脂肪密度增高，肠系膜淋巴结增多、增大，个别淋巴结中心坏死呈环形强化（粗箭）；c. 可见腹水，大网膜云雾状增厚（圆圈），腹膜增厚、肠系膜间渗出粘连（箭）。

MRI：增厚的肠壁T_2WI呈分层改变，黏膜层和浆膜层呈低信号，黏膜下层水肿而呈高信号，黏膜层多发凹凸不平溃疡改变。肠壁异常强化常表现为受累肠段增强扫描较正常肠段强化增加，亦有分层状改变，黏膜层和浆膜层异常强化呈高信号，黏膜下层水肿，强化减弱而呈相对低信号。此外，淋巴结呈干酪样坏死，增强扫描时，增生肿大淋巴结环形强化为结核最为特异性的表现，且较CT显示更清晰。

【诊断与鉴别诊断】

① 克罗恩病：两者有时需要依靠病理判断。克罗恩病受累肠段呈节段性和跳跃性分布，结核病变多呈连续性。克罗恩病多见纵行裂隙样溃疡，而肠结核的溃疡见到龛影者较少。克罗恩病病变常位于小肠系膜一侧，伴有假性憩室现象，而结核病变多侵犯肠腔四周。结核病变肠管对称性狭窄较多，而克罗恩病易发生瘘管、窦道和肠梗阻。克罗恩病无肺结核或肠外结核病史。

② 溃疡性结肠炎：多侵犯左侧结肠，右侧结肠及回肠少见，肠结核多侵犯右侧结肠和回盲部。溃疡性结肠炎溃疡细小呈锯齿状，较弥漫，结肠结核溃疡不常见且局限；溃疡性结肠炎多见假性息肉，形状不规则，结肠结核的增殖型肉芽肿局限且较光滑。

③ 结肠癌：发生于盲肠的癌需与回盲部增殖型肠结核相鉴别。结肠癌发病年龄多为40岁以上中老年人，无长期低热、盗汗等结核毒血症及结核病史。

④ 阿米巴或血吸虫病性肉芽肿：肠阿米巴或血吸虫病可形成肉芽肿病变，在鉴别诊断上应

注意。该类疾病无结核病史，脓血便较常见，粪便中发现有关的病原体，结肠镜检查常可证实诊断，相应的特异性治疗有效。

（四）克罗恩病

克罗恩病是一种慢性非特异性肠道炎症性疾病，虽然病因不明，但普遍认为与遗传、免疫、感染等方面有一定关联。本病常以黏膜、肠壁和周围系膜的肉芽肿性炎症为特征，最好发于回肠末端、小肠中段及右半侧结肠，也可侵犯消化道的其他任何部位。近年来我国克罗恩病的发病率呈上升趋势，主要以年轻人多见。本病的临床表现多样，急性发作时症状与阑尾炎相似，常见的症状有腹胀、腹泻、腹痛、低热、贫血、厌食及体重减轻等，触诊可发现腹部包块；严重时可有不完全性肠梗阻。

【影像学表现】

X线：病变以回肠末端和结肠多见，呈单发或多发，节段性。受累肠段与正常分界清楚。早期黏膜及黏膜下层充血、水肿，X线肠黏膜皱襞增粗、变平。病变进一步发展，可见黏膜下层大量肉芽组织增生、肠壁增厚、肠间距增宽，黏膜面出现卵石样或息肉样充盈缺损，如有溃疡形成则出现大小不一的纵向龛影。病变轮廓不对称，呈一侧僵硬凹陷，相对侧小肠轮廓外膨，形成假憩室样囊袋状征象（图5-20）。后期肠壁纤维化，黏膜皱襞消失，肠腔呈线状不规则狭窄，狭窄段以上肠管不同程度扩张。合并脓肿或瘘管形成时，钡餐造影可见不规则钡影通向肠腔外。

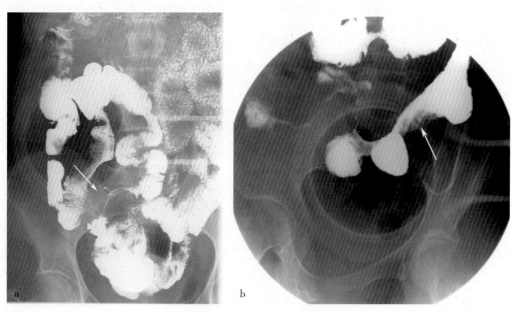

▲ 图5-20　克罗恩病X线表现

a.回肠节段线样改变（箭）；b.小肠管腔狭窄，可见线样影，局部小肠轮廓外膨呈囊袋状征象，黏膜面卵石样充盈缺损（箭）。

CT：主要表现为肠壁增厚，多在末端回肠，但胃肠道的其他部位也可受累。急性期出现"靶征"或"晕征"，增强后黏膜层和浆膜层将出现不同程度的增强，强化程度与病变的发展有关。对于病程长的克罗恩病患者，肠腔已发生纤维化，CT上无法分辨肠壁各层结构，增强后明显均匀强化的增厚肠壁则提示病变已发生不可逆转的纤维化改变。克罗恩病所造成的肠系膜炎性浸润及纤维脂肪增生使系膜肥厚，肠间距增大，肠系膜CT值增高。增强扫描时肠系膜直动脉增粗，沿肠壁呈"梳齿样"改变。蜂窝织炎是克罗恩病引起肠系膜肿块的又一个重要原因，CT表现为靠近肠系膜或网膜脂肪内密度不均匀肿块。克罗恩病患者可出现脓肿、窦道和瘘管（图5-21）。

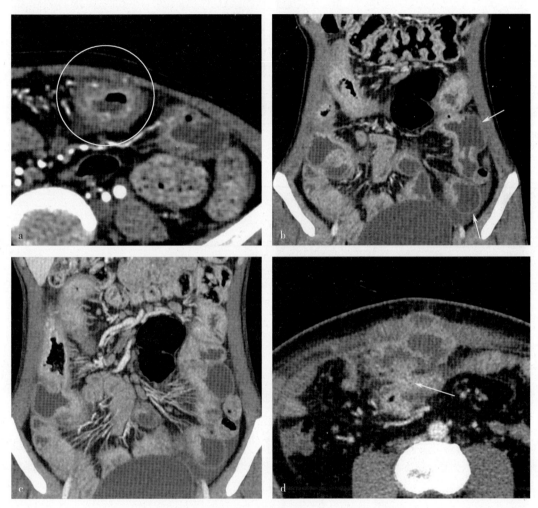

▲ 图5-21 克罗恩病CT表现（图a、b、c为同一患者）

a. 肠壁增厚、黏膜强化明显，呈现"靶征"（圆圈）；b. 肠壁病变不对称，系膜侧明显，对侧肠壁囊状扩张呈"假性憩室"改变（箭），肠系膜根部淋巴结反应性增多、增大；c. MIP重建后显示肠系膜血管增多；d. 增厚的病变肠管与腹壁脓肿间存在窦道（箭）。

MRI：① 活动期病变肠段在 T_1WI 表现为与腰大肌相同的等/稍低信号，T_2WI 为等/稍高信号；T_2WI 信号增高、肠壁强化增高和肠系膜内血管增多，均提示病变处于活动期；② 大多数克罗恩病的肠壁增厚是偏心性的，可伴有肠腔狭窄或消失，如果增厚肠壁 T_2WI 信号减低，提示纤维化；③ 淋巴结肿大、瘘管和脓肿形成多见于活动期，表现为DWI高信号、ADC低信号；④ 克罗恩病特征性的肠壁异常如肠壁增厚、线状溃疡和卵石样改变可在MRI小肠钡灌，特别是在true-FISP序列上准确地显示（图5-22）。

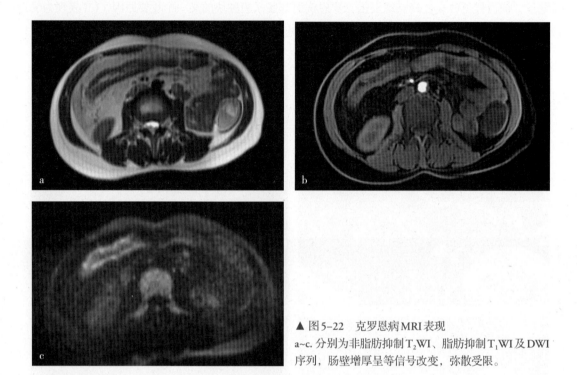

▲ 图5-22　克罗恩病MRI表现

a~c. 分别为非脂肪抑制T_2WI、脂肪抑制T_1WI及DWI序列，肠壁增厚呈等信号改变，弥散受限。

【诊断与鉴别诊断】

① 溃疡性结肠炎：通常从累及直肠和左半结肠开始，病变连续，引起肠腔狭窄较轻，且无窦道形成；临床上易存在直肠出血；病变肠段呈颗粒状黏膜伴有小溃疡。

② 肠结核：与克罗恩病都好发于青壮年，最常累及小肠、回盲部乃至结肠，部分X线特征相似，如管腔狭窄、"跳跃征"等。肠结核发热和盗汗常见，发病部位以回盲部多见，多为轻度增厚，呈节段性侵犯，较少出现肠腔狭窄。另外，肺结核病史、结核菌素试验阳性及腹水对肠结核有较强的诊断价值。

③ 淋巴瘤：淋巴瘤肿块状肠壁增厚呈外生性生长，肠腔狭窄较少见。便血与肠穿孔的发生率较高。

（五）结直肠癌

结肠癌是由结肠黏膜上皮或腺体发生恶变导致的恶性肿瘤，是胃肠道内常见的恶性肿瘤；好发于40~60岁，年轻患者男性多于女性，随着人们生活环境等因素的改变，发病呈年轻化趋势；可发生在结肠的任何部位。患者早期多无症状和体征，可有排便习惯改变、腹痛，确诊时多为晚期。临床症状取决于病变部位，右半结肠癌以腹部包块、腹痛及贫血为多见；左半结肠癌则以便血、腹痛及便频为主，易发生梗阻；直肠癌以便血、便频及便细多见。

【影像学表现】

X线：① 增生型，腔内出现不规则的充盈缺损（图5-23a），轮廓不整齐，病变多发生于肠壁的一侧，表面黏膜皱襞破坏中断或消失，局部肠壁僵硬平直，结肠袋消失，肿瘤较大时可使钡剂通过困难，病变区可触及肿块。② 浸润型，病变区肠管狭窄，常累及一小段肠管，狭窄可偏于一侧或形成向心性狭窄，其轮廓可光滑整齐，也可呈不规则状，肠壁僵硬，黏膜被破坏（图5-23b），病变区界限清晰。③ 溃疡型，肠腔内较大的龛影，形状多不规则，边界多不整齐，具有一些尖角，龛影周围有不同程度的充盈缺损与狭窄，黏膜被破坏而中断，肠壁僵硬，结肠袋消失。典型X线表现为"苹果核征"（图5-24），即狭窄段的两端是溃疡的环堤，中央的管腔狭窄段为癌性溃疡形成的癌性通道。

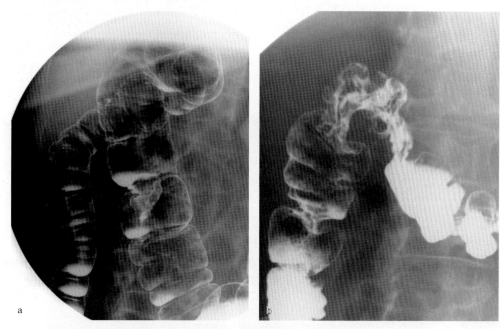

▲ 图5-23 结肠癌X线表现

a.增生型，管腔局部不规则充盈缺损；b.浸润型，管腔向心性狭窄，黏膜被破坏。

CT：① 肠壁增厚、肠腔狭窄，是浸润型癌的主要表现。肠壁不规则增厚，肠管增粗、固定、狭窄或轮廓不规则，病变肠段与正常肠段分界较清楚。② 腔内肿块，多为偏心性生长，呈分叶状或不规则形；较大的瘤体内可见低密度坏死区。③ 肠壁异常强化，结直肠癌引起的肠壁增厚或肿块，增强时多为明显强化，或因肿瘤内部坏死呈不均匀强化。④ 周围结构受累，肠壁浆膜面模糊不清或肠周脂肪密度增高，要考虑肿瘤已突破肠壁全层而侵及周围结构。⑤ 淋巴结及远处转移，淋巴结增大，一般认为短径超过1cm提示异常。结肠癌的远处转移以肝最多，其次为肺，其他依次为肾上腺、卵巢、骨、脑等。⑥ 可伴有肠梗阻、肠套叠及肠穿孔等表现。见图5-25。

MRI：肿瘤可表现为软组织肿块、肠壁增厚，T_1WI呈等或稍低信号，T_2WI呈稍高信号，增强扫描明显强化，均匀或不均匀。与CT相似，MRI可清楚显示肿瘤的侵犯范围、邻近器官侵犯和淋巴结转移情况。见图5-26。

超声：① 肠壁增厚、层次不清和连续性中断，肠腔内肿块，肠腔狭窄、变形。② 肿块呈低回声或高低不均匀回声，表面不规则，形成"假肾征"，中心不规整的较高回声是肠腔内气体和肠内容物的反射，外周厚而且不规整的弱回声区是环形肿瘤及肠壁不规则增厚引起的。③ 肿瘤浸润，肠壁增厚、僵直，正常的肠壁层次结构回声消失。④ 浸润邻近器官时，相邻脏器之间清晰的边界回声亮线断裂。

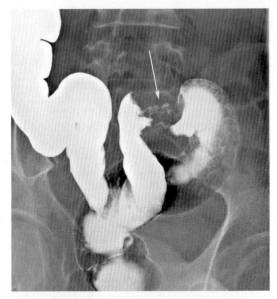

▲ 图5-24　乙状结肠癌"苹果核征"（箭）

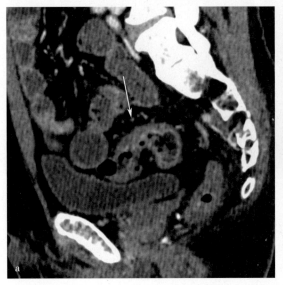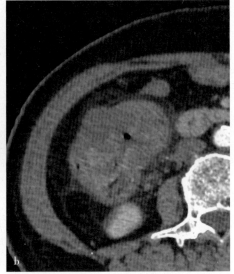

▲ 图5-25　结肠癌CT表现

a.乙状结肠末段管壁局限性增厚（箭）；b.升结肠壁明显增厚呈肿块样改变，
不均匀强化，管腔狭窄，肿瘤突破肠壁全层。

【诊断与鉴别诊断】

① 良性肿瘤：主要为腺瘤，常表现为腔内或肠壁结节状肿块，邻近肠壁无增厚。恶性肿瘤可有局限、分叶状肿块，常伴边缘毛糙，肠壁不规则增厚，局部或远处转移。

② 炎症性肠病：如溃疡性结肠炎、克罗恩病，病变肠壁可增厚，但增厚肠壁多较广泛或呈多发节段分布。

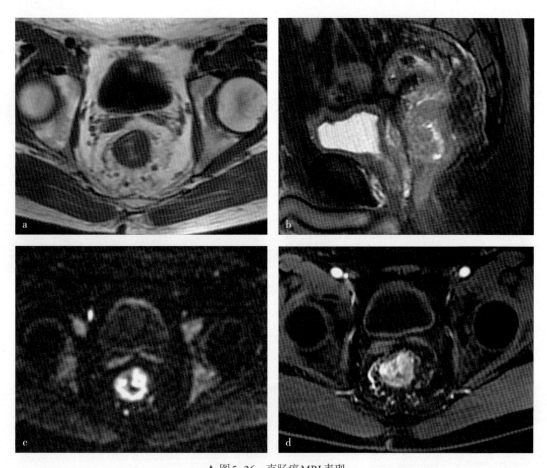

▲ 图5-26 直肠癌MRI表现

a. 直肠增厚，肠壁T$_1$WI（非脂肪抑制）呈等/低信号；b. 矢状位病变T$_2$WI（脂肪抑制）呈稍高信号；c. DWI示增厚肠壁弥散受限；d. 增强呈明显强化。

（六）胃肠道间质瘤

胃肠道间质瘤是一种具有多种行为的间叶性肿瘤，可以发生在胃肠道的任何部位，主要在胃、小肠（包括十二指肠）；胃肠外间质瘤主要发生在肠系膜、网膜和腹膜后。间质瘤可发生于各年龄段，多见于50岁以上中老年人，男女发病率相近。临床表现缺乏特异性，症状不明显或为不明原因的腹部不适、隐痛及包块，亦可发生肿瘤引起的消化道出血或贫血。晚期间质瘤扩散到腹膜腔和腹膜后间隙，并通常转移到肝脏。

根据瘤体与肠壁的关系可分为4型。① 黏膜下型：肿瘤从黏膜下向腔内生长突出，与管壁基底有蒂相连；② 浆膜下型：肿瘤从浆膜下向腔外生长突出；③ 壁间型：肿瘤向腔内外生长突出，大部分以外生性生长为主；④ 胃肠道外型：肿瘤源于胃肠道外的腹腔其他部位。

【影像学表现】

X线：① 钡剂造影显示类圆形或椭圆形的边缘光滑的肿块，周围黏膜皱襞直达病变边缘。② 恶性肿瘤通常较大，肿瘤表面形成不规则溃疡，或肿瘤中心有钡剂充盈的空腔。③ 肿瘤向腔外生长且肿瘤较大时，显示周围肠管受压。见图5-27。

CT：① 体积较小的病灶多呈类圆形，边界清楚，密度均匀，中等以上均匀强化，向腔外或腔内生长。② 体积较大的病灶，形态多不规则，增强扫描明显不均匀强化，肿块内多见囊变、坏死，对周围结构挤压明显。③ 肿块与邻近结构模糊时提示浸润，浸润亦相对较轻，较少引起肠道梗阻。④ 可发生血行和腹腔内种植转移，罕见淋巴结转移。见图5-28。

MRI：① 肿瘤实性部分表现为T_1WI稍低信号，T_2WI中等或稍高信号；囊性部分则为T_2WI高信号。② 增强表现变化较大，实性成分明显强化，坏死、出血区不强化。③ MRI对显示肿块的坏死、出血，邻近结构的侵犯范围及肝等脏器的转移要明显优于CT。见图5-29。

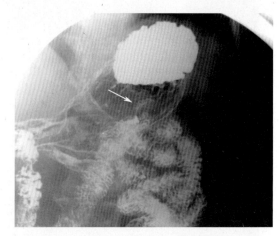

▲ 图5-27　间质瘤X线表现
胃腔内可见一处充盈缺损，轮廓较规则（箭）。

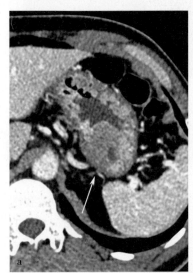 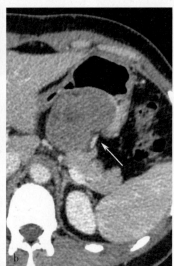 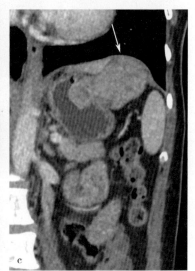

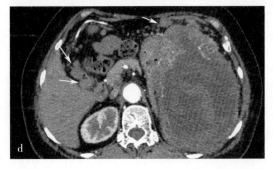

▲ 图5-28　胃间质瘤CT表现
a~c. 分别显示黏膜下型、浆膜下型及壁间型胃间质瘤（箭），瘤体内均可见不同程度的低密度坏死区；d. 胃壁巨大肿块，邻近结构受压，肿块密度不均匀，有大片囊变坏死，实性成分血管影增多，腹腔内另见多发结节转移灶（箭）。

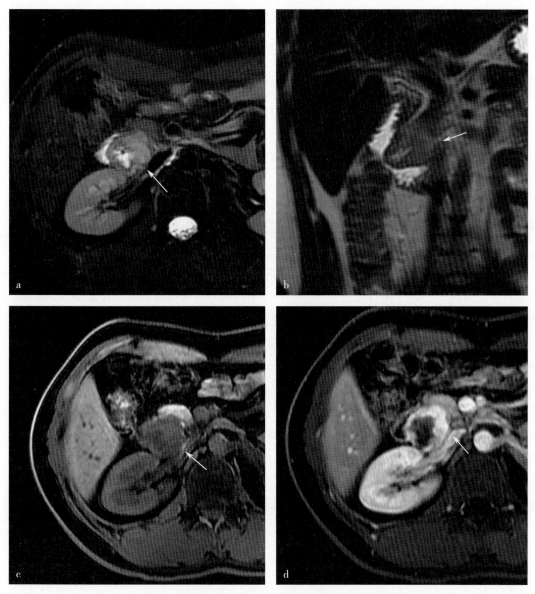

▲ 图5-29　十二指肠间质瘤MRI表现

a~d. 十二指肠降部间质瘤（箭），T₁WI呈等信号，T₂WI呈稍高信号，
病变内囊变坏死，实性成分明显强化。

【诊断及鉴别诊断】

① 消化道其他间叶性肿瘤：如真性平滑肌瘤、平滑肌肉瘤、神经鞘瘤、神经纤维瘤等，上述病变影像学表现与胃间质瘤可相似，但发生率却较低，需要病理及免疫组化结果才能确诊。

② 上皮性恶性肿瘤：如胃癌、小肠腺癌、小肠类癌等，CT表现为胃壁或肠壁弥漫增厚、僵硬及龛影，易导致管腔环形狭窄及梗阻，局部淋巴结转移常见。

③ 淋巴瘤：小肠淋巴瘤CT常表现为节段性肠壁显著增厚或肠腔异常扩张，无明显狭窄，常有腹腔、腹膜后淋巴结增大，可提示诊断。

学习小结

本章介绍了食管和胃肠道的检查技术、正常影像学表现、基本病变影像学表现和常见疾病的影像学表现。

食管和胃肠道基本病变的CT、MRI及超声影像学表现包括管壁及管腔改变、软组织肿块、黏膜皱襞改变或溃疡形成、周围脂肪层改变、邻近脏器浸润、淋巴结及远处脏器转移。

食管和胃肠道疾病介绍了食管静脉曲张、食管癌、胃和十二指肠溃疡、胃癌、肠结核、克罗恩病、结直肠癌和胃肠道间质瘤。疾病的影像特点：食管静脉曲张典型的X线表现为食管中下段蚯蚓状或串珠状充盈缺损，CT示管壁增厚、管腔不规则，增强扫描显示食管黏膜下、食管旁迂曲血管团；食管癌表现为管壁增厚、强化，管腔狭窄，管壁僵硬，黏膜破坏；胃和十二指肠溃疡X线主要表现为腔外龛影，CT直接征象为黏膜强化中断；胃癌X线表现为腔内龛影伴环堤，充盈缺损，胃黏膜皱襞破坏，胃壁僵硬，CT示胃壁异常增厚、强化，胃壁分层结构常消失，可伴邻近组织及淋巴结转移；肠结核表现为肠壁增厚、肠腔狭窄，常见于回盲部，可累及邻近结肠及末段回肠，部分患者伴腹水及淋巴结干酪样坏死；克罗恩病X线表现为深而长的纵行线状溃疡，黏膜表面呈"铺路石"样改变，CT表现常为多节段肠壁增厚，是因膜侧受累较重，肠系膜脂肪组织增生，直动脉增粗呈"梳齿征"；结直肠癌X线表现为管腔局限性狭窄或管腔内充盈缺损，管壁僵硬，黏膜破坏，CT表现为肠壁不规则增厚或管腔内肿物，管腔狭窄；胃肠道间质瘤表现为胃肠道壁黏膜/浆膜下肿物，向胃肠腔内和/或腔外生长，增强明显强化伴坏死区。

（李震　王伟）

复习参考题

一、选择题

1. 下列胃肠道疾病中不宜用钡餐检查的是
   - A. 胃出血
   - B. 十二指肠穿孔
   - C. 机械性肠梗阻
   - D. 结肠癌
   - E. 以上都是

2. 食管癌钡餐检查表现为
   - A. 管腔狭窄
   - B. 充盈缺损或龛影
   - C. 黏膜中断
   - D. 管壁僵硬、蠕动减慢
   - E. 以上都是

3. 以下不是小肠克罗恩病影像学特点的是
   A. "靶征"
   B. "梳齿征"
   C. 纤维脂肪增生
   D. 肠壁受累不对称
   E. 肠腔内肿块影
4. 直肠癌的影像学表现有
   A. 肠壁增厚、肠腔狭窄
   B. 腔内肿块
   C. 肠壁异常强化，正常分层结构消失
   D. 淋巴结转移
   E. 以上都是
5. 胃肠道间质瘤的类型有
   A. 黏膜下型
   B. 壁间型
   C. 浆膜下型
   D. 胃肠道外型
   E. 以上都是

参考答案：1. B；2. E；3. E；4. E；5. E

二、简答题
1. 简述食管癌的X线及CT影像学表现。
2. 简述胃和十二指肠溃疡的X线及CT影像学表现。
3. 简述胃癌的CT影像学表现。
4. 简述肠结核与克罗恩病的影像学鉴别诊断。
5. 简述结直肠癌的CT、MRI表现。

肝脏、胆系、胰腺和脾

学习目标

掌握	肝脏、胆系、胰腺和脾的正常影像学表现，基本病变影像学表现，常见疾病的影像学表现，包括肝海绵状血管瘤、肝细胞癌、肝转移瘤、肝脓肿、胆石症、胆囊癌、胆管癌、胰腺炎、胰腺癌。
熟悉	肝硬化、脂肪肝、肝囊肿、胆囊炎、胰腺囊性肿瘤、脾肿瘤、脾脓肿、脾梗死的影像学表现。
了解	各种影像学检查技术在肝脏、胆系、胰腺和脾应用的适应证和优缺点。

　　肝脏、胆系、胰腺和脾的影像学检查以超声和CT为主，超声适用于普查和动态观察，CT是诊断的主要方法。不典型病例可应用MRI检查协助诊断，尤其肝脏病变MRI可能是最具价值的检查方法。影像方法的选择尚需结合临床，例如，肝内胆管结石和胆囊结石，超声较CT敏感，而胆总管下段结石，则CT较超声更准确；对于判断肝硬化不典型增生结节是否癌变，肝细胞特异性对比剂MRI检查较超声和CT更准确。

第一节　肝脏

一、检查技术

（一）X线检查

有腹部透视和腹部平片，因肝脏缺乏天然对比，观察的效果欠佳，临床应用较少。

（二）超声检查

　　无须特殊准备，为保证图像质量，检查当天可空腹。体位常规取仰卧位，根据需要亦可取右前斜位、左侧卧位、半坐卧位、坐位、站立位或俯卧位。探头可经右侧肋间、右肋缘下、剑突下进行扫查，扫查切面有纵切面、横切面、矢状切面和斜切面。肝脏超声检查过程中必须移动、转动或滑动探头，改变声束方向，并按一定的扫查顺序对肝脏进行连续扫查，避免遗漏。上述扫查方法可获取肝脏的二维图像。彩色多普勒血流显像可显示肝内血管的彩色血流。应用超声造影剂则能观察肝内病变的供血情况。

（三）CT检查

1. **检查前准备**　为了减少胃肠道内容物对检查的干扰，肝脏CT检查前应充分做好胃肠道的准备。除急诊外，扫描前4~8小时应禁食；扫描前一周不做胃肠钡剂造影。为区分正常胃肠道与腹部软组织密度病变，检查前30分钟饮水500~800ml，检查前10分钟再饮200ml。

2. **平扫**　指不用对比剂增强或造影的扫描。扫描体位常规取仰卧位，层厚和层间距5~10mm，小病灶局部可增加2~5mm薄层扫描。MSCT常采用薄层螺旋容积扫描。扫描范围自膈顶至肝右叶下缘。

3. **增强扫描**　是静脉注射水溶性有机碘对比剂后的扫描。增强扫描的方法是经肘前静脉注入对比剂，用量为每千克体重1.5~2ml，总量50~100ml，注射速率为2.5~4ml/s。肝脏具有肝动脉和门静脉双重血供，而许多小的肝脏肿瘤是以肝动脉供血为主，只有动脉期才能显示病变，为了提高肝脏小肿瘤的检出率及了解肿瘤的血供情况，平扫检查后应常规行螺旋CT多期增强扫描。多期增强扫描包括动脉期、门静脉期和实质期等。静脉开始注射对比剂后20~40秒为动脉期，60~80秒为门静脉期，110~120秒为实质期。MSCT容积扫描数据可进行二维和三维重组，立体显示肝脏正常结构与病变的关系。

（四）MRI检查

1. **检查前准备**　检查前患者禁食4~8小时。

2. **平扫**　指不用对比剂增强或造影的检查。患者仰卧在检查床上，常规成像方位有轴位和冠状位，层厚和层间距6~7mm，小病灶可用4~5mm薄层扫描，轴位检查范围自膈顶至肝右叶下缘。常规采用SE序列，包括T_1WI和T_2WI，必要时加用脂肪抑制和弥散加权成像技术。

3. **增强扫描**　指静脉注射顺磁性对比剂后的检查。常用的对比剂是Gd-DTPA。增强的方法是经肘前静脉注入对比剂，常用剂量为每千克体重0.1mmol，用量15~20ml，注射速率2~2.5ml/s。注射对比剂后可进行快速成像序列多期增强扫描，包括动脉期、门静脉期和实质期等，各期的扫描时间与CT相同。增强扫描使正常组织与病变组织之间的信号强度差异增大，有利于病变的检出。亦可进行MRA，获取清晰的肝动脉、门静脉和肝静脉的血管图像。应用于肝脏的对比剂还有超顺磁性氧化铁（superparamagnetic iron oxide，SPIO）和钆塞酸二钠（gadolinium ethoxybenzyl diethylenetriamine pentaacetic acid，Gd-EOB-DTPA）。SPIO能被肝脏的单核-吞噬细胞系统的库普弗细胞摄取，在T_2WI或T_2^*WI上肝实质信号明显下降，不含库普弗细胞的病变组织信号相对升高，可提高病变的检出率。由于SPIO类肝特异对比剂毒副作用较大，目前临床上很少应用。Gd-EOB-DTPA能被正常肝细胞特异性摄取，增强肝胆特异性期正常肝实质，在T_1WI上呈高信号，肝细胞功能异常或不含正常肝细胞的病变组织呈低信号，有利于病变的检出和定性。

二、正常影像学表现

（一）肝脏正常超声表现

正常肝脏外形呈楔形，肝实质呈弥漫小点状中等度均质回声，回声强度稍高于脾而低于胰腺。肝脏表面光滑、锐利，肝包膜呈光滑、连续的细线样高回声。正常肝右叶的前后径为8~10cm，最大斜径为12~14cm。肝左叶厚度 <6cm，长度 <9cm。超声可显示门静脉的三级分支和肝右、肝中、肝左静脉。门静脉壁较厚，回声较强；肝静脉壁较薄，回声较弱。血管腔内无回声。根据血管的位置可较准确地区分肝叶和肝段。除在第一肝门部外，正常肝内动脉和肝内胆管二维超声一般难以显示。

彩色多普勒超声可探查肝脏血管的血流方向、血流速度和流量、频谱形态，进一步确定血管类型。

（二）肝脏正常CT表现

在CT不同层面上，肝脏的形态不同，靠近膈面的层面呈类圆形，靠近肝门的层面呈楔形，靠近肝下部的层面呈半月形。平扫肝实质的密度均匀，CT值介于50~70HU，略高于脾的密度，肝内门静脉和肝静脉呈条状、分枝状或类圆形的低密度影。在肝内有三条低密度的裂隙将肝脏分为左外叶、左内叶和右叶。CT检查根据肝静脉和门静脉主支的位置可以较好地区分各个肝叶和肝段。肝左静脉左侧是左外叶，肝中静脉与肝左静脉之间是左内叶，肝中静脉与肝右静脉之间是右前叶，肝右静脉后方是右后叶。通过门静脉主支则可进一步将肝叶划分为肝段。Ⅰ段即尾状叶，围绕在下腔静脉的内侧和前方；左外叶以门静脉左支为界，其上方是Ⅱ段，下方是Ⅲ段；左内叶自成一段，即Ⅳ段；右前叶在门静脉右支平面上方的是Ⅷ段，下方的是Ⅴ段；右后叶在门静脉右支平面上方的是Ⅶ段，下方的是Ⅵ段。

增强扫描肝实质明显强化，CT值可达80~120HU。肝脏由肝动脉和门静脉双重供血，肝动脉供血占20%~25%，门静脉供血占75%~80%。增强后动脉期扫描，肝实质尚未明显强化，强化的肝动脉清晰可见；门静脉期扫描，肝实质明显均匀强化，门静脉和三条肝静脉亦明显强化，密度高于肝脏实质的强化密度。CT上于第二肝门处可清晰显示三条肝静脉分别从不同方向汇入下腔静脉。在胰腺头颈部交界处，脾静脉和肠系膜上静脉汇合成门静脉后向右上方斜行进入肝门，进入肝内再分为门静脉左支和右支。在肝门处，门静脉右前方是胆管，左前方是肝固有动脉。正常情况下肝内小胆管能显示。CT的三维重组图像可清晰显示肝脏及其血管的立体解剖结构。

（三）肝脏正常MRI表现

MRI显示肝脏的轴位解剖形态与CT相同，MRI还可从冠状位和矢状位观察肝脏的解剖形态。常规应用SE序列扫描时，正常肝实质为均匀中等信号，在T_1WI及T_2WI上信号强度与胰腺相仿，但T_1WI上肝实质信号高于脾，而T_2WI上信号低于脾。正常肝内血管可表现为黑色流空信号影，但由于血流缓慢血管内亦可产生信号，主要见于T_2WI。MRI对肝内门静脉、肝静脉和肝段下腔静脉的显示率达90%~100%，MRA能在同一幅图像上同时显示肝静脉、门静脉和下腔静脉的全貌，但对肝动脉的显示率较低。

Gd–DTPA增强扫描，肝实质的强化形式与CT相同，在T_1WI强化肝实质的信号明显高于平扫，同时肝内血管也明显强化。肝内胆管内含胆汁，在T_1WI呈低信号，T_2WI呈高信号；增强扫描不强化。

三、基本病变影像学表现

（一）肝脏大小与形态改变

肝脏增大，腹部平片表现为右横膈升高、肝脏下缘下移。超声、CT和MRI显示肝脏体积增大，肝叶饱满，边缘变钝，肝脏的前后径和上下径超过正常。

肝脏萎缩，可见肝脏体积缩小，肝外缘与腹壁的间隙扩大，肝裂增宽，肝门脂肪间隙增大。

肝脏形态改变，表现为肝叶比例失调，常见的是右叶缩小，左叶和尾状叶增大；肝脏表面凹凸不平呈波浪状。

（二）肝脏弥漫性病变

肝细胞弥漫性变性、坏死，肝细胞再生、代谢异常、肿瘤浸润或弥漫性纤维化等均可表现为肝脏的弥漫性病变。常见的病因有病毒性肝炎、肝硬化、脂肪肝、糖原贮积症、白血病、淋巴瘤等。肝脏弥漫性病变常见表现为肝脏体积弥漫性增大或缩小。同时，超声检查显示肝实质回声增粗、不均质，回声增高等。CT检查显示肝实质密度增高或减低，密度均匀或不均匀，边界清楚或模糊。MRI检查显示肝实质弥漫性信号异常，信号增高或减低，信号均匀或不均匀；某些疾病的信号异常有一定的特征性，如肝脏含铁血黄素沉着症在T_1WI和T_2WI肝实质均呈普遍性低信号。

（三）肝脏局灶性病变

肝脏局灶性病变有局灶性实性病变、局灶性囊性病变和局灶性囊实性病变，如肝细胞癌、肝囊肿和肝囊腺癌。病变多呈圆形或类圆形，单发或多发，大小不等，边界清楚或模糊。超声检查显示局灶性低回声、等回声、高回声和混杂回声。CT检查显示局灶性低密度、等密度、高密度和混杂密度。MRI检查显示局灶性低信号、等信号、高信号和混杂信号。增强检查，病变可有不同程度的实质性强化、边缘强化或无强化，强化可均匀或不均匀。例如，肝细胞癌动脉期瘤灶呈全瘤不均匀强化，致其回声、密度、信号高于正常肝实质，而门静脉期或实质期的回声、密度、信号低于正常肝实质；肝转移瘤动脉期病灶边缘可见环形强化；肝囊肿增强后病灶无强化。

（四）肝血管异常

肝脏血管异常包括肝动脉、门静脉和肝静脉的异常，分先天性发育异常和后天病理性异常。先天性发育异常包括起源异常、走行和分布异常、大小异常和汇合异常等，如肝右动脉起源于肠系膜上动脉。病理性异常有血管增粗或变细、阻塞中断、狭窄和充盈缺损、侵蚀破坏、推压移位、动静脉瘘等，如肝细胞癌可见供血动脉增粗，肿瘤内血管狭窄、僵硬和闭塞，静脉过早显影，静脉内癌栓表现为静脉内充盈缺损。通过血管造影、超声、CT和MRI增强扫描均可了解肝血管的异常情况，CT和MRI血管三维重组技术可得到血管的立体图像，诊断效果类似血管造影。

四、疾病诊断

（一）肝硬化

肝硬化（cirrhosis of liver）是肝细胞弥漫性变性、坏死，然后出现纤维组织增生和肝细胞的结节状再生，导致肝小叶结构和血液循环的重构，引起肝变形、变硬和门静脉高压。常见病因是病毒性肝炎和酒精中毒。

【影像学表现】

CT：① 肝脏体积改变。肝硬化早期肝体积可正常或增大，中晚期因纤维组织增生明显而使肝体积显著缩小。② 肝脏形态、轮廓改变。肝表面呈分叶状或波浪状，肝叶比例失调，常见肝右叶萎缩，肝左叶和尾状叶代偿性增大，肝叶缩小致肝门和肝裂增宽。③ 肝脏密度改变。肝实质密度常弥漫性或不均匀减低，再生结节平扫可呈等、稍低或稍高密度，增强扫描显示无动脉供血。④ 其他改变。可伴有脾大、腹水和胃底、食管静脉曲张等门静脉高压征象。

MRI：① 肝脏的形态、大小和门静脉高压改变与CT相同；② 信号异常：T_1WI肝脏增生的纤维组织可呈网格状低信号，再生结节呈等信号或稍高信号；T_2WI增生的纤维组织和再生结节均呈低信号；不成熟的增生纤维组织含水量较多，在T_1WI为低信号，T_2WI及T_1WI增强表现为网格状高信号。

超声：① 肝脏的形态、大小和门静脉高压改变与CT相同；② 回声异常，表现为肝实质内回声不均匀，弥漫性增高，可呈网格状；较大的再生结节呈结节状低回声；③ 肝内血管走行欠清晰，肝静脉变细或粗细不均。

【诊断和鉴别诊断】

早期肝硬化影像学检查缺乏特征性，中晚期肝硬化根据肝脏形态、大小、密度、信号、回声和门静脉高压表现，可明确诊断。不典型的再生结节需与不典型坏死结节、小肝细胞癌鉴别。

（二）脂肪肝

脂肪肝（fatty liver）是脂肪在肝细胞内过量沉积，根据病变的范围分为局灶性和弥漫性脂肪肝。病理学表现为肝大质软，切面呈淡黄色；镜下见肝细胞内有大量脂滴。

【影像学表现】

CT：① 平扫，肝实质局灶性或弥漫性低密度，密度低于脾；肝内血管影呈等密度或稍高密度；相对正常的肝组织反而在周围低密度脂肪肝的衬托下呈高密度，称为"肝岛"。② 增强扫描，病变部位肝实质强化密度低于正常肝和脾；强化的肝内血管大小、走行和分布正常，血管无受压、移位或破坏征象，血管密度高于病变的肝实质。

MRI：① 轻度脂肪肝，肝实质信号无明显变化；② 重度脂肪肝，在T_1WI和T_2WI肝实质呈稍高信号，STIR序列上稍高信号消失；因脂肪和水中的氢质子共振频率不同，进行化学位移成像的同相位（IP）和反相位（OP）成像，可显示肝脏脂肪浸润，在反相位图像上，肝脏脂肪浸润的信号强度比同相位的信号强度明显下降，此为脂肪肝的特征性表现。

超声：① 肝实质回声增高，称为"光亮肝（bright liver）"，肝回声水平明显高于肾实质回声水平，即"肝肾对比征"阳性；② 肝边缘圆钝，严重时肝内血管明显变细而显示减少，肝内血管内回声显示欠清。

【诊断和鉴别诊断】

根据超声检查肝实质回声普遍性增高、CT检查肝实质局灶性或弥漫性密度减低和MRI同相位、反相位的肝实质信号变化，而肝内血管大小、形态和分布正常，即可诊断脂肪肝。有时局灶性脂肪肝CT平扫难与肝脏其他局灶性病变鉴别，增强后根据血管的表现和强化特点可以作出鉴别诊断。

（三）肝海绵状血管瘤

肝海绵状血管瘤（cavernous hemangioma of liver）是肝脏最常见的良性肿瘤。女性多于男性，以30~60岁多见。临床多无症状，肿瘤较大时可出现上腹闷胀、钝痛，肿瘤破裂可引起急腹症症状或内出血症状。

肿瘤以单发常见，仅10%多发，瘤体大小不等。病理学上肿瘤由异常扩张的肝血窦组成，内衬以单层的内皮细胞，部分肿瘤内有血栓和/或钙化。

【影像学表现】

CT：① 平扫，肝实质内见圆形或类圆形低密度灶；小病灶内密度均匀，大病灶内可见边界清楚的更低密度区。② 多期增强扫描，肿瘤的强化表现具有特征性，典型的表现是动脉期肿瘤边缘出现小结节状或小斑片状强化，强化密度近似同层主动脉密度；门静脉期瘤内边缘部的强化灶增多、增大，且强化范围向中央扩展，强化密度高于同层肝实质；增强5分钟后肿瘤大部分或全瘤强化，强化密度逐渐降至稍高于或等于肝实质；少数肿瘤表现为中央先强化，强化范围由中央向边缘扩展；小的血管瘤亦可表现为动脉期全瘤强化；瘤内的血栓机化表现为增强无强化，始终呈低密度。血管瘤的强化持续时间较长，呈"快进慢出"的强化特点。见图6-1。

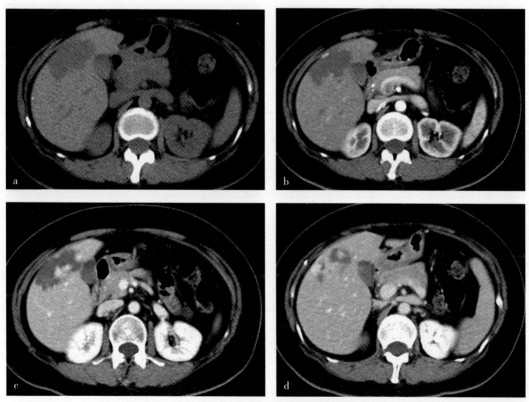

▲ 图6-1　肝海绵状血管瘤CT检查

a. 平扫，肝实质内见类圆形低密度灶，密度均匀；b. 增强扫描动脉期，肿瘤边缘出现小结节状或小斑片状强化；c. 增强扫描门静脉期，瘤内边缘部的强化灶增多、增大，且强化范围向中央扩展，强化密度高于同层肝实质；d. 增强扫描延迟期，肿瘤大部分或全瘤强化，强化密度逐渐降至稍高于或等于肝实质，呈"快进慢出"的强化特点。

MRI：① T_1WI 肿瘤多呈圆形或类圆形均匀低信号，T_2WI 肿瘤呈均匀高信号；② 随着回波时间延长，肿瘤信号强度逐渐增高，在肝实质低信号背景衬托下，肿瘤呈边界锐利的高信号，称为"灯泡征"，是肝海绵状血管瘤 MRI 平扫的特征性表现；③ 增强扫描肿瘤的强化形式与 CT 增强相同，动脉期肿瘤边缘开始强化，门静脉期肿瘤强化范围由边缘向中央扩展，最后呈全瘤强化。见图6-2。

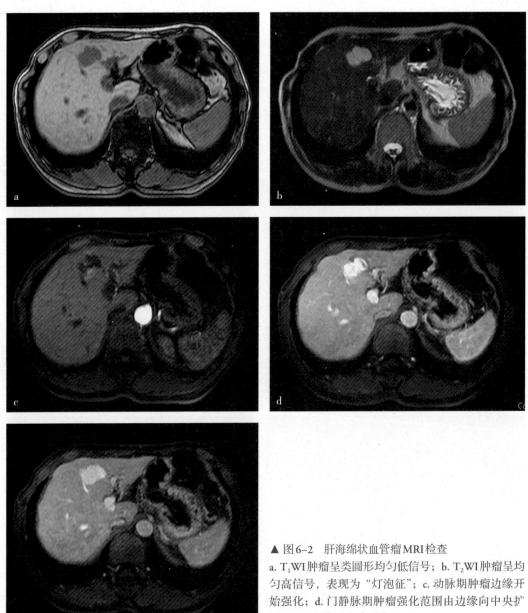

▲ 图6-2　肝海绵状血管瘤 MRI 检查
a. T_1WI 肿瘤呈类圆形均匀低信号；b. T_2WI 肿瘤呈均匀高信号，表现为"灯泡征"；c. 动脉期肿瘤边缘开始强化；d. 门静脉期肿瘤强化范围由边缘向中央扩展；e. 延迟期呈全瘤强化。

超声：① 肿瘤呈圆形或类圆形，边界清楚；② 肿瘤 ≤ 3cm 时多呈均匀高回声，肿瘤 >3cm 时声像图呈多样性，可以呈高回声、低回声、等回声或混合回声，周边可见高回声环状结构，内部可见管道样结构（图6-3）；③ 肿瘤较大并靠近前腹壁，检查时探头加压可见肿瘤变形，前后径缩小，回声降低；④ 彩色多普勒检查少数肿瘤内可显示条状或点状动脉样和静脉样血流信号。

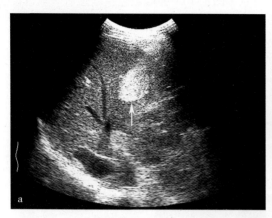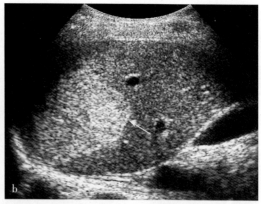

▲ 图6-3　肝海绵状血管瘤超声检查
a. 小血管瘤（箭），呈高回声，无声晕；b. 血管瘤直径 >5cm，呈内部不均匀高回声，
周围见高回声环状结构（箭）。

【诊断和鉴别诊断】

肝海绵状血管瘤的影像征象具有一定特征，影像学检查多能明确诊断。依据增强扫描瘤内对比剂的充盈呈"快进慢出"表现，以及肿瘤边缘先强化，随着时间延长强化范围由边缘向中央扩展，最后呈全瘤强化的特点，可以与肝细胞癌、肝转移瘤和肝局灶性结节增生等鉴别。

（四）肝细胞癌

肝细胞癌（hepatocellular carcinoma）是肝脏最常见的原发性恶性肿瘤，占原发性肝癌的90%。好发于30~60岁，男性多于女性。与慢性乙型肝炎和肝硬化相关，肝硬化再生结节演变为肝细胞癌需经多个阶段，即坏死结节→低度不典型增生结节→高度不典型增生结节→早期肝细胞癌。

肝细胞癌起病隐匿，早期多无症状，中晚期可有肝区疼痛、食欲减退、腹胀、消瘦、乏力和肝大，晚期出现黄疸和恶病质等。甲胎蛋白（AFP）检查多呈阳性。

病理学上分三型：结节型，单个癌结节直径 <5cm；巨块型，肿块直径 ≥5cm；弥漫型，癌结节弥漫分布全肝。单个癌结节的直径 <3cm 或 2 个癌结节直径之和 <3cm 为小肝细胞癌。

肝细胞癌常侵犯门静脉和肝静脉形成血管内癌栓和引起肝内外血行转移，侵犯胆管引起阻塞性黄疸，通过淋巴系统转移至肝门和腹膜后淋巴结。

【影像学表现】

CT：平扫、增强扫描、肿瘤转移征象表现如下。

（1）平扫：① 肝实质内圆形或类圆形低密度肿块，病灶内密度不均匀，肿瘤坏死、囊变或脂肪变性时瘤内见更低密度区；② 病灶边界清楚或模糊，瘤周肿瘤假包膜呈环形更低密度影，称"晕圈征"。

（2）增强扫描：肝细胞癌是以肝动脉供血为主的富血供肿瘤，而肝实质仅20%~25%是肝动脉供血，75%~80%是门静脉供血。① 动脉期肿瘤呈全瘤均匀性或不均匀强化，强化密度高于同层肝实质、低于同层主动脉，巨块型瘤内有强化的肿瘤血管；② 门静脉期和实质期肿瘤强化密度低于同层肝实质；肿瘤强化呈"快进快出"的特点（图6-4）。肿瘤假包膜增强后呈渐进性强化。增强扫描动脉期肝硬化再生结节内显示小结节强化，即"结中结"，需考虑早期肝细胞癌。

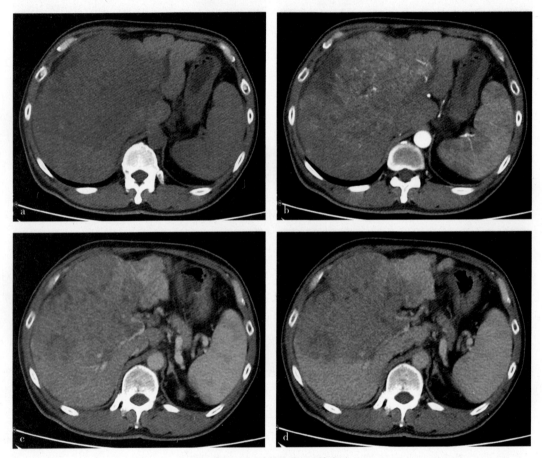

▲ 图6-4　肝细胞癌CT检查

a. 平扫，肝实质内类圆形低密度肿块，病灶内密度不均匀；b. 动脉期，肿瘤呈全瘤均匀或不均匀强化，并可见条形肿瘤血管影；c. d. 门静脉期和延迟期，肿瘤强化密度低于同层肝实质，对比剂廓清较快，肿瘤强化呈"快进快出"的特点。

（3）肿瘤转移征象：① 子癌灶，肿瘤周围肝实质出现强化形式与肿瘤相同的结节状异常密度灶；② 静脉内癌栓，显示门静脉、肝静脉和下腔静脉内充盈缺损；③ 肿瘤侵犯胆管，显示胆管内软组织肿块和肝内胆管扩张；④ 淋巴结转移，显示肝门和腹膜后淋巴结增大。

MRI：平扫、增强扫描表现如下。

（1）平扫：① T_1WI 肿瘤多呈稍低信号，信号不均匀，瘤内有斑点状高信号或更低信号灶，代表肿瘤的出血、脂肪变性、坏死或囊变；② T_2WI 肿瘤呈稍高信号，信号不均匀，瘤内有斑点状高信号，形成"镶嵌征"；③ 瘤周的肿瘤假包膜在 T_1WI 呈低信号。

（2）增强扫描：① 动脉期肿瘤呈全瘤均匀或不均匀强化，信号高于正常肝实质；② 门静脉期和实质期肿瘤强化信号低于正常肝实质；③ MRI 亦可显示肿瘤侵犯静脉、胆管和淋巴结增大。用肝胆特异性对比剂 Gd–EOB–DTPA 增强后肝细胞期扫描，正常肝实质呈高信号，肿瘤呈低信号。

超声：① 小肝细胞癌多显示为均匀低回声；结节型和巨块型回声不均匀，呈高低不等的混杂回声（图6-5），瘤内可见镶嵌样结构即"瘤中瘤征"；② 肿瘤边缘假包膜呈环形低回声，即声晕；③ 在无回声的血管腔内出现实质性回声为静脉内癌栓；④ 肿瘤侵犯胆管显示胆管内癌栓和肝内胆管扩张；⑤ 彩色多普勒血流成像显示瘤内的肿瘤血管呈树枝状、提篮状和短棒样；⑥ 超声造影肿瘤的强化呈"快进快出"的特点，即动脉期肿瘤迅速增强，静脉期和延迟期瘤内增强减退；⑦ 少数患者超声可显示肝门和腹膜后淋巴结增大。

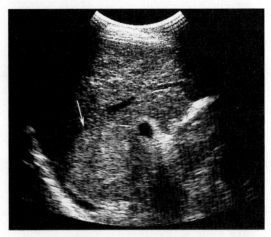

▲ 图6-5　肝细胞癌超声检查
肿瘤内部回声不均匀，周围见声晕（箭）。

【诊断和鉴别诊断】

肝细胞癌的影像征象具有一定的特征，影像学检查多能作出诊断。依据增强扫描瘤内对比剂的充盈呈"快进快出"表现，瘤内密度、信号或回声不均匀，瘤周有肿瘤假包膜等特征，可以与肝血管瘤、肝转移瘤、肝局灶性结节增生和肝炎性肉芽肿等鉴别。

（五）肝转移瘤

肝转移瘤（secondary tumors of liver）是肝脏常见的恶性肿瘤之一，临床多有原发肿瘤史。肝转移瘤常为多发。临床早期多无症状，仅出现原发瘤的症状，多在检查原发瘤时发现肝转移，少数为首先发现转移瘤再寻找原发瘤。中晚期肿瘤较大可出现肝大，上腹闷胀、钝痛，腹水和消瘦等。

病理学上肿瘤多为转移癌，少数为转移性肉瘤。

【影像学表现】

CT：平扫、增强扫描表现如下。

（1）平扫：① 肝内多发或单发圆形或类圆形低密度灶；② 瘤灶内有中心性更低密度区，其病理基础是肿瘤坏死、囊变；③ 瘤灶内见斑点和斑片状高密度，是肿瘤出血或钙化。

（2）增强扫描：① 瘤灶的强化形式与血供有关，以边缘部环形强化和无明显强化多见，少数呈全瘤强化；② 边缘部环形强化的特点是动脉期瘤灶边缘呈环形强化，强化密度高于正常肝实质、低于同层主动脉，门静脉期环形强化范围不扩大，密度可低于、等于或稍高于正常肝实质（图6-6）；③瘤灶中心的坏死、囊变区无强化；④瘤灶中心圆形无强化区和瘤灶边缘的厚环强化，称为"厚环征"或"牛眼征"；⑤无明显强化的瘤灶在动脉期和门静脉期的密度均低于正常肝实质，增强后病灶显示更清楚；⑥全瘤强化的强化形式与肝细胞癌相似。

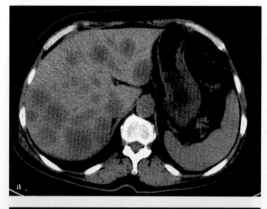
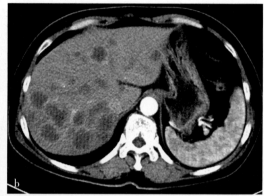
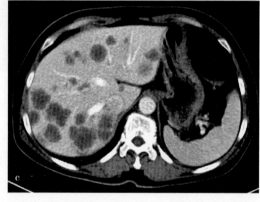

▲ 图6-6　肝转移瘤CT检查
a. 平扫，肝内多发圆形低密度灶；b. 增强扫描动脉期，瘤灶的强化形式与血供有关，以边缘环形强化和无明显强化多见，少数呈全瘤强化；c. 增强扫描门静脉期，瘤灶的密度均低于正常肝实质，增强后病灶显示更清楚，全瘤强化的强化形式与肝细胞癌相似。

　　MRI：平扫、增强扫描表现如下。
　　（1）平扫：①肝内多发或单发圆形或类圆形病灶，T_1WI多呈均匀或不均匀低信号，T_2WI呈稍高信号；②瘤灶中央的坏死液化区T_1WI呈类圆形更低信号，T_2WI呈类圆形高信号，称为"靶征"或"牛眼征"，是肝转移瘤的特征性MRI表现；③部分瘤灶周围T_2WI呈一个高信号环，称为"光环征"。
　　（2）增强扫描：瘤灶的强化形式与CT增强相似，多数呈边缘环形强化或不均匀强化。
　　超声：①肝内多发或单发结节状病灶，边界清楚；②瘤灶内回声具有多样性，可呈高回声、低回声或混合回声等；③瘤灶边缘有一个低回声环；④瘤内的高回声和边缘的低回声环构成"牛眼征"和"靶征"，这是肝转移瘤的特征性超声表现。
　　【诊断和鉴别诊断】
　　肝内多发结节病灶，病灶内有中心性坏死，出现"牛眼征"和"靶征"等，结合有原发恶性肿瘤病史，影像学检查多能诊断肝转移瘤。肿瘤明显坏死、囊变，需与肝脓肿和肝囊肿鉴别；血供丰富的肝转移瘤需与肝细胞癌、肝血管瘤和肝局灶性结节增生鉴别。

（六）肝脓肿

肝脓肿（liver abscess）分为细菌性和阿米巴性，以前者多见。感染途径有血源性、胆源性和直接感染。脓肿可单发或多发，可单房或多房。临床有肝大、肝区疼痛、寒战、高热等。实验室检查白细胞计数增高。

病理学上脓肿中心为坏死肝组织和脓液，脓肿壁为增生的肉芽组织，壁周肝组织充血、水肿且大量炎性细胞浸润。

【影像学表现】

CT：平扫、增强扫描表现如下。

（1）平扫：① 肝内单发或多发圆形或类圆形低密度病灶，边界清楚或模糊；② 内部密度均匀或不均匀，部分脓腔内可见气体或气液平面；③ 脓肿壁密度高于脓腔、低于周围肝实质，脓肿壁周围有一条环形的低密度水肿带。

（2）增强扫描：① 脓腔无强化，脓肿壁呈环形强化，壁外的水肿带增强早期呈低密度、晚期则强化，邻近的肝实质因炎性充血动脉期有明显强化；② 强化的脓肿壁和无强化的脓腔、壁周低密度的水肿带组成"靶征"（图6-7）；③ 早期肝脓肿有多发的小坏死液化灶，增强扫描呈"蜂窝样"强化。

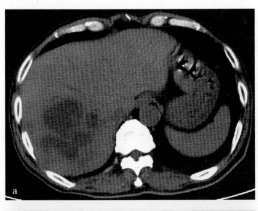
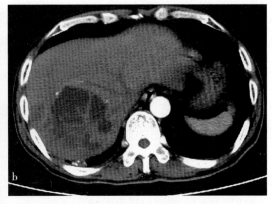
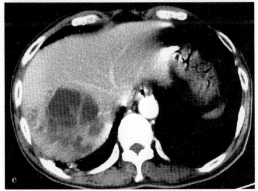

▲ 图6-7　肝脓肿CT检查
a. 平扫，肝右叶圆形低密度区，脓肿壁密度高于脓腔、低于正常肝，部分边缘模糊；b，c. 增强扫描，脓肿壁环形强化，脓腔无强化，轮廓光滑，厚度均匀，内可见分隔影，外围可见低密度水肿带。

MRI：平扫、增强扫描表现如下。

（1）平扫：① 肝内单发或多发圆形或类圆形病灶，边界清楚；② T_1WI脓腔呈均匀或不均匀低信号，脓肿壁信号高于脓腔、低于肝实质，脓肿壁周围有较低信号的水肿带；③ T_2WI脓腔呈高信号，脓肿壁呈稍高信号，壁周的水肿带亦呈高信号；④ 部分脓腔内有气体影。

（2）增强扫描：脓肿壁呈环形强化，脓腔无强化。

超声：① 肝脓肿通常呈圆形或椭圆形的低回声区，其内部可能有液化物质和气体形成的回声区。脓肿的边界清晰，周围可能有肝组织的受压变形。② 内部液化，肝脓肿内部通常有液化物质存在，呈现为混浊的液体区域，可见低回声区。液化区可能不规则，并可能有内部分隔物。③ 气体，在肝脓肿中，可见气体，呈现为强回声伴声影。气体可以与液化物质混合形成气液平面。④ 壁厚度，肝脓肿的壁厚度可变，取决于炎症的严重程度和脓肿的持续时间。早期，壁厚度可能较薄，随着时间的推移，壁厚度可能增加。⑤ 血流情况，超声多普勒可以评估肝脓肿周围的血流情况。正常情况下，脓肿周围的血流可能增加，显示为周边血流增强。

【诊断和鉴别诊断】

影像学检查发现肝内厚壁的囊性病灶，病灶内有气体或气液平面，增强扫描有"靶征"或"蜂窝样"强化，结合患者有感染体征，多能明确肝脓肿诊断。但影像学检查难以区分细菌性和阿米巴性脓肿，需结合临床病史和病原学检查。

（七）肝囊肿

肝囊肿（hepatic cyst）是肝内胆管先天性发育异常形成的囊性病变。可单发或多发，大小从几毫米至十几厘米，囊壁较薄，囊液清澈。临床多无症状，巨大囊肿有右上腹胀痛。

【影像学表现】

CT：平扫、增强扫描表现如下。

（1）平扫：① 肝内单发或多发圆形水样低密度（CT值0~10HU）病灶，密度均匀，边界清楚、锐利；② 囊肿合并出血时则囊内密度增高。

（2）增强扫描：① 囊肿无强化；② 在周围强化肝实质衬托下囊肿显示更清楚，囊壁较薄而不能显示（图6-8）。

MRI：平扫、增强扫描表现如下。

（1）平扫：① 肝内单发或多发圆形病灶，边界清楚、锐利；② T_1WI病灶呈均匀水样低信号，囊肿合并出血或囊液蛋白含量较高时呈等信号或高信号；③ T_2WI病灶呈均匀水样高信号。

（2）增强扫描：囊肿无强化。

超声：① 肝内单发或多发圆形无回声暗区，边缘光滑，囊壁薄，与周围肝实质分界清楚，囊肿后壁和后方回声增强；② 囊肿合并出血、感染时囊内回声不均匀，出现回声点悬浮或条索状高回声。

【诊断和鉴别诊断】

影像学检查发现肝内囊性病灶，增强扫描无强化，多能诊断肝囊肿。肝囊肿合并出血、感染时，需与肝脓肿、囊性肝转移瘤和肝包虫病等鉴别。肝脓肿和囊性肝转移瘤都有较厚的囊壁，增强检查囊壁有强化。肝包虫病有流行病区居住史，囊壁常见钙化，囊内有子囊和头节。

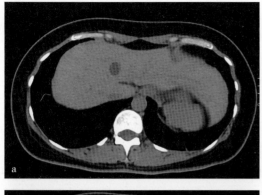
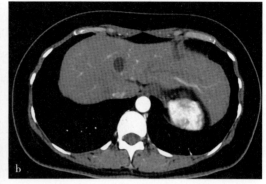
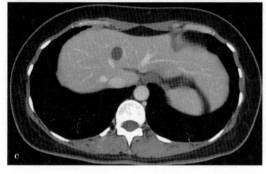

▲ 图6-8 肝囊肿CT检查
a. 平扫，肝内多发边界锐利的囊性病灶，囊内呈水样密度，囊壁不能显示；b、c.增强扫描，病灶无强化。

（刘文亚　王伟）

第二节　胆系

一、检查技术

（一）X线检查

常用的检查方法有经皮穿刺肝胆道造影（percutaneous transhepatic cholangiography，PTC）、经内镜逆行胆胰管成像（endoscopic retrograde cholangiopancreatography，ERCP）和T形引流管造影。目的是明确阻塞性黄疸的梗阻部位和原因，并可引流胆汁，减轻黄疸。

PTC是在透视下经皮穿刺直接将穿刺针插入肝内胆管，然后注入碘对比剂使肝内外胆管显影。ERCP是在透视下将内镜插入十二指肠降部，然后将导管插入十二指肠乳头，再注入碘对比剂使胆、胰管显影。T形引流管造影是利用术后放置的T形引流管直接注入碘对比剂使胆管显影。

（二）超声检查

为保证图像质量，患者检查前应禁食8小时以上，使胆囊和胆管内充盈胆汁。扫查体位常用仰卧位。探头经右肋缘下和右侧肋间进行斜切面和横切面扫查，可得到胆囊和肝内外胆管图像。右肋下缘斜切面扫查时可嘱患者深吸气后屏气，胆囊随之下移，显示更清楚。为显示胆总管长轴，必要时采用左侧卧位。彩色多普勒血流显像可鉴别肝内血管和扩张胆管，对了解胆系肿瘤的血供亦有重要作用。

（三）CT检查

1. 检查前准备　与肝脏相同。临床疑为肝外胆管结石时，为了防止高密度对比剂与结石混淆，可口服2.5%的等渗甘露醇溶液（阴性对比剂）充盈胃肠道，在含阴性对比剂胃肠道的衬托下，易于发现和确定高密度的肝外胆管结石。

2. 平扫　扫描体位常规取仰卧位，层厚和层间距10mm，胆囊和胆总管下段病灶常用2~5mm薄层扫描。MSCT常采用薄层容积扫描。扫描范围自膈顶至胰头钩突部。

3. 增强扫描　增强扫描的方法与肝脏增强扫描相同。增强扫描可观察胆系病变的强化情况，有利于小病变的显示，在强化的肝脏、胰腺组织的衬托下，扩张的胆管显示更加清楚。MSCT容积扫描数据可进行二维和三维重组，立体显示扩张胆管与病变的关系。

（四）MRI检查

胆系的MRI检查方法与肝脏相同，患者仰卧在检查床上，常规检查方位为轴位，必要时加行冠状位和矢状位。层厚和层间距10mm，胆囊和胆总管下段病灶常用5mm薄层扫描，检查范围自膈顶至胰头钩突下缘。常规采用SE序列，包括T_1WI和T_2WI。病变定性困难时可进行增强扫描。

磁共振胆胰管成像（magnetic resonance cholangiopancreatography，MRCP）是利用MRH技术，清晰显示胆胰管形态，检查过程中不需注射对比剂。

二、正常影像学表现

（一）胆系正常超声表现

胆囊为梨形或椭圆形无回声结构，因透声良好后方回声多增强。胆囊长径7~9cm，宽径3~4cm。胆囊壁为单层的高回声带，轮廓光滑清晰，厚度2~3mm。

超声不能显示正常的肝内胆管，肝门部肝外胆管位于门静脉前方；纵切面管腔呈长管状，均质无回声，管壁为平滑的线状高回声；横切面呈小圆形无回声影。超声能较清晰地显示十二指肠上方的肝外胆管。

（二）胆系正常CT表现

胆囊位于肝右叶和左内叶之间的胆囊窝内，亦可位于肝的右下缘，位置与体型和张力有关。CT平扫胆囊呈密度均匀的囊状影，CT值与水接近，胆囊壁多不能清楚显示。胆囊在轴位的宽径小于5cm。增强扫描胆囊腔内胆汁无强化，但胆囊壁有强化，此时胆囊壁清晰显示，厚度1~2mm。如胆囊处于收缩状态，胆囊壁可稍厚。

正常情况下肝内胆管一般不显示，但如果CT分辨力较高，在薄层增强扫描则可显示近肝门的肝内胆管，直径1.5~2mm。平扫肝总管和胆总管多可显示，呈小的圆形低密度影；增强扫描胆管壁强化，管壁厚约1mm，此时胆管显示更加清楚。

（三）胆系正常MRI表现

MRI显示胆囊形态和位置与CT相同。胆囊内胆汁在T_1WI呈均匀低信号，T_2WI呈均匀高信号。胆囊壁T_1WI呈等信号，T_2WI常不能显示。增强扫描，胆囊壁强化明显。正常情况下MRI平扫难以显示肝内胆管。肝外胆管内含胆汁，T_1WI呈低信号，T_2WI呈高信号。MRCP则可清楚显示胆系解剖全貌，表现与胆系造影检查相似。

三、基本病变影像学表现

（一）胆囊大小、形态、数目和位置异常

胆囊的宽径和长径超过正常范围为胆囊增大，常见于胆囊炎和胆囊管阻塞。胆囊的宽径和长径小于正常范围为胆囊缩小，胆囊缩小常伴有胆囊壁增厚。胆囊壁增厚可以为弥漫性或局限性，炎症性增厚多为弥漫性，肿瘤性增厚多为局限性。弥漫性增厚的胆囊壁超声检查可有回声分层现象，呈高、低、高回声；CT增强扫描增厚的胆囊壁有明显强化，部分可见分层强化；MRI检查增厚的胆囊壁T_1WI呈低信号，T_2WI呈高信号。胆囊形态和数目异常多见于先天性发育异常，如双胆囊、胆囊分隔、胆囊缺如等。胆囊位置异常可以是先天性发育异常或疾病所致，如胆囊位于肝左叶为先天性发育异常；肝硬化后肝左内叶明显萎缩，肝裂增宽，胆囊可移位于肝右叶前缘表面。

（二）异常钙化

胆囊和胆管的异常钙化可以发生在壁内和腔内。壁内钙化多见于炎症，如慢性胆囊炎可见胆囊壁钙化。腔内钙化多为胆囊结石。胆囊结石腹部平片表现为右上腹边缘高密度而中间为低密度的阴影，多发时则如石榴籽样。超声检查胆囊结石表现为强回声伴后方声影，位置可随体位而改变。CT检查胆囊结石常表现为高密度影。MRI检查胆囊结石在T_1WI和T_2WI上一般为低信号，亦可为混杂信号或高信号。

（三）胆管扩张

胆管的宽径超过正常范围为胆管扩张。胆管扩张有先天性和后天性，局限性和弥漫性，如卡罗利病（Caroli disease）为先天性肝内胆管节段性囊状扩张。后天性胆管扩张多为胆管或周围病变导致胆管阻塞所致，阻塞近端的胆管表现为普遍性扩张。常见原因是结石和肿瘤，距离阻塞处越近，胆管扩张越明显，距离阻塞处越远，胆管扩张越轻。扩张的胆管在阻塞部中断。引起胆管扩张的原因不同，胆管扩张的形态和程度也不同。结石和炎症引起的胆管扩张多呈"枯枝征"，肿瘤引起的胆管扩张多呈"软藤征"。扩张的胆管X线造影检查显示为胆管局限性或普遍性扩张；超声检查显示为粗管状无回声；CT检查显示为扩大的圆形或管状低密度影，增强检查无强化；MRI检查显示为扩大的圆形或管状结构，T_1WI为低信号，T_2WI为高信号，MRCP能立体显示扩张胆管的全貌。

（四）胆管狭窄

胆管的宽径小于正常范围为胆管狭窄。炎症、结石和肿瘤等均可引起胆管狭窄，狭窄以上的胆管有不同程度的扩张。炎症性和肿瘤性狭窄伴有管壁增厚，但炎症性狭窄的病变范围较长，管

壁增厚较均匀，边缘光滑；肿瘤性狭窄的病变范围相对较局限，管壁增厚不均匀，表面不光滑。胆管结石和胆管肿瘤均可引起胆管局限的偏心性或向心性狭窄。胆管狭窄X线胆系造影检查显示狭窄处胆管腔变小或闭塞。超声检查显示无回声的扩张胆管在狭窄处管腔变小、闭塞，闭塞处有异常强回声或高回声团，管壁增厚。CT检查显示扩大的圆形或管状低密度管腔突然或逐渐变小、闭塞，管腔变小段即为狭窄处，闭塞处可见高密度结石影或软组织密度肿块影。MRI检查同样能显示胆管的狭窄和闭塞，闭塞处T_2WI可见低信号结石或稍高信号软组织肿块；MRCP所见与X线胆系造影检查相似。

（五）充盈缺损

充盈缺损为胆管（囊）腔内病变或胆管（囊）壁病变向腔内突出所致，X线胆系造影检查时病变所占据的部分不能被对比剂充填，形成局部充盈缺损区。胆管（囊）腔内病变多为胆囊结石，胆管（囊）壁病变多为肿瘤。X线胆系造影检查胆管（囊）结石表现为圆形或类圆形充盈缺损，表面光滑；结石完全阻塞胆管时梗阻端呈半圆形表面光滑的充盈缺损，而肿瘤所致者多为偏侧性且表面不光滑。超声检查在无回声的胆囊或胆管内出现强回声团伴后方声影的是胆囊结石，出现低或等回声软组织肿块的是肿瘤。CT检查胆囊结石表现为腔内高密度影；肿瘤表现为腔内软组织密度影，增强有强化。MRI检查T_2WI和MRCP胆汁呈高信号，在高信号胆汁的衬托下，胆囊结石表现为低信号的充盈缺损，肿瘤表现为软组织信号的充盈缺损。

四、疾病诊断

（一）胆石症

胆石症（cholelithiasis）按结石成分不同分为胆色素结石、胆固醇结石和混合性结石，以后两者多见。按结石部位分为肝内胆管结石、肝外胆管结石和胆囊结石。胆囊结石的成因与胆汁成分改变、胆汁淤积和感染等有关。临床症状有右上腹绞痛、消化不良、上腹饱胀等。

【影像学表现】

CT：① 根据结石成分不同分为高密度结石、等密度结石和低密度结石；② 胆管结石分布与胆管走行一致，单发或多发，形状呈圆形、多面形、环形或泥沙状；③ 高密度结石平扫即可发现；④ 低密度结石需进行CT胆系造影才能显示，表现为胆管或胆囊内充盈缺损，胆囊结石位置还可随体位改变而移动；⑤ 结石引起胆管梗阻可见近侧胆管扩张；⑥ 胆总管结石周围有低密度的胆汁环绕可呈"靶征"或"半月征"。

MRI：① 胆囊结石在T_1WI和T_2WI上大多呈无信号或低信号，T_2WI在高信号胆汁的衬托下结石表现为低信号的充盈缺损；② 少数胆囊结石在T_1WI上可呈混杂信号或高信号；③ MRCP可以直观显示胆囊结石的大小、形态、位置和数目，并能准确评估胆管扩张形态、程度和梗阻部位。见图6-9。

超声：① 胆囊结石的超声征象是胆管或胆囊内强回声团伴后方声影，这是诊断胆囊结石的直接征象（图6-10）；② 胆囊结石改变体位检查可见强回声团随体位改变而移动；③ 胆管结石引起梗阻时，可见梗阻以上胆管扩张；④ 胆总管下段结石因消化道气体的干扰，超声的敏感性

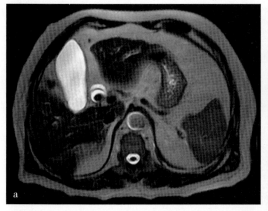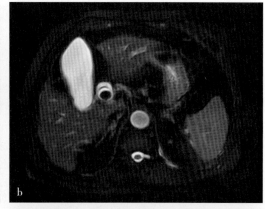

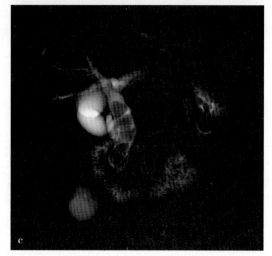

▲ 图6-9　胆囊结石MRI检查

a. T_2WI；b. 脂肪抑制T_2WI；c. MRCP。胆总管多发类圆形异常信号，T_2WI呈低信号，脂肪抑制T_2WI呈低信号，MRCP显示胆总管多发圆形充盈缺损。

不高；⑤ 胆囊多发结石时，与胆囊壁前方的强回声形成宽大的声影，使结石后方、胆囊壁显示不清。

【诊断和鉴别诊断】

胆囊结石的影像学特点是超声可见强回声团伴后方声影；CT显示胆管或胆囊内圆形、多面形或石榴籽样高密度影；T_2WI及MRCP显示胆管或胆囊内无信号或低信号充盈缺损；根据上述征象可诊断胆囊结石。胆管结石引起梗阻时，需与胆管肿瘤引起的梗阻鉴别。

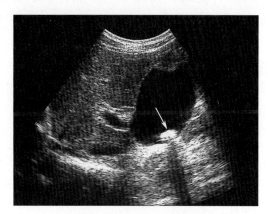

▲ 图6-10　胆囊结石超声检查

胆囊结石（箭）呈强回声，伴声影。

（二）胆囊炎

胆囊炎（cholecystitis）分为急性胆囊炎（acute cholecystitis）和慢性胆囊炎（chronic cholecystitis）。急性胆囊炎多由梗阻、感染和化学刺激等原因引起。慢性胆囊炎的病因与急性胆囊炎相同，亦可为急性胆囊炎反复发作迁延而来，常伴发胆囊结石。急性胆囊炎临床症状有右上腹疼痛、发热、恶心、呕吐、胆囊区压痛、反跳痛、墨菲征（Murphy sign）阳性。慢性胆囊炎临床症状有上腹部饱胀、嗳气、呃逆、食欲缺乏、便秘等。

病理学上急性胆囊炎有胆囊黏膜充血水肿、胆囊肿大、胆囊壁增厚，严重者可出现胆囊积脓、坏疽和穿孔等。慢性胆囊炎有胆囊壁纤维组织增生和慢性炎性细胞浸润，胆囊壁增厚，黏膜萎缩，胆囊缩小或增大。

【影像学表现】

CT：急性胆囊炎和慢性胆囊炎的表现如下。

（1）急性胆囊炎：① 胆囊增大，胆汁密度增高或结石，偶见胆囊积气；② 胆囊壁增厚，厚度 >3mm；③ 胆囊周围水肿表现为胆囊周围脂肪间隙密度增高并有条索状密度增高影，胆囊周围积液；④ 增强扫描胆囊壁黏膜层和浆膜层明显强化，而黏膜下层和肌层强化较弱，胆囊壁呈分层状强化。

（2）慢性胆囊炎：① 胆囊缩小或增大；② 胆囊内结石；③ 胆囊壁均匀性增厚、钙化；④ 增强扫描胆囊壁强化密度均匀；⑤ 慢性胆囊炎急性发作征象与急性胆囊炎相同。

MRI：急性胆囊炎和慢性胆囊炎的表现如下。

（1）急性胆囊炎：① 胆囊增大，胆囊壁增厚；② 胆囊周围水肿和积液 T_1WI 呈低信号、T_2WI 呈高信号；③ 偶见胆囊积气；④ 增强扫描胆囊壁强化征象与CT相同。

（2）慢性胆囊炎：① 胆囊壁均匀性增厚；② 胆囊增大或缩小；③ 可见胆囊结石和胆囊壁钙化（有时需结合CT征象）；④ 增强扫描胆囊壁强化征象与CT相同。

超声：急性胆囊炎和慢性胆囊炎的表现如下。

（1）急性胆囊炎：① 胆囊肿大；② 胆囊壁弥漫性增厚，部分可见壁内分层现象，由外至内呈高回声–低回声–高回声三层结构，中间低回声层是黏膜下水肿；③ 胆囊腔内积脓可见腔内充满密集的细小或粗大斑点回声，呈云雾状；④ 彩色多普勒显示胆囊壁血流信号增多；⑤ 胆囊积气显示腔内散布强回声气体，后方的声影区内见多重反射；⑥ 胆囊周围积液显示胆囊旁出现无回声区。

（2）慢性胆囊炎：① 胆囊腔缩小；② 胆囊壁增厚，呈单层高回声，轮廓欠平滑，内壁毛糙；③ 胆囊壁钙化；④ 常伴有胆囊结石。

【诊断和鉴别诊断】

根据典型影像学表现，结合临床和实验室检查，大部分急、慢性胆囊炎可明确诊断。部分不典型的慢性胆囊炎需与胆囊癌鉴别，胆囊癌的囊壁增厚更明显，多为不均匀性，表面不规则，突入囊腔内可形成软组织肿块。

（三）胆囊癌

胆囊癌（cholecyst carcinoma）是胆系常见的恶性肿瘤，约占胆系恶性肿瘤的65%，女性多见，易发年龄为60~70岁，可能与胆囊结石和慢性胆囊炎长期刺激、感染、代谢紊乱等有关。临床症状有右上腹持续性疼痛、右上腹包块、黄疸和消瘦等。

病理学上80%~90%为腺癌，少数为腺鳞癌和鳞状细胞癌，大体病理见胆囊壁增厚、变硬和腔内软组织肿块。

【影像学表现】

CT：① 胆囊壁呈不规则增厚，厚薄不一，黏膜面凹凸不平；② 胆囊壁向腔内突出的乳头状结节，结节基底部胆囊壁明显增厚（图6-11）；③ 胆囊窝软组织肿块，为病变晚期，肿瘤已侵犯胆囊的全部并向胆囊外侵犯；④ 胆囊癌侵犯肝脏表现为胆囊窝邻近的肝实质密度下降，胆管梗阻说明胆囊癌已侵犯胆管；⑤ 增强扫描肿瘤明显强化；⑥ 肝门和胰腺周围淋巴结增大。

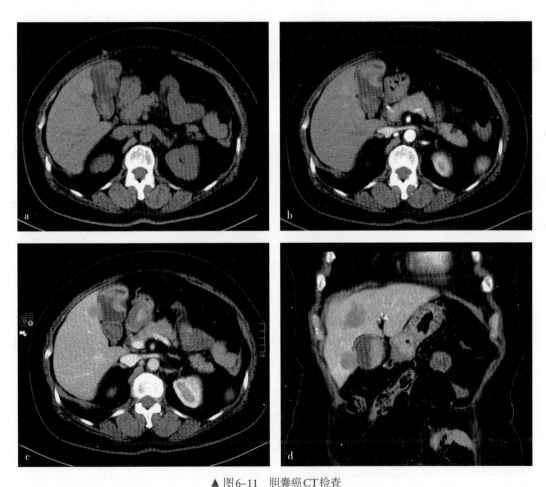

▲ 图6-11　胆囊癌CT检查

　a. 平扫，胆囊壁不均匀增厚，腔内见软组织密度肿块；b. 增强扫描动脉期，病变不均匀强化；c. 增强扫描门
　　静脉期轴位；d. 增强扫描门静脉期冠状位，病灶明显强化。

MRI：① 胆囊壁不规则增厚和胆囊腔内软组织肿块，T_1WI多呈稍低信号或等信号，T_2WI为稍高信号；② T_2WI胆囊周围脂肪层消失或邻近肝实质出现带状高信号，提示肿瘤向周围侵犯；③ 增强扫描肿瘤强化征象与CT相同；④ 肝门和胰腺周围淋巴结增大。

超声：按肿瘤的形态和生长方式分为五型。① 息肉型，为突入胆囊腔内的乳头状或结节状等回声或偏低回声肿块，表面平滑，内部回声均匀；② 肿块型，为宽基底的低回声或等回声实性肿块，内部回声不均匀，表面不规整；③ 厚壁型，为胆囊壁广泛性或大部分不均匀增厚，呈不规则形低回声或混合回声；④ 混合型，为同时具有肿块型和厚壁型的超声表现；⑤ 弥漫型，为胆囊腔被肿瘤完全充填，囊腔消失，肿块内部回声粗杂混乱，高低回声混杂。超声亦可显示胆管扩张，肝内转移和肝门、胰周和腹主动脉旁淋巴结增大。彩色多普勒检查胆囊壁和胆囊肿块内可检测到高速血流信号。

【诊断和鉴别诊断】

根据胆囊壁不规则增厚和胆囊腔内软组织肿块，可诊断胆囊癌。对显示胆囊癌侵犯邻近器官和淋巴结转移，CT和MRI优于超声。厚壁型胆囊癌需与慢性胆囊炎鉴别，胆囊癌的囊壁明显不规则增厚，厚薄不均匀，而慢性胆囊炎囊壁为均匀增厚，厚薄一致。息肉型或肿块型胆囊癌需与胆囊息肉和腺瘤鉴别，根据胆囊壁有无侵犯和病变的形态、大小多能区分良、恶性病变。

（四）胆管癌

胆管癌（cholangiocarcinoma）指发生于肝外胆管的癌瘤，好发于50~70岁男性，以肝门部多见。病因未明，可能与结石、胆汁淤积、胆管感染有关。临床有进行性黄疸、消瘦、食欲下降和陶土样便等。

病理学上腺癌约占80%，其次为鳞状细胞癌。肿瘤可沿胆管壁浸润生长，亦可形成软组织肿块突向腔内。

【影像学表现】

CT：① 胆管壁不规则增厚，胆管内和/或外软组织肿块，胆管腔变形、狭窄或闭塞；② 梗阻部位以上的胆管扩张呈"软藤样"，扩张的胆管在梗阻部位突然中断；③ 增强扫描增厚的胆管壁和软组织肿块明显强化；④ 可见肝内转移，肝门区、腹膜后淋巴结增大。

MRI：① 胆管壁增厚，胆管内和/或外软组织肿块和胆管扩张；② 增厚的胆管壁和软组织肿块T_1WI呈稍低信号或等信号，T_2WI呈稍高信号；③ 增强扫描病变明显强化；④ MRCP可清晰显示胆管扩张的程度、范围和梗阻部位的形态特点，扩张胆管呈"软藤样"，梗阻端狭窄呈残根状或不规则形；⑤ 可见肝内转移，肝门区、腹膜后淋巴结增大。见图6-12。

超声：① 胆管扩张，扩张胆管的远侧有结节状或乳头状等、高回声或不规则形高回声肿块堵塞在管腔内，胆管腔实变，回声不均；② 胆管壁不规则，胆管壁增厚，回声增高，管腔闭塞；③ 扩张胆管在肿块或管腔闭塞处突然中断；④ 可见肝内转移或肝门、胰周淋巴结增大。

【诊断和鉴别诊断】

根据胆管扩张突然中断，胆管壁不规则增厚和胆管内和/或外软组织肿块，可明确胆管癌的诊断。胆管癌引起的胆管扩张需与胆囊结石引起的胆管扩张鉴别，在梗阻部位有结石的影像征象则支持胆管结石的诊断，如有软组织肿块或胆管壁不规则增厚则支持胆管癌的诊断。

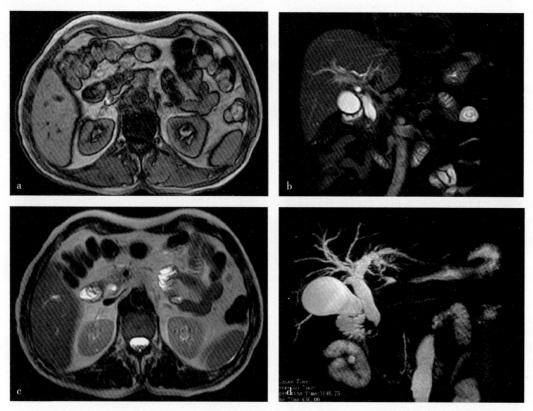

▲ 图6-12　胆管癌MRI检查

a. T$_1$WI，胆总管下段等信号软组织肿块；b、c. T$_2$WI冠状位和轴位，胆总管下段软组织肿块呈稍高信号边界欠清，局部管腔明显狭窄；d. MRCP，肝内胆管呈"软藤样"扩张。

（刘文亚　王伟）

第三节　胰腺

一、检查技术

（一）超声检查

　　为保证图像质量，患者检查前应禁食8小时以上，以减少胃肠内容物和气体的干扰。若空腹后胃内仍有多量的气体导致胰腺显示不清，可饮水500~800ml，利用充满液体的胃为透声窗，有利于胰腺的显示。扫查体位常用仰卧位、侧卧位、半坐卧位、坐位和俯卧位，采用不同体位的目的是减少胃肠内气体的影响，更好地显示胰体、胰尾和胰头。扫查方法是患者取仰卧位，探头置于剑突下，首先在第1~2腰椎平面做轴位扫查，并上下移动探头，亦可采用左高右低斜行扫查，目的是观察胰腺长轴形态的全貌。纵切面扫查显示胰腺的短轴，作为轴位扫查的补充。检查过程中根据需要改变扫查体位。内镜超声检查则直接将探头置于胃腔后壁，消除胃内气体的干扰，使胰腺显示更清晰。彩色多普勒血流显像可观察胰腺的血供及胰腺与周围血管的关系。

（二）CT检查

检查前准备与肝脏相同。扫描体位常规取仰卧位，层厚和层间距3~5mm。MSCT采用薄层容积扫描。扫描范围自肝门至十二指肠水平部下缘。先平扫，后行增强扫描。增强扫描对比剂注射的方法和扫描时间与肝脏基本相同，常规行胰腺的双期增强扫描，即胰腺的动脉期和实质期，有利于胰腺病变的显示和观察胰腺与周围血管及淋巴结的关系。

（三）MRI检查

胰腺的MRI检查方法与肝脏基本相同。患者仰卧在检查床上，常规扫描方位有轴位和冠状位。层厚和层间距5mm，检查范围自肝门至十二指肠水平部下缘。常规采用SE序列，包括T_1WI和T_2WI，脂肪抑制技术可以更好地显示胰腺的正常解剖结构及病灶。对病变定性困难时可进行增强扫描，包括动脉期和实质期等。MRCP能清晰显示主胰管及部分分支的形态。

二、正常影像学表现

（一）胰腺正常超声表现

剑突下轴位扫查显示胰腺的长轴，声像图上以肠系膜上静脉为界区分胰头与胰体，以脊柱的左侧缘为界区分胰体与胰尾，胰体横行于腹主动脉前方，胰尾靠近脾门。胰腺形态呈蝌蚪形或长条状，部分正常人胰尾部局限性肥大。胰腺边缘平滑整齐，内部为均一的点状回声，比肝实质回声稍高，老年人胰腺回声增高。胰管不超过2mm，内腔平滑。

（二）胰腺正常CT表现

胰腺长约15cm，横跨第1~2腰椎之前，分为胰头、胰颈、胰体和胰尾。胰头位置略低于胰腺体部，轴位上呈圆形，胰头向左下延伸部分为钩突，呈楔形。胰颈部为胰头、胰体交界处，略窄于体部。胰体位于腹腔动脉前方，脾静脉紧贴胰体后缘。胰尾指向脾门，高于胰头及十二指肠。

胰腺的前后径上限在胰头3cm、胰体2.5cm、胰尾2cm，随着年龄的增长胰腺逐渐缩小，而胰管则增宽，判断胰腺的大小要注意年龄的因素。胰腺外形平滑而连续，边界清楚。胰腺的密度均匀，CT值低于肝脏；老年人胰腺萎缩且脂肪浸润，胰腺密度欠均匀。增强扫描动脉期胰腺明显强化，实质期强化密度下降，胰头、胰体和胰尾的强化程度基本一致。胰管可以显示或不显示，由胰头到胰尾胰管逐渐变细，宽度通常<3mm。

（三）胰腺正常MRI表现

正常胰腺平扫T_1WI呈稍高信号，T_2WI呈稍低信号，信号强度与正常肝脏信号相似。脂肪抑制技术使胰腺周围脂肪信号受到抑制，胰腺呈较高信号，显示更清楚。胰管内含非流动性液体，T_2WI和MRCP表现为细管状高信号，形态和大小与CT所见相同。胰腺血供丰富，增强扫描动脉期表现为均匀一致的显著强化，实质期强化逐渐减退。增强扫描可清楚显示胰腺与周围血管的关系。

三、基本病变影像学表现

（一）胰腺大小、形态和边缘改变

胰腺体积增大可以是局限性或弥漫性。肿瘤、囊肿等多表现为局限性增大，边缘轮廓清楚或模糊。急性胰腺炎多表现为弥漫性增大，边缘轮廓不清。胰腺体积缩小多为弥漫性，常见于慢性胰腺炎，胰腺表面不光滑呈波浪状或锯齿状。小的胰腺肿瘤胰腺大小和形态可正常。

（二）胰管改变

胰管改变有狭窄、闭塞和扩张，常见原因是慢性胰腺炎、胰管结石和胰腺肿瘤。慢性胰腺炎引起的胰管扩张常表现为串珠状或粗细不均。胰腺癌引起的胰管扩张常表现为均匀扩张。胰管和胆总管同时扩张称为"双管征"，常见于胰头和壶腹部肿瘤。扩张的胰管超声检查显示为粗管状无回声；CT检查显示为扩大的圆形或管状低密度影，增强无强化；MRI检查显示为扩大的圆形或管状影，T_1WI为水样低信号，T_2WI为水样高信号；ERCP和MRCP可清楚显示扩张胰管的形态。

（三）胰腺肿块

胰腺的肿块有囊性、实性和囊实性。胰腺囊肿为囊性肿块，超声显示为囊状无回声；CT显示为囊状低密度，增强无强化；MRI常显示为T_1WI水样低信号，T_2WI水样高信号。胰腺癌为实性肿块，超声显示为胰腺内低回声肿块；CT显示为胰腺内等或稍低密度肿块，增强后强化密度低于正常胰腺实质；MRI显示为胰腺内肿块T_1WI稍低信号或等信号，T_2WI稍高信号。胰腺囊腺癌为囊实性肿块。

（四）胰周组织和血管改变

急性胰腺炎症可引起胰周脂肪间隙密度、信号和回声改变及胰周积液。胰腺肿瘤向周围浸润可见胰周脂肪间隙消失和淋巴结增大，胰周血管被肿瘤推移、包埋和侵蚀。

四、疾病诊断

（一）胰腺炎

1. **急性胰腺炎（acute pancreatitis）** 是胰蛋白酶外溢引起胰腺及胰腺周围组织自身消化的疾病。临床表现有上腹部剧痛并向肩背部放射、腹胀、恶心、呕吐、发热、黄疸，严重者有休克。实验室检查血尿淀粉酶水平升高。诱因有暴饮暴食、酒精中毒和胆系病变等。病理学分为急性水肿性胰腺炎和急性出血坏死性胰腺炎。前者胰腺充血、间质水肿和炎性细胞浸润，胰腺肿大，胰周和腹腔少量积液；后者胰腺不同程度出血、坏死，胰周脂肪坏死，胰周和腹水明显。

【影像学表现】

CT：① 胰腺体积不同程度弥漫性增大，密度稍低或正常，水肿性胰腺炎密度均匀，出血坏死型胰腺炎则密度不均，内见低密度的坏死区或高密度的出血区；② 部分水肿性胰腺炎体积增大不明显，需结合临床和实验室检查才能诊断；③ 胰腺边缘不清，邻近脂肪间隙混浊，肾前筋膜增厚；④ 增强扫描胰腺实质强化（图6-13），坏死出血区无强化；⑤ 多伴有胰周和胰外液体集聚或坏死物集聚，常积聚于胰周、小网膜囊、腹膜后和腹腔内，若未能及时吸收，被纤维组织粘连包裹则形成假性囊肿或包裹性坏死；⑥ 积液、坏死组织和蜂窝织炎合并感染则形成脓肿，脓腔内可见气体影，脓肿壁较厚，增强扫描脓肿壁明显强化；⑦ 血管受累可形成血栓或假性动脉瘤。

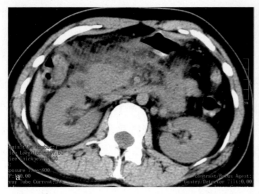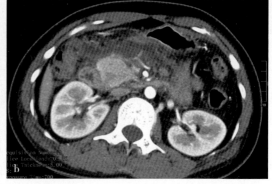

▲ 图6-13　急性胰腺炎CT检查

a. 平扫，胰腺增粗，胰周渗出积液；b. 增强扫描，胰腺实质强化，左侧肾前筋膜增厚。

MRI：① 胰腺体积不同程度弥漫性增大，边缘模糊，胰腺实质T_1WI呈低信号，T_2WI呈高信号；② 胰腺有坏死、出血时，脂肪抑制T_1WI胰腺实质信号不均匀，出血区表现为高信号；③ 增强扫描胰腺强化不均匀，坏死区无强化呈低信号；④ 胰周急性液体集聚T_1WI呈均匀低信号，T_2WI呈均匀高信号；急性坏死物集聚T_1WI呈不均匀低信号，T_2WI呈不均匀高信号；⑤ 假性囊肿T_1WI呈低信号，T_2WI呈高信号，而包裹性坏死信号不均匀，二者边缘可见囊壁；⑥ 脓肿表现为脓腔内信号不均匀，脓肿壁较厚，增强脓肿壁明显强化。

超声：① 胰腺弥漫性肿大，以前后径增大为主，边缘模糊；② 水肿性胰腺炎病灶内部呈均匀低回声，出血坏死性胰腺炎病灶内部呈高低混合回声；③ 胰周积液显示为胰周液性暗区。

【诊断和鉴别诊断】

急性胰腺炎临床病史、症状和体征明确，血、尿淀粉酶水平升高，结合影像学表现诊断不难。影像学检查可明确胰腺炎的类型、程度、病变范围和有无并发症，这对治疗方案的选择和预后的评估有重要价值。

2. 慢性胰腺炎（chronic pancreatitis） 是由各种原因导致的胰腺局灶性或弥漫性的慢性进展性炎症或急性胰腺炎反复发作造成胰腺进行性破坏的疾病。临床有上腹部疼痛、厌油腻和脂肪泻、腹胀、继发性糖尿病等。

病理学上可见胰腺弥漫性纤维化，质硬，呈结节状。腺泡和胰岛组织萎缩、消失。胰管扩张，胰管内结石或胰腺间质弥漫性钙化。

【影像学表现】

CT：① 胰腺体积正常、缩小或增大；② 胰管串珠状扩张，胰管内结石，胰腺实质钙化；③ 胰腺假性囊肿表现为单发或多发囊状低密度病灶，囊壁光滑，可有钙化；④ 胰周筋膜增厚，其中以左肾前筋膜增厚最常见；⑤ 部分病例可见梗阻性胆管扩张。

MRI：① 胰腺体积正常、缩小或增大，胰管串珠状扩张，胰周筋膜增厚；② 胰腺由于纤维化T_1WI和T_2WI均表现为低信号，增强扫描强化不明显；③ 假性囊肿在T_1WI呈均匀低信号，T_2WI呈均匀高信号，增强扫描囊肿内无强化；④ 如囊肿合并出血或感染，则T_1WI呈高信号或混杂信号。

超声：① 胰腺体积正常、缩小或增大；② 胰腺形态僵硬、饱满、边缘不规则，胰腺实质回声粗糙，胰腺钙化灶呈斑点状强回声；③ 胰管呈不规则形扩张，粗细不均；④ 胰腺结石表现为扩张的胰管内出现点块状强回声伴后方声影；⑤ 胰腺假性囊肿的囊壁较厚而不规则。

【诊断和鉴别诊断】

根据胰腺钙化、结石，胰管狭窄、扩张，假性囊肿和胰周筋膜增厚，即可诊断为慢性胰腺炎。胰腺局部增大的慢性胰腺炎需与胰腺癌鉴别。

（二）胰腺癌

胰腺癌（pancreatic carcinoma）是胰腺最常见的恶性肿瘤，多见于40岁以上男性，以腺癌多见。胰腺癌按部位分为胰头癌、胰体癌、胰尾癌和全胰癌，以胰头癌多见，占60%~70%。病理学上肿瘤为少血供，坏死少见，呈浸润生长。胰腺癌的临床症状与肿瘤部位和进展程度有关，有腹痛、上腹部不适、黄疸和腰背痛等。

【影像学表现】

CT：① 胰腺局部或弥漫性增大，边缘不规则，胰腺肿块平扫呈等或稍低密度；② 增强后肿块强化不明显，密度低于明显强化的正常胰腺实质，呈低密度肿块（图6-14）；③ 少数坏死肿瘤内可见更低密度区；④ 小胰腺癌胰腺轮廓未见变化，平扫较易漏诊；⑤ 胰头癌引起胆总管下段梗阻致胆管和胰管均扩张，形成"双管征"，扩张胆总管在胰头部突然中断，邻近上游胰腺区可

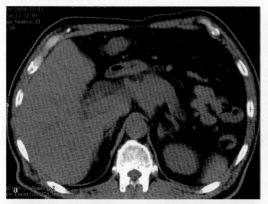
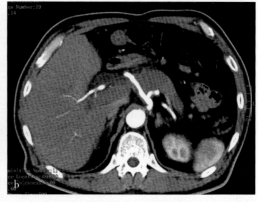
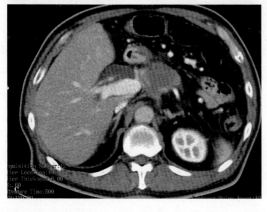

▲ 图6-14　胰腺癌CT检查
a. 平扫，胰头颈部体积增大，局部见软组织肿块，密度不均，边界欠清；b、c. 增强扫描，病变呈轻度不均匀强化，强化幅度低于正常胰腺组织。

继发潴留性囊肿；⑥ 胰尾部癌直接侵犯脾表现为胰腺与脾分界不清，脾密度下降；⑦ 胰周、腹膜后和肝门区淋巴结转移显示为淋巴结增大，密度增高，增强扫描明显强化或环形强化；⑧ 胰腺癌侵犯邻近血管时，增强扫描可见血管被肿块包埋、不规则狭窄和闭塞。

MRI：① 胰腺局部或弥漫性增大；② 平扫胰腺肿块 T_1WI 呈稍低信号或等信号，瘤内的坏死区呈不规则形更低信号；T_2WI 呈稍高信号，且信号不均匀，瘤内的坏死区呈不规则形高信号；③ 增强扫描肿瘤多呈轻度强化；少数病灶强化不明显，多为低信号，正常的胰腺实质明显强化呈高信号，肿瘤显示更加清楚；④ 胰头癌时，扩张的胰管和胆管在 T_1WI 为水样低信号，T_2WI 为水样高信号，呈"双管征"；⑤ MRCP 可立体显示胆胰管扩张程度和梗阻部位；⑥ 胰周、腹膜后和肝门区淋巴结转移 T_1WI 在高信号脂肪的衬托下呈低信号，增强检查脂肪抑制 T_1WI 则呈稍高信号。

超声：① 胰腺局限性或弥漫性肿大，胰腺内低回声肿块，边界不清，形态不规则，回声均匀或不均匀，后方可见回声衰减；② 坏死液化肿瘤内可见液性暗区；③ 肿瘤侵犯或压迫胆总管可见胆管扩张，扩张胆管在胰头区的低回声肿块处突然中断；④ 肿瘤侵犯血管可见胰周血管被推移、压迫、变形和包埋，血管内癌栓显示为管腔内实性回声；⑤ 胰周、肝门区和腹膜后淋巴结转移显示淋巴结增大，内部呈低回声；⑥ 肿瘤侵犯邻近器官则显示器官表面的浆膜界面消失；⑦ 超声内镜对胰腺癌显示的准确性更高。

【诊断和鉴别诊断】

根据典型影像学表现即可诊断胰腺癌，影像学检查对胰腺癌的分期和手术评估亦有较大的价值。胰腺癌需与局部肿大的慢性胰腺炎鉴别，慢性胰腺炎肿块内常有假性囊肿和钙化，较少侵犯胆管，胰管的扩张呈串珠状，可见肾周筋膜增厚。而胰腺癌常见胆管和胰管扩张呈"双管征"，胰周血管被侵犯和包埋，胰周淋巴结转移。

（三）胰腺囊性肿瘤

胰腺囊性肿瘤（cystic tumor of pancreas）发生率占胰腺肿瘤的 10%~15%。病理上分为浆液性囊腺瘤和黏液性囊性肿瘤。

浆液性囊腺瘤（serous cystadenoma）是一种少见的胰腺良性肿瘤，老年女性多见。肿瘤边界清楚，直径 2~25cm，平均 10cm。切面呈蜂房状，肿瘤由无数小囊构成，单囊直径 <2cm，内含透明液体。浆液性囊腺瘤一般无症状，无恶变倾向。

黏液性囊腺瘤（mucinous cystadenoma）和囊腺癌（cystadenocarcinoma）：黏液性囊腺瘤常有恶变可能，是潜在恶性肿瘤。目前将黏液性囊腺瘤和囊腺癌统称为黏液性囊性肿瘤，多见于 40~60 岁的女性，常发生在胰体尾部。肿瘤常较大，直径 2~30cm，为单囊或几个大囊组成，囊内充满黏液，囊腔内有纤维分隔。肿瘤直径 1~3cm 多为良性，直径超过 5cm 需考虑恶性可能，直径超过 8cm 则多为恶性。

【影像学表现】

CT：浆液性囊腺瘤、黏液性囊腺瘤和囊腺癌表现如下。

1. 浆液性囊腺瘤　① 肿瘤呈圆形或卵圆形肿块，包膜光滑、菲薄，中心纤维瘢痕和纤维分隔使囊肿呈"蜂窝样"，囊内含低密度液体；② 中央纤维瘢痕和分隔有时可见不规则条状钙化或日光放射状钙化，高度提示浆液性囊腺瘤可能；③ 增强扫描肿瘤的"蜂窝样"结构显示更清晰。

2. 黏液性囊腺瘤和囊腺癌 ① 肿瘤为单囊或几个大囊；② 囊壁厚度不均匀、囊内有线状菲薄的分隔，囊壁可有壳状或不规则形钙化，可见乳头状结节突入囊腔；③ 恶性者囊壁常较厚，乳头状结节 >5mm；④ 增强扫描显示囊壁、分隔、壁结节强化（图6-15）。依据影像学表现鉴别

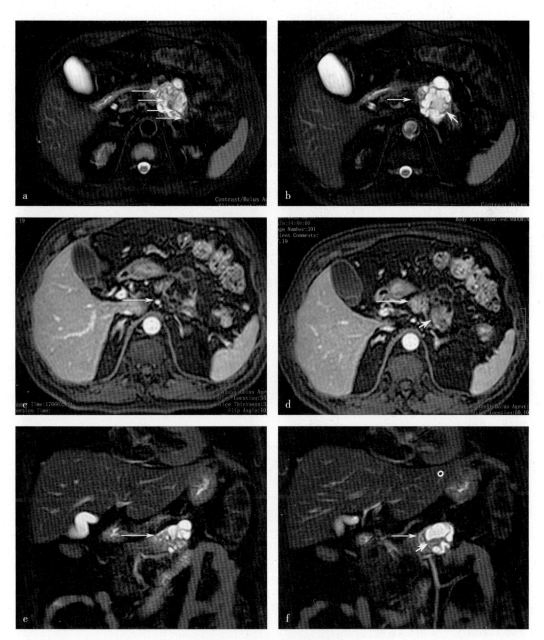

▲ 图6-15　黏液性囊腺癌MRI检查

T_2WI（a、b）、门静脉期（c、d）、冠状位（e、f）显示胰体部囊实性软组织肿块（长箭），边界欠清，局部见壁结节，增强扫描囊壁及壁结节呈明显强化（短箭）。

肿瘤的良、恶性有一定难度，囊壁不均匀增厚和较大壁结节提示恶性可能性大，有转移病灶则为恶性的可靠依据。

MRI：浆液性囊腺瘤、黏液性囊腺瘤和囊腺癌表现如下。

1. 浆液性囊腺瘤 ① 肿瘤边界清楚，瘤内呈"蜂窝样"，T_1WI 呈低信号，T_2WI 呈高信号；② T_2WI 肿瘤包膜和瘤内纤维分隔呈低信号，肿瘤中央纤维瘢痕和钙化也呈低信号；③ 增强扫描肿瘤的"蜂窝样"结构显示更清晰。

2. 黏液性囊腺瘤和囊腺癌 ① 肿瘤呈单囊或多囊，为圆形或卵圆形，T_1WI 呈混合的低、高信号，T_2WI 呈高信号；② 囊壁较厚，多有纤维分隔，可有乳头状结节突入囊腔；③ 囊内含黏液、出血和坏死组织，与肝组织相比，T_1WI 信号可低、可高；④ 与周围脂肪相比，T_2WI 信号可高或稍高；⑤ 肿瘤为多囊时，各囊腔信号强度可不同，可能与囊内出血和蛋白含量有关；⑥ 增强扫描及恶性征象同CT检查。

超声：① 肿瘤边缘光滑、囊壁增厚，囊壁回声增强；② 肿瘤外周呈分叶状，瘤内呈分隔或多房改变；③ 囊内呈无回声区，边缘显示乳头状突出的强回声团；④ 囊壁可见点状钙化斑，后方有声影，呈囊实性改变。超声难以区分囊腺瘤和囊腺癌。

【诊断和鉴别诊断】

胰腺囊性肿瘤需与胰腺假性囊肿、真性囊肿和包裹性坏死鉴别。胰腺假性囊肿和包裹性坏死均继发于胰腺炎，前者多位于胰腺周围，影像学表现为囊壁薄而均匀，没有壁结节，囊内无分隔；后者可位于胰内或胰周，影像学表现为囊壁略厚，其内信号不均匀；二者均可形态不规则且不同时期形态、大小可发生变化。真性囊肿为先天性囊肿，壁菲薄、无强化。

（刘文亚　王伟）

第四节　脾

一、检查技术

（一）超声检查

检查前一般不需特殊准备。扫查体位常用右侧卧位和仰卧位。右侧卧位探头置于左侧第9~11肋间显示脾的纵切面，仰卧位探头置于左侧腋中、后线肋间隙显示脾的冠状切面，扫查时探头向两侧滑动，测量脾的上下径和前后径。彩色多普勒血流显像可观察脾血管和血流。

（二）CT检查

检查前准备和扫描技术与肝脏扫描相同。先平扫，后行增强扫描。扫描范围自膈顶至脾下缘。对于小病灶，采用5mm薄层扫描或薄层容积扫描有利于病灶的检出。

（三）MRI检查

检查前准备和扫描技术与肝脏相同。普通检查发现病灶后应行增强检查以协助病灶的定性。

检查方位有轴位和冠状位，小病灶可用5mm薄层扫描，检查范围自膈顶至脾下缘。超顺磁性氧化铁对比剂（因毒副作用明显而目前很少应用）T_2WI检查可使脾实质信号明显下降，病变组织信号相对升高，提高了病变的检出率。

二、正常影像学表现

（一）脾正常超声表现

肋间扫查脾呈半月形，包膜平滑。内部呈细小点状中等回声，回声均匀，回声水平与肝接近。脾外侧缘呈弧形，内侧缘凹陷，脾门处有脾动、静脉进出。正常脾的上下径为10~11cm；脾门处脾静脉内径小于0.8cm，由2~6条分支汇合而成；脾动脉内径0.3~0.4cm，进入脾门后分出2~3条分支。彩色多普勒超声可显示脾动脉和脾静脉的血流方向和参数。

（二）脾正常CT表现

脾的形态与层面有关，上部和下部呈新月形，中部（脾门）呈内缘凹陷的半圆形或椭圆形，脾边缘可有分叶或切迹。CT测量脾长径小于15cm，前后径约7cm，厚约4cm，随着年龄的增大脾可以萎缩。脾密度均匀，略低于正常肝脏的密度。增强扫描动脉期，脾强化密度不均匀呈花斑状表现，随着时间的推移，在门静脉期和实质期脾的强化密度逐渐变为均匀。增强扫描脾门处可见脾动、静脉显影。

（三）脾正常MRI表现

脾的大小和形态与CT所见相同。脾血窦丰富，T_1WI信号均匀，信号强度稍低于肝脏，在腹腔内高信号脂肪的衬托下其轮廓显示清楚。T_2WI信号亦均匀，信号强度明显高于肝脏。增强检查脾各期强化表现与CT相同。脾门血管呈黑色流空信号，增强后可见强化。

三、基本病变影像学表现

（一）脾位置和数目改变

脾数目异常有多脾、副脾和无脾，位置异常有异位脾。变异的脾超声的回声、CT的密度和MRI的信号均与正常脾相同，增强的强化表现亦与正常脾相同。

（二）脾大

脾的大小超过正常范围为脾大。脾大有弥漫性增大和局限性增大，弥漫性增大多见于肝硬化门静脉高压、白血病等，局限性增大多见于脾肿瘤、脾囊肿等。

（三）脾肿块

脾的肿块有囊性和实性。脾囊肿和脓肿为囊性肿块。脾囊肿超声检查显示为囊状无回声；CT检查显示为囊状低密度；MRI检查显示为T_1WI水样低信号，T_2WI水样高信号。脾脓肿超声检查显示脓腔为无回声，内常有散在点状回声，脓肿壁为边缘部较强回声带；CT检查显示脓腔为均匀低密度，脓肿壁为边缘部稍低密度带，增强呈环形强化；MRI检查显示T_1WI脓腔为低信号，脓肿壁为稍低信号带，T_2WI脓腔为高信号，脓肿壁为稍高信号带，增强脓肿壁呈环形强化。脾血管瘤、淋巴瘤和转移瘤等为实性肿块，脾实性肿块超声检查可表现为低回声、等回声或高回声；CT检查可表现为低密度、等密度或高密度；MRI检查可表现为稍低信号、等信号或高信号，增强检查肿块表现为轻度到明显强化。

四、疾病诊断

（一）脾肿瘤

脾肿瘤（splenic tumor）临床较少见，有良性肿瘤和恶性肿瘤。良性肿瘤常见的有血管瘤、淋巴管瘤和错构瘤，恶性肿瘤常见的有淋巴瘤和转移瘤。良性肿瘤临床多无症状，淋巴瘤可有发热、淋巴结增大、脾大和左上腹痛等。

【影像学表现】

1. 血管瘤

（1）CT：① 平扫，脾内见圆形或类圆形低密度或等密度肿块，密度多数均匀，边界清或不清；② 增强扫描，部分血管瘤强化形式与肝海绵状血管瘤相似，部分血管瘤表现为体积缩小或消失。

（2）MRI：① 平扫，脾内呈圆形或类圆形异常信号，边界清晰，T_1WI呈均匀低信号，T_2WI呈均匀高信号，瘤内的纤维组织在T_1WI和T_2WI均呈低信号；② 增强扫描，病灶延迟扫描呈等信号或体积缩小。

（3）超声：① 脾内边界清楚的高回声团；② 彩色多普勒小病灶内无血流信号，较大的病灶内可有低速血流信号，瘤周可见血管绕行。

2. 淋巴瘤

（1）CT：① 平扫，脾弥漫性增大或脾内见单发或多发大小不等低密度肿块，边界不清；② 增强扫描，肿瘤轻度强化，在周围明显强化的脾实质衬托下，肿瘤边界变清楚，瘤内可见坏死所致的更低密度区（图6-16）；③ 可伴有腹膜后淋巴结增大。

（2）MRI：① 平扫，脾弥漫性增大或脾内见单发或多发大小不等肿块，边界不清，T_1WI呈等信号、低信号和混杂信号，T_2WI呈稍高信号；② 增强检查，病灶轻度强化，周围脾实质明显强化，肿瘤呈相对较低信号；③ 可伴有腹膜后淋巴结增大。

（3）超声：脾弥漫性增大，内部呈均匀低回声或脾内见单发或多发低回声肿块，边界清。

【诊断和鉴别诊断】

影像学检查对脾肿瘤的定位诊断较明确，血管瘤的影像征象较具特征性，可作出定性诊断。淋巴瘤的影像征象不具特征性，诊断需结合临床和实验室检查。

（二）脾脓肿

脾脓肿（splenic abscess）是细菌侵入脾形成的局限性化脓性感染。感染途径有血源性感染、脾周感染或外伤使病原菌直接感染脾。临床上有发热和左上腹疼痛等症状。病理学改变是脓肿壁由肉芽组织和炎性细胞组成，中心是坏死液化的脓液，呈单房或多房，壁外有水肿带。

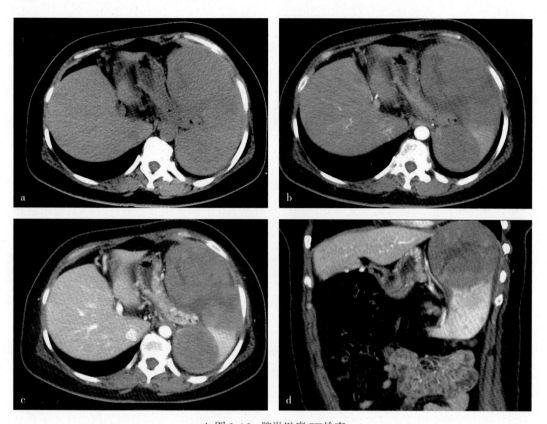

▲ 图6-16 脾淋巴瘤CT检查

a. 平扫，脾脏增大，见多发低密度占位病灶，局部见更低密度；b~d. 增强扫描，病灶呈轻度强化，在强化的脾实质衬托下显示更清晰。

【影像学表现】

CT：① 平扫，脾内可见单发或多发圆形或椭圆形低密度病灶，边缘清楚或模糊；② 增强扫描，脓肿壁有环形强化，壁周见环形的低密度水肿带，有延迟强化；③ 有时脓腔内见气液平面。

MRI：① 脾内可见单发或多发圆形或椭圆形异常信号区；② 脓腔 T_1WI 呈低信号，T_2WI 呈高信号；脓肿壁 T_1WI 信号高于脓腔、低于脾实质，T_2WI 信号高于脾实质、低于脓腔；③ Gd-DTPA 增强后脓肿壁呈环形强化；④ 有时脓腔内见气体影。

超声：① 脾增大，脾实质内有单发或多发异常回声，边界模糊；② 早期病灶呈低回声，脓肿坏死液化后表现为无回声或混合回声，脓肿壁较厚；③ 彩色多普勒超声显像显示脓腔内无血流信号。

【诊断和鉴别诊断】

根据典型的影像学特点和临床表现可明确诊断。脾脓肿常需与脾囊肿和血管瘤等鉴别：增强后脾囊肿无囊壁强化；血管瘤可见边缘小结节强化，延迟扫描呈全瘤强化。

（三）脾梗死

脾梗死（splenic infarction）是指脾动脉分支栓塞导致局部脾组织的缺血坏死。脾梗死的原因常见的有血液病、瘀血性脾增大、血栓脱落和肝动脉栓塞术后等。脾梗死可单发或多发，形态常呈楔形，尖端指向脾门。临床上脾梗死多无症状，有时可出现左上腹疼痛、发热等。病理学上分为缺血性梗死和出血性梗死，梗死区有大量含铁血黄素沉着。梗死区坏死组织逐渐被纤维瘢痕组织取代，使脾局部轮廓凹陷。

【影像学表现】

CT：① 脾内见单发或多发的楔形或三角形低密度病灶，基底位于脾的外缘，尖端指向脾门，边缘清楚或模糊；② 增强后病灶无强化，病灶与明显强化的脾实质分界更清楚；③ 陈旧性梗死灶因纤维瘢痕收缩，脾轮廓局部凹陷，致脾呈分叶状表现。

MRI：① 脾内单发或多发楔形异常信号区，基底位于脾的外缘，尖端指向脾门，边缘清楚；② 梗死区的信号强度与梗死时间的长短有关，急性或亚急性梗死区T_1WI呈低信号，T_2WI呈高信号；③ 慢性梗死区是纤维瘢痕和钙化组织，在各种MRI序列上均呈低信号；④ MRI增强检查梗死区无强化。

超声：① 脾内单发或多发楔形低回声区，基底位于脾的外缘，尖端指向脾门；② 梗死区坏死液化时，呈无回声和假性囊肿表现；③ 彩色多普勒超声显像显示梗死区无血流信号。

【诊断和鉴别诊断】

根据病变区呈楔形改变，尖端指向脾门，病灶内无血供的特点即可诊断为脾梗死。不典型的脾梗死需与脾囊性占位鉴别。

学习小结

本章介绍了肝脏、胆系、胰腺和脾的检查技术、正常影像学表现、基本病变影像学表现和常见疾病的影像学表现。

肝脏基本病变影像学表现包括：① 肝脏大小与形态改变；② 肝脏弥漫性病变；③ 肝脏局限性病变；④ 肝血管异常。肝脏疾病诊断介绍了肝硬化、脂肪肝、肝海绵状血管瘤、肝细胞癌、肝转移瘤、肝脓肿、肝囊肿。疾病的影像特点：肝海绵状血管瘤强化表现"快进慢出"；肝细胞癌强化表现"快进快出"；肝转移瘤表现边缘环形强化及"牛眼征"；肝脓肿强化表现"靶征"或"蜂窝样"改变。

胆系基本病变影像学表现包括：① 胆囊大小、形态、数目和位置异常；② 异常钙化；③ 胆管扩张；④ 胆管狭窄；⑤ 充盈缺损。胆系疾病诊断介绍了胆石症、胆囊炎、胆囊癌和胆管癌。疾病的影像特点：胆石症CT平扫表现为高密度病灶，超声表现为强回声团伴后方声影；胆囊炎表现为胆囊壁弥漫性均匀增厚并胆囊周围积液；胆囊癌表现为胆囊壁不规则增厚和胆囊腔内软组织肿块；胆管癌表现为胆管壁不规则增厚和管腔内软组织肿块。

胰腺基本病变影像学表现包括：① 胰腺大小、形态和边缘改变；② 胰管改变；③ 胰腺肿块；④ 胰周组织和血管改变。胰腺疾病诊断介绍了胰腺炎、胰腺癌和胰腺囊性肿瘤。疾病的影像特点：急性胰腺炎表现为胰腺体积弥漫性增大，胰周液体集聚、假性囊肿、胰周和/或胰内坏死物集聚及包裹性坏死；慢性胰腺炎表现为胰腺钙化，胰管狭窄、扩张，假性囊肿和胰周筋膜增厚；胰腺癌表现为胰腺少血供肿块并胰管、胆管扩张；胰腺囊性肿瘤表现为胰腺囊实性肿块。脾基本病变影像学表现包括：① 脾位置和数目改变；② 脾大；③ 脾肿块。脾疾病诊断介绍了脾肿瘤、脾脓肿和脾梗死。疾病的影像特点：脾血管瘤强化表现为"快进慢出"；脾淋巴瘤表现为脾少血供肿块；脾脓肿表现为脓肿壁环形强化；脾梗死表现为尖端指向脾门的楔形无血供病灶。

（刘文亚　王伟）

复习参考题

一、选择题

1. 肝脏CT动态增强检查中，表现"快进慢出"强化特点的是
   A. 肝海绵状血管瘤
   B. 肝细胞癌
   C. 肝硬化
   D. 肝脓肿
   E. 肝囊肿

2. 不属于胰腺癌的影像学表现为
   A. 上消化道造影检查可出现十二指肠圈扩大，降部内缘出现反"3"字征
   B. CT可出现"双管征"
   C. CT可表现为胰腺的增大或肿块
   D. 胰尾癌可直接侵犯脾脏
   E. 增强扫描，病灶强化程度较周围胰腺组织高

3. 典型肝脓肿的CT表现不包括
   A. 平扫脓腔为圆形低密度区
   B. 增强扫描呈均质强化
   C. 平扫脓肿壁呈环形略低密度
   D. 增强扫描呈环形强化
   E. 病灶外周可见低密度水肿带

4. 下列属于肝外胆管癌直接征象的是
   A. 肝不同程度增大
   B. 肝内外胆管明显扩张
   C. 扩张胆管远段壁增厚
   D. 胰管扩张
   E. 肝门部低回声淋巴结肿大

5. 下列关于脾的影像学检查，叙述错误的是
   A. 脾血管瘤的CT、MRI表现与肝血管瘤的CT、MRI表现相类似
   B. 脾转移瘤也可见"牛眼征"或"靶征"
   C. 脾囊肿CT表现可为圆形低密度，CT值0~20HU，增强扫描无强化
   D. 脾梗死CT表现为脾内三角形低密度影，尖端指向脾门增强扫描无强化
   E. CT增强扫描动脉期，脾转移瘤显示最清整

参考答案：1. A；2. E；3. B；4. C；5. E

二、简答题

1. 简述肝细胞癌的CT表现。

2. 简述肝海绵状血管瘤超声、CT和 MRI表现。

3. 简述胆囊癌的CT诊断要点。

4. 简述急性胰腺炎的CT表现。

5. 简述脾淋巴瘤的影像学表现。

泌尿系统和腹膜后间隙

07章

学习目标

掌握	泌尿系统和腹膜后间隙的正常影像学表现，基本病变影像学表现及常见疾病的影像学表现，包括肾结石、输尿管结石、肾癌、肾盂癌、肾囊肿和多囊肾、膀胱结石、膀胱癌、肾上腺嗜铬细胞瘤、腹膜后恶性肿瘤、腹膜后良性肿瘤。
熟悉	肾血管平滑肌脂肪瘤、肾和输尿管先天性发育异常、肾和输尿管结核、肾上腺腺瘤、肾上腺转移瘤、肾上腺意外瘤、腹膜后淋巴瘤、腹膜后纤维化的影像学表现。
了解	各种影像学检查技术在泌尿系统和腹膜后间隙应用的适应证和优缺点。

泌尿系统和腹膜后间隙的影像学检查方法包括常规X线、CT、MRI和超声检查。影像学检查对该区域疾病的诊断具有很高的价值。由于各检查方法对不同疾病的诊断价值和限度不同，需要依据临床诊治的需求，优选其中一种或综合运用各检查方法，力求在快速明确诊断的同时降低医疗成本，提升社会效益。

腹部平片仅用于检查泌尿系统阳性结石。排泄性尿路造影既可显示肾盂、输尿管和膀胱的解剖学形态，又可大致评估肾功能，故仍是泌尿系统疾病常用的检查方法。

超声和CT检查是泌尿系统及腹膜后间隙病变最常用的检查方法，对多数泌尿系统及腹膜后间隙病变，包括肿瘤、结石、炎症、外伤和先天性畸形，超声和CT检查均有很高的价值，不但能作出准确诊断，而且能明确病变范围，因而有助于临床决策。此外，肾动脉CTA也已成为筛查肾性高血压的主要检查方法。

MRI检查主要用于其他影像学检查难以确定的泌尿系统病变的诊断和鉴别诊断。MRI检查常用于泌尿系统先天性畸形、肿瘤、炎症和外伤等病变的诊断，尤其是对恶性肿瘤如肾细胞癌，不仅可通过DWI检查进一步明确诊断，并且可较为准确地显示病变范围、血管有无侵犯和瘤栓，有助于肿瘤分期。MRU在诊断尿路梗阻性疾病方面具有独特优势。

第一节　肾和输尿管

一、检查技术

（一）X线检查

1. 腹部平片　常规摄取仰卧位片，主要用于检查泌尿系统阳性结石。

2. 尿路造影　根据对比剂引入的途径分为排泄性尿路造影和逆行性尿路造影。

（1）排泄性尿路造影（excretory urography）：又称静脉肾盂造影（intravenous pyelography，IVP）。其应用依据是某些含碘对比剂如泛影葡胺或碘海醇等经静脉注射后，几乎全部由肾小球滤出而进入尿液，如此可显示肾盏、肾盂、输尿管和膀胱的内腔。

（2）逆行性尿路造影（retrograde urography）：是在行膀胱镜检查时将导管插入输尿管内，在透视下缓慢注入对比剂以使输尿管、肾盂和肾盏依次显影的方法。

3. 腹主动脉造影（abdominal aortography）**和选择性肾动脉造影**（selective renal arteriography）　通常采用经股动脉的外周血管穿刺插管术，即塞尔丁格（Seldinger）技术，前者是将导管顶端置于腹主动脉的肾动脉开口上方的造影方法，后者则是将导管置于一侧肾动脉内的造影方法。

（二）超声检查

常规应用凸阵或线阵探头，频率3.5MHz。检查肾脏的体位可为俯卧、侧卧或仰卧位，偶用站立位，经背、侧腰或腹部途径扫查。检查输尿管可取侧卧或仰卧位，沿输尿路走行区扫查。

（三）CT检查

1. 平扫　常规取仰卧位。检查范围要包括全部肾脏，若需同时观察输尿管，则向下扫描至输尿管的膀胱入口处。层厚10mm或5mm，连续扫描；MSCT采用薄层容积扫描。

2. 增强扫描　应常规行增强扫描。方法是经静脉内快速注射水溶性有机碘对比剂60~100ml，在注射后1分钟内、2分钟时扫描双侧肾区，并于5~10分钟后扫描肾和输尿管区，可分别观察肾皮质、髓质强化程度的变化及肾盂和输尿管的充盈情况。

3. CT尿路造影（CT urography，CTU）　注射对比剂后30~60分钟行中腹部和盆腔扫描，此时尿路充盈高密度对比剂，经最大密度投影（MIP）即可获得尿路的三维图像。

（四）MRI检查

1. 平扫　常规用SE序列，行轴位T_1WI和T_2WI扫描，必要时辅以冠状位、矢状位T_1WI扫描或脂肪抑制T_1WI扫描。

2. 增强扫描　经静脉快速注入顺磁性对比剂Gd–DTPA（每千克体重0.1~0.2mmol）后，行T_1WI或脂肪抑制T_1WI扫描。

3. 磁共振尿路造影（magnetic resonance urography，MRU）　原理是尿液中游离水的T_2值要明显长于其他组织，故在重T_2WI序列呈高信号，而背景结构为低信号，应用MIP行三维重组，即可获得尿路的三维图像。

二、正常影像学表现

（一）肾和输尿管正常X线表现

1. 腹部平片 前后位片上，于脊柱两侧显示双侧肾轮廓，其边缘光滑，内部密度均匀。肾的长轴自内上斜向外下。侧位片上，肾影与脊柱重叠，肾上极略偏后。输尿管不显影。

2. 尿路造影 排泄性尿路造影于注射对比剂后1~2分钟，可见肾实质均匀显影；15分钟肾盏和肾盂显影。肾盏包括肾小盏和肾大盏。肾小盏分为与肾乳头相邻的穹窿部及与肾大盏相连的漏斗部；肾大盏有2~4个，一个肾大盏和数个肾小盏相连，其基底部连于肾盂。肾大盏、肾小盏的数目、形态有很大差异，两侧也常不对称。肾盂多呈喇叭状，也可为分支状或壶腹状，边缘光整。输尿管充盈对比剂后显影，其上连肾盂，下连膀胱，边缘光滑，走行柔和，可有扭曲。输尿管有三个生理性狭窄区，即与肾盂相连处、通过骨盆缘处及进入膀胱处。正常逆行性尿路造影具有上述相似表现，但是注射压力过高时会造成对比剂的肾脏回流。

3. 腹主动脉造影与选择性肾动脉造影 肾动脉期见肾动脉主干至分支逐渐变细，边缘光整；肾实质期表现为肾实质弥漫性显影，其中皮质显影可较髓质明显；肾静脉期，肾静脉显影。

（二）肾和输尿管正常超声表现

正常肾脏形态与扫查途径有关，可呈豆形、圆形或卵圆形。肾被膜为高回声线，清晰、光滑。肾窦表现为不规则形密集的高回声区，位于肾中央偏内侧。肾实质位于肾被膜与肾窦之间，肾皮质及伸入肾锥体之间的肾柱均呈低回声，肾锥体则呈数个圆形或三角形更低回声区。CDFI显示肾内动脉、静脉呈指状分布。正常输尿管由于肠腔内气体的干扰而难以显示。

（三）肾和输尿管正常CT表现

平扫，在脊柱两侧可见正常肾脏为圆形或椭圆形均匀软组织密度影，边缘光滑、锐利，不能分辨肾皮、髓质。肾的中部层面显示肾门内凹，朝向前内；肾血管呈窄带状软组织影，自肾门行至腹主动脉和下腔静脉。肾窦呈脂肪性低密度，其中常可显示水样密度的肾盂。输尿管自肾盂向下沿腰大肌前缘走行。增强扫描表现分为三个期相：① 皮质期，肾血管和肾皮质明显强化，强化的肾皮质向肾实质内伸入，形成所谓的肾柱，而髓质仍为较低的密度，因而可清楚分辨肾皮、髓质；② 实质期，髓质强化程度类似或略高于皮质，皮、髓质分界不再清晰；③ 排泄期，肾实质强化程度下降，而肾盏和肾盂明显强化。

CTU的表现与排泄性尿路造影相仿，肾盏、肾盂、输尿管和膀胱清晰显示，并可进行多角度观察。

（四）肾和输尿管正常MRI表现

肾脏形态学表现与CT类似。其信号特征因检查序列而异：T_1WI肾皮质包括肾柱的信号强度高于髓质；T_2WI皮、髓质均呈较高信号，髓质信号常更高。肾窦脂肪组织在T_1WI和T_2WI分别呈高信号或中等信号。肾血管通常为低信号或无信号。Gd–DTPA增强扫描，肾脏的强化表现类似CT增强扫描。腹段输尿管因不含或仅含很少的尿液，在T_1WI和T_2WI均呈点状较低信号。

MRU检查时，含尿液的肾盂、肾盏、输尿管和膀胱为高信号，周围软组织等背景结构为极低信号，如排泄性尿路造影所见，且可多角度进行观察。

三、基本病变影像学表现

（一）肾脏数目、大小、形态和位置的异常

超声、CT或MRI检查易于发现肾脏数目、大小、形态和位置的异常。单纯肾脏数目、大小或位置的改变并不常见，主要见于肾的先天性发育异常。

（二）肾脏肿块

肾脏肿块易由超声、CT或MRI检查发现，表现为异常回声、密度或信号强度的病灶，常见于各种类型的肾脏肿瘤、囊肿、脓肿和血肿。因肿块的病理性质各异，表现为不同的影像特征。例如，肾肿瘤常表现为肾实质内不规则形肿块，回声不均匀并有低回声区，或呈混杂密度、信号强度，并有明显不均匀强化；肾囊肿的典型表现为圆形或卵圆形病灶，呈均匀无回声或无强化的水样密度或信号强度。

（三）钙化

腹部平片、超声和CT检查易于发现肾区和输尿管的钙化灶，MRI检查对钙化灶不敏感。钙化在超声检查表现为强回声团伴后方声影，在腹部平片和CT显示为不同形态的高密度灶，主要为肾盂和输尿管结石，也可见于肾脏钙质沉着症、肾结核、肾细胞癌、肾囊肿和肾动脉瘤等。

（四）肾盂、肾盏和输尿管异常

较常见的异常表现是肾盂、肾盏和/或输尿管扩张、积水，多为梗阻所致，病因常为结石或肿瘤，后者于梗阻处可同时发现肿块性病变。肾盏、肾盂受压变形多为肾内肿块所致，而较大的肾周病变也可间接压迫肾盂、肾盏，使之移位、变形。肾盏、肾盂破坏表现为肾盏、肾盂边缘不规则乃至正常结构完全消失，主要见于肾结核、肾盂癌和侵犯肾盏肾盂的肾细胞癌等。肾盏、肾盂或输尿管内充盈缺损可见于结石、肿瘤或血块。此外，一些先天性发育异常还可造成肾盏、肾盂和输尿管的数目、形态和位置异常。

（五）肾血管异常

超声、CTA、MRA、腹主动脉造影和选择性肾动脉造影可清楚显示肾血管异常。常见的是肾动脉异常，多为不同病因所造成的肾动脉管腔不规则形狭窄，甚至闭塞。

四、疾病诊断

（一）肾结石和输尿管结石

肾结石（renal calculus）和输尿管结石（calculus of ureter）是泌尿系统常见病，也是尿路结石的主要发生部位。结石由草酸钙、磷酸钙、尿酸盐和胱氨酸盐等多种化学成分构成，其中多以某一成分为主。典型临床表现为肾绞痛和镜下血尿。

【影像学表现】

不同成分尿路结石中，多数可由X线平片显示，称为阳性结石，少数结石如以尿酸盐为主者平片难以发现，故称为阴性结石。其中有相当比例的阴性结石可由CT或超声查出。

1. 肾结石　腹部平片典型表现为桑葚状、珊瑚状或分层的高密度影（图7-1）。CT平扫表现为肾盏和肾盂内的高密度影，CT值常超过100HU。超声检查表现为强回声伴后方声影。

2. 输尿管结石 多为肾结石下移所致，易见于三个生理性狭窄处。腹部平片和CT平扫表现为输尿管走行区内的致密影，CT还能显示结石上方尿路扩张。当难以确定致密影是否位于输尿管内时，可行尿路造影或CT增强扫描，以显示输尿管。超声检查，于扩张输尿管的下端可探及强回声灶伴后方声影。MRI对结石不敏感，但MRU可显示结石所致的梗阻上方尿路扩张积水。

【诊断和鉴别诊断】

肾和输尿管结石通常以腹部平片作为初查方法，表现典型者易于诊断。如确诊困难，可行CT或超声检查。

（二）肾癌

肾癌（renal carcinoma）即肾细胞癌（renal cell carcinoma, RCC），亦称肾腺癌（renal adenocarcinoma）等，

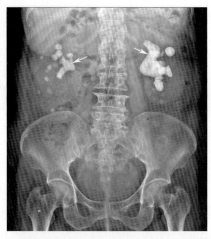

▲ 图7-1　双肾结石正位腹部平片
双肾区可见多个结节及珊瑚状致密影（箭）。

是肾脏最常见的原发恶性肿瘤，约占85%。RCC多发生在40岁以后，男女比例为3∶1。通常为散发，但某些疾病和家族中，RCC发生率增加，如希佩尔-林道病（Hippel-Lindau病）、结节性硬化和肾透析后，且可为双侧性。临床上典型表现为无痛性血尿（60%）、胁腹部痛（50%）和肾区肿块（30%）；少数患者可有副肿瘤综合征，包括高血压、红细胞增多症或高血钙等；此外，1/3的患者无症状。

RCC源于近曲肾小管上皮细胞，多发生在肾上极或下极，呈实性肿块，血运多较丰富，其内常有出血、坏死，偶有钙化，周边可有假性包膜。组织学上，RCC分为透明细胞癌、乳头状细胞癌、嫌色细胞癌、集合管癌和未分类癌五个亚型。其中富血供的透明细胞癌多见（70%），而预后相对较好的乏血供乳头状细胞癌（10%~15%）和嫌色细胞癌（<5%）等少见。肿瘤易发生在肾脏上下两极，表现为肾实质内肿块，较大者易发生出血和坏死，进展期肿瘤常侵犯肾周组织器官、肾静脉和下腔静脉，并发生局部淋巴结转移和/或远处转移。

【影像学表现】

X线：平片或尿路造影可显示肾轮廓改变或肾盏、肾盂变形、移位，但不能确定病变的性质。DSA检查，肿瘤可致邻近血管移位，并出现杂乱的肿瘤血管和血池。目前，DSA主要用于较大RCC的术前栓塞。

CT：① 平扫RCC表现为肾内大小不等的肿块，呈类圆形或分叶状。小者密度均匀，略低于、等于或略高于相邻的肾实质；大者明显突向肾外，且密度多不均匀（图7-2a），内有不规则低密度区，代表陈旧性出血、坏死和囊变；有10%~15%肿瘤的低密度区广泛而呈囊性表现，称为囊性肾癌；此外，有10%~20%肿瘤内可见点状或不规则形钙化。② 增强扫描大多数肿瘤在皮质期表现为程度低于肾皮质的明显不均匀强化，而于实质期表现为较低密度（图7-2b~图7-2d）；乏血供肿瘤在增强各期均无显著强化；囊性肾癌则仅有囊壁、内隔、附壁结节发生强化；肾静脉和下腔静脉发生瘤栓时，显示血管增粗，腔内可见充盈缺损（图7-2e、图7-2f）。③ 肿瘤进展，向外侵犯可致肾周脂肪密度增高、消失和肾筋膜增厚，进而侵犯邻近器官（图7-2f），并可转移至腹主动脉周围淋巴结。

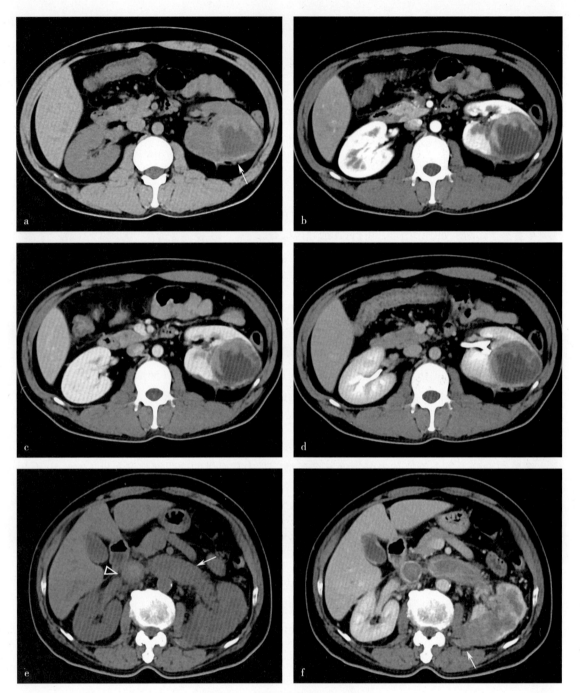

▲ 图7-2 进展期肾细胞癌CT检查

左肾细胞癌，平扫表现为左肾中部混杂密度肿块（箭；a）；增强扫描皮质期，肿瘤明显不均匀强化，但密度低于肾皮质，坏死区无强化（b）；实质期，肿块密度开始下降（c）；排泄期，肿块呈相对低密度（d）；另一患者，左肾细胞癌。平扫（e）显示左肾增大，轮廓异常，左肾静脉明显增粗（箭），下腔静脉内密度混杂（三角）；增强扫描（f）实质期显示左肾实质内肿块，向后方突破并侵犯腰大肌（箭）；左肾静脉和下腔静脉内充盈缺损，为癌栓所致。

MRI：① T_1WI 肿瘤信号强度多低于肾皮质；T_2WI 呈混杂高信号；② 病灶周边可见低信号薄环，为假性包膜，具有一定特征；③ 增强各期表现与CT所见类似，在进展期RCC，MRI同样可检出肿瘤的局部侵犯、淋巴结转移和肾静脉内瘤栓。

超声：① 肾切面失常，表面有隆起，肾内可见边缘不光整肿块，有或无包膜；② 肿块呈强弱不等的回声或混合型回声，内可有液性无回声区；③ 血管内瘤栓致腔内有散在或稀疏回声；④ 淋巴结转移呈低回声结节，位于肾血管和腹主动脉周围；⑤ CDFI显示肿块周边和内部有丰富的血流信号。

【诊断和鉴别诊断】

RCC常有上述典型影像学表现，结合临床资料诊断并不困难，并可进行肿瘤分期。诊断较困难的是少数囊性肾癌，需与并发感染、出血的肾囊肿鉴别；乏血供肾癌需与肾淋巴瘤鉴别；有明显肾盂侵犯的肾癌需与向肾实质侵犯的肾盂癌鉴别。仔细观察分析病灶及周边影像学表现，尤其是各期增强扫描的表现，常有助于鉴别诊断。

（三）肾盂癌

肾盂癌（renal pelvic carcinoma）在肾恶性肿瘤中居第二位，占8%~12%。病理上，移行细胞癌占80%~90%，常呈乳头状生长，又称乳头状癌。肿瘤可向下种植至输尿管和膀胱。肾盂癌好发于40岁以上男性，典型临床表现为无痛性全程血尿，可有胁腹部痛，肿瘤较大或合并有肾积水时，还可触及肿块。影像学检查是确诊肾盂癌的主要方法。

【影像学表现】

X线：尿路造影检查显示如下。① 肾盂、肾盏内有固定不变的充盈缺损，形态不规则；② 可并有肾盂、肾盏不同程度扩张、积水；③ 肿瘤侵犯肾实质则致相邻的肾盏移位、变形。

CT：① 表现为肾窦区肿块，周围肾窦脂肪受压，大者可致其完全消失，并侵入邻近肾实质；② 平扫肿块密度高于尿液但低于肾实质；③ 引起肾盂、肾盏积水；④ 增强扫描，肾窦肿块仅有轻度强化，延迟扫描时肿瘤表现为肾盂、肾盏内的充盈缺损；⑤ 还可发现肾血管和腹主动脉周围的淋巴结转移和其他脏器转移。

MRI：T_1WI 和 T_2WI 的肿块信号强度分别高于和低于尿液，其余影像特征与CT相似。

超声：肾盂癌表现依其大小而异。肿瘤较小时，显示集合系统内有小的低回声肿块；瘤体较大时，则造成肾盂回声分离并可见较大的低回声肿块，其后方无回声增强。CDFI，瘤体内无或仅有少许血流信号。

【诊断和鉴别诊断】

影像学检查，肾盂癌的诊断依据是发现肾盂、肾盏内肿块。肾盂癌应与肾盂内阴性结石及血块鉴别，MRI在识别血肿方面有独特的优势。阴性结石CT平扫密度明显高于肾盂癌且增强扫描无强化，超声呈强回声伴后方声影；血块超声检查内部多呈细小点状回声，短期复查有明显变化。

（四）肾囊肿和多囊肾

肾的囊性病变有多种类型，其中最常见的是肾单纯性囊肿（simple cyst of kidney），简称"肾囊肿"，多发生在中年以上，无性别差异，原因不明。临床上多无症状，较大囊肿可有季肋部不适或可触及肿块。病理上肾囊肿可以单发或多发，大小自数毫米至数厘米不等。囊内为浆液，壁薄呈半透明状，囊内偶有分隔。多囊性肾病（polycystic kidney disease）简称"多囊肾"，属于遗传性病变，病理上成人型多囊肾表现为双肾有多发大小不等囊肿，早期囊肿间仍有正常肾实质，晚期肾实质几乎完全被大小不等的囊肿所替代，囊内容物为尿液及浆液，可伴有出血。约1/2的病例合并多囊肝。通常在30~50岁出现症状，表现为腹部肿块、高血压和血尿等，晚期可引起肾衰竭。

【影像学表现】

1. 肾囊肿

（1）CT：肾囊肿典型表现为肾实质内单发或多发类圆形病灶，呈均匀水样密度，边缘光滑锐利，壁薄而难以显示。大的囊肿常向肾外突出。增强扫描病变无强化。

（2）MRI：为肾实质内单发或多发类圆形病灶，在T_1WI呈低信号、T_2WI呈高信号，边界清晰锐利。增强扫描病变无强化。

（3）超声：为肾实质内单发或多发类圆形无回声区，边缘清晰、光整，后方及后壁回声增强。

2. 多囊肾　双肾常呈多分叶状增大，其内布满多发大小不等的类圆形病灶。病灶边缘、密度、信号强度和回声均类似于肾囊肿（图7-3），其中部分病灶内有出血，CT平扫呈高密度，MRI扫描脂肪抑制T_1WI和T_2WI呈高信号，或超声检查有散在点状回声。常合并多囊肝，肝实质内可见多发大小不等、难以计数的囊性病变。

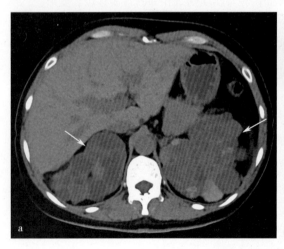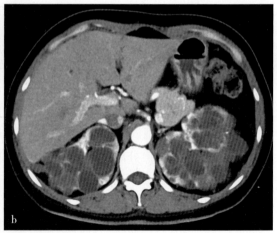

▲ 图7-3　多囊肾CT扫描
a. 平扫，双肾实质多发大小不等低密度病灶（箭），边缘光滑，部分囊壁钙化，
部分囊内发生出血呈高密度；b. 增强扫描，囊肿未见强化。

【诊断和鉴别诊断】

绝大多数肾囊肿和多囊肾的CT、MRI或超声检查具有如上典型表现，诊断不难。双侧多发肾囊肿需与多囊肾鉴别，后者属于遗传性疾病，多表现为双肾轮廓呈分叶状，其中部分病灶内有出血，且常合并多囊肝表现。肾囊肿偶发生出血或感染，称为复杂性囊肿，影像学检查显示囊壁增厚，内部密度、信号强度和回声均失去肾囊肿的典型表现，有时难与囊性肾癌鉴别。

（五）肾血管平滑肌脂肪瘤

肾血管平滑肌脂肪瘤（renal angiomyolipoma）是较为常见的肾良性肿瘤。病理上，由不同比例的血管、平滑肌和脂肪组织构成，大小可自数毫米至20cm，无包膜。肿瘤一般为孤立性，常见于40~60岁女性；约有20%肿瘤合并结节性硬化，且常为双肾多发。临床上常无症状或因出血发生腹痛。

【影像学表现】

CT：肾实质内单发或多发密度不均匀肿块，内含脂肪性低密度为其特征，并发出血时，瘤内或周边有血性密度，边界清楚。较大肿瘤常突向肾外。增强扫描，肿块内的非脂肪部分明显强化。见图7-4。

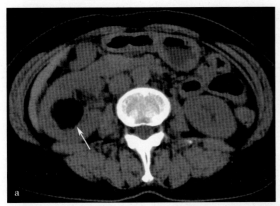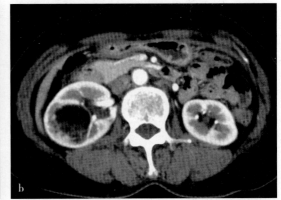

▲ 图7-4　右肾血管平滑肌脂肪瘤CT扫描

a. 平扫，右肾实质内可见混杂密度肿块（箭），内有脂肪性低密度灶及软组织密度影；
b. 增强扫描，肿块内非脂肪软组织部分明显强化。

MRI：肿块信号不均匀，脂肪T_1WI和T_2WI均呈高信号为其特征，应用MRI脂肪抑制技术，瘤内脂肪灶的高信号变为低信号。

超声：肾实质内可见密集点状高回声团块，后方无声影。CDFI显示肿块的周边和内部有少量短线状动脉血流信号。

【诊断和鉴别诊断】

肾血管平滑肌脂肪瘤内常有脂肪成分，根据这一特征，CT和MRI检查易于明确诊断。脂肪含量很少的肿瘤常不易与肾癌鉴别。此外，发生在肾上极的血管平滑肌脂肪瘤需与肾上腺髓脂瘤鉴别。两者均含有脂肪成分，此时肾上极完整与否有助于鉴别，不完整者提示为肾血管平滑肌脂肪瘤。

对肾血管平滑肌脂肪瘤，超声检查多可明确诊断，诊断困难时可进一步行CT和MRI检查。

（六）肾和输尿管先天性发育异常

肾和输尿管先天性发育异常较为常见且类型繁多，较为常见的类型有肾盂和输尿管重复畸形、重复肾（duplication of kidney）、异位肾（ectopic kidney）、肾缺如（renal agenesis）和马蹄肾（horse-shoe kidney）等。临床表现不同，可无症状或因并发梗阻、感染或结石而出现相应症状。影像学检查是发现和确诊肾、输尿管先天性发育异常的主要方法。

【影像学表现】

1. 肾盂和输尿管重复畸形　即一侧或双侧肾分为上、下两部分，各有一个肾盂和输尿管。排泄性尿路造影、CTU和MRU检查均能清楚地显示这种异常，通常上方的肾盂、肾盏较小。

2. 异位肾　为肾在胚胎发育中未上升、上升不足或过度所致，多位于盆腔内，少数位于膈下，甚至后纵隔内。排泄性尿路造影、CT和MRI增强扫描、超声均能发现这种异常，异位侧肾床内无肾结构，而异位肾的表现类似正常肾，只有位置不同。见图7-5a。

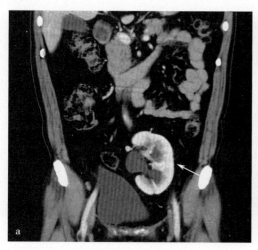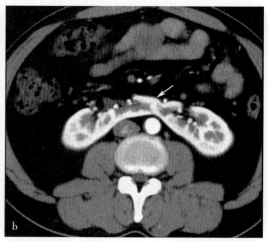

▲ 图7-5　肾发育异常

a. 右肾缺如，左侧异位肾。CT增强扫描，双肾区未见肾影，左下腹部可见"反C"形软组织结构（箭）；
b. 马蹄肾，CT增强扫描，双肾下极融合，形状如马蹄（箭）。

3. 肾缺如　为肾未发育，临床上均为单侧性，亦称孤立肾。排泄性尿路造影检查，缺如侧无肾盂、肾盏显示，但不能与其他原因所致的肾不显影鉴别。CT、MRI和超声检查显示缺如侧肾床内无肾影，而被肠管、脂肪或胰腺等结构占据（图7-5a），无异位肾，健侧肾代偿性增大，据此可明确诊断。

4. 马蹄肾　为两肾上极或下极的融合畸形，以下极融合多见，其形状如马蹄（图7-5b）。尿路造影显示双肾位置低，肾轴在下极融合时自外上斜向内下，肾盂位于前方，而肾盏指向后方，可合并肾积水。CT、MRI和超声检查，均可于脊柱前方发现连接两肾下极或上极的肾实质，其密度、信号强度及回声表现均同正常肾实质。

【诊断和鉴别诊断】

对于不同类型的肾、输尿管先天性发育异常，尿路造影、CT、MRI和超声检查的价值各异。如肾盂、输尿管重复畸形，排泄性尿路造影即可明确诊断；而对于肾缺如，则以超声或CT检查为佳。肾、输尿管先天性发育异常的影像诊断多无困难，但当一种检查技术诊断困难时，应辅以其他检查方法，以提高诊断的可靠性。

（七）肾和输尿管结核

肾结核（renal tuberculosis）多来自血源性感染，初始主要在肾皮质，其后感染累及髓质，形成干酪样坏死灶和结核性脓肿。脓肿破溃造成肾盏、肾盂溃疡和肉芽组织形成。病变向下蔓延则引发输尿管结核（ureteral tuberculosis），致其管壁增厚、僵直和管腔狭窄。肾结核广泛钙化时，称为肾自截。临床上，肾和输尿管结核主要表现为尿频、尿痛和脓血尿，常合并消瘦、乏力和低热等症状。

【影像学表现】

X线尿路造影检查：① 结核病灶限于肾实质内时，可表现正常；② 当坏死灶与肾小盏相通、感染波及肾小盏时，显示其边缘不整如虫蚀状，并可见肾实质内的对比剂与之相连；③ 病变进展致肾实质、肾盏和肾盂被广泛破坏时，排泄性尿路造影常不显影，逆行性尿路造影显示肾盏、肾盂和广泛坏死灶共同形成一个大而不规则的空腔。输尿管结核典型表现为输尿管僵直和多发性不规则形狭窄与扩张，而呈笔杆状、串珠状改变。

CT：早期可发现肾实质内低密度灶，边缘不整，增强扫描可有对比剂进入肾实质空洞内；病变进展时，肾盂和输尿管壁明显增厚和强化，部分乃至全部肾盏、肾盂不规则形扩张。CT检查还可敏感地发现结核灶内的细小钙化。

MRI：肾实质内可见异常信号。MRU检查显示输尿管僵硬及串珠状改变。

超声：肾和输尿管结核表现因病期而异，缺乏特征性。

【诊断和鉴别诊断】

临床上，肾和输尿管结核的确诊主要依赖尿中查出结核分枝杆菌和相应的临床表现。影像学检查可显示病变的部位、范围和病期，其中以尿路造影和CT为主要检查方法。

（吴元魁　王伟）

第二节　膀胱

一、检查技术

（一）X线检查

包括X线平片和膀胱造影检查。前者可用于检查膀胱结石；后者通常为排泄性尿路造影的组成部分，可了解膀胱大致情况，而逆行性膀胱造影可用于检查膀胱瘘。

（二）CT检查

1. 平扫　需在膀胱充盈状态下进行，层厚10mm或5mm，连续扫描；MSCT采用容积扫描和薄层重建。

2. 增强扫描　方法是静脉内快速注入对比剂后进行多期扫描，扫描期间要求患者憋尿。

（三）MRI检查

1. 平扫　常规行SE序列轴位和矢状位T_1WI和T_2WI检查。一般用体部表面线圈，联合应用直肠内表面线圈的相控阵技术，可提高影像的空间分辨力及信噪比。

2. 增强扫描　平扫发现膀胱壁病变，尤其发生肿块性病变时，应行Gd-DTPA增强扫描检查。

（四）超声检查

膀胱检查采用经腹部凸阵探头。

二、正常影像学表现

（一）膀胱正常X线表现

X线平片检查，正常膀胱呈软组织密度，与盆腔其他结构缺乏对比，不能分辨。膀胱造影能够显示膀胱腔，其大小、形态取决于充盈程度。充盈较饱满的膀胱呈椭圆形，横置于耻骨联合上方，边缘光滑、整齐，密度均匀。膀胱顶部可略凹陷，为乙状结肠或子宫压迹。若膀胱未充满，其粗大的黏膜皱襞致边缘呈锯齿状。

（二）膀胱正常超声表现

正常充盈膀胱腔内为均匀液性无回声区，周边的膀胱壁为高回声带，厚1~3mm。

（三）膀胱正常CT表现

平扫，膀胱的大小和形态与充盈程度相关。一般呈圆形或椭圆形，充盈较饱满的膀胱大致呈矩形。膀胱腔内尿液呈均匀水样密度。在周围低密度脂肪组织及腔内尿液的对比下，膀胱壁表现为厚度均匀的薄壁软组织密度影，内、外缘均光整。增强扫描，早期显示膀胱壁强化；30分钟后延迟扫描，膀胱腔呈均匀高密度，若对比剂与尿液混合不均匀，则出现液液平面。

（四）膀胱正常MRI表现

轴位上膀胱形态同CT所见，矢状位上呈泪滴状。膀胱腔内尿液富含游离水，在T_1WI呈均匀低信号和T_2WI呈均匀高信号。膀胱壁呈厚度均匀的薄壁环状影，在T_1WI和T_2WI均与肌肉信号类似。增强T_1WI上黏膜层明显强化，与肌层可以区分；膀胱内尿液因含对比剂而发生强化，然而需注意当对比剂浓度较高时，可呈低信号表现。

三、基本病变影像学表现

（一）膀胱大小、形态异常

大膀胱和小膀胱是指膀胱体积或容量显著大于或小于正常，前者常为尿道梗阻所致；后者主要见于慢性炎症或结核病所造成的膀胱挛缩。膀胱形态不规则，呈囊袋状突出，是膀胱憩室的表现。

（二）膀胱壁增厚

可为弥漫性增厚或局限性增厚。弥漫性增厚多为膀胱各种炎症或慢性梗阻所致；局限性增厚见于膀胱肿瘤或某些类型炎症，也可为膀胱周围肿瘤或炎症累及膀胱所致。

（三）膀胱内肿块

各种影像检查均可显示与膀胱壁相连或紧邻的腔内肿块影，其既可为膀胱肿瘤，又可为血块或结石。它们常有不同的表现特征，多不难鉴别。呈菜花状或带蒂的肿块，为较高回声、与膀胱壁等密度或在T_2WI上信号强度高于正常膀胱壁，且CT、MRI增强早期有显著强化，为膀胱肿瘤的常见表现。膀胱腔内肿块在变换体位检查时可以移动，提示为结石或血块。若可移动团块在超声上呈强回声团伴声影，CT上呈均匀或分层状钙化，MRI呈极低信号，为膀胱结石的表现；而可移动团块在超声上呈较多点状回声，CT上为较高密度，提示为血块。

四、疾病诊断

（一）膀胱结石

膀胱结石（bladder calculus）分为原发性和继发性两种，前者形成于膀胱，后者由肾结石或输尿管结石下降所致。膀胱结石主要见于男性，多为10岁以下儿童或老年人。若结石阻塞膀胱出口，则致上方尿路扩张，膀胱壁增厚形成小梁，也可发生假性憩室。临床表现为排尿疼痛、尿流中断、尿频、尿急和血尿等。

【影像学表现】

X线：平片检查，膀胱结石多为阳性结石，表现为耻骨联合上方圆形或横置椭圆形致密影，单发或多发，大小不等，边缘光滑或毛糙，密度均匀、不均匀或分层。变换体位摄片，结石多有一定的活动性。膀胱憩室内结石偏于一侧且位置固定。

CT：平扫结石表现为膀胱腔内局灶性高密度钙化影，即使为阴性结石，密度也通常高于其他病变。

MRI：结石在T_1WI和T_2WI多呈极低信号。

超声：结石表现为膀胱腔内强回声团伴后方声影，常随体位改变而移动。

若结石造成膀胱出口梗阻，超声、CT或MRI检查还可显示由小梁形成所致的膀胱壁弥漫性不规则增厚，也可发现假性憩室。

【诊断和鉴别诊断】

根据膀胱结石的位置和表现特征，通常不难诊断。平片表现为不典型的阳性结石需与其他盆腔钙化鉴别，如前列腺钙化、子宫肌瘤钙化及静脉石等，超声和CT检查均易鉴别。对于膀胱内阴性结石，超声和CT检查根据病变的回声和密度、活动性和无强化表现，也易与膀胱内血块及膀胱肿瘤鉴别。

（二）膀胱肿瘤

膀胱肿瘤（bladder tumor）易发生在40岁以上男性，有多种组织学类型，可为上皮性或非上皮性肿瘤。上皮性肿瘤最常见，约占全部膀胱肿瘤的95%，其中绝大多数为恶性，即膀胱癌。非上皮性肿瘤少见。临床上，除膀胱镜检查外，影像学检查亦是确诊膀胱肿瘤的手段，对恶性肿瘤尚可显示病变的范围，有利于肿瘤的分期和治疗。

1. 膀胱癌（bladder carcinoma） 多为移行细胞癌，少数为鳞状细胞癌和腺癌。移行细胞癌常呈乳头状生长，故又称乳头状癌，肿瘤自膀胱壁突向腔内，常侵犯肌层；部分呈浸润性生长，造成膀胱壁局限性增厚。膀胱癌易发生在三角区及两侧壁，表面凹凸不平并可有溃疡，少数肿瘤有钙化。肿瘤晚期形成较大的肿块，内常有坏死，并可侵犯膀胱周围组织和结构并发生局部淋巴结和远处转移。临床主要表现是无痛性肉眼血尿，常合并有尿频、尿急和尿痛等膀胱刺激症状。

【影像学表现】

X线：膀胱造影检查，乳头状癌表现为自膀胱壁突向腔内的大小不等的结节状或菜花状充盈缺损，表面多凹凸不平；浸润性生长的非乳头状癌表现为膀胱壁局部僵硬而不规则。

CT：膀胱癌的密度不同于腔内尿液和膀胱周围脂肪组织，因而能清楚显示。① 自膀胱壁凸向腔内的结节、分叶或菜花状肿块，部分肿瘤只显示局部膀胱壁不规则增厚；② 增强扫描早期，肿块显著强化；③ 延迟扫描，腔内充盈对比剂而表现为充盈缺损（图7-6）；④ 肿瘤侵犯膀胱周围脂肪时，其密度发生改变甚至出现肿块影。

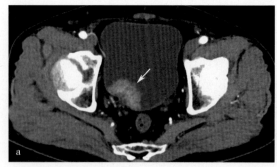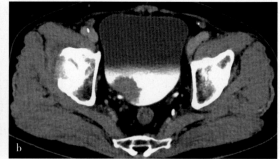

▲ 图7-6　膀胱癌CT扫描

a. 增强早期，膀胱右后壁可见突入腔内的菜花状肿块（箭），边缘不规则，明显强化；b. 增强延迟期，膀胱腔部分充盈高密度对比剂，肿块呈低密度充盈缺损，可见肿块宽基底与膀胱壁相连。

MRI：肿瘤的形态学征象与CT相似，在T_1WI呈低信号，T_2WI多呈中高信号。精囊角消失、精囊增大提示精囊腺受累；当肿块部分或全部包绕子宫或直肠时，说明这些器官已受累；盆腔和/或腹主动脉周围淋巴结增大，常提示已发生淋巴结转移。

超声：显示膀胱壁不规整，并有结节状、菜花状中等回声肿块突入腔内，可为广基或带蒂。在肿瘤早期，与病变相连的膀胱壁回声正常；当肿瘤侵犯肌层时，显示局部膀胱壁增厚且层次不清、连续性中断。

【诊断和鉴别诊断】

影像学检查时，膀胱癌需与膀胱内阴性结石、血块及其他类型膀胱肿瘤鉴别。阴性结石和血块也表现为与膀胱壁内缘相连的肿块影，但变换体位时两者多可移动，且阴性结石在CT和超声检查时分别呈较高密度和后方伴声影的强回声灶，而血块在随诊检查时其形态和大小可有明显改变，据此鉴别并不难。膀胱癌与膀胱其他类型肿瘤的鉴别较困难，往往需膀胱镜和活检方可确诊。影像学检查发现膀胱癌时，应行肾盂和输尿管检查，因为膀胱癌有可能为上尿路肾盂癌和/或输尿管癌种植而来。

2. 膀胱非上皮性肿瘤（nonepithelial neoplasm） 少见，其中相对常见的有平滑肌瘤、平滑肌肉瘤及横纹肌肉瘤，也可为嗜铬细胞瘤、淋巴瘤或转移瘤。

【影像学表现】

膀胱造影、CT、MRI和超声均可发现膀胱肿块。多数膀胱非上皮性肿瘤缺乏特征性影像学表现，仅有少数肿瘤具有某些征象可提示诊断。例如，MRI检查膀胱平滑肌瘤在T_1WI和T_2WI均表现为低信号肿块，若瘤内有较大的坏死灶则提示为平滑肌肉瘤；膀胱嗜铬细胞瘤在T_2WI呈以高信号为主的肿块，增强扫描早期明显强化。

【诊断和鉴别诊断】

影像学检查虽能发现膀胱非上皮性肿瘤，但定性诊断多较困难，仅部分肿瘤依据临床和影像学表现有可能推断肿瘤性质。例如，患者高血压发作与排尿有关，此时膀胱肿块可诊断为嗜铬细胞瘤；发生在婴幼儿膀胱三角区的较大肿块，可能为横纹肌肉瘤；MRI上T_1WI和T_2WI以低信号为主的病变，可能为平滑肌瘤或平滑肌肉瘤。其余膀胱非上皮性肿瘤难以定性，也不能与常见的膀胱癌鉴别，需活检方能确诊。

（吴元魁　王伟）

第三节　肾上腺

肾上腺常见病变是肾上腺增生和肾上腺肿瘤，CT、MRI和超声均可用于肾上腺检查，其中CT是主要检查方法。

一、检查技术

（一）超声检查

检查肾上腺选用线阵或凸阵探头。常规仰卧位经肋间、侧腰部或腹部扫查，也可俯卧位经背部行纵切和横切扫查。

（二）CT检查

1. 平扫　采用5~10mm层厚扫描或2~3mm薄层靶扫描技术，MSCT采用薄层容积扫描并进行三维重组，后者有利于显示小的功能性病变。

2. 增强扫描　某些病变如肾上腺增生、萎缩或髓脂瘤，平扫即可确诊。但多数肾上腺病变，尤其是肿块，需行CT增强扫描。

（三）MRI检查

1. 平扫　常规行SE序列轴位T_1WI和T_2WI检查，必要时行冠状位或矢状位T_1WI检查。层厚3~5mm。常规检查后，根据病变显示情况，可再选用脂肪抑制技术或脂肪定量技术进行检查，以确定病变内的脂肪成分或含脂情况。

2. 增强扫描　多数肾上腺肿块性病变需进行增强扫描，方法是静脉注入Gd-DTPA后即行T_1WI或T_1WI脂肪抑制检查。

二、正常影像学表现

（一）肾上腺正常超声表现

正常肾上腺形态因扫查方位而异，可为三角形、新月状或倒Y形、倒V形。腺体前后界为高回声，腺体本身回声则较低，但由于腺体较小，常难以显示腺体本身回声。

（二）肾上腺正常CT和MRI表现

正常肾上腺在周围脂肪组织的对比下能够清楚显示。右肾上腺位于肝右叶内侧缘与右膈肌脚之间，前方毗邻下腔静脉；左肾上腺位于左肾上极的前内方，前外侧毗邻胰腺，内侧邻近左膈脚。轴位上，右肾上腺可为斜线状、倒Y形或倒V形，左肾上腺多呈倒V形、倒Y形或三角形（图7-7）。正常肾上腺边缘光整；侧支厚度<10mm；其密度和信号强度分别与肾脏和肝实质类似。

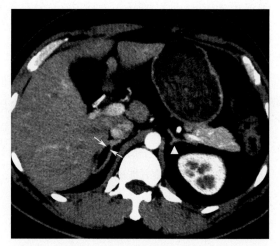

▲ 图7-7　正常肾上腺CT增强扫描
肾上腺强化，右肾上腺呈倒V形（箭头），
左侧者为倒Y形（三角）。

三、基本病变影像学表现

（一）肾上腺大小和形态改变

肾上腺增大常为双侧，表现为腺体弥漫性增大，侧支厚度超过正常值，但其形态、回声、密度和信号强度同正常肾上腺。双侧肾上腺增大常见于库欣综合征（Cushing syndrome）的肾上腺皮质增生和引起性征异常的先天性肾上腺皮质增生。肾上腺体积变小，侧支变细，但形态正常，代表肾上腺萎缩，主要见于自身免疫性的特发性肾上腺萎缩和垂体下丘脑病变所致的继发性肾上腺萎缩。

（二）肾上腺肿块

绝大多数肾上腺肿块为肿瘤性病变。根据肿块的影像学表现，结合临床症状、体征和实验室检查，多能确定病变的性质。

1. 肿块的大小　肿块的大小对诊断有一定的帮助，通常良性肿瘤尤其是功能性肿瘤一般较小，直径多在3cm以下，而恶性肿瘤或非功能性肿瘤常较大，直径多在5cm以上，甚至超过10cm。

2. 肿块的单侧或双侧 肾上腺肿块多为单侧。若为双侧，则常见于肾上腺转移瘤，但也可为双侧嗜铬细胞瘤或双侧肾上腺腺瘤，甚至是双侧肾上腺结核的干酪化期。

3. 肿块的回声、密度和信号强度 不同性质的肿块具有不同的组织结构，因而反映肿块组织结构的回声、密度和信号强度常有助于肿块的定性诊断。肿块为均匀液性无回声，或呈水样密度或信号强度且无强化，是肾上腺囊肿的典型表现；肿块呈均匀低回声，或密度与水类似，信号强度在T_1WI和T_2WI均与肝实质类似，增强扫描肿块发生强化并有快速廓清的特点，常见于各种类型的肾上腺腺瘤；肿块表现为高回声，CT和MRI检查显示肿块内有脂肪灶，则是肾上腺髓脂瘤的特征性表现；肿块表现为混杂回声、混杂密度或信号强度，内有代表液化、坏死的无回声灶或无强化灶，常见于较大的肾上腺肿瘤，包括肾上腺皮质癌、转移瘤或嗜铬细胞瘤，也可为肾上腺结核的干酪化期。

四、疾病诊断

（一）肾上腺增生

肾上腺增生（adrenal hyperplasia）主要发生在肾上腺皮质。依增生组织结构的不同，临床上可产生不同表现。① 库欣综合征，肾上腺增生所致者占70%~85%，是各种原因导致促肾上腺皮质激素过量分泌，从而导致肾上腺皮质增生并产生过量皮质醇。临床上常发生在中年女性，表现为向心性肥胖、满月脸、皮肤紫纹、血和尿皮质醇增高。② 原发性醛固酮增多症，即Conn综合征，肾上腺增生所致者占5%~35%。本病易发生在中年女性，主要表现高血压、肌无力、血钾减低和血、尿醛固酮增高。③ 先天性肾上腺皮质增生，是由于合成皮质醇的酶发生先天性缺陷，使肾上腺产生过量的性激素，从而导致男性假性性早熟和女性假两性畸形。

【影像学表现】

CT：显示双侧肾上腺弥漫性增大，侧支厚度 >10mm，但密度和形态仍维持正常。有时在弥漫增大肾上腺的边缘可见一个或多个小结节影，并与肾上腺等密度。

MRI和超声：显示肾上腺明显弥漫性增大，其形态学表现与CT所见类似，信号和回声表现同正常肾上腺。

【诊断和鉴别诊断】

肾上腺增生影像学诊断时，应明确以下两点：① 肾上腺增生时，影像学检查可显示正常，这是由于肾上腺增生虽有组织学和功能异常，但仍维持正常大小；约50%的库欣综合征在CT检查时表现正常。② 影像学检查发现双侧肾上腺弥漫性增大时，虽然能提示肾上腺增生的诊断，但是难以确定性质，需结合临床表现和实验室检查，才能确诊。

（二）肾上腺肿瘤

肾上腺肿瘤较常见，组织学类型也较多，可分为功能性或非功能性、良性或恶性。其中较常见者为腺瘤、转移瘤和嗜铬细胞瘤，此外，还有皮质癌和髓脂瘤。

1. **肾上腺腺瘤**（adrenal adenoma） 发生于肾上腺皮质，根据是否具有分泌功能及类型，分为库欣腺瘤、Conn腺瘤和无功能腺瘤。腺瘤通常为单侧性，直径多在3cm以下，非功能性者可较大。有完整包膜，含有丰富的脂质。库欣腺瘤在库欣综合征中占15%~30%；Conn腺瘤在原发性醛固酮增多症中占65%~95%；无功能性腺瘤的发生率约为1%，临床上无症状，多为影像学检查时意外发现。

【影像学表现】

CT：表现为肾上腺类圆形或椭圆形肿块，边缘光滑。大小不等，其中Conn腺瘤直径多为2cm以下，库欣腺瘤多为2~3cm，而无功能腺瘤常更大。腺瘤密度均匀，为水样密度至类似肾脏密度；增强扫描，肿块呈均匀轻至中等强化（图7-8）。动态增强表现为快速强化和迅速廓清。此外，在库欣腺瘤还可显示同侧腺体残部和对侧肾上腺萎缩。

MRI：腺瘤在T_1WI和T_2WI信号强度分别类似或略高于肝实质，同相位和反相位可以显示其内部含有脂质成分。

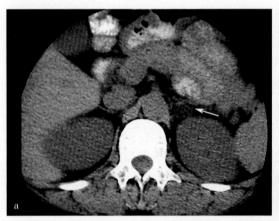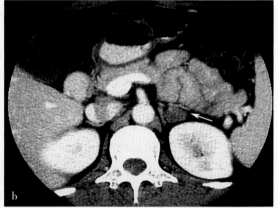

▲ 图7-8　左肾上腺Conn腺瘤CT检查

a. 平扫，左肾上腺类圆形水样密度结节（箭）；b. 增强扫描，左肾上腺结节轻度均匀强化（箭）。

超声：表现为肾上腺类圆形低或弱回声肿块。

在库欣综合征或原发性醛固酮增多症患者，若影像学检查发现肾上腺肿块并具有上述表现，可诊断为库欣腺瘤或Conn腺瘤。诊断困难的是无功能腺瘤，应与肾上腺其他无功能性肿瘤，如转移瘤或皮质癌等鉴别，若MRI检查发现肿块内富含脂肪成分，可据此明确诊断。

2. **肾上腺转移瘤**（adrenal metastasis） 较为常见，原发瘤多为肺癌，也可为乳腺癌、甲状腺癌、肾癌或消化系统恶性肿瘤。转移瘤常为双侧性，较大肿瘤内常有坏死或出血灶。临床上，肾上腺转移瘤极少引起功能异常，因而影像学检查是发现和诊断肾上腺转移瘤的主要方法。

【影像学表现】

CT：① 肾上腺转移瘤表现为双侧或单侧肾上腺肿块，呈类圆形、椭圆形或分叶状，大小常为2~5cm，也可更大；②肿块密度类似肾脏，均匀或不均匀，大的肿瘤内常有坏死性低密度灶；③增强扫描，肿块强化均匀或不均匀。

MRI：①表现为双侧或单侧肾上腺肿块，在T_1WI和T_2WI肿块的信号强度分别低于和高于肝实质，其内可有明显T_1WI低信号、T_2WI高信号的坏死灶；②增强扫描，肿块强化均匀或不均匀。

超声：表现为双侧或单侧肾上腺肿块，边缘清楚，呈均匀中等回声或低回声，发生坏死时肿块内有不规则形无回声区。

【诊断和鉴别诊断】

肾上腺转移瘤时，CT、MRI和超声检查均易发现双侧或单侧肾上腺肿块，但定性诊断在很大程度上依赖临床资料：①发现双侧肾上腺肿块并有明确原发瘤和/或其他部位转移灶时，可诊断为肾上腺转移瘤；②有双侧肾上腺肿块，但未发现原发瘤，需与其他双侧肾上腺肿块性病变鉴别，如肾上腺结核或嗜铬细胞瘤等，依据临床资料，鉴别多无困难；③当为单侧肾上腺肿块时，无论有无原发瘤，诊断均较困难。此时，MRI的同相位和反相位技术虽然有助于与无功能腺瘤的鉴别诊断，但是仍不能与其他无功能性肿瘤如神经节细胞瘤或无功能皮质癌等鉴别，需随诊检查或行针吸活检以明确诊断。

3. 肾上腺嗜铬细胞瘤（adrenal pheochromocytoma） 是发生在肾上腺髓质的功能性肿瘤，产生和分泌儿茶酚胺。肾上腺是嗜铬细胞瘤的主要发生部位，约占90%。嗜铬细胞瘤也称"10%肿瘤"，即约10%肿瘤位于肾上腺外，约10%为多发肿瘤及约10%为恶性肿瘤。病理上，肿瘤多有完整包膜，常较大，易发生坏死、囊变和出血。肿瘤可见于任何年龄，以20~40岁者居多。临床上，依据典型表现，即阵发性高血压、头痛、心悸和多汗及24小时尿香草基扁桃酸（vanillylmandelic acid，VMA）（儿茶酚胺代谢产物）定量明显高于正常值，可拟诊为嗜铬细胞瘤。影像学检查的目的是发现肿瘤并确定其位置和数目，以便手术治疗。

【影像学表现】

CT：①肿瘤表现为一侧，偶为双侧肾上腺较大的圆形或椭圆形肿块，直径常为3~5cm或更大；②较小肿瘤密度均匀，类似肾脏密度，较大肿瘤常因坏死或陈旧性出血而密度不均；③增强扫描，肿瘤实体部分有明显强化。

MRI：肿瘤T_1WI信号强度类似肌肉，T_2WI则呈明显高信号，当发生出血或坏死时其内有T_1WI高信号或T_1WI更低信号、T_2WI更高信号灶；增强扫描，肿瘤实体部分有明显强化。

超声：表现为单侧或双侧肾上腺区较大的类圆形肿块，呈实性低或中等回声，当合并出血、坏死时，其内有液性无回声区。

【诊断和鉴别诊断】

肾上腺嗜铬细胞瘤通常较大，影像学检查易于发现病变并能显示某些特征，如瘤体较大、内有坏死、T_2WI呈显著高信号、增强扫描早期显著强化等，但仅据影像学检查还不足以明确病变的性质，必须结合相应的临床表现和实验室检查结果，才能作出准确的诊断。嗜铬细胞瘤诊断时，需注意以下几个问题：①临床高度怀疑嗜铬细胞瘤，而肾上腺区影像学检查未发现异常时，应进行其他部位尤其是腹主动脉旁区的检查，以寻找异位嗜铬细胞瘤；②当检查发现双侧肾上腺嗜铬细胞瘤时，应注意某些病变的可能性，如多发性内分泌腺瘤病Ⅱ、Ⅲ型及家族性嗜铬细胞瘤病等；③影像学检查，恶性嗜铬细胞瘤本身表现并无特殊，仅当发现转移灶时，才能确定为恶性。

4. **肾上腺皮质癌**（adrenocortical carcinoma） 少见。约50%肿瘤具有分泌功能而产生相应的临床表现，其中以库欣综合征多见，偶为原发性醛固酮增多症或肾上腺性性征异常综合征，余50%肿瘤无分泌功能。故肾上腺皮质癌的临床表现取决于有无分泌功能及其类型，此外，还常能触及腹部肿块。病理上，肿瘤常较大，有包膜，内有出血及坏死灶。

【影像学表现】

CT、MRI和超声：功能性和无功能性肾上腺皮质癌具有相似的表现，均显示较大的肾上腺肿块，直径常超过7cm，呈类圆形、分叶状或不规则形。由于肿瘤易发生坏死、出血，致其呈混杂密度、信号强度和回声表现。增强CT或MRI检查，肿块呈不均匀强化。此外，还常可发现肿瘤侵犯下腔静脉所致的瘤栓和淋巴结、肝、肺等部位转移灶。

【诊断和鉴别诊断】

对于功能性肾上腺皮质癌，依据上述影像学表现，结合临床表现和实验室检查结果，可作出明确诊断。然而，无功能性肾上腺皮质癌的诊断多较困难，有时虽可提示为恶性肿瘤，但仍难以与其他肿瘤如单侧肾上腺转移瘤等鉴别。

MRI检查对于肾上腺皮质癌的鉴别诊断及其血管侵犯的显示要优于CT和超声检查。

5. **肾上腺意外瘤**（adrenal incidentaloma） 又称肾上腺偶发瘤，是指患者临床上无明确内分泌症状和体征，在其他原因行腹部影像学检查时意外发现的肾上腺肿块。肾上腺意外瘤主要包括肾上腺无功能性腺瘤、无功能性皮质癌、亚临床型功能性肿瘤、肾上腺神经节细胞瘤、肾上腺囊肿、髓脂瘤和转移瘤等，还有可能为非肿瘤性病变。实验室检查可正常或异常。

【影像学表现】

CT和MRI：肾上腺意外瘤的大小、形态、密度和信号强度根据其病理类型的不同而表现各异，影像学特征如反相位上肿块信号明显下降、动态增强扫描呈快进快出表现等（图7-9），可为肾上腺意外瘤的诊断提供重要信息。

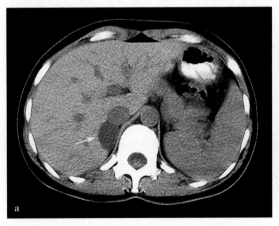
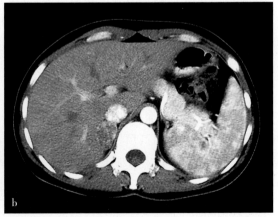

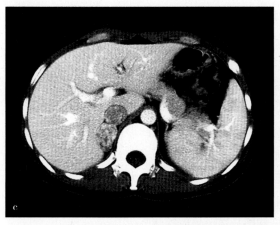
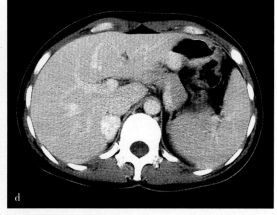

▲ 图7-9 肾上腺非功能性腺瘤CT扫描

a. 平扫，右肾上腺类圆形低密度结节，CT值约8.5HU；b~d. 增强扫描30秒、

1分钟和3分钟，结节呈快速不均匀强化。

【诊断与鉴别诊断】

肾上腺意外瘤的发现主要依赖超声和CT等影像学检查，其中CT的检出率及诊断准确率较高，MRI的组织分辨力高，也有利于肿瘤的定性诊断。对肾上腺意外瘤的诊断和处理，应注意：① 依据肾上腺意外瘤的功能检查，如血、尿皮质醇，血醛固酮，24小时尿儿茶酚胺及血钾等，确定肿瘤有无功能，对于肾上腺亚临床型功能性病变（库欣腺瘤、嗜铬细胞瘤），因亚临床型嗜铬细胞瘤可能因术中或术后血压波动产生致残性或致死性后果，故在肾上腺意外瘤的诊断过程中应特别重视嗜铬细胞瘤的筛查；② 应用CT和MRI检查评估肾上腺意外瘤的良、恶性，良性肿瘤边缘清楚、密度和信号均匀，恶性肿瘤边缘不规则、密度和信号不均匀，可有坏死、液化。

（吴元魁　王伟）

第四节　腹膜后间隙

一、检查技术

腹膜后间隙的成像技术包括常规X线、超声、CT和MRI等。MRI检查在确定肿瘤性质、出血等方面优于CT检查，但对筋膜的显示则稍逊于CT检查。CT检查和超声检查是腹膜后间隙首选的检查方法，其次为MRI检查，腹部X线平片的应用价值较小。

（一）CT检查

CT检查包括平扫和增强扫描，层厚10mm或5mm，连续扫描；MSCT采用薄层容积扫描。扫描范围根据病变范围确定，可以包括上腹部、中腹部和下腹部等。三维重组技术可以立体显示病变的空间位置和与邻近脏器的解剖关系，有利于病变的定位诊断。

（二）MRI检查

因图像质量随技术进步已日趋改善，MRI检查能够提供较多的信息，可以多方位成像，MRI在腹膜后间隙疾病中的应用日益受到重视。

（三）超声检查

腹膜后间隙位于深部，探头频率不宜过高，常用3.5MHz。扇形或凸形探头能避开骨骼遮挡和胃肠气体干扰，显像效果好。超声检查宜在空腹状态下进行，若结肠积气较多，患者应先行排便或清洁灌肠。如为盆腔腹膜后病变，应适当充盈膀胱。常规扫查体位为仰卧位，可加做侧卧位、半坐卧位或站立位扫查，以观察病变的移动性及其与肠道的关系。俯卧位经背侧扫查，可避开胃肠气体干扰。为了鉴别肿块是否固定于腹膜后间隙，还可采取胸膝卧位。

二、正常影像学表现

腹膜后间隙位于后腹部，是腹膜壁层与腹横筋膜之间的间隙及其内解剖结构的总称，上达膈下，下至盆腔入口，除疏松结缔组织、脂肪、淋巴和神经组织外，还包括许多重要的器官和结构。根据肾筋膜前后两层，即肾前筋膜和肾后筋膜及两者在升、降结肠后融合形成的侧锥筋膜，将腹膜后间隙分为三个，即肾旁前间隙、肾周间隙及肾旁后间隙（图7-10）。

（一）腹膜后间隙正常CT表现

CT平扫，应用大窗宽技术，在腹膜后低密度脂肪的衬托下，可显示肾前和肾后

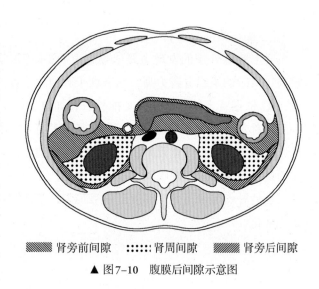

▨▨▨ 肾旁前间隙　:::::肾周间隙　▨▨▨ 肾旁后间隙

▲ 图7-10　腹膜后间隙示意图

筋膜，表现为纤细的软组织密度线影，两者向外融合为侧锥筋膜。

1. **肾旁前间隙**　位于后腹膜与肾前筋膜之间，于胰腺平面两侧可交通，其余平面内侧与脊柱近似平行，外侧止于侧锥筋膜和胁腹壁。下方在髂嵴稍下平面与肾周间隙、肾旁后间隙相通。其内主要为消化器官，包括胰腺，十二指肠降段、水平段及升段，升、降结肠及供应肝、脾、胰腺和十二指肠的血管。

2. **肾周间隙**　位于肾前筋膜与肾后筋膜之间，又称肾脂肪囊，内含肾上腺、肾脏、肾脏血管及肾周的脂肪。肾筋膜上方与膈筋膜融合；外侧与侧锥筋膜融合；内侧肾前筋膜融于肠系膜根部围绕大血管的致密结缔组织中，肾后筋膜则与腰大肌和腰方肌筋膜相融；下方肾筋膜前后层与髂筋膜及输尿管周围的结缔组织疏松融合或相连，因此该间隙下部可与髂窝及肾旁前、后间隙相通。

3. **肾旁后间隙**　位于肾后筋膜与腹横筋膜之间，其内主要为脂肪组织。内侧止于肾后筋膜与

腰肌筋膜融合处，外侧与侧腹壁的腹膜外脂肪层相连，下方于髂嵴稍下平面与肾旁前、肾周间隙相通，上方融于膈肌筋膜。

（二）腹膜后间隙正常MRI表现

腹膜后间隙解剖结构MRI轴位图像与CT基本相似，所不同的是MRI以信号强度作为图像灰度的基础，其主要组织信号特点为：脂肪在T_1WI和T_2WI图像均为高信号；肌肉和淋巴结T_1WI为等或稍低信号，T_2WI呈稍低信号；大血管因流空效应而无信号，表现为黑色。故MRI图像上容易鉴别血管与软组织，尤其是淋巴结等，且多平面成像能更好地显示正常解剖。

（三）腹膜后间隙正常超声表现

1. 经胰腺长轴的轴位　胰腺、十二指肠降部、胆总管下段、门静脉、脾静脉及肠系膜上动脉所占据的区域相当于肾旁前间隙，腹主动脉和下腔静脉在肾周间隙。

2. 经腹主动脉长轴的纵断面　位于脊柱前面腹主动脉所在的部位，相当于肾周围间隙。腹腔动脉、肠系膜上动脉、十二指肠水平段和胰体占据肾旁前间隙。

3. 经肾门的轴位　肾脏、输尿管、肾血管和腹主动脉所在的部位相当于肾周围间隙。

4. 经髂腰肌和髂血管的下腹横断面　显示脊柱前缘呈强回声带，脊柱两侧的腰大肌和腰方肌呈宽条状弱回声，髂外动、静脉和输尿管均位于后腹膜与髂腰筋膜的间隙内。

三、基本病变影像学表现

腹膜后间隙内占据一定空间的病变，可将其所处间隙撑开，并使相邻脏器受压、移位，从而产生一些特定的影像学表现。① 右侧肾旁前间隙病变可使前方的升结肠、十二指肠降段向前移位；② 左侧肾旁前间隙病变可将胰体、胰尾推向右前方（病变位于胰腺的后方）或右后方（病变处于胰腺的前方）；③ 肾周间隙病变可使肾脏受压、推移，肾轴发生旋转。

炎症、外伤等病变可使腹膜后间隙内的脂肪组织被病变所致的水肿、蜂窝织炎、液化、坏死、出血、血肿等所取代，从而产生一系列影像学表现。若病变区内有气体存在（来源于肾旁前间隙的十二指肠、结肠穿孔或腹膜后间隙产气细菌感染），可显示腹膜后间隙积气征。肿瘤性病变依组织类型和大体病理改变，表现为腹膜后不同密度的肿块影。根据腹膜后间隙病变的性质，分为囊性和实性肿块。

（一）囊性病变

腹膜后常见的囊性病变有来自生殖泌尿道的囊肿、淋巴囊肿、皮样囊肿、血肿和脓肿等。依囊内成分的不同，不同成像方法的表现有所不同。除血肿外，CT显示囊性肿块呈低密度，MRI显示T_1WI呈低信号、T_2WI呈高信号。早期血肿在CT为高密度，随着时间的延长，其密度逐渐减低；MRI信号随血肿时间出现有规律的变化。囊性肿块超声图像上常呈椭圆形，囊肿有明显包膜，脓肿和血肿无明确的包膜。超声检查囊性病变多为无回声区，边缘光滑整齐，内部透声良好，脓肿和血肿内部有时可见弱回声区。

（二）实性肿块

原发性腹膜后恶性肿瘤，CT显示大体有三种情况：平滑肌肉瘤因中心坏死，常呈水样密度；

脂肪肉瘤由于分化程度不同，肿块内部含有不同程度脂肪成分；其他肿瘤，如纤维肉瘤，大多呈实性，类似肌肉或软组织密度。原发性腹膜后恶性肿瘤的边缘可不清晰，邻近脂肪组织和筋膜受侵，表现为脂肪结构消失、筋膜增厚不平整；严重者可侵入下腔静脉形成瘤栓。

MRI有良好的组织分辨力，可以对脂肪、纤维化、坏死等病变进行诊断。脂肪表现为T_1WI和T_2WI高信号，脂肪抑制序列则为低信号；纤维化时一般为T_1WI稍低信号、T_2WI稍低信号，少数呈T_1WI稍低信号和T_2WI稍高信号；坏死可呈不规则形的T_1WI低信号、T_2WI高信号。

腹膜后良性肿瘤超声表现为无回声、低回声和中等回声，也可出现液平及分层现象；肿瘤有包膜，后方回声可增强或无明显变化；彩色多普勒血流信号稀少或无血流信号。恶性肿瘤超声特征为分叶状、结节状或不规则形；体积常较大；轮廓不整齐、凹凸不平；境界模糊不清，可见伪足样浸润；内侧缘多呈菜花样，形态不规则；肿瘤内部多为不均质回声，可出现钙化灶的强回声或片状无回声；无包膜或可见包膜连续性中断，无侧壁声影，后方回声可有不同程度衰减；彩色多普勒可显示肿瘤周边或内部丰富的血流信号，并可测得高速动脉血流；可有肝脏或腹膜后淋巴结等处转移。

四、疾病诊断

（一）腹膜后肿瘤

腹膜后肿瘤（tumor of retroperitoneal space）包括原发性腹膜后肿瘤和转移瘤。前者指来自腹膜后间隙内的脂肪、肌肉、纤维、淋巴和神经等组织的肿瘤，但不包括腹膜后器官的肿瘤。后者指来源于腹膜后间隙以外器官和组织的肿瘤，并以睾丸肿瘤、恶性淋巴瘤及腹内脏器的原发肿瘤较常见，多数沿淋巴系统扩散，少数为肿瘤沿筋膜或间隙的直接蔓延。恶性淋巴瘤是全身性疾病，可首先或单独累及腹膜后淋巴结，亦可从其他部位扩散至腹膜后淋巴结。

1. 原发性腹膜后恶性肿瘤

【影像学表现】

CT：可以明确肿瘤部位、范围及大小。常在后腹部出现巨大肿块。根据腹膜后间隙内脏器的移位及病变与筋膜的关系，可明确腹膜后肿块的部位，推断其病理结构及类型。① 平扫肿块密度常不均匀，其内可有坏死、囊变所致的低密度区；② 某些肿瘤具有一定特征，例如，未分化肉瘤常呈侵袭性生长（图7-11）；平滑肌肉瘤易发生坏死、囊变，内有广泛而不规则形的水样密度灶，甚至呈囊性表现；神经母细胞瘤内常有斑点状钙化（图7-12），并易发生在婴幼儿或儿童。③ 增强扫描，腹膜后恶性肿瘤多呈不均匀强化。④ CT检查还可发现局部淋巴结和肝、肺、骨等部位转移。

MRI：原发性腹膜后恶性肿瘤形态学表现同CT。通过应用不同MRI序列，可以获得反映肿瘤组织结构的更多信息。分化良好的脂肪肉瘤，脂肪组织在T_1WI和T_2WI均呈高信号而致肿块呈混杂信号，应用脂肪抑制技术，高信号灶的信号强度明显减低。平滑肌肉瘤MRI检查显示肿瘤具有侵袭性，易侵犯下腔静脉，肿块信号不均匀，T_1WI以低至中等信号为主，T_2WI以中至高信号为主，坏死区则在T_2WI呈明显高信号。

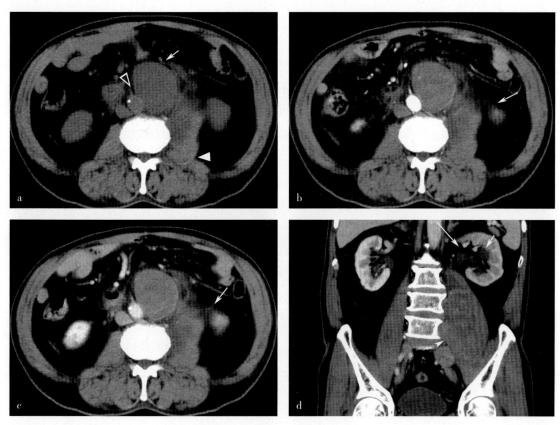

▲ 图7-11　腹膜后未分化肉瘤CT检查

a. 平扫（腹膜窗），腹主动脉左侧类圆形软组织密度肿块（箭），向左后方侵犯腰大肌（空心三角），腹主动脉受压向右侧移位（实心三角）；b~c. 增强扫描，肿块轻度均匀强化，无坏死，肿块侵犯左肾旁前间隙（箭）；d. 冠状位重组，肿块沿左侧腰大肌内侧间隙向下生长（箭头），左肾盂（长箭）和肾上盏（短箭）积液，提示左侧输尿管已被肿瘤侵犯。

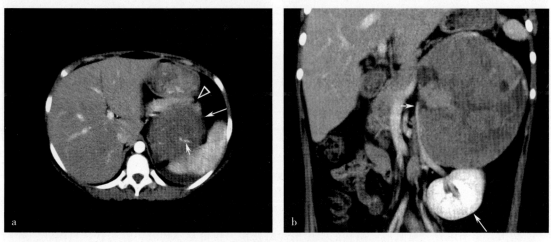

▲ 图7-12　腹膜后神经母细胞瘤CT检查

a. 增强扫描，左肾旁前间隙肿块（长箭），轻度强化，内见血管影（短箭），胰腺体尾部受压前移（三角）；b. 冠状位重组，肿块内可见数个未强化的坏死区，左肾受压向下移位（长箭），左肾静脉受压（短箭）。

【诊断和鉴别诊断】

腹膜后巨大肿块常是这些肿瘤的共同表现，当发现肿块浸润周围结构，包绕腹部大血管和发现转移灶时，可确定为恶性肿瘤。部分原发腹膜后恶性肿瘤依据特征性影像学表现，有可能作出定性诊断。例如，分化良好的脂肪肉瘤、平滑肌肉瘤有可能根据上述影像学表现提示诊断。神经母细胞瘤易发生钙化，结合患者为婴幼儿或儿童，也常能作出诊断。其余腹膜后恶性肿瘤的影像学表现多缺乏特征性，难以确定性质，当肿瘤较小且无明确转移和浸润时，难以与腹膜后良性肿瘤鉴别。

2. 腹膜后良性肿瘤

【影像学表现】

CT：腹膜后良性肿瘤常呈圆形或椭圆形肿块；边界清楚，与邻近结构多有明确分界；脂肪瘤呈均匀低密度；畸胎瘤呈多种成分的囊实性肿块，包括脂肪组织密度、水样密度、软组织密度及高密度钙化灶或骨组织（图7-13）；神经源性良性肿瘤包括神经纤维瘤、神经鞘瘤和副神经节瘤（腹主动脉旁异位嗜铬细胞瘤），通常位于脊柱两旁，多表现为边界清楚的软组织肿块，其密度可从水样密度到肌肉密度，增强扫描肿瘤实体部分强化。

MRI：腹膜后良性肿瘤的形态学表现与CT所见类似。脂肪瘤具有特征性MRI表现，呈均匀脂肪信号，即T_1WI高信号和T_2WI中等高信号，且信号强度与皮下脂肪相同，并在脂肪抑制序列图像上呈低信号。畸胎瘤内含有多种组织成分，通过不同成像序列，可识别出其内含脂肪、囊液、软组织和钙化，增强扫描囊壁及实体部分可强化。异位的腹主动脉旁嗜铬细胞瘤表现类似肾上腺嗜铬细胞瘤，即T_2WI呈显著高信号且实体部分明显强化。

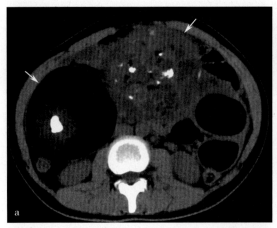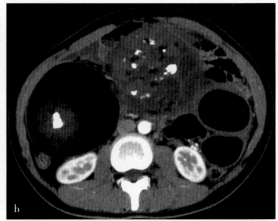

▲ 图7-13　腹膜后及腹腔多发畸胎瘤CT检查

a. 平扫，右肾旁前间隙、腹腔内可见多个类圆形混杂密度实性肿块（箭），其内含脂肪密度（CT值为-144HU）和钙化灶（CT值为209HU）；b. 增强扫描，非脂肪软组织轻度强化。

超声：多为单发，呈圆形、椭圆形、梭形或哑铃形，也可呈小块状、乳头状、息肉状。肿瘤内部可能是无回声、低回声、中等回声，回声不均匀，也可出现液平面及分层现象。有包膜，后方回声可增强或无明显变化。彩色多普勒血流信号稀少或无血流信号。

【诊断和鉴别诊断】

腹膜后某些良性肿瘤如脂肪瘤、皮样囊肿和畸胎瘤等的表现具有特征性，多能作出定性诊断。另有一些肿瘤虽表现不具特征性，但根据病变位置、临床表现，也可作出提示性诊断，如位于脊柱两旁的肿瘤常为神经源性肿瘤，若患者经常出现异常的血压波动剧烈，则可诊断为异位嗜铬细胞瘤。其余肿瘤缺乏特征性表现，影像学定性困难，需活检或手术才能确诊。

3. 腹膜后淋巴瘤（lymphoma） 是原发于淋巴结或淋巴组织的恶性肿瘤，分为霍奇金和非霍奇金淋巴瘤两种类型。恶性淋巴瘤占全身恶性肿瘤的4%左右。受累淋巴结多有增大，质地均匀，有时可有小坏死灶。淋巴瘤多见于中老年男性，常以无痛性、进行性浅表淋巴结肿大就诊，病变进展可出现发热、贫血、食欲缺乏、体重下降和局部压迫等症状，深部淋巴结及多处脏器组织也可受累。

【影像学表现】

CT：① 显示腹膜后淋巴结增大；② 初期，淋巴结以轻至中度增大为主，表现为腹膜后某一区域多个类圆形或椭圆形软组织密度结节影，边界清楚；③ 病变进展时，受累淋巴结明显增大，或相互融合成分叶状团块，其内可有多发不规则形小的低密度区；④ 当以腹主动脉和下腔静脉后方淋巴结肿大为主时，将腹主动脉和下腔静脉向前推移（图7-14），致其显示不清，呈"主动脉淹没征"；⑤ CT检查还能发现盆腔、肠系膜、纵隔或浅表部位的淋巴结增大及其他脏器如肝、脾受累的表现；⑥ 增强扫描，增大淋巴结轻度强化，发生坏死的淋巴结内可见无强化的偏心性低密度灶。

MRI：① 显示局部多个增大的淋巴结或融合成团的增大淋巴结，T_1WI为等或稍低信号，略高于肌肉信号而低于脂肪信号；T_2WI呈稍高信号，明显高于肌肉信号，并与周围脂肪信号类似；② 脂肪抑制图像上淋巴结周围的脂肪呈低信号，有助于检出小的病变淋巴结；③ 有坏死的淋巴结信号不均匀；④ 显示血管被包绕、移位情况；⑤ 另外，可以鉴别淋巴瘤治疗后的肿瘤残留、复发与纤维化，若为纤维化则T_1WI和T_2WI均表现为低信号。

超声：脊柱及腹膜后大血管周围，尤其在腹主动脉前方、两侧呈现大小不等的圆形或椭圆形病灶，内部呈均匀的无回声或弱回声，边界清晰，轮廓光整，后方回声无明显增强，或稍有增强。邻近的数个较大淋巴结粘连融合成团时，轮廓常呈分叶状，境界较为模糊。随病变进展，整个腹腔及腹膜后可布满小至中等大小的圆形及椭圆形无回声区和弱回声区。大部分恶性淋巴瘤血流信号较丰富，分布走向紊乱，可测到流速较高的动脉血流。部分增大淋巴结内血流丰富，肿瘤内不规则分布粗短血流，亦有少数增大淋巴结内仅见稀少点状或条状血流。腹膜后恶性淋巴瘤常可挤压周围大血管而使之变窄、移位。

【诊断和鉴别诊断】

对于已确诊的淋巴瘤，影像学检查易于明确腹膜后淋巴结是否受累。当淋巴瘤仅累及腹膜后淋巴结时，依据影像学表现可提示诊断，但应与腹膜后原发肿瘤和淋巴结转移瘤鉴别，仔细观察肿块的影像学表现和累及范围及发现原发肿瘤，均有助于鉴别，确诊困难时常需穿刺活检证实。本病也需与卡斯尔曼病（Castleman）病鉴别。Castleman病又称巨淋巴结增生症或血管滤

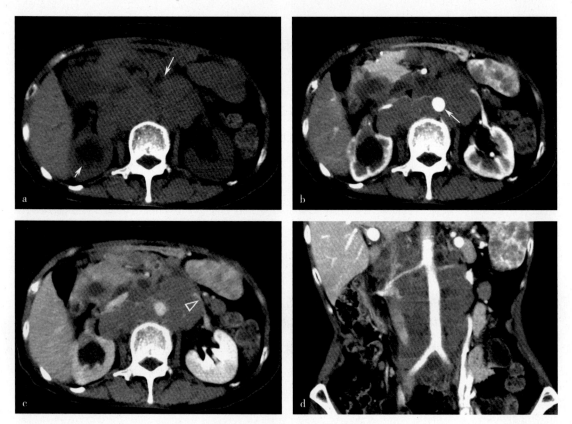

▲ 图7-14　腹膜后淋巴瘤CT检查

a. 平扫，腹主动脉、下腔静脉"淹没"于腹膜后软组织肿块中（长箭），右肾盂积水（短箭）；b、c. 增强扫描，腹主动脉（箭）和右肾动脉（黑三角）被肿块包绕，左肾静脉（空心三角）受压前移；d. 冠状位重组，肿块包绕腹主动脉、下腔静脉、左肾动脉和右肾动脉。

泡性淋巴组织增生，为一种少见病，病因尚不明确。临床上以无痛性淋巴结肿大为突出特点；发生于腹部者以腹膜后最为常见，CT平扫病变边界多清楚锐利，多数密度较均匀；增强扫描病变常有明显强化，强化程度几乎与主动脉同步，延迟扫描可持续中等程度强化，与淋巴瘤的表现明显不同。此外，当腹膜后淋巴瘤放疗或化疗后随诊时，影像学检查可观察病变淋巴结缩小情况，并可判断有无肿瘤复发，其中MRI检查效果最佳，且常能鉴别治疗后纤维化与肿瘤残存或复发。

（二）腹膜后纤维化

腹膜后纤维化（retroperitoneal fibrosis，RPF）是一种不常见的疾病。临床上，几乎任何年龄都可发病，但多见于40~60岁男性。病因不明，约70%为特发性，可能与自身免疫或某些药物如甲基麦角类药物有关，亦可能与某些感染如结核、梅毒及转移瘤、主动脉瘤、外伤、出血、放疗、外科手术等有关。大多数患者无明显症状，少数可有非特异性腰、背部疼痛和体重下降。当病变累及输尿管时，产生尿路梗阻症状，直肠、乙状结肠发生狭窄则有排便障碍。少数病例下腔静脉受累导致下肢水肿或深静脉血栓形成。

【影像学表现】

CT：① 病变常呈片状、板状或边界清楚的软组织肿块，包绕腹主动脉、下腔静脉和输尿管，以致腹主动脉、下腔静脉，甚至髂总动脉显示不清（图7-15）；② 增强扫描病变强化的程度与其活动性有关，活动期病变由于含有丰富的毛细血管网而有明显强化；腹主动脉和下腔静脉能清楚显示，可有受压表现，但通常无明显向前移位；③ 可发现肾盂及上段输尿管积水和下段输尿管狭窄移位等表现。

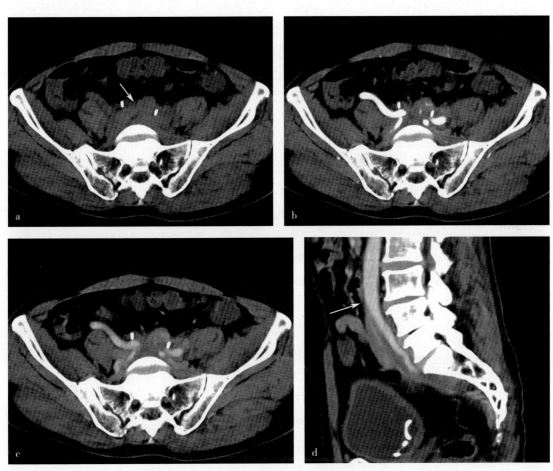

▲ 图7-15　腹膜后纤维化CT检查

a. 平扫，骶骨前血管周围脂肪间隙充填均匀密度软组织影（箭），血管结构不能分辨，点状致密影为输尿管内D-J管；b、c. 增强扫描，软组织肿块轻度均匀强化，包绕血管和D-J管；d. 矢状位重组，病变上界（箭）达第3腰椎体下缘水平。

MRI：形态学表现与CT所见类似。T_1WI病变的信号强度类似腰大肌；T_2WI可与腰大肌信号相同或呈较高信号，前者反映病变处于静止期，由胶原形成所致，具有一定的特征性；后者则说明病变处于活动期。增强扫描，病变发生明显强化。

超声：根据累及部位、范围及病变的形态、大小的不同而表现各异。病变局限在中线及脊柱旁区，多位于肾水平下方，并可向下扩展达髂总动脉水平。可见到腹膜后低回声肿块，边界不清晰，包绕腹主动脉或下腔静脉。侵犯输尿管时可见肾脏及输尿管积水扩张，输尿管向中线移位。髂动脉周围见低回声肿块包绕，但在显示输尿管及判断输尿管受侵情况方面不如CT和MRI。

【诊断和鉴别诊断】

根据腹膜后纤维化的临床特征及上述影像学表现，不难作出诊断。诊断时，本病需与具有融合表现的淋巴瘤或转移瘤鉴别，前者常造成腹主动脉明显前移，后者可查出原发瘤灶，且增强CT和MRI检查的强化程度均不及活动期的腹膜后纤维化，有助于鉴别。

学习小结

本章介绍了泌尿系统与腹膜后间隙的检查技术、正常影像学表现、基本病变的影像学表现和常见疾病的影像学表现。

肾与输尿管基本病变的影像学表现包括：① 肾脏数目、大小、形态和位置异常；② 肾脏肿块；③ 异常钙化；④ 肾盂、肾盏和输尿管异常；⑤ 肾血管异常。肾与输尿管疾病诊断介绍了肾和输尿管结石、肾癌、肾盂癌、肾囊肿和多囊肾、肾血管平滑肌脂肪瘤、肾和输尿管先天性发育异常、肾和输尿管结核。疾病的影像学特征：肾及输尿管结石可见高密度影；肾癌表现为类圆形或分叶状肿块，增强扫描肿块明显强化但密度低于肾皮质；肾盂癌表现为肾窦区肿块，CT密度高于尿液并低于肾实质；肾囊肿超声为边界清楚的无回声区，CT为低密度。

膀胱基本病变的影像学表现包括：① 膀胱大小和形态异常；② 膀胱壁增厚；③ 膀胱内团块。膀胱疾病诊断介绍了膀胱结石、膀胱癌和膀胱非上皮性肿瘤。疾病影像学特点：膀胱癌表现为自膀胱壁凸向腔内的结节状、分叶状或菜花状肿块，早期肿块强化，晚期膀胱腔内充盈对比剂时呈充盈缺损。

肾上腺基本病变的影像学表现包括：① 肾上腺大小和形态改变；② 肾上腺肿块。肾上腺疾病诊断介绍了肾上腺增生、肾上腺腺瘤、肾上腺转移瘤、肾上腺嗜铬细胞瘤、肾上腺皮质癌和肾上腺意外瘤。疾病影像学特点：肾上腺嗜铬细胞瘤增强扫描表现为肿瘤实体部分明显强化。

腹膜后间隙基本病变的影像学表现包括：① 囊性病变；② 实性肿块。腹膜后间隙疾病诊断介绍了腹膜后恶性肿瘤、腹膜后良性肿瘤、腹膜后淋巴瘤和腹膜后纤维化。疾病影像学特点：部分腹膜后良、恶性肿瘤具有典型表现，良性肿瘤常呈圆形或椭圆形肿块，边界清楚；恶性肿瘤平扫肿块密度不均匀，增强扫描明显强化；淋巴瘤表现为"主动脉淹没征"。

（吴元魁　王伟）

复习 参考题

一、选择题

1. CT诊断肾血管平滑肌脂肪瘤的关键是
   - A. 肿瘤境界清楚
   - B. 合并结节硬化
   - C. 肿瘤血管组织增强
   - D. 瘤内容易出血
   - E. 瘤内有脂肪成分

2. 关于马蹄肾的描述，不正确的是
   - A. 左右肾下极联合
   - B. 易并发肾肿瘤
   - C. 有多根肾动脉
   - D. 偶见左右肾上极联合
   - E. 左右输尿管自肾门通过肾联合

3. 关于肾上腺转移癌的描述，不正确的是
   - A. 肾上腺是转移癌的好发部位
   - B. 主要以直接扩散的方式转移到肾上腺

   - C. 肺癌肾上腺转移占首位
   - D. 转移癌常发生于双侧
   - E. MRI信号大多数不均匀

4. 逆行性尿路造影不能显示的结构是
   - A. 肾盏
   - B. 肾盂
   - C. 肾实质
   - D. 输尿管
   - E. 膀胱

5. 能部分反映肾功能损害情况和程度的检查是
   - A. KUB
   - B. 排泄性尿路造影
   - C. 逆行尿路造影
   - D. 肾穿刺造影
   - E. CT平扫

   参考答案：1. E；2. B；3. B；4. C；5. B

二、简答题

1. 简述肾癌的CT和MRI特征。
2. 简述肾盂癌的影像学特征。
3. 简述肾囊肿的影像学特征。
4. 简述膀胱癌的影像学特征。
5. 简述肾上腺嗜铬细胞瘤的临床特点

和影像学特征。
6. 简述腹膜后畸胎瘤的影像学特征。
7. 简述腹膜后恶性肿瘤的影像学特征。
8. 简述腹膜后淋巴瘤的影像学特征。

第八章　生殖系统和乳腺

学习目标

掌握	各种检查方法在生殖系统和乳腺疾病诊断中的应用价值及各部位常见疾病典型影像学表现，包括子宫肌瘤、宫颈癌、子宫内膜癌、卵巢肿瘤、前列腺增生、前列腺癌、乳腺纤维腺瘤及乳腺癌等。
熟悉	生殖系统和乳腺正常影像学表现及基本病变影像学表现。
了解	各种影像学检查技术在生殖系统和乳腺的应用价值及限度。

影像学检查不仅是发现疾病的重要手段，而且结合临床表现多数能作出准确的定性诊断，对于生殖系统疾病的诊治具有很高的价值。女性生殖系统的影像学检查以超声作为首选和主要方法，MRI对子宫肿瘤的精准分期更具优势，对于妊娠和育龄期妇女应慎用CT和X线检查；对于男性生殖系统疾病，主要影像学检查方法是超声、CT和MRI。超声可作为疾病的筛查方法，CT或MRI多可进一步定性，MRI已经成为前列腺病变的主要检查手段，对年轻患者性腺检查CT慎用。

乳腺疾病是妇女常见病、多发病，影像学检查是重要的诊断手段。不同检查方法具有不同的价值。目前，乳腺影像学检查主要以X线摄影及超声检查为主，两者具有较好的优势互补性，已成为乳腺疾病检查的最佳组合。因MRI检查具有的成像优势，已成为X线及超声检查的重要补充方法。乳腺影像学检查目的在于检出病变并对其进行诊断及鉴别诊断，对乳腺癌进行分期，治疗后随诊，间接评估肿瘤生物学行为及其预后。

第一节　女性生殖系统

一、检查技术

女性生殖系统的影像学检查应以超声作为首选方法，必要时进一步行CT和MRI检查。由于胎儿和性腺对X线辐射很敏感，易受损伤，故应慎用X线和CT检查。

（一）超声

1. 经腹壁超声检查　适度充盈膀胱，患者取平卧位，以膀胱为透声窗，观察子宫和附件。

2. 经阴道超声检查 排空膀胱，患者取膀胱截石位，将经阴道探头置于阴道穹窿部，对子宫和卵巢进行多角度扫查。未婚女性、已婚女性月经期不适用经阴道超声检查。

（二）CT

检查前2~3小时，分多次口服2.5%等渗甘露醇1 000ml，以充盈肠管和识别盆腔肠管，并适当充盈膀胱。平扫发现病变后，行增强检查进一步定性。CT能较好地显示晚期肿瘤的局部侵犯、淋巴结转移及远处转移等，但对早期病变检出困难，对子宫恶性肿瘤分期价值有限。扫描范围通常自髂嵴至耻骨联合水平，疑为肿瘤时应扩大扫描范围，包括腹主动脉旁淋巴结（子宫内膜癌分期）、全腹（卵巢癌腹膜转移）。

（三）MRI

MRI为女性生殖系统疾病主要影像学检查方法，其软组织分辨力高及多方位（轴位、矢状位及冠状位等）、多参数成像的优势，可以区分宫体及宫颈的各层及解剖带结构，辨认卵巢内部结构，对宫颈癌、子宫内膜癌的分期诊断具有重要临床价值。T_2WI为重要的检查序列，DWI等功能成像对病灶检出、鉴别及疗效判断有较高的价值，增强扫描（DCE-MRI）有助于对病变进一步定性及评估。

二、正常影像学表现

（一）超声

子宫位于膀胱后方，纵切面呈梨形，横切面宫底部呈三角形，宫体部呈椭圆形。宫体为均质中等回声，宫腔呈线状高回声，子宫内膜的厚度和回声随月经周期改变。增殖期子宫内膜基底层呈高回声，功能层呈低回声，与宫腔线的高回声一起组成"三线征"。分泌期内膜全层呈较均匀高回声。育龄期子宫正常参考值：长径6.0~8.5cm，横径3.0~5.0cm，前后径2.0~4.0cm；卵巢位于宫体后外侧，盆腔髂血管附近，呈扁椭圆形，周围皮质呈低回声，内见大小不等、壁薄、边界清晰的圆形无回声卵泡，中央部髓质为略高回声（图8-1）。育龄期卵巢大小约为4.0cm×3.0cm×1.0cm。成熟卵泡直径可达1.5~2.0cm，张力饱满，排卵后，卵泡皱缩，形成厚壁的混合回声血体或黄体。正常输卵管一般很难显示。

（二）CT

平扫示子宫呈横置梭形或椭圆形边缘光滑的软组织密度影，中心小的低密度区为宫腔。宫颈为圆形或椭圆形的软组织结构，横径＜3cm。增强检查子宫肌均匀强化，中心低密度宫腔显示更为清楚；正常卵巢在育龄期有时显示，位于宫体两侧，髂内动脉及输尿管的前方，直径2~3cm，呈类椭圆形不均匀软组织密度影，内见多个小囊状卵泡影；输卵管无法识别。

（三）MRI

T_1WI在周围高信号脂肪组织的对比下，可显示卵巢、子宫及阴道轮廓，均表现为均匀软组织信号，内部结构显示不清。

T_2WI能清楚显示卵巢、子宫和阴道内部结构。① 宫体自内向外有三层信号，中心高信号代表子宫内膜及宫腔分泌物，中间薄的低信号带即结合带为子宫肌内层（浅肌层），周围是中等信号的子宫肌外层（深肌层）（图8-1）。② 宫颈自内向外有四层信号，即高信号的宫颈管内黏液，中等信号宫颈黏膜，低信号的纤维性基质（基质环），中等信号的宫颈肌层。③ 阴道只有两种信号，即高信号的阴道内容物和低信号的阴道壁。矢状位T₂WI能很好地显示宫颈及阴道全貌，对阴道穹窿显示清晰。④ 在育龄期，正常卵巢常可识别，呈类圆形混杂信号，周边排列高信号的卵泡，中心为低至中等信号的基质（图8-1）。

增强扫描，子宫内膜和子宫肌外层强化显著，而结合带强化程度较低。

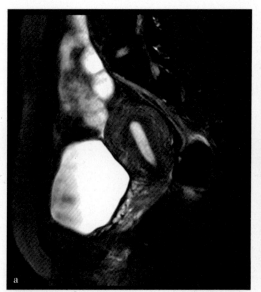
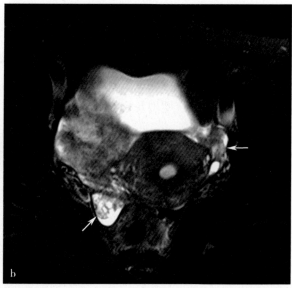
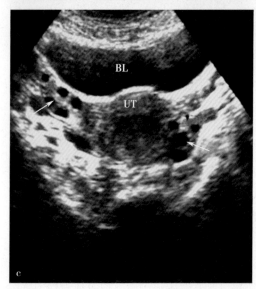

▲ 图8-1　正常子宫、卵巢MRI和超声图像
a. 正常子宫MRI图像，T₂WI矢状位，宫体自内向外有三层信号，中心高信号代表子宫内膜及宫腔分泌物，中间薄的低信号带即结合带为子宫肌内层，周围是中等信号的子宫肌外层；b. T₂WI轴位，子宫两侧可见正常卵巢（箭）；c. 经腹部超声，显示位于充盈膀胱（BL）后方的子宫（UT）横切面及两侧的卵巢（箭）。

三、基本病变影像学表现

（一）子宫基本病变影像学表现

1. 子宫大小和形态改变 超声、CT或MRI检查易于发现子宫大小、形态改变。单纯子宫大小、形态异常而不合并回声、密度或信号强度改变者较为少见，主要为各种类型先天性子宫异常，如幼稚子宫、双角子宫、双子宫等。子宫增大见于妊娠、肿瘤，小子宫见于发育不良。

2. 子宫内膜改变 主要表现为内膜增厚，育龄期内膜厚度 >10mm，绝经后内膜厚度 >3mm考虑为内膜异常，常见于子宫内膜增生、息肉和内膜癌。

3. 子宫肌层改变 包括肌层厚度、密度/信号的异常、肌层内肿块，见于良、恶性肿瘤、子宫腺肌病。其中边界清楚、含有钙化、呈等低回声或T_2WI低信号的肿块常提示为良性子宫肌瘤；而边界不清、无包膜的混杂低回声或T_2WI混杂信号的肿块多提示恶性子宫肿瘤或变性肌瘤，DWI及DCE-MRI有助于进一步鉴别。

4. 宫腔改变 子宫先天性发育异常、子宫炎性病变或子宫肿瘤等均可致宫腔大小和/或形态发生改变。宫颈梗阻可致宫腔扩张、积液、积血等。

（二）宫颈基本病变影像学表现

1. 宫颈囊性病灶见于宫颈腺体囊肿。

2. 宫颈实性肿块见于宫颈癌、宫颈肌瘤等。

（三）卵巢基本病变影像学表现

卵巢病变常表现为盆腔肿块，超声、CT和MRI检查对确定女性盆腔肿块是否来自卵巢有很大帮助，通过观察双侧卵巢是否正常，可以确定肿瘤是否起源于卵巢，增强扫描所示卵巢血管与肿瘤的关系亦有助于判断肿瘤的起源。肿块内组织成分不同，其回声、密度及信号也不同，可表现为囊性、囊实性及实性肿块。

1. 卵巢囊性肿物 以卵巢囊肿、浆液性囊腺瘤常见，边缘光滑，囊壁薄且厚度均匀，增强扫描无强化。

2. 卵巢囊实性肿物 可为良性、交界性及恶性。囊腺瘤的囊壁厚薄不均，有分隔和壁结节。卵巢囊腺癌为囊实混杂肿瘤，增强扫描实性成分不同程度强化。

3. 卵巢实性肿物 多见于卵泡膜细胞瘤、纤维瘤、淋巴瘤等，增强扫描实性成分不同程度强化。

（四）输卵管基本病变影像学表现

1. 输卵管僵硬、狭窄、扩张和/或闭塞 子宫输卵管造影可显示。

2. 输卵管扩张积水 MRI可显示，常为结核或非特异性炎症。

四、疾病诊断

（一）子宫肌瘤

子宫肌瘤（uterine leiomyoma）是女性生殖系统最多见的良性肿瘤。可单发，也可多发，形似球形，与周围肌层界限清楚。病理上肿瘤由平滑肌组织增生而成，其间伴有少量纤维组织，分为普通型、富细胞型、变性型（透明变性、黏液变性、囊性变性、水肿变性、红色变性、脂肪变性和钙化等），富细胞型占5%~10%，属于交界性肿瘤。按病灶部位分为黏膜下、肌壁间、浆膜下肌瘤等。

【影像学表现】

超声：① 子宫大小和形态变化，与肌瘤的大小、位置及数目有关，多发肌瘤和巨大肌瘤可导致子宫增大、形态失常。② 肌瘤回声异常，以均匀低回声为主，较大肌瘤内部可呈漩涡样回声；玻璃样变时内部回声减低；囊性变时可见液性无回声区；红色变时瘤体迅速增大，呈囊实混合回声；钙化时可见强回声带或斑点状回声，后方伴声影。③ 宫腔形态改变，肌瘤向宫腔生长可导致子宫内膜移位，黏膜下肌瘤可引起宫腔线分离，呈"杯内球征"（图8-2）。④ 彩色多普勒肌瘤周边可见环状、半环状血流信号，内部可见星点状血流信号，动脉频谱呈中等阻力型。

CT：① 子宫增大、分叶状改变，局灶性密度减低和宫腔偏位；② 约10%子宫肌瘤肿块内见聚集颗粒状钙化，具有特异性；③ 增强检查肌瘤可有不同程度强化，多略低于正常子宫肌的强化。

MRI：能清楚显示肌瘤的数量、大小、位置、与宫腔的关系及信号特点。① 子宫增大、轮廓改变：可分叶状。② 信号异常：大小不等、边界清楚的类圆形病灶。典型的子宫肌瘤T_1WI信号强度与正常肌层相似，T_2WI为较明显的低信号；伴囊变、黏液样变、水肿时，T_2WI呈不均匀高信号，与低信号平滑肌纤维束相间，呈"丝瓜瓤样"；伴出血时，T_1WI、T_2WI均表现为不均匀高信号，T_1WI脂肪抑制仍为高信号；钙化灶在所有序列均无信号。③ 增强扫描：呈不同表现形式。典型肌瘤与正常子宫肌壁基本相同（图8-2），平滑肌成分和纤维组织持续强化，各种变性区域无强化，交织呈旋涡或分层状。④ 肌瘤周边可见T_2WI环状高信号，代表扩张的淋巴管、静脉或水肿，局部结合带正常或被推挤变薄。

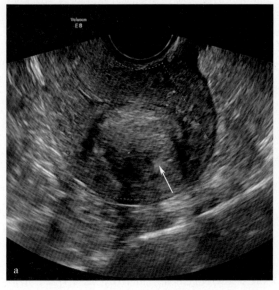
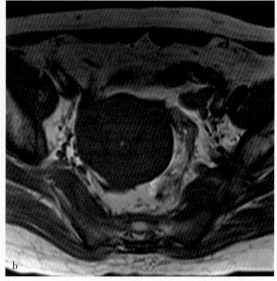

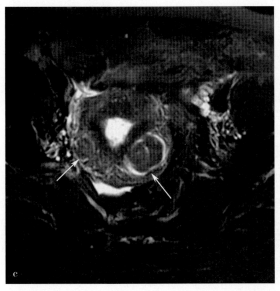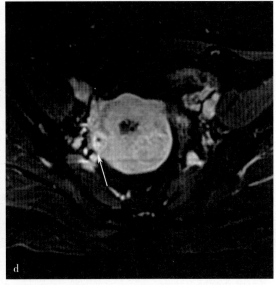

▲ 图8-2 子宫肌瘤超声和MRI图像

a. 经阴道超声，位于肌壁间的子宫肌瘤（箭）呈均匀低回声，边界清晰，子宫内膜受压略移位；b. 轴位T₁WI，子宫呈等信号，未见明确肿块；c. 轴位T₂WI，子宫肌壁后部两侧各见一个类圆形低信号肿块（箭），边界清楚，周围见轻度水肿带；d. 增强扫描，肌壁内肿块与正常子宫肌层强化程度相同，右后病灶内点状坏死呈低信号（箭）。

【诊断和鉴别诊断】

1. **子宫腺肌症**　两者临床表现相似，影像学检查均显示子宫增大。但子宫腺肌症超声显示子宫壁不对称性增厚，肌层回声不均匀，可见蜂窝样小低回声区；MRI表现为子宫底或体部局限性增大，局部结合带增宽超过12mm（重要的诊断指标），肌层模糊。T₁WI肌层低信号区伴高信号斑点，呈"雪花状"改变。T₂WI见多发高信号小囊腔。增强扫描肌层持续强化，内见多数无强化小囊腔（图8-3）。

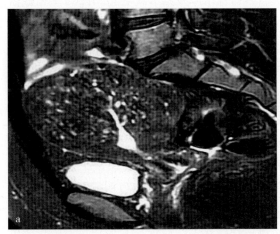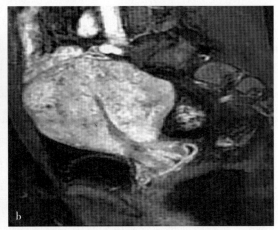

▲ 图8-3 子宫腺肌症MRI图像

a. 矢状位T₂WI，子宫外形增大，结合带增宽与肌层分界不清，肌层内见"雪花状"散在高信号斑点；
b. 增强扫描，肌层持续强化，其内见散在无强化小囊腔。

2. 子宫肉瘤 分为实性、囊实混合性或囊性肿块。T_1WI及T_2WI呈高低混杂信号，DWI呈不均匀高信号。增强扫描实性成分渐进性持续强化。结合带可不清、中断，内壁不光整。可突破浆膜，向宫外蔓延生长。

（二）宫颈癌

宫颈癌（cervical carcinoma）是我国女性生殖系统最常见的恶性肿瘤。常见于45~55岁。接触性出血是早期宫颈癌的主要症状，肿瘤侵犯盆腔神经可引起剧烈疼痛，侵犯膀胱和直肠则发生血尿和便血。妇科检查可见宫颈糜烂及菜花或结节状肿物。病理上宫颈癌90%为鳞状上皮癌，其余为腺癌或腺鳞癌。

依照国际妇产科联盟（International Federation of Gynecology and Obstetrics，FIGO）2018年宫颈癌分期修订版，引入病理分期及影像学分期，宫颈癌FIGO临床分期：Ⅰ期，癌灶局限于宫颈（扩散至宫体）；Ⅱ期，癌浸润超出宫颈，但未达阴道下1/3或未达盆壁；Ⅲ期，癌浸润阴道下1/3和/或达盆壁和/或引起肾盂积水和/或侵犯盆腔或主动脉旁淋巴结；Ⅳ期，癌超出真骨盆或活检证实累及膀胱、直肠。

影像学检查主要目的是明确肿瘤诊断及分期，以及选择治疗方案。

【影像学表现】

超声：① 原位癌或瘤体较小时，声像图可无异常；② 肿瘤较大时，表现为宫颈体积增大，形态不规则，与周围组织界限不清晰；③ 肿瘤回声不均匀，内有不规则形强回声斑和无回声区；④ 彩色多普勒显示肿块内丰富血流信号，动脉频谱呈低阻型，阻力指数<0.40。

CT：① 肿瘤局限于宫颈，宫颈增大，直径>3.5cm；② 增强扫描肿瘤的强化程度低于残存的宫颈组织；③ 宫颈癌浸润宫旁组织，显示肿瘤侵犯超过宫颈范围，外缘不整或模糊；④ 晚期肿瘤侵犯盆壁、膀胱和直肠等可出现相应的密度及形态改变，并可有腹膜后淋巴结增大或其他脏器转移表现。

MRI：① 肿瘤局限于宫颈。宫颈正常或增大，不对称增厚及结节状突起。T_1WI呈稍低信号，T_2WI呈稍高信号，DWI呈明显高信号，ADC图为低信号。动态增强扫描肿瘤早期强化明显，延迟期呈相对低信号（图8-4）。低信号间质环是否完整有助于判断病灶是否局限于宫颈。② 肿瘤超越宫颈。向上侵及宫体时，宫腔内见T_2WI稍高信号、DWI高信号且ADC图为低信号的肿瘤，相应区域低信号的结合带中断；向下侵及阴道时，T_2WI低信号阴道壁节段性破坏，出现局限性不规则高信号肿块，阴道穹窿闭塞（图8-5）。矢状位、冠状位能清晰显示阴道全貌及穹窿。③ 宫旁受侵。宫颈外缘不规则，T_2WI低信号的基质环中断。宫旁可见不规则的条片状影或肿块，T_1WI为等信号、T_2WI及DWI为高信号，增强后明显强化（图8-5），范围可达盆壁。④ 盆腔淋巴结转移。宫颈旁见T_1WI等信号、T_2WI稍高信号、DWI明显高信号的结节（>1cm多为转移）。⑤ 宫颈癌累及膀胱及直肠时，膀胱壁及直肠壁局部增厚并呈异常信号；DWI可较敏感地显示宫颈癌的范围及宫旁侵犯、淋巴结转移等，ADC定量测定可对治疗效果进行评估。

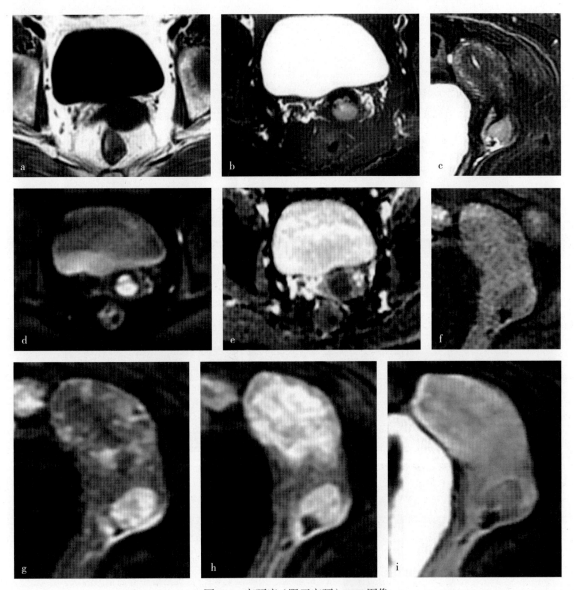

▲ 图8-4　宫颈癌（限于宫颈）MRI图像

a. 轴位T₁WI，宫颈后缘膨隆、增大；b、c. 轴位、矢状位T₂WI，宫颈后唇见类圆形中等高信号肿块，低信号基质环完整；d、e. DWI及ADC图，肿块呈DWI明显高信号、ADC低信号；f~i. 平扫、动脉期、静脉期和延迟期，肿块动脉期明显较均匀强化，信号高于正常宫颈，逐渐与子宫肌层强化接近，延迟期肿瘤信号明显低于周围正常组织。

【诊断和鉴别诊断】

宫颈癌诊断要点：① 宫颈癌的定性诊断主要依靠临床检查及活检病理诊断，影像学检查主要适用于肿瘤的分期诊断；② 宫颈增大，密度、回声或信号改变；③ 进展期宫颈癌侵犯阴道、宫旁组织、盆壁或周围器官受侵及淋巴结转移。

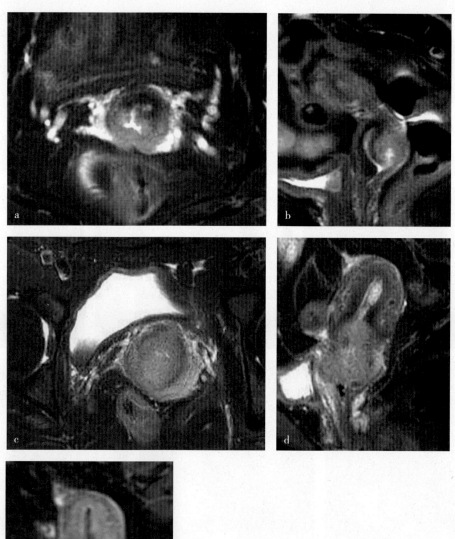

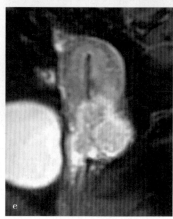

▲ 图8-5 宫颈癌（超出宫颈）MRI图像

a、b. 轴位、矢状位T$_2$WI，宫颈后唇中等高信号肿块，低信号基质环中断，肿块填塞阴道后穹窿，对应的阴道上段后壁破坏（低信号壁中断）；c、d. 轴位、矢状位T$_2$WI，宫颈不规则中等高信号肿块，低信号基质环不完整，右前部结节外突。向上累及宫体，相应结合带中断；e. 增强扫描，肿块明显较均匀强化。

（三）子宫内膜癌

子宫内膜癌（endometrial carcinoma）是女性生殖系统常见的恶性肿瘤，发病率仅次于宫颈癌。常见于55~65岁，出现绝经后阴道不规则出血。病理上80%~95%为腺癌。

大体病理表现分为局限型和弥漫型，以弥漫型居多。肿瘤最初位于子宫内膜，可发生溃疡和坏死，然后向外侵犯子宫肌，并可向下延伸侵犯宫颈。当肿瘤穿破浆膜后，能直接累及宫旁组织、膀胱和邻近肠管。转移途径主要是淋巴转移或直接蔓延到邻近器官组织，再播散到腹膜、大网膜，晚期可有血行转移。

子宫内膜癌FIGO临床分期：I期；肿瘤限于宫体，IA期为肿瘤限于内膜或浸润浅肌层（侵犯深度<1/2肌层），IB期为肿瘤浸润深肌层（侵犯深度>1/2肌层）；II期；肿瘤侵犯宫颈；III期；肿瘤局部和/或区域扩散，IIIA期为浸润浆膜层或双附件，IIIB期为浸润阴道或宫旁浸润，IIIC1期为盆腔淋巴结转移，IIIC2期为主动脉旁淋巴结转移；IV期；肿瘤侵及膀胱和/或直肠黏膜和/或远处转移。

子宫内膜癌的诊断主要依据诊断性刮宫进行内膜组织学检查，影像学检查的价值在于明确肿瘤的范围，有利于分期和治疗。MRI是术前判断子宫内膜癌局部浸润及转移最重要的检查方法。

【影像学表现】

超声：子宫增大，子宫内膜增厚，宫腔内见杂乱分布的高低混合回声，与子宫肌层界限不清，当癌组织阻塞宫颈管时，宫腔内可见不规则液性暗区。绝经后妇女的子宫内膜厚度<5mm者可排除内膜癌，内膜厚度≥5mm时，需诊断性刮宫。

CT：平扫难以发现病变，增强扫描肿瘤强化程度低于正常肌层，呈边界不清的低密度肿块；但CT对肌层浸润深度的评估价值有限；可显示淋巴结及远处转移。

MRI：① 子宫内膜肿块。宫腔内见结节状或不规则形肿块，T_1WI为等信号、T_2WI呈中等或稍高信号、DWI为明显高信号，且对应ADC图为低信号，增强扫描肿块不均匀轻度强化，延迟期相对低信号的病灶显示清晰（图8-6）。② 侵及子宫肌层。T_2WI显示局部结合带是否受侵（浅肌层受累）、是否中断（深肌层受累），宫腔内膜下强化线是否完整、中断，延迟期相应宫腔内面是否光整亦有助于判断肌层是否受累（图8-6）。③ 侵及宫颈间质。T_2WI及DWI显示宫颈低信号基质环连续性中断，局部出现异常信号肿块。④ 侵犯宫旁及淋巴结转移。宫旁见T_1WI等信号、T_2WI稍高信号、DWI明显高信号的条片、肿块和结节影。⑤ 肿瘤侵及膀胱或直肠，局部壁增厚，见与子宫内膜癌信号及强化方式相同的肿瘤组织。

【诊断和鉴别诊断】

子宫内膜癌应与子宫内膜增生及子宫内膜息肉等鉴别。

（1）子宫内膜增生：子宫内膜增厚，T_2WI呈稍高信号，结合带完整，DWI无弥散受限，增强后轻度强化。超声及MRI对内膜增生具有一定的筛查作用，内膜活检病理检查是"金标准"。

（2）子宫内膜息肉：① T_2WI宫腔内条索状或网格状低信号及高信号囊腔；② 动态增强扫描条索和网格状病灶呈渐进性强化，囊腔不强化；③ 病变弥散不受限，DWI为等、轻度高信号；④ 结合带完整、清晰，若结合带模糊或中断，提示有局部恶变可能。见图8-7。

（四）卵巢肿瘤

卵巢肿瘤（ovarian tumor）是女性生殖系统三大肿瘤之一。肿瘤发病隐匿，缺乏有效的筛查方法，故就诊时常为晚期，预后较差，病死率为妇科肿瘤首位。

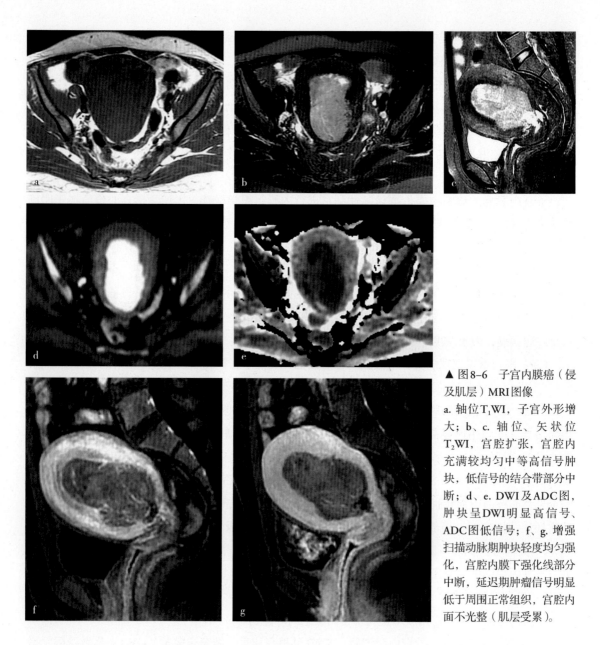

▲ 图8-6 子宫内膜癌（侵及肌层）MRI图像

a. 轴位T₁WI，子宫外形增大；b、c. 轴位、矢状位T₂WI，宫腔扩张，宫腔内充满较均匀中等高信号肿块，低信号的结合带部分中断；d、e. DWI及ADC图，肿块呈DWI明显高信号、ADC图低信号；f、g. 增强扫描动脉期肿块轻度均匀强化，宫腔内膜下强化线部分中断，延迟期肿瘤信号明显低于周围正常组织，宫腔内面不光整（肌层受累）。

根据WHO 2020版卵巢肿瘤组织学分类，主要类型如下。① 卵巢上皮性肿瘤（ovarian epithelial tumor）；② 卵巢性索–间质肿瘤（ovarian sex cord stromal tumors，SCST）；③ 生殖细胞肿瘤（germ cell tumors，GCT）；④ 肿瘤样病变；⑤ 转移性肿瘤（metastatic ovarian tumors，MOT）。根据病变是否具有异常增殖分化及侵袭性分为恶性、交界性和良性肿瘤。卵巢良性肿瘤预后较好，而大多数卵巢恶性肿瘤预后较差。卵巢上皮性肿瘤约占卵巢恶性肿瘤的95%，为妇科恶性肿瘤的首要致死疾病。卵巢交界性上皮源性肿瘤好发于育龄期女性，约占卵巢上皮性肿瘤的10%~15%。

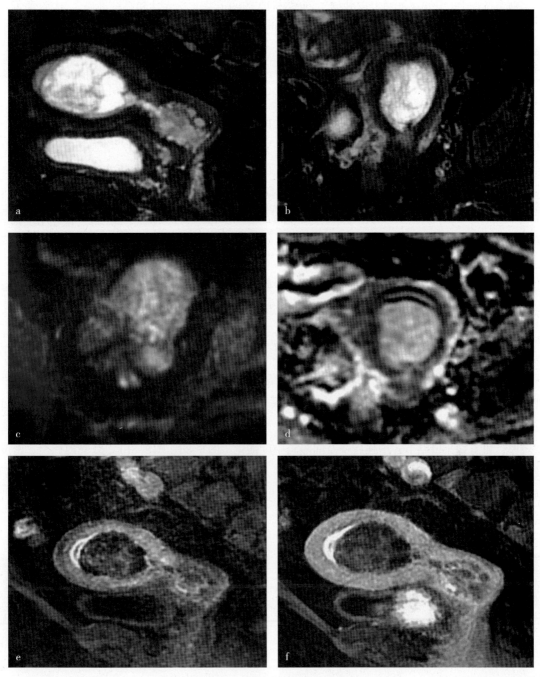

▲ 图8-7 子宫内膜息肉MRI图像

a、b. 矢状位、轴位T₂WI，宫腔及宫颈管扩张，其内充满不均匀高信号，结合带清晰、完整；c、d. 轴位DWI及ADC图，宫腔内病灶无明显弥散受限；e、f. 平扫及增强扫描，腔内肿块主体无强化，为低信号，其内可见网格样延迟强化。

卵巢肿瘤的主要症状是盆腹部肿块，恶性者常合并腹水、消瘦、贫血等表现。实验室检查异常：糖类抗原125升高（80%上皮肿瘤）、糖类抗原19-9升高（交界性和黏液性癌）、人附睾蛋白4（HE4）升高（卵巢癌）、AFP升高（卵黄囊瘤）、人绒毛膜促性腺激素（HCG）升高（绒癌）、雌激素升高（颗粒细胞瘤、卵泡膜细胞瘤）等。

卵巢肿瘤的首选影像学检查方法是超声，而CT和MRI检查对肿瘤定性、分期更具价值。

【影像学表现】

卵巢肿瘤影像学表现复杂多变。倾向于良性肿瘤的主要影像特征如下。① 完全囊性肿块；② 囊实性肿块：囊壁和分隔薄，厚度 <3mm，实性成分DWI信号不高，增强扫描呈弱强化；③ 实性肿块：以纤维成分为主或含脂肪密度/信号；④ 无卵巢外病变，无腹水。

倾向于恶性肿瘤的主要影像特征如下。① 囊实性肿块：含较多实性成分，囊壁或分隔厚度或实性区 >5mm，实性成分DWI呈高信号，明显强化；② 肿块内坏死；③ 播散征象：邻近器官受侵、腹腔播散灶、大量腹水、淋巴结肿大或远处转移。交界性肿瘤的影像学介于良性和恶性之间，鉴别诊断较困难。

1. 卵巢上皮性肿瘤　包括浆液性肿瘤（良性、交界性、癌）、黏液性肿瘤（良性、交界性、癌）、内膜样癌、透明细胞癌、卵巢布伦纳瘤、浆黏液性肿瘤。其中浆液性肿瘤最常见。

（1）卵巢浆液性囊腺瘤（serous cystadenoma of ovarium）和卵巢黏液性囊腺瘤（mucinous cystadenoma of ovarium）CT、MRI和超声：① 形态及大小。浆液性囊腺瘤一般双侧好发，体积中等大小，单房多见（图8-8a）；黏液性囊腺瘤一般单侧好发，直径常超过10cm，为巨大多房囊性肿块，分房形态不一，大小不等，可见"囊内囊"，为典型表现（图8-8c、图8-8e）。② 壁和分隔。浆液性囊腺瘤的囊壁薄而均匀，内壁光滑，增强后轻度强化（图8-8b）；黏液性囊腺瘤的囊壁较厚，可有微小壁结节，增强后壁及间隔轻中度强化（图8-8d、图8-8f）。③ 囊内回声、密度及信号呈液体性改变。浆液性囊腺瘤囊内透声好，单发及多发囊腔均为均匀水样密度、信号；黏液性囊腺瘤囊内可见细小点状回声悬浮，CT密度增高、T_1WI信号增高，多发囊腔囊液的密度、信号不同。

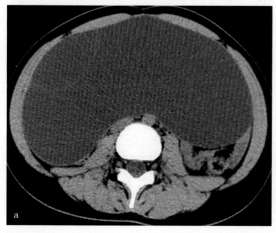
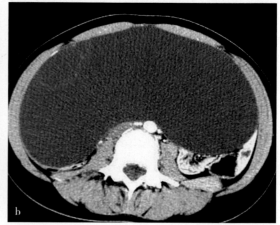

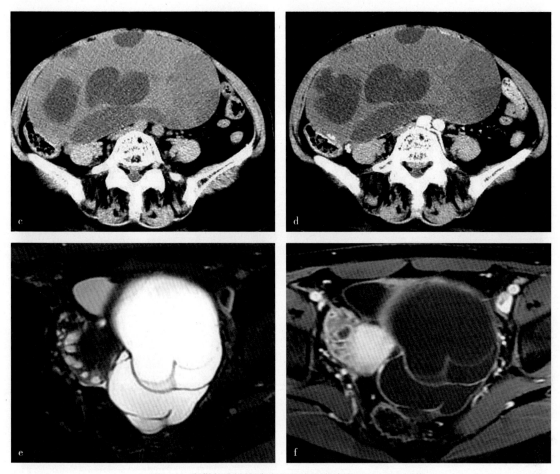

▲ 图8-8　卵巢浆液性囊腺瘤和黏液性囊腺瘤CT、MRI图像

a、b. 卵巢浆液性囊腺瘤CT平扫、增强扫描，盆腔巨大低密度囊性病变，右前部隐约见细小分隔，增强扫描分隔轻度强化；c、d. 卵巢黏液性囊腺瘤CT平扫、增强扫描，盆腔巨大多房囊性病灶，不同囊腔密度不同，呈"囊内囊"改变，增强扫描部分囊腔内见小结节强化；e、f. 卵巢黏液性囊腺瘤轴位T₂WI、增强扫描，左侧卵巢多房高信号囊腔，伴分隔，增强扫描囊壁及分隔强化。

（2）卵巢浆液性囊腺癌（serous cystadenocarcinoma of ovarium）和卵巢黏液性囊腺癌（mucinous cystadenocarcinoma of ovarium）CT、MRI和超声：① 肿块形态不规则，同时具有囊性和实性部分（图8-9a、图8-9c、图8-9d）；② CT和MRI增强检查，肿块实性部分明显强化（图8-9b、图8-9f），且实性部分呈DWI高信号（图8-9e）、ADC图低信号；③ CDFI显示肿块内有丰富的血流信号；④ 常有腹水，大网膜转移可形成扁平状实性肿块（网膜饼），腹膜和肠系膜可有多发转移性结节；⑤ 黏液性囊腺癌腹膜种植转移时，形成腹腔假性黏液瘤，呈盆腹腔内低密度肿块，肝脾包膜下转移时形成多个扇形压迹；⑥ 盆腔、腹膜后和腹股沟淋巴结转移和肝内转移。

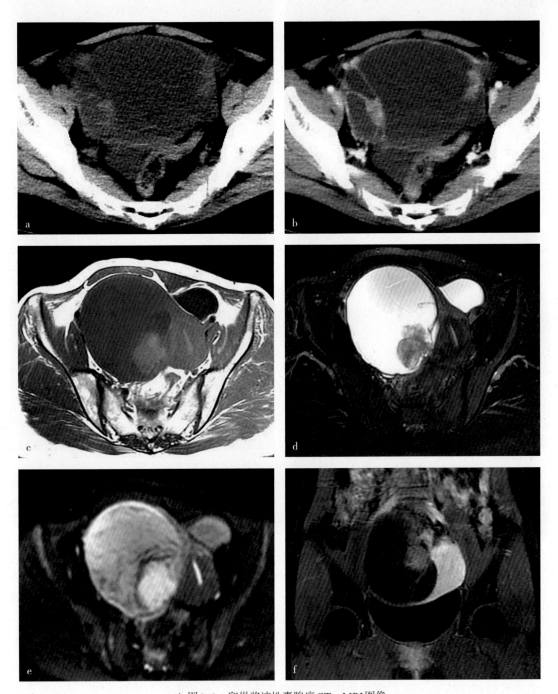

▲ 图8-9 卵巢浆液性囊腺癌CT、MRI图像

a、b. 卵巢浆液囊腺癌CT平扫、增强扫描，盆腔多房囊性低密度病灶，隐约见等密度分隔及结节，增强扫描分隔及多个结节强化；c~f. 卵巢浆液性囊腺癌MRI，T_1WI显示右侧卵巢类圆形低信号肿块伴左后部等信号结节，T_2WI显示病灶为明显高信号囊腔伴左后部稍高信号结节，DWI显示结节为明显高信号，增强扫描囊腔无强化，左后部结节强化。

2. 卵巢性索间质肿瘤 占所有卵巢肿瘤的 7%~8%，由不同分化程度的卵巢颗粒细胞、成纤维细胞、卵泡膜细胞、Sertoli 细胞和 Leydig 细胞等成分组成的单一肿瘤或混合性肿瘤，源于原始性腺中的性索及间质组织。常有性激素分泌功能，可产生相应临床表现。纤维瘤为良性肿瘤，约 8% 为双侧，41% 合并腹水，3%~5% 伴胸腔积液，称为麦格氏综合征；卵泡膜细胞瘤约 3% 为双侧性，半数肿瘤可分泌雌激素，引起子宫内膜的增生或癌变。临床常见阴道不规则出血、月经过多、绝经后出血等症状；卵泡膜-纤维肿瘤约占所有卵巢肿瘤的 4%，是卵巢最常见的良性实体性肿瘤。

（1）卵巢纤维瘤影像学表现：① 实性为主的肿块，有包膜，边界清晰；② CT 示纤维瘤平扫密度与子宫相似，少数伴钙化，肿瘤内常见散在低密度水肿，少数见囊变；③ 肿瘤 T_1WI 呈均匀稍低信号，T_2WI 呈低或极低信号（富含胶原和纤维成分）；较小肿瘤信号常均匀，较大肿瘤常有水肿变性，T_2WI 瘤内出现片状不均匀高信号；④ 增强肿瘤实性部分轻度-中度延迟强化，中心水肿区强化更弱；⑤ 盆腔少量积液。

（2）卵泡膜细胞瘤影像学表现：① 囊实性或实性肿块，边界清晰；② CT 显示密度与子宫相仿；③ 肿瘤 T_1WI 呈等低信号，T_2WI 以低信号为主（纤维成分），内部有结节状、云絮状略高信号（卵泡膜细胞成分）；④ 增强肿瘤呈轻度强化（纤维）及不均匀结节状、云絮状中度或明显强化（卵泡膜细胞成分）；⑤ 肿瘤出血、坏死较常见；⑥ MRI 可见子宫内膜增厚（增生、癌变）；⑦ 盆腔积液和腹水常见，多为少量，部分可为中等量甚至大量，少数可合并胸腔积液。

3. 卵巢生殖细胞肿瘤 包括成熟性畸胎瘤、卵巢甲状腺肿、无性细胞瘤、卵黄囊瘤、未成熟畸胎瘤。卵巢生殖细胞肿瘤指来源于胚胎性腺的原始生殖细胞、具有不同组织学特征的一组肿瘤，其发病率仅次于上皮性肿瘤，占卵巢肿瘤的 20%~30%，多发生于年轻妇女及幼女。肿瘤分两大类，一类为良性生殖细胞肿瘤，其中成熟囊性畸胎瘤最常见，约占所有生殖细胞肿瘤的 95%，该肿瘤由三个胚层组织构成，多见于年轻育龄期女性；第二类是恶性生殖细胞肿瘤，多见于 30 岁以下。

卵巢囊性畸胎瘤（cystic teratoma of ovarium）CT、MRI 和超声：① 囊性为主的肿块，边界清晰，含有多种成分（脂肪、液体、钙化等）。部分肿瘤囊内出现无数由皮脂聚集而成的漂浮的 "脂肪球"（典型表现），偶尔可见液脂平面（图 8-10a、图 8-10b）。1/2 病例囊内可见 "头结节"，增强后 "头结节" 无强化或呈轻度环状强化。② CT 表现为附件区含脂肪密度的囊性肿块，囊内可见 "毛发球"，常见钙化、牙齿或骨组织。③ MRI 肿块呈混杂信号，内有液体（T_1WI 低信号、T_2WI 高信号）、脂肪性（T_1WI 高信号、脂肪抑制 T_1WI 低信号）、钙化及牙齿、骨骼成分（均为低或极低信号）（图 8-10c~图 8-10e）。④ 超声显示囊性肿块内混合回声，可有 "脂-液分层征" "面团征"，毛发成分为线条状高回声，脂类颗粒聚集形成团状高回声（图 8-11）。

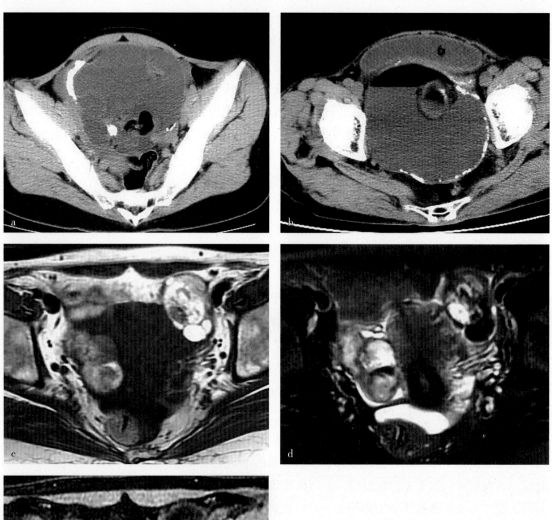

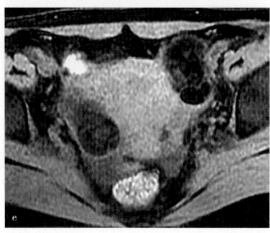

▲ 图8-10 卵巢囊性畸胎瘤CT、MRI图像

a. CT平扫，盆腔囊性病灶，内见不规则明显低密度影（脂肪），右后部及周边见结节、条状致密影（钙化）；

b. 盆腔囊性病灶，见液脂平面及漂浮的"脂肪球"；

c. 轴位 T_1WI，双侧卵巢类椭圆形等高混杂信号肿块；

d. 脂肪抑制 T_2WI 双侧卵巢肿块呈高低混杂信号；e. 脂肪抑制 T_1WI 双侧卵巢肿块呈低信号。

4. 转移性卵巢肿瘤　原发肿瘤的瘤细胞经淋巴管、血管或体腔侵入卵巢，称转移性卵巢肿瘤，占卵巢肿瘤的5%~10%，占卵巢恶性肿瘤的10%~30%。原发肿瘤多位于结肠和胃，其次是乳腺、阑尾和子宫。转移瘤多发生于绝经期前的妇女，早期一般无症状，盆腔症状以腹痛、腹部肿块和腹水最为常见。

转移性卵巢肿瘤CT、MRI和超声：常为双侧、不对称、边缘较清晰的囊实性或实性肿块（与原发灶及病理类型相关）。① 实性肿块：CT平扫呈稍不均匀等密度肿块。T_1WI呈等或等低信号，T_2WI呈等或稍高信号。DWI呈高信号，ADC图呈低信号。增强后实性部分呈中等至明显不均匀强化（图8-12）。② 囊实性肿块：实性肿块内见多个囊性区，CT呈低密度，T_1WI以低信号为主，可伴高信号分房，T_2WI呈高信号。增强后囊腔无强化，囊壁、分隔及实性成分明显强化。③ 可伴腹腔转移，常见腹水、腹膜腔内种植灶、网膜结节或肿块。

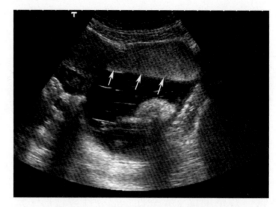

▲ 图8-11　卵巢囊性畸胎瘤经腹超声图像
畸胎瘤呈混合回声，瘤内可见"脂-液分层征"（箭），液性暗区内线条状高回声为毛发。

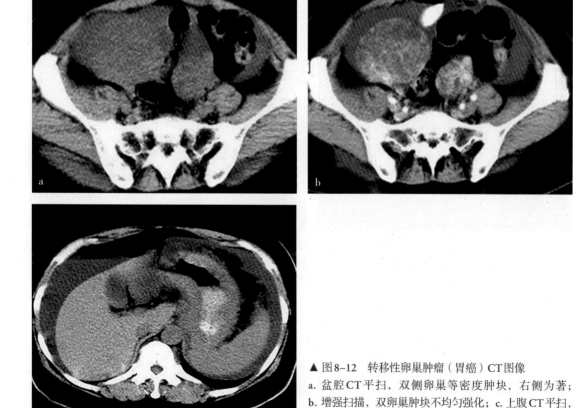

▲ 图8-12　转移性卵巢肿瘤（胃癌）CT图像
a. 盆腔CT平扫，双侧卵巢等密度肿块，右侧为著；
b. 增强扫描，双卵巢肿块不均匀强化；c. 上腹CT平扫，小弯侧胃壁增厚，腹水。

【诊断和鉴别诊断】

卵巢囊腺瘤诊断要点：盆腔内较大的分房性囊性肿块，壁和分隔薄而均匀，其内呈液体密度、信号或回声，增强扫描囊壁或壁结节可轻度强化；需与各种类型的卵巢囊肿鉴别，囊肿通常大小不等，多为单房性、壁薄、无分隔。此外，卵巢囊腺瘤需与囊腺癌鉴别，囊腺癌不但有囊性部分，常有不规则形的实性肿块，增强扫描实性部分可明显强化，同时伴有腹水、腹膜及系膜等多处转移征象。

（五）先天异常

女性生殖系统先天性畸形的发生率为0.1%~0.5%，以子宫先天性畸形常见，可为单角子宫、双角子宫（完全性、部分性或鞍形子宫）、双子宫、纵隔子宫（完全性、部分性）。此外，也可发生单侧或双侧卵巢发育不良或缺如、输卵管重复畸形等。临床上表现为不孕、流产和早产。

影像学检查是发现女性生殖系统先天性畸形并确定其类型的主要方法。首选检查方法应为MRI，其诊断准确率高，且不受并存的子宫肌瘤等病变的影响，还可发现有无卵巢异常及并存的肾畸形。不具备MRI设备的单位，可选择超声或子宫输卵管造影检查。

【影像学表现】

超声：超声检查能显示子宫外形和内膜，可发现和诊断出大多数子宫畸形（图8-13），同时还可发现卵巢缺如等异常。

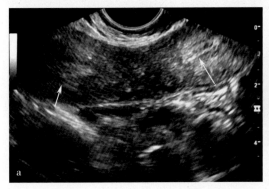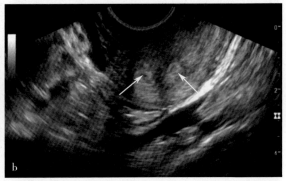

▲ 图8-13　双子宫及双宫颈经阴道超声检查

a.显示相互分离的两个宫体回声，宫体中央可见高回声子宫内膜（箭）；

b.宫颈水平可见两团宫颈管高回声（箭）。

CT：可发现先天性无子宫和较小的幼稚子宫及双子宫。然而，由于CT检查不能确切显示宫腔形态，因而无助于发现局限于宫腔内的子宫畸形，如纵隔子宫。

MRI：能清楚地显示子宫外形及内部各解剖带及宫腔，同时发现有无卵巢异常及并存的肾畸形、输卵管重复畸形等，是目前显示女性生殖系统先天性畸形的最佳方法。

【诊断和鉴别诊断】

超声和MRI检查均能较好地显示宫腔内外结构形态，对于各种子宫先天性畸形能作出准确诊断，特别是MRI检查可清楚显示子宫壁各层及宫腔，不受并存的子宫病变干扰，且可发现合并卵巢缺如等畸形。

（刘爱连　王伟）

第二节　男性生殖系统

男性生殖系统疾病包括前列腺、精囊和睾丸等病变，影像学检查的目的是发现病变，并进行定性诊断，对恶性肿瘤还能进一步明确病变范围和确定有否转移，有利于肿瘤分期和治疗。

一、检查技术

男性生殖系统影像学检查的主要方法是超声、CT和MRI检查。然而，这些方法对不同病变和病期的诊断价值各异，应用时需特别注意。例如，超声除作为前列腺和精囊疾病的初查方法外，也是睾丸肿瘤的主要检查方法；对于前列腺癌尤其早期患者，应以MRI检查作为主要方法；而对于进展期恶性肿瘤，CT和MRI检查有助于肿瘤的分期诊断及药物治疗后疗效评价。

（一）超声

超声检查前列腺和精囊可经腹壁、会阴、直肠腔内和尿道四种途径。临床超声诊断中以经腹壁及经直肠腔内扫查最为常用，前者需充盈膀胱，取仰卧位检查。经直肠腔内途径检查，前列腺显示更为清晰，需清洁肠道并适度充盈膀胱，取膀胱截石位或仰卧位检查。

（二）CT

1. 平扫　体位、胃肠道准备和膀胱充盈情况等同女性盆腔检查。扫描范围一般自髂嵴至耻骨联合下缘水平，并根据病情适当扩大检查范围。

2. 增强扫描　主要用于病变的定位及定性诊断，鉴别盆腔内髂血管与增大淋巴结。检查方法同女性盆腔增强扫描。

CT可清晰显示前列腺、精囊的大小、轮廓及其邻近结构，但CT的软组织分辨力较低，不能分辨前列腺及精囊内部结构，对局限于前列腺腺体的早期肿瘤无诊断价值。增强检查有助于病变进一步定性，可检出盆腔、腹膜后淋巴结转移及骨盆骨转移。因X线有辐射，睾丸病变一般不选择CT检查（外伤除外）。

（三）MRI

前列腺病变MRI为主要检查方法，应用3.0T MR设备，体部表面线圈也可获得前列腺的优质图像。常规行T_1WI和T_2WI检查，T_2WI可以区分前列腺的各带，显示前列腺被膜，对前列腺癌的早期诊断及周围侵犯具有重要临床价值；DWI、ADC图和ADC值对肿瘤检出、定性及定量评估更精准；DCE-MRI对良、恶性病变鉴别有一定价值；MRS能无创性检测前列腺特异性代谢产物（枸橼酸盐）。

MRI能清晰显示精囊腺的精曲小管，分辨睾丸、附睾及周围结构，已经逐渐成为阴囊及睾丸病变的常用检查手段。

二、正常影像学表现

前列腺是前后略扁的栗子形实质器官，上端宽大与膀胱颈相邻接，并有尿道穿入。由腺体及非腺体组成，腺体分为3带：外周带占70%，大部分前列腺癌起源于外周带；中央带约占25%，腺体少、基质多；移行带约占5%，由前列腺尿道周围的腺体及纤维基质构成。前列腺周边由薄层纤维肌肉性组织构成被膜。

精囊由迂曲的输精小管构成，位于膀胱底后方。

睾丸位于阴囊内，上端被附睾头遮盖，后缘有睾丸的血管、神经和淋巴管出入，由致密纤维包膜及白膜紧密包绕；阴囊的浅筋膜将其分为左、右两部，容纳两侧的睾丸、附睾。

（一）超声

经腹横断扫查，于高水平断面可见正常前列腺略呈三角形，边缘钝，两侧对称，呈略低回声，可见移行区尿道周围组织及与外腺的关系。直肠的纵向扫查，可显示直肠前壁、前方精囊、前上方的膀胱及前下方的前列腺。成人正常睾丸纵断面为卵圆形，大小约2cm×3cm×4cm，呈均匀中等或稍低回声，边缘光滑，睾丸周边有一细窄的高回声环，为包膜（由鞘膜、白膜及血管膜组成），睾丸纵隔呈线条状或斑片状高回声，位于中央靠后外侧，属正常结构。附睾头紧邻睾丸上极，呈三角形，回声与睾丸相似；附睾体、尾位于睾丸的背侧及下极，回声较弱，容易被漏检。CDFI可显示睾丸动脉。

（二）CT

1. 前列腺 CT平扫呈类圆形等密度软组织影，密度均匀，边缘光整，最大径不超过5cm。增强轻度较均匀持续强化。

2. 精囊 在前列腺上方呈"八"字形位于膀胱后方，与膀胱呈锐角相交。精囊腺边缘略呈细小波浪状，均匀等密度，造影增强后无明显强化。

3. 阴囊、睾丸、附睾 CT软组织分辨力低，因辐射损伤，除外伤不建议首选。

（三）MRI

常规MRI扫描：前列腺T_1WI呈均匀低信号，不能分辨内部各区，前列腺外周低信号被显示清楚。T_2WI能很好地识别前列腺各带及周围结构：外周带主要由腺体构成，T_2WI信号较高；中央带位于外周带的前内侧，T_2WI为中等信号（图8-14a、图8-14b）；移行带常规MRI难以分辨，故将中央带与移行带统称为中央腺体。前列腺被膜T_2WI为线状低信号；正常精囊腺内含有液体，T_1WI为低中信号，T_2WI为高信号迂曲的管状结构（图8-14c）；睾丸呈光滑类圆形T_1WI中等信号、T_2WI均匀中等高信号，周围的纤维包膜及白膜在T_1WI、T_2WI均为低信号带；附睾T_1WI与睾丸信号相仿，T_2WI信号不均匀，信号低于睾丸。

DWI：正常前列腺各区DWI呈较均匀的等信号，ADC值（b值为1 000s/mm²）一般＞1.2×10⁻³mm²/s。

MRS：正常前列腺组织内含有高浓度的枸橼酸盐（citrate，Cit），为腺体组织产生和分泌；此外，还含有胆碱（choline，Cho）及其化合物与肌酐（creatine，Cr），前者与细胞膜的合成与降解有关，而后者参与能量代谢。

DCE-MRI：前列腺中央腺体较早且持续强化，即时间-信号强度曲线呈逐渐上升型曲线（即I型曲线）（图8-14d~图8-14f）。外周带腺体无明显强化，腺体间的细小分隔轻度强化；精囊内迂曲小管的管壁纤细轻度强化。

三、基本病变影像学表现

（一）前列腺基本病变

1. 前列腺大小改变　弥漫/局限增大，部分缺如/缩小。超声、CT和MRI检查均易发现前列腺增大。表现为前列腺横径＞5cm或在耻骨联合上方2cm层面仍可显示前列腺，可为均匀对称性增大或为非对称性不规则形增大。均匀对称性增大多见于前列腺增生。

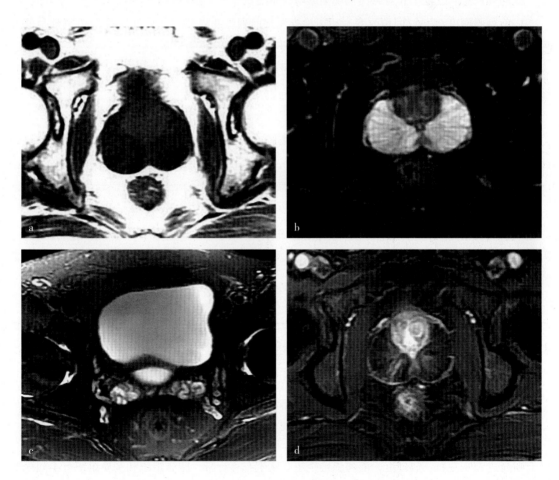

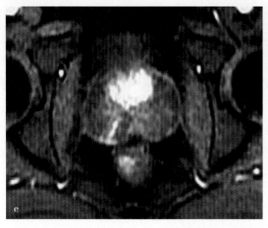
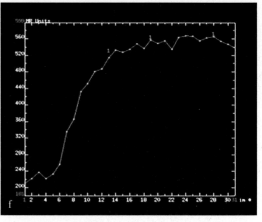

▲ 图8-14　男性生殖系统正常MRI图像

a. 轴位T_1WI，前列腺轮廓清晰，外周带信号略低；b、c. 轴位T_2WI，前列腺外周带为明显高信号，中央带为等信号，精囊腺可见高信号迂曲的精囊小管；d~f. 增强扫描及时间–信号强度曲线，中央腺体早期且持续强化，外周带无明显强化，时间–信号强度曲线呈逐渐上升型。

2. 前列腺轮廓改变　非对称性不规则形增大主要见于前列腺癌。

3. 前列腺密度／信号／回声改变　超声检查发现前列腺外周带内有低回声或T_2WI病灶呈低信号、DWI呈高信号及ADC图呈低信号等，有助于早期前列腺癌的诊断。

4. 前列腺病变血供异常　早期异常强化（对应T_2WI及DWI、ADC改变）有助于前列腺癌的诊断。

（二）精囊基本病变

精囊病变可为精曲小管异常、精囊囊肿、脓肿或肿瘤。超声、CT和MRI检查，根据肿块的回声、信号强度和密度，常能作出进一步鉴别。

1. 精囊（精曲小管）异常扩张　（先天性、获得性）囊肿。

2. 精囊信号／密度改变　出血（血精）。

3. 精囊肿块　囊性、囊实性及实性肿块，精囊肿块呈液性回声、水样密度和信号强度时，为精囊囊肿或脓肿；而肿块呈实性回声、软组织信号强度和密度并有强化时，常为精囊肿瘤。

（三）睾丸基本病变

超声和MRI检查能够发现睾丸肿块，常见原因为睾丸肿瘤、脓肿及血肿（外伤／扭转）。不同类型肿瘤的回声、信号强度各异，从而有可能作出定性诊断。

四、疾病诊断

（一）前列腺增生

前列腺增生（prostatic hyperplasia）是老年人的常见病变，50岁以上发生率约为50%，而60岁以上则高达75%左右。病理上，前列腺增生主要发生在移行带，腺体组织和基质组织有不同程度增生，周围可形成假性包膜。当增大的移行区压迫邻近尿道和膀胱出口时，导致不同程度的膀胱梗阻。主要临床表现是尿频、尿急和夜尿增加，随病情加重，出现尿流变细、中断，甚至发生尿潴留。

前列腺增生临床主要诊断依据是症状和直肠指检，影像学检查的目的是评价前列腺增大的程度及与前列腺癌鉴别。

【影像学表现】

超声：① 前列腺对称性增大，径线超过正常值上限；② 增大的前列腺边界清楚，被膜回声连续；③ 内腺呈瘤样增大，外腺萎缩，两者分界清晰，内腺回声较外腺偏低，内腺区有时可见单发或多发的类圆形高回声结节，有时可见高回声后方伴声影的钙化灶；④ 前列腺增大致排尿阻力增加，致膀胱壁增厚，内缘处有多发小梁形成的突起。

CT：① 耻骨联合上方2cm或更高层面仍可见前列腺，和/或前列腺横径超过5cm；② 增大的前列腺边缘光滑锐利，密度无改变，可有钙化灶；③ 增强检查，早期增大的前列腺呈相对不均匀强化，晚期强化趋于均匀，见图8-15。

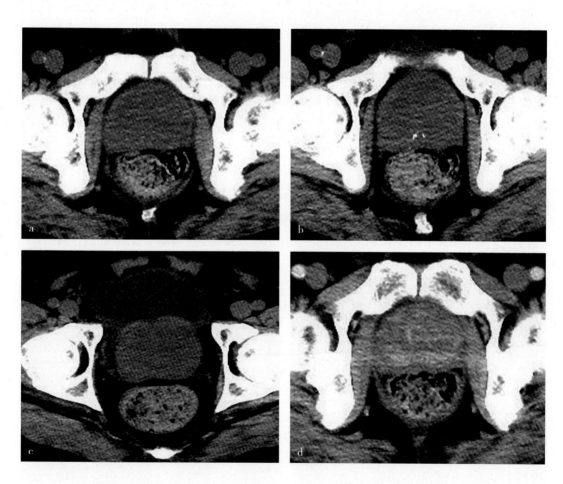

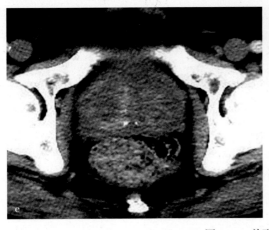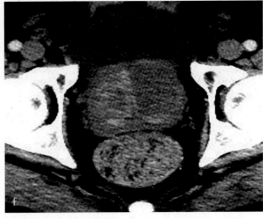

▲ 图8-15 前列腺增生CT图像

a~c. 平扫，前列腺增大，超出耻骨联合上2cm，上缘呈分叶状突向膀胱，密度均匀，见点状致密影（钙化）；
d~f. 增强扫描，前列腺轻度不均匀强化。

MRI：① 增大的前列腺 T_1WI 呈均匀低信号。② 外周带 T_2WI 呈高信号，受压变薄，甚至近乎消失；移行带和中央带体积明显增大，当以腺体增生为主时，呈多发结节状不均匀高信号，周围常见环形低信号带（假性包膜）。若基质增生明显，则以中等信号为主；在受压外周带与增大的移行带和中央带之间可见低信号环。③ 增生腺体 DWI 常呈等信号，ADC值降低不明显。④ MRS检查，增生的移行带由于腺体增生 Cit 峰明显升高，Cho 峰和 Cr 峰变化不明显，即（Cho+Cr）/Cit值不大。⑤ DCE-MRI增生的腺体以逐步延迟强化为主，即时间–信号强度曲线呈逐渐上升型（即I型曲线）。见图8-16。

【诊断和鉴别诊断】

前列腺增生诊断要点：① 好发于60岁以上；② 前列腺移行带和中央带体积增大，外周带受压变薄，但信号或回声仍高，两者边界清楚；③ DWI增生的腺体呈等信号，MRS测定（Cho+Cr）/Cit值不大，MRI动态增强扫描腺体呈渐进性强化。前列腺增生应与限于被膜内的前列腺癌进行

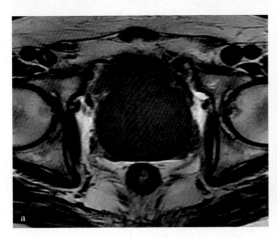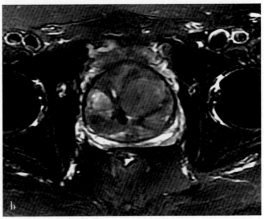

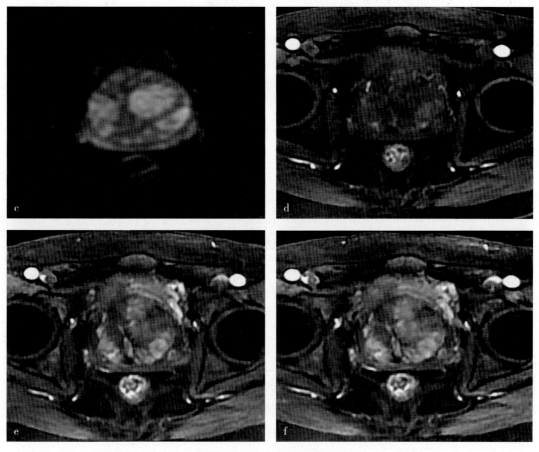

▲ 图8-16 前列腺增生MRI图像

a~c. 轴位T₁WI，前列腺增大，信号均匀，T₂WI显示前列腺移行区和中央区体积增大、信号不均匀，见多个稍高信号结节，高信号的周围带明显受压变薄，DWI前列腺结节未见明显弥散受限；d~f. 增强扫描，增生的腺体逐渐强化。

鉴别，两者均可表现为前列腺对称性增大，CT和超声检查常难以鉴别，但MRI检查则有较高的鉴别价值。

（二）前列腺癌

前列腺癌（prostate cancer）是老年人常见的恶性肿瘤，其中95%~99%为腺癌。肿瘤主要发生在前列腺的外周带，占70%~80%。早期（T₁~T₂期），肿瘤限于被膜内；中晚期（T₃~T₄期），肿瘤突破被膜并侵犯周围脂肪、精囊和其他相邻结构，以及发生淋巴转移（累及闭孔内肌淋巴结）和血行转移（骨转移最多见）。临床上早期症状类似前列腺增生，晚期发生局部疼痛并出现肿瘤转移体征。

前列腺癌诊断的主要依据是直肠指检可触及前列腺硬结、前列腺特异抗原（PSA）水平增高和相应的影像学表现，最终确诊需穿刺活检或手术病理。

超声、CT、MRI、PET/CT、PET/MRI等检查方法可以无创地提供肿瘤形态学和部分功能学信息，超声为筛查方法，CT对早期病灶的检出价值不大，对中晚期肿瘤的定位及分期诊断有一定价值。多参数磁共振成像（multiparametric magnetic resonance imaging，mpMRI）是诊断前列腺癌的最佳影像学检查方法，主要包含T_2WI、DWI、ADC和动态增强扫描，在前列腺癌诊断、分期、疗效评价及随访中发挥重要作用。

【影像学表现】

前列腺癌多发生于前列腺外周带，但约有30%发生于由中央带、移行带及尿道周围腺体组成的中央区。

超声：① 早期前列腺癌常呈低回声结节，少数为等回声或非均质回声增强病灶，边界多模糊不清，较大者可致局部被膜外突；② 进展期前列腺癌，前列腺呈不规则分叶状增大；被膜不完整，回声连续性中断；内部回声强弱不均，内外腺结构境界不清，CDFI显示局部血流信号增加；邻近器官出现受累表现，如膀胱颈部呈不规则增厚、隆起，膀胱直肠窝或直肠壁出现肿块回声。

经直肠超声（TRUS）加上超声引导下穿刺活检是目前最佳的早期诊断方法，但费用昂贵，患者较痛苦，TRUS不能检出区域淋巴结转移。

CT：① 早期前列腺癌结节局限于被膜内，前列腺组织与肿瘤组织强化程度类似，密度无异常改变，因而CT无助于早期前列腺癌的诊断；② 进展期前列腺癌，能够显示肿瘤的被膜外侵犯，表现为正常前列腺形态消失，代之为较大的分叶状肿块；肿瘤侵犯精囊，造成精囊不对称、精囊角消失和精囊增大；膀胱受累时，膀胱底壁增厚，以致出现突向膀胱腔内的分叶状肿块；可发现盆腔淋巴结转移及远处器官或骨转移，淋巴结转移首先累及闭孔内肌和髂内动脉旁淋巴结。

MRI：对于发现前列腺癌和确定其大小、范围均有较高价值。① T_1WI上前列腺癌与前列腺组织均为一致性较低信号，难以识别肿瘤；② 在T_2WI高信号的外周带出现低信号结节；③ DWI上，前列腺癌病灶呈DWI高信号、ADC图低信号，ADC值降低，目前认为，当b值为$1\ 000s/mm^2$时，ADC值$<0.95\times10^{-3}mm^2/s$，诊断敏感性及特异性超过90%；④ 动态增强扫描病灶呈速升速降的强化表现，即呈Ⅲ型时间–信号强度曲线；⑤ MRS检查，Cho峰明显增高，Cit明显降低，（Cho+Cr）/Cit值大于1.0。见图8-17。

MRI可较好地显示前列腺周围神经血管束、精囊、膀胱、直肠、盆底肌侵犯及盆腔淋巴结、骨转移情况，可准确地进行肿瘤的分期诊断。

【诊断和鉴别诊断】

前列腺癌诊断要点：① 肿瘤主要发生在前列腺的外周带；② 肿瘤限于被膜内，超声或CT诊断比较困难；③ MRI的T_2WI、DWI、DCE-MRI及MRS能较好地显示病灶及定量诊断。前列腺癌需与前列腺增生及膀胱底部肿瘤鉴别。

1. 前列腺增生　前列腺癌早期病灶局限于被膜内时，应与前列腺增生鉴别。T_2WI高信号的外周带出现低信号结节，DWI结节信号增高或ADC值降低、动态增强扫描等，能较好地区别前列腺癌与前列腺增生。

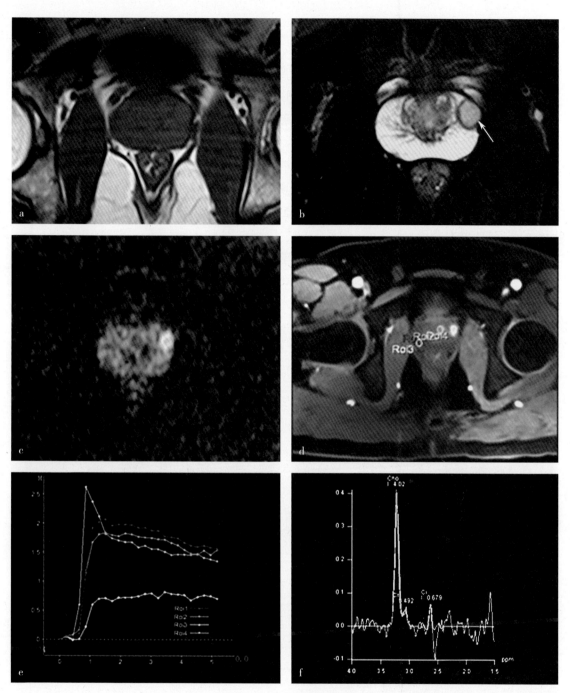

▲ 图8-17 前列腺癌MRI图像

a. 轴位T_1WI，前列腺外形未见异常，信号均匀，左侧外周带似见结节影；b. 脂肪抑制轴位T_2WI，前列腺左侧外周带显示低信号结节（箭）；c. DWI病灶呈高信号；d. 动态增强后处理取不同区域感兴趣区；e. 取值的各区域时间–信号强度曲线，呈速升速降（Ⅲ型曲线）表现；f. MRS，Cho峰明显升高、Cit峰明显降低。

2. 膀胱颈部肿瘤　超声和矢状位及冠状位MRI检查显示肿瘤的主体位于膀胱，有利于与前列腺癌鉴别。结合直肠指检及PSA检查有助于二者的鉴别。

（三）睾丸肿瘤

睾丸肿瘤（testicular tumor）绝大多数为恶性，其中90%~95%为生殖细胞肿瘤，主要是精原细胞瘤、胚胎癌、绒毛膜上皮癌等。肿瘤易发生腹膜后淋巴结转移，亦可血行转移至肝、肺等部位。睾丸良性肿瘤少见，主要为成熟型畸胎瘤。睾丸肿瘤多发生在青中年，表现为一侧睾丸肿块，也可起源于隐睾。影像学检查对睾丸肿瘤的定性有一定帮助，有利于发现转移灶，还可用于监测疗效。

【影像学表现】

超声：① 患侧睾丸增大，多无正常睾丸回声；② 精原细胞瘤的边界清楚，回声不均，有粗大点状回声，CDFI显示血流丰富，为动脉血流频谱、流速快；③ 胚胎癌多为边界清楚的较大肿块，呈混杂回声；④ 畸胎瘤或畸胎癌时，内部回声极不均匀，有液化、坏死性无回声区和钙化所致的强回声后方伴声影。

CT：① 睾丸局部肿块。畸胎瘤或畸胎癌常密度不均匀，出现钙化或脂肪（图8-18a）。精原细胞瘤密度均匀，增强扫描肿块均匀强化（图8-18b、图8-18c）；② 恶性睾丸肿瘤有腹膜后淋巴结转移和远处转移征象。

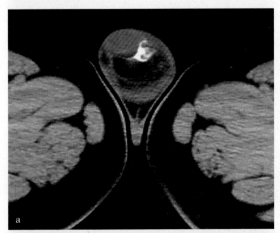
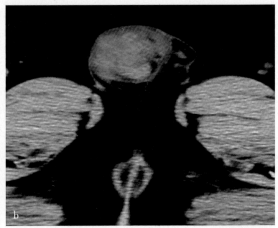
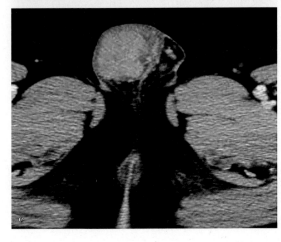

▲ 图8-18　睾丸肿瘤CT图像

a. 睾丸畸胎瘤CT平扫，睾丸混杂密度肿块，可见更低密度脂肪及致密钙化；b、c. 睾丸精原细胞瘤CT平扫及增强扫描，右侧睾丸等密度肿块，造影增强呈均匀轻度强化，边界较清。

MRI：① 睾丸精原细胞瘤质地均匀，很少有坏死和出血，因而T$_1$WI与正常睾丸组织呈等信号，而T$_2$WI信号则低于正常睾丸组织；② 胚胎癌或绒毛膜上皮癌易有出血、坏死而致信号不均匀；③ 成熟畸胎瘤表现为内含脂肪成分的混杂信号肿块；④ 恶性睾丸肿瘤有腹膜后淋巴结转移和远处转移征象。

【诊断和鉴别诊断】

睾丸肿瘤诊断要点：① 睾丸肿瘤绝大多数为恶性，即精原细胞瘤；② 患侧睾丸增大，正常结构消失；③ 恶性肿瘤局部侵犯及转移征象；④ 畸胎瘤含脂肪或钙化诊断比较明确。睾丸肿瘤应与其他睾丸肿块鉴别，包括睾丸血肿、脓肿、炎症等。这些病变在临床上有不同表现，影像学检查可显示各自特征。例如，睾丸血肿超声检查为液性无回声区，CT为高密度；睾丸脓肿超声可显示气体影；睾丸炎与附睾炎多同时发生，超声呈弥漫性低回声。

（刘爱连　王伟）

第三节　乳腺

一、检查技术

（一）X线

乳腺X线摄影（mammography）是乳腺疾病的主要影像学检查方法，特别是对乳腺内钙化，尤其是乳腺癌微小钙化的检出率很高。由于乳腺腺体组织随月经周期变化而有所变化，因此乳腺X线摄影的最佳时间为月经后1周。摆位和对乳房施加适当的压迫是乳腺X线摄影技术中的重要部分，正确的压迫技术是保证乳腺X线摄影质量的重要因素，应在患者能耐受的情况下使乳腺受压至最大程度。乳腺常规X线摄影应包括双侧乳腺，以利于对比。患者通常取站立位，头尾位（craniocaudal，CC）和内外斜位（mediolateral oblique，MLO）是两个常规投照体位，必要时辅以内外侧位（mediolateral，ML）、外内侧位（lateromedial，LM）、外上-内下斜位（superolateral to inferomedial oblique，SIO）、外内斜位（lateromedial oblique，LMO）、局部压迫（spot compression）摄影及局部压迫放大摄影等。内外斜位所暴露出的乳腺组织最多，特别是对一些位置较深病变显示较好。头尾位对较浅表的乳腺内、外侧病变显示比较清晰，但所包括的乳腺组织较少，深部病变易被漏诊。侧位投照是最常用的附加体位，它与头尾位结合可对乳腺病变进行精确定位。外上-内下斜位和外内斜位对位于乳腺内上病变显示最好。

乳腺导管造影（galactography）适用于有乳头溢液的患者，是经乳腺导管在乳头的开口注入对比剂使乳腺导管显影的X线检查方法，以显示某一部分导管形态，发现导管病变。

（二）超声

超声检查能清晰显示乳腺内各层结构，对乳腺疾病的诊断也是一种非常有价值的影像学检查方法。另外，与乳腺X线检查相比，超声检查无辐射，因此是年轻、妊娠或哺乳期妇女乳腺病变的首选检查方法。患者一般取仰卧或侧卧位，必要时可在检查侧肩下放置一硬枕，并抬起上臂，充分暴露乳房。乳腺超声检查一般采用7.5~12MHz的高频线阵型探头，检查时在乳房表面皮肤均匀涂抹耦合剂，将探头置于乳腺区顺序进行横向、纵向、放射状、反放射状和斜切扫查，同时注意两侧乳腺对比观察。除常规二维超声检查外，彩色多普勒血流成像（CDFI）和频谱多普勒检查能够反映乳腺病变内部及周围的血流状况，对病变的诊断及鉴别诊断有一定的帮助。另外，乳腺超声弹性成像技术能够客观定量评估乳腺病变的硬度，也为病变尤其小病变的诊断和鉴别诊断提供了新的信息，可明显提高对常规二维超声图像表现不典型的乳腺病变诊断的准确性。

（三）CT

普通CT检查的辐射剂量比X线摄影高，不宜作为乳腺疾病的常规检查手段，但部分患者行胸部CT检查时可发现较明显的乳腺病变，检出乳腺癌的腋窝、纵隔淋巴结转移及肺转移。

（四）MRI

MRI主要用于常规X线和超声检查定性困难、乳腺癌保乳手术前、乳腺假体并发症的评估、隐性乳腺癌、乳腺癌新辅助治疗疗效评价。由于乳腺腺体组织随月经周期变化而变化，因此乳腺MRI检查最佳时间为月经后1周。患者俯卧于检查床上，双乳自然悬垂于特制的乳腺相阵列表面线圈的双孔内。扫描方位可采用轴位或矢状位，最常用的成像序列包括自旋回波序列、快速自旋回波序列、反转恢复序列和梯度回波序列等。乳腺MRI平扫除能对囊、实性病变作出可靠诊断外，在定性诊断方面与X线和超声检查相比并无显著优势，故应常规行MRI增强扫描。MRI增强扫描常用的对比剂为Gd-DTPA，所用剂量为每千克体重0.1~0.2mmol，采用静脉内团注法，检查技术采用快速成像序列T_1WI动态增强扫描。DWI检查能够反映乳腺组织内水分子弥散受限程度的差异，根据测得病变的ADC值鉴别乳腺良、恶性病变，与动态增强T_1WI相结合可提高诊断的准确性。MRS是检测活体内代谢和生化成分的一种无创伤性技术，能显示良、恶性病变之间的代谢物差异。

二、正常影像学表现

（一）X线

1. 乳头　乳头位于锥形乳腺的顶端和乳晕的中央，密度较高，大小不一，但一般两侧等大（图8-19）。

2. 乳晕　乳晕呈盘状，位于乳头周围，乳晕区皮肤厚度为1~5mm，较乳腺其他部位的皮肤稍厚。

3. 皮肤　呈线样影，厚度均匀，但在下后方邻近胸壁反褶处的皮肤略厚。皮肤的厚度因人而异，为0.5~3mm（图8-19）。

4. 皮下脂肪层　通常表现为皮肤下方厚度为5~25mm透亮的低密度带，其内交错、纤细而密度较淡的线样影为纤维间隔、血管和悬吊韧带。皮下脂肪层厚度随年龄及胖瘦不同而异，年轻致密型乳腺此层较薄，肥胖者则此层较厚，脂肪型乳腺的皮下脂肪层与乳腺内脂肪组织影混为一体（图8-19）。

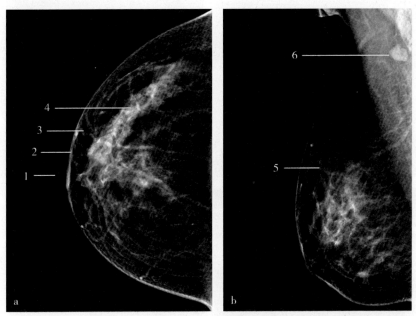

1. 乳头；2. 皮肤；3. 皮下脂肪层；4. 纤维腺体组织；5. 血管；6. 淋巴结。

▲ 图8-19 乳腺正常X线表现（a、b）

5. 纤维腺体组织 X线上的所谓纤维腺体影是由许多小叶及其周围纤维组织间质重叠、融合而成的片状致密影，边缘多较模糊（图8-19）。通常纤维腺体组织的X线表现随年龄增长而有较大变化：① 年轻女性或中年未育者，因腺体及结缔组织较丰富，脂肪组织较少，X线表现为整个乳腺呈致密影，称为致密型乳腺（图8-20）；② 中年女性随着年龄增加，腺体组织逐渐萎缩，脂肪组织增加，X线表现为散在片状致密影，其间可见散在的脂肪透亮区；③ 生育后的老年女性，整个乳腺大部或几乎全部由脂肪组织、乳腺导管、残留的结缔组织及血管构成，X线上较为透亮，称为脂肪型乳腺（图8-21）。

依据美国放射学院2013年第5版乳腺影像报告和数据系统（breast imaging reporting and data system，BI-RADS）将乳腺分为4型：脂肪型、散在纤维腺体型、不均匀致密型（包括弥漫和局限两种情况）和致密型。这种分型的主要意义在于说明X线摄影对不同乳腺类型中病变检出的敏感性不同，对发生在脂肪型乳腺中病变的检出率高，而对发生在致密型乳腺中非钙化病变的检出率则明显降低，临床医生了解这一点很重要。

6. 乳腺导管 正常人有15~20支输乳管即乳腺导管，开口于乳头，呈放射状向乳腺深部走行。X线平片有时可显示大导管，起自乳头下方，呈线样放射状向乳腺深部走行，也可表现为均匀密度的扇形影而无法辨认各支导管。X线平片上乳腺导管表现的线样影同纤维组织构成的线样影难以鉴别，可统称为乳腺小梁（breast trabeculae）。乳腺导管造影能清楚显示大导管及其主要分支导管。

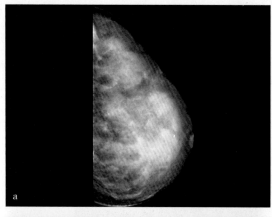
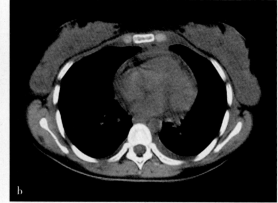
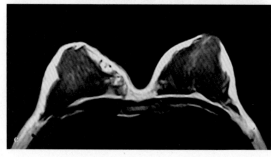

▲ 图8-20 致密型乳腺
a. X线平片；b. CT；c. MRI。

7. 乳腺后脂肪 乳腺后脂肪位于乳腺纤维腺体层后方、胸大肌前方，与胸壁平行，X线表现为线样透亮影，厚度0.5~2mm，向上可达腋部。乳腺后脂肪在X线片上通常不能完全显示。

8. 血管 静脉的粗细因人而异，一般两侧大致等粗。未婚妇女静脉多较细小，生育及哺乳后静脉增粗（图8-19）。乳腺动脉在致密型乳腺多不易显示，在脂肪型乳腺有时可见迂曲走行的动脉影。动脉壁钙化时，呈双轨或柱状表现。

9. 淋巴结 乳腺内淋巴结一般不能显示，偶尔可呈圆形结节影，直径多<1cm。X线片常见的淋巴结多位于腋前或腋窝区（图8-19），根据其与X线投照的关系可呈圆形、椭圆形或蚕豆状的环形或半环形影。淋巴结的一侧凹陷称为"门"部，表现为低密度区。正常腋窝淋巴结的数目和大小个体差异较大，当淋巴结内含有大量脂肪即脂肪化时可至数厘米。

（二）超声

1. 乳头 位于乳房中心，表现为边界清楚的中低回声类圆形结节，其大小、回声因年龄、发育阶段及孕产情况而异。年轻、未生育女性乳头较小、回声较低，哺乳期后乳头增大，回声略增强。

2. 皮肤 表现为边缘平滑、整齐的带状强回声，厚0.5~3mm，乳晕区及乳房下缘皱褶处皮肤厚度可至4mm（图8-22）。

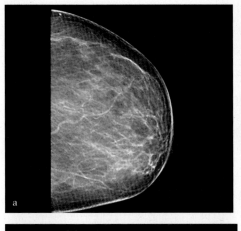
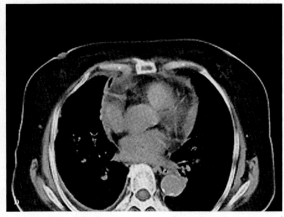
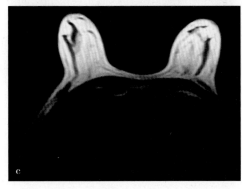

▲ 图8-21 脂肪型乳腺
a. X线平片；b. CT；c. MRI。

3. 皮下脂肪层和悬吊韧带 皮下脂肪层介于皮肤和纤维腺体之间，皮下脂肪层回声较纤维腺体低，通常乳腺超声检查在观察病变时，以脂肪组织回声作为等回声，以此为参照判断乳腺病变的回声强度。皮下脂肪层内可见呈强回声表现的散在条索状或三角形的悬吊韧带（图8-22）。

4. 纤维腺体组织和乳腺导管 乳腺深部为纤维腺体组织（图8-22）和乳腺导管。纤维腺体组织回声较脂肪组织高，其内可见中低回声的脂肪组织。以乳头为中心行放射状扫查易于显示自乳头根部呈放射状分布的乳腺导管长轴，导管短轴切面呈圆形或椭圆形暗区，排列不整，大小相似。

5. 乳腺后脂肪 介于纤维腺体层和胸肌之间，与胸壁平行，呈线样或带状低回声（图8-22）。

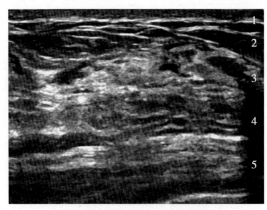

1. 皮肤；2. 皮下脂肪层；3. 纤维腺体组织；
4. 乳腺后脂肪；5. 胸肌及肋骨层。
▲ 图8-22 乳腺正常超声表现

6. 胸大肌及肋骨　胸大肌呈低回声，表现为与解剖结构一致的肌纤维纹理，排列整齐，肌筋膜为线样强回声，连续光滑。肋骨呈弧形或线形强回声，后方有声影，短轴切面可表现为边界清晰的圆形或椭圆形低回声区，部分伴后方声影，操作时应注意观察和认清解剖层次，避免将其误认为肿瘤（图8-22）。

7. 乳腺血管　二维声像图中腺体内血管呈管状无回声区，静脉较动脉位置表浅。频谱多普勒和CDFI能够显示乳腺血流信号，并可测得各种参数值。

8. 淋巴结　正常淋巴结在二维声像图上呈圆形或卵圆形，形态规则，表面光滑整齐，中央髓质为较强回声，周边皮质为低回声。

（三）CT

1. 脂肪组织　呈较低密度，CT值为-110~-80HU。

2. 纤维腺体组织　在CT上表现为片状致密影，其内可见斑点或斑片状低密度的脂肪岛。纤维腺体的CT值随年龄和生理变化不同而不同，为10~30HU。乳腺实质类型不同，CT表现亦有所差异：致密型乳腺呈一致性致密影，缺乏组织间层次对比（图8-20）；脂肪型乳腺密度较低，层次对比较为清晰（图8-21）；而散在纤维腺体型表现则介于脂肪型与致密型之间。增强CT扫描，正常纤维腺体显示轻度强化，CT值增加10~20HU。

（四）MRI

乳腺MRI表现因所用脉冲序列不同而有所差别。

1. 脂肪组织　通常在T_1WI及T_2WI均呈高信号，在脂肪抑制序列呈低信号，增强后几乎无强化。

2. 纤维腺体组织和乳腺导管　在平扫T_1WI纤维腺体组织表现为较低或中等信号，T_2WI表现为中等信号，脂肪抑制T_2WI序列呈中等或较高信号。乳腺类型不同，MRI表现亦有所差异：① 致密型乳腺的纤维腺体组织占乳腺的大部或全部，在T_1WI表现为低或中等信号，在T_2WI表现为中等或较高信号（图8-20）；② 脂肪型乳腺主要由高信号的脂肪组织构成，残留的部分索条状乳腺小梁在T_1WI和T_2WI均表现为低或中等信号（图8-21）；③ 散在纤维腺体型乳腺的表现介于脂肪型与致密型之间。动态增强T_1WI扫描时，正常乳腺实质通常表现为轻度、渐进性强化，增强幅度不超过强化前信号强度的1/3，如在经期或经前期也可呈中度甚至明显强化表现，双侧乳腺表现大致对称。乳腺导管最终汇集于乳头，如果有导管系统扩张，以T_2WI矢状位观察较清晰。

3. 皮肤和乳头　增强后乳腺皮肤呈轻度渐进性强化；乳头亦呈轻至中度渐进性强化。

三、基本病变影像学表现

（一）X线

1. 肿块　可见于良性及恶性病变（图8-23）。分析应包括形状、边缘、密度和大小。① 形状，分为圆形、卵圆形、分叶状及不规则形，按此顺序，恶性病变的可能性依次递增；② 边缘，分为光滑、清晰、模糊、小分叶和毛刺，肿块边缘清晰、光滑、锐利者多属良性病变，而边缘模糊、小分叶及毛刺多为恶性病变，但边缘模糊需注意是否为与正常组织重叠所致，此时行局部压迫摄影有助于明确判断；③ 密度，分为高密度、等密度、低密度和含脂肪密度，一般良性病变多呈等密度或低密度，而恶性病变密度多较高，含脂肪密度肿块多见于良性病变，如错构瘤、脂肪瘤和含脂囊肿等；④ 大小，应测量肿块的长径和短径。

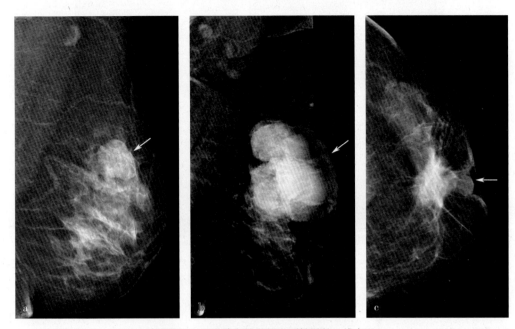

▲ 图8-23　乳腺良性肿块和恶性肿块X线表现

a. 纤维腺瘤，肿块（箭）呈卵圆形，边缘光滑，等密度；b. 乳腺癌，肿块形状不规则，高密度，皮肤局限性增厚（箭）；c. 乳腺癌，肿块边缘毛刺，乳头回缩（箭）。

2. 钙化　乳腺良、恶性病变均可出现钙化。通常良性病变钙化多较粗大，形态可呈颗粒状、"爆米花"样、粗杆状、"蛋壳"样、圆形、"新月"形或环形，密度较高，分布比较分散（图8-24）；而恶性病变钙化形态多呈细小砂粒状、线样或线样分支状，大小不等，浓淡不一，分布上常密集成簇或呈线性及段性走行（图8-25），钙化可单独存在，也可位于肿块内、肿块外或兼而有之。钙化的形态和分布是鉴别良、恶性病变的重要依据。大多数临床触诊阴性的乳腺癌，X线上多依据钙化作出诊断。依据美国放射学院2013年第5版的BI-RADS，将乳腺钙化分为典型良性和可疑恶性两大类型。

3. 结构扭曲　乳腺局部结构紊乱、变形、失常，但无明确肿块，包括从某点发出的放射状条索，或乳腺实质边缘的收缩或变形。结构扭曲可见于乳腺癌，也可见于良性病变，如慢性炎症、脂肪坏死、手术后瘢痕、放疗后改变等。此征象易与乳腺内正常重叠纤维结构影相混淆，需在两个投照方位上均显示方能判定。对于结构扭曲，如能除外手术后或放疗后改变，应建议活检。

4. 局灶性不对称致密　两侧乳腺对比有局灶性不对称致密，或与以前X线片比较，新发现局灶性致密区，特别是致密区呈进行性密度增高或扩大时，应考虑乳腺癌可能，需行活检。

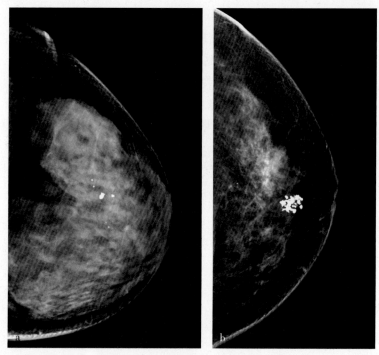

▲ 图8-24　乳腺良性病变钙化X线表现

a. 钙化形态呈颗粒状；b. 钙化形态呈"爆米花"样。

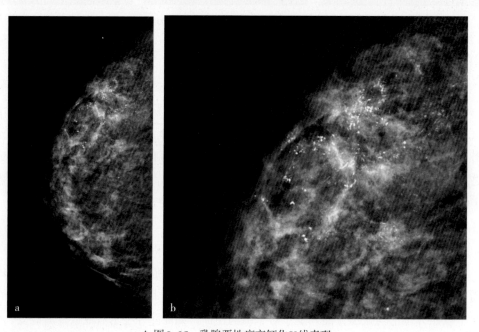

▲ 图8-25　乳腺恶性病变钙化X线表现

a. 乳腺癌，钙化形态呈细小砂粒状、线样或线样分支状，大小不等，浓淡不一；b. 为图a钙化灶局部放大。

5. 导管征　表现为乳头下一支或数支乳腺导管增粗、密度增高。乳腺良、恶性病变均可出现此征象。

6. 晕圈征　表现为肿块周围一圈薄的透亮带，有时仅显示一部分，为肿块推压周围脂肪组织形成。常见于良性病变，如囊肿或纤维腺瘤，但也可见于恶性肿瘤。

7. 局限性皮肤增厚和凹陷　多见于恶性肿瘤，肿瘤经皮下脂肪层直接侵犯皮肤（图8-23），或由于血供增加、静脉淤血及淋巴回流障碍等原因造成皮肤局限性增厚并向肿瘤方向回缩，即"酒窝征（dimpling sign）"，但也可为手术后瘢痕或炎症性病变。

8. 乳头回缩　乳头后方的癌瘤浸润乳头时，导致乳头回缩、内陷，即"漏斗征（funnel sign）"（图8-23），但也可见于先天性乳头发育不良。

9. 血供增多　多见于恶性肿瘤，由于血供增加，乳腺内出现增多、增粗和迂曲的异常血管影。

10. 腋窝淋巴结异常　一般呈圆形或不规则形、外形膨隆、密度增高，淋巴结门的低密度脂肪结构影消失（图8-26）。淋巴结异常可为乳腺癌转移，也可为炎性反应。

11. 乳腺导管改变　乳腺导管造影可显示乳腺导管异常，包括乳腺导管扩张、截断、充盈缺损、受压移位、走行僵直、破坏、分支减少和排列紊乱等。

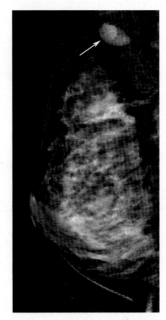

▲ 图8-26　腋窝淋巴结异常X线表现　淋巴结外形膨隆，密度增高（箭）。

（二）超声

1. 肿块　确认肿块需在两个不同方位切面上均可显示。分析应包括形状、方向、边缘、内部回声、后方回声及侧方回声等表现，并观察CDFI血流情况。

（1）良性肿块：多表现为圆形或卵圆形，边缘光滑锐利，横径通常大于纵径，内部为均匀或比较均匀的低回声，肿块后方回声正常或增强（图8-27）；CDFI显示肿块通常无血流或血流较少。含液体的囊性肿块表现为边缘光滑锐利的无回声液性暗区，肿块后方回声增强。

（2）恶性肿块：形态多不规则，纵径通常大于横径，边缘可表现为模糊、成角、微分叶或毛刺，内部呈不均匀低回声，肿块后方回声衰减（图8-27），但也可表现为后方回声正常或增强，常有周围组织浸润；CDFI显示病变内有较丰富的血流。

2. 钙化　表现为点状强回声。通常超声对钙化的显示不如X线摄影直观，对存在于纤维腺体组织中小于波长的钙化显示困难，但可显示直径大于波长或堆积成团状伴声影的钙化灶，在低回声肿块中的钙化灶无论粗大或细小均能清晰显示（图8-27）。依据钙化大小可分为粗大钙化（≥0.5mm）和微小钙化（<0.5mm）。依据钙化出现的位置可分为肿块内钙化、肿块外钙化及导管内钙化。

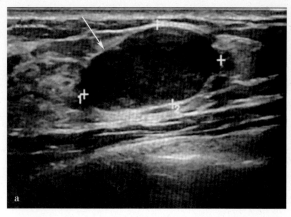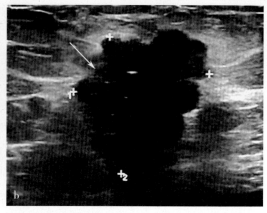

▲ 图8-27 乳腺良性肿块和恶性肿块超声表现

a. 纤维腺瘤, 肿块（箭）呈卵圆形, 边缘光滑, 长轴方向与皮肤层平行（横径大于纵径）, 内部呈低回声, 肿块后方回声增强; b. 乳腺癌, 肿块形态不规则（箭）, 纵径大于横径, 边缘成角、分叶, 内部回声不均匀, 可见多发点状强回声钙化, 邻近结构纠集, 部分后方组织回声衰减。

3. 结构紊乱 表现为乳腺局部回声不均匀, 内部呈强弱不等的网格状回声及片状低回声, 可见于乳腺良、恶性病变。

4. 乳腺导管改变 乳腺导管扩张时, 可见管径增粗, 如增粗的导管内出现肿块则提示导管内占位性病变。

5. 皮肤改变 包括皮肤增厚及皮肤凹陷。皮肤增厚表现为局限性或弥漫性, 多见于恶性肿瘤, 但也可为手术后瘢痕或炎症性病变。皮肤凹陷与悬韧带受侵后收缩有关。

6. 淋巴结肿大 病理性淋巴结可为单发或多发, 亦可相互融合, 形态不规整, 边缘不光滑, 皮质不均匀增厚, 皮、髓质分界不清且回声较低, 强回声的淋巴结门结构消失, CDFI显示皮、髓质区血流信号丰富。

（三）CT

1. 肿块 乳腺良、恶性肿块的形态学表现与X线摄影相同。根据CT值可对囊肿、肿块内的脂肪及出血、坏死进行判断。CT增强扫描, 良性肿块可呈中度强化, CT值常增高30~40HU; 恶性肿块多明显强化, CT值常增高50HU以上。

2. 钙化 乳腺良、恶性病变钙化的CT表现与X线相同, 但对非常细小钙化灶的显示方面, CT不及X线摄影。

3. 乳头及皮肤 当乳腺癌侵及乳头或表面皮肤时, CT检查同样可显示乳头内陷或局部皮肤增厚, 表现为密度增高, 并向肿瘤方向凹陷。

4. 乳腺后脂肪间隙消失及淋巴结肿大 恶性肿瘤侵及胸壁肌肉时, 乳腺后脂肪间隙消失; 有淋巴结转移时, 在腋窝及胸骨后内乳区可见肿大的淋巴结。

（四）MRI

MRI对乳腺病变的分析应包括形态学表现、信号强度及内部结构, 尤其是动态增强后病变强化分布方式和血流动力学表现特征, 如早期强化率和时间-信号强度曲线类型等, 必要时结合

DWI及波谱成像检查。

1. 形态学表现 ① 灶性强化：为小斑点状强化灶，通常 <5mm；② 肿块强化：提示恶性的表现包括形态不规则、呈星芒状或蟹足样、边缘不清或呈毛刺样；反之，形态规则、边缘光滑锐利则多提示为良性病变；③ 非肿块强化：导管样强化（指向乳头方向的线样强化，可有分支）或段性强化（呈三角形或锥形强化，尖端指向乳头，与导管或其分支走行一致）多提示恶性病变，特别是导管原位癌（ductal carcinoma in situ，DCIS）；区域性强化（非导管走行区域的大范围强化），多发区域性强化（两个或两个以上的区域性强化）和弥漫性强化（遍布于整个乳腺的广泛强化）。

2. 信号强度、内部结构及强化分布方式 平扫：① T_1WI 病变多呈低或中等信号，T_2WI 病变信号强度则依据其细胞、纤维成分及含水量不同而异；② 一般良性病变内部信号强度多较均匀，但约64%的纤维腺瘤内可有胶原纤维形成的分隔，其在 T_2WI 表现为低或中等信号强度；③ 恶性及少数良性病变内部可有液化、坏死、囊变或纤维化，甚至出血，可表现为高、中、低混杂信号。动态增强扫描：① 良性病变的强化多均匀或呈弥漫斑片样强化；② 良性肿块多为均匀、渐进性强化或由中心向外围扩散，呈离心样强化（图8-28）；③ 恶性肿块的强化多不均匀或呈边缘环状强化，强化方式多由边缘强化向中心渗透，呈向心样强化（图8-29）；④ 非肿块性的恶性病变，多呈导管样或段性强化。

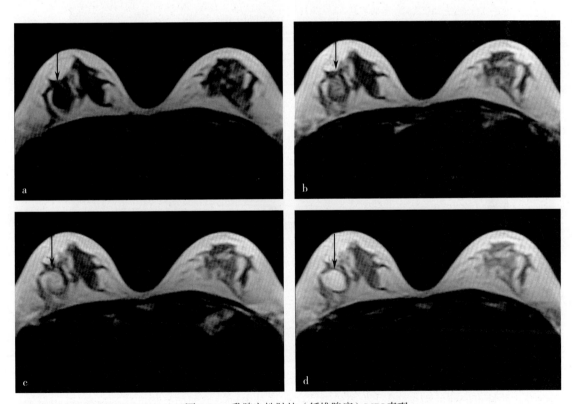

▲ 图8-28　乳腺良性肿块（纤维腺瘤）MRI表现

a. 增强前；b~d. 分别为增强后1.5分钟、3分钟、7.5分钟，动态增强扫描显示病变（箭）信号强度随时间延迟呈渐进性升高，形态规则，边缘光滑。

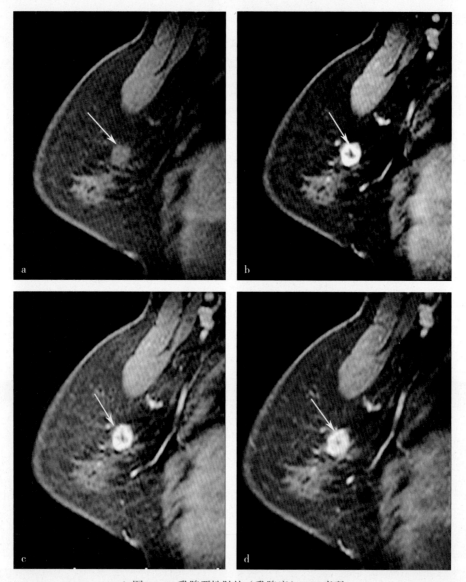

▲ 图 8-29　乳腺恶性肿块（乳腺癌）MRI表现

a. 矢状位增强前；b~d. 分别为矢状位增强后1分钟、2分钟和8分钟，右乳肿块（箭）边缘呈小分叶，动态增强早期肿块呈不均匀强化且以边缘强化明显，随时间延长肿块强化由边缘环形强化向中心渗透而呈向心样强化。

3. 动态增强血流动力学表现　通常将动态增强曲线分为三型。① 渐增型：在整个动态观察时间内，病变信号强度表现为缓慢持续增加，多提示良性病变（可能性为83%~94%）；② 平台型：于动态增强早期时相信号强度达到最高峰，在延迟期信号强度无明显变化，可为恶性或良性病变（恶性可能性约为64%）；③ 流出型：病变于动态增强早期信号强度达到最高峰，其后减低，常提示恶性病变（可能性约为87%）。

4. DWI及MRS　通常恶性肿瘤DWI呈高信号，ADC值较低；良性病变的DWI信号相对较低，ADC值较高。^{1}H-MRS大多数乳腺癌可检出胆碱峰，而仅少数良性病变出现胆碱峰。

四、疾病诊断

（一）乳腺纤维腺瘤

乳腺纤维腺瘤（fibroadenoma）是最常见的乳腺良性肿瘤，是由乳腺纤维组织和腺管两种成分增生共同构成的良性肿瘤。组织学上可表现为以腺上皮为主要成分，也可表现为以纤维组织为主要成分，多数肿瘤以纤维组织增生为主要改变。

多发生在40岁以下妇女，可为一侧或两侧，也可多发，多发者约占15%。临床症状常为偶然发现的乳腺肿块，多不伴疼痛。触诊时多为类圆形肿块，质地实韧，表面光滑，活动度好。

【影像学表现】

X线：① 通常表现为圆形或卵圆形肿块，亦可呈分叶状，边缘光滑整齐，密度近似正常腺体，有时肿块周围可见"晕圈征"（图8-30）；② 部分纤维腺瘤在X线片上可见钙化（图8-30），可位于肿块的边缘或中心，呈粗颗粒状、杆状或"爆米花"样，钙化可逐渐发展，相互融合成为大块状钙化或骨化；③ X线检出率因肿瘤的发生部位、大小、病理特征、钙化情况及乳腺类型而异，如发生在致密型乳腺中，由于纤维腺瘤的密度近似于周围正常腺体组织，缺乏自然对比而呈假阴性，此时行超声或MRI检查有助于诊断。

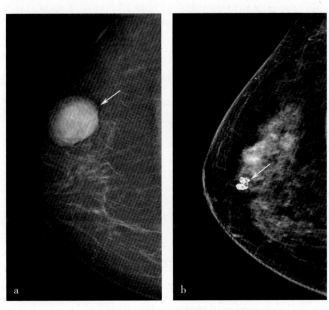

▲ 图8-30　乳腺纤维腺瘤X线表现
a. 肿块（箭）呈卵圆形，边缘光滑整齐；b. 钙化相互融合（箭）。

超声：① 肿块多表现为圆形或卵圆形，边缘光滑锐利，横径通常大于纵径，内部为均匀低回声，肿块后方回声正常或增强（图8-27），常有侧方声影；② 如有钙化，则其后方可出现声影；③ CDFI显示肿块内无血流信号或边缘血流信号。

CT：① 平扫的形态学表现基本与X线表现相同；② 增强扫描，常呈轻、中度均匀强化，CT值增高30~40HU，但少数可呈明显强化而类似乳腺癌表现。

MRI：与其组织成分有关。① 平扫T_1WI肿瘤多表现为低信号或中等信号，边界清晰，圆形、卵圆形或分叶状，大小不一；② 平扫T_2WI依肿瘤内细胞、纤维及水的含量不同而表现为不同的信号强度；肿瘤内结构多较均匀，信号一致；约64%的纤维腺瘤内可有胶原纤维形成的分隔，其在T_2WI表现为低或中等信号强度（图8-31）；③ 动态增强扫描，大多数纤维腺瘤表现为缓慢渐进性的均匀强化或由中心向外围扩散的离心样强化；④ DWI检查，纤维腺瘤的ADC值多较高。

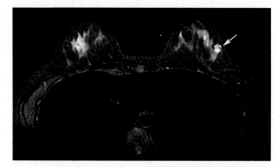

▲ 图8-31 乳腺纤维腺瘤MRI表现
平扫T_2WI肿瘤内胶原纤维形成的分隔，表现为低或中等信号强度（箭）。

【诊断和鉴别诊断】

乳腺纤维腺瘤的诊断要点：① 患者多为40岁以下的年轻女性，无明显自觉症状，常为偶然发现；② X线表现为圆形或卵圆形肿块，边缘光滑、锐利，可有分叶，密度均匀且近似或稍高于正常腺体密度，部分可见粗大钙化；③ 部分纤维腺瘤在MRI平扫T_2WI可见内部呈低或中等信号分隔的特征性表现；④ MRI增强扫描，大多数纤维腺瘤表现为缓慢渐进性的均匀强化或由中心向外围扩散呈离心样强化。

纤维腺瘤需与乳腺癌鉴别。乳腺癌患者年龄多在40岁以上，常有相应的临床症状；X线上乳腺癌形态不规则，边缘不光滑，有毛刺，密度较高，钙化多细小；MRI动态增强扫描，乳腺癌信号强度趋向于快速明显增高且快速减低，强化方式多由边缘向中心渗透呈向心样强化；大多数乳腺癌ADC值较低。

（二）乳腺增生

乳腺增生是乳腺组织在雌激素、孕激素周期性作用下发生增生与退化的过程，是女性乳腺多见的一类临床综合征。

乳腺增生多发生在30~40岁女性患者，多为双侧发病，临床症状为乳房胀痛和乳腺内多发性"肿块"，症状常与月经周期有关，以经前期明显。

一般组织学上将乳腺增生描述为一类以乳腺组织增生和退行性变为特征的病变，伴有上皮和结缔组织的异常组合，包括囊性增生病、小叶增生、腺病和纤维性病，其中囊性增生病包括囊肿、导管上皮增生、乳头状瘤病、腺管型腺病和大汗腺样化生。

【影像学表现】

X线：因乳腺增生成分不同而表现各异。① 通常表现为乳腺内局限性或弥漫性片状、棉絮状或大小不等的结节状影，边界不清（图8-32）；② 乳腺反复增生退化交替的过程中，可出现组织退化、钙盐沉积，表现为边界清楚的点状钙化，大小从微小钙化至直径2~4mm钙化，轮廓多光滑、清晰，单发、成簇或弥漫性分布；③ 小乳管高度扩张形成囊肿时，表现为大小不等的圆形或卵圆形影，密度较纤维腺瘤略淡或近似，边缘光滑、锐利；④ 乳腺囊肿如有钙化多表现为囊壁线样钙化。

超声：① 乳腺腺体增厚，结构紊乱，内部回声不均匀，点状回声增粗；② 如有乳腺导管囊性扩张或形成囊肿，可见管状分布或类圆形大小不等的无回声区，边界清晰，后方回声增强。

CT：① 平扫可见乳腺组织增厚，呈片状或块状多发致密影，在增厚的组织中可见条索状低密度影；② 有囊肿形成时，表现为圆形或卵圆形水样密度影，密度均匀，无强化。

MRI：① 平扫T$_1$WI，增生的导管腺体组织表现为中等信号，与正常乳腺组织信号相似；② 平扫T$_2$WI信号强度主要依赖增生组织内含水量，含水量越高信号强度越高；③ 动态增强扫描，多数病变表现为多发或弥漫性斑片状或斑点状轻至中度的渐进性强化，随着强化时间的延长，强化程度和强化范围逐渐增高和扩大（图8-32），强化程度通常与增生的严重程度呈正相关；④ 当导管、腺泡扩张严重，分泌物潴留时形成大小不等的囊肿，平扫T$_1$WI呈低信号，T$_2$WI呈高信号（图8-32）；少数囊肿因液体内蛋白含量较高，T$_1$WI亦呈高信号；囊肿一般不强化，少数囊肿如有破裂或感染，其囊壁可有强化。

【诊断和鉴别诊断】

乳腺增生的诊断要点：① 患者多为30~40岁，病变常为双乳，临床症状与月经周期有关；② 在X线和CT上，增生的乳腺组织多表现为弥漫性片状或结节状致密影；③ MRI动态增强扫描，病变多表现为缓慢渐进性强化，随强化时间的延长强化程度和强化范围逐渐增高和扩大；④ 囊性增生中囊肿超声表现为大小不等的无回声区，边界清楚，后方回声增强。

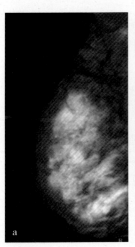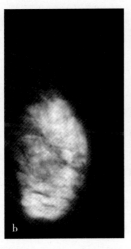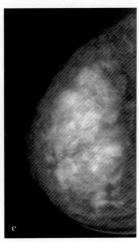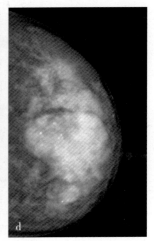

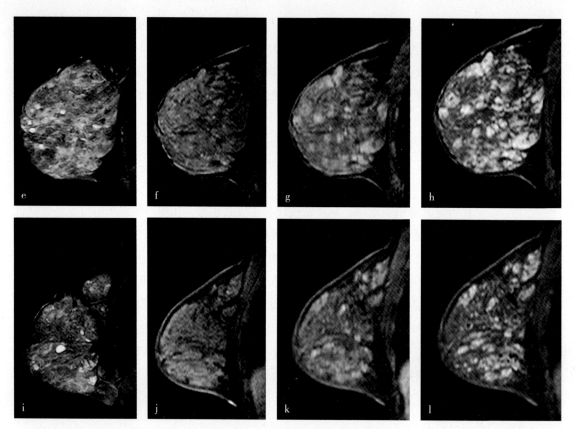

▲ 图8-32 乳腺增生X线和MRI表现

a、b. 右、左乳X线内外斜位；c、d. 右、左乳X线头尾位；显示双乳呈致密型乳腺，其内可见多发斑片状及结节状影，与腺体密度近似。e. 左乳MRI平扫矢状位脂肪抑制T₂WI；f~h. 分别为左乳相同层面MRI平扫、动态增强后1分钟和8分钟；i. 右乳MRI平扫矢状位脂肪抑制T₂WI；j~l. 分别为右乳相同层面MRI平扫、动态增强后1分钟和8分钟；显示双乳呈致密纤维腺体表现，平扫T₂WI双乳多发大小不等液体信号灶，动态增强后双乳弥漫分布多发斑点状及斑片状渐进性强化，随时间延长强化程度和强化范围逐渐增高和扩大。

　　局限性乳腺增生，尤其是伴有结构不良时需与乳腺癌鉴别。局限性增生通常无血供增加、浸润及皮肤增厚等恶性征象，若有钙化，亦多较散在，而不同于乳腺癌那样密集，增生多为双侧性，要结合钙化形态进行鉴别诊断。MRI动态增强扫描有助于两者的鉴别，局限性乳腺增生的信号强度多表现为缓慢渐进性增强，于强化晚期时相，病变的信号强度逐渐增高，强化范围逐渐扩大，而乳腺癌的信号强度则呈快速明显增高且快速减低的表现。

　　囊性增生中的囊肿在X线片的表现难以与纤维腺瘤鉴别，此时超声检查有助于两者的鉴别。

（三）乳腺癌

　　乳腺恶性肿瘤中约98%为乳腺癌（breast cancer）。我国乳腺癌发病率较欧美国家为低，但近年来在大城市中的发病率呈逐渐上升趋势，已成为女性首位恶性肿瘤。

　　乳腺癌好发于绝经期前后40~60岁女性。临床表现为乳腺肿块、伴或不伴疼痛，可有乳头回缩、乳头溢血等，肿瘤广泛浸润时可出现整个乳腺质地坚硬、固定；腋窝及锁骨上有时可触及肿大的淋巴结，也可发生内乳区和纵隔淋巴结、肝脏、骨等转移而出现相应的症状和体征。

乳腺癌通常为单发，但也可为多发、双侧性，或发生于副乳腺。病理学上通常将乳腺癌分为三类：① 非浸润性癌；② 浸润性非特殊型癌；③ 浸润性特殊型癌。

【影像学表现】

X线：常见的X线表现包括肿块、钙化、结构扭曲、局灶性不对称致密，可表现为单一征象，也可表现为两种或两种以上征象。① 肿块是乳腺癌常见的X线征象，X线片显示率因乳腺类型及肿瘤病理类型而异，在脂肪型乳腺显示率高，而在致密型乳腺显示率相对较低；肿块的形状多呈分叶状或不规则形，边缘多见毛刺或模糊浸润；肿块通常呈高密度，其内可伴多发细小钙化（图8-33）；② 钙化是乳腺癌另一个常见的X线征象，钙化形态多呈细小砂粒状、线样或线样分支状，大小不等，浓淡不一，常呈簇状、线样或段性沿导管方向分布；钙化可单独存在，亦可位于肿块内、肿块外或兼而有之（图8-33）；③ 大多数导管原位癌是由乳腺X线检查发现特征性钙化而被明确诊断，临床触诊并无肿块；④ 部分乳腺癌可表现为乳腺结构扭曲或局灶性不对称致密（图8-34）；⑤ 与乳腺癌相伴随的异常征象包括"导管征"、血供增加、皮肤增厚和局限凹陷、乳头内陷和淋巴结异常等。

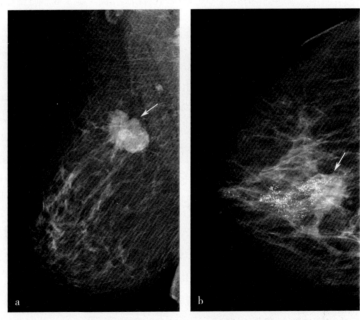

▲ 图8-33　乳腺癌肿块和钙化X线表现

a. 肿块（箭）形状呈分叶状，部分边缘见毛刺；b. 肿块（箭）边缘模糊，钙化形态呈细小砂粒状、线样，位于肿块内和肿块外。

超声：① 肿瘤形态不规则，纵径通常大于横径，界限与正常组织分界不清，边缘可表现为模糊、成角、微分叶或毛刺；② 肿瘤内部多为不均匀的低回声，如有钙化可出现点状强回声，部分有声影（图8-27）；③ 肿瘤后方回声衰减；④ CDFI显示病变有较丰富的高阻血流信号；⑤ 部分患者可探及患侧腋窝处回声较低的肿大淋巴结。

CT：乳腺癌的CT平扫表现与X线片基本相同，但对某些征象的显示各有优缺点。CT增强扫描乳腺癌多有明显强化，且表现为"快进快出"类型，CT值常增高50HU以上。

MRI：① 平扫T_1WI表现为低信号肿块，当病变周围有高信号脂肪组织围绕时，则轮廓清楚；若肿块周围是与之信号强度类似的腺体组织，则轮廓不清；肿块形态不规则，呈星芒状或蟹足样，边缘可见毛刺；② 平扫T_2WI病变信号常不均匀且信号强度取决于肿瘤内部成分，成胶原纤维所占比例越大则信号强度越低，细胞和水含量高则信号强度亦高；③ 动态增强扫描对病灶显示较平扫更清楚，且可发现平扫未能检出的病灶；病变的信号强度呈快速明显增高且快速减低，肿块型病变多呈不均匀强化或呈边缘强化，强化方式多呈向心性强化；非肿块病变多呈沿导管或段性分布强化，特别见于导管原位癌；④ DWI检查，大多数乳腺癌呈高信号（图8-35），ADC值较低。

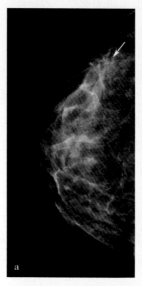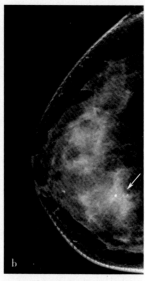

▲ 图8-34 乳腺癌结构扭曲和局灶性不对称致密X线表现
a.乳腺结构扭曲（箭）；b.局灶性不对称致密（箭）。

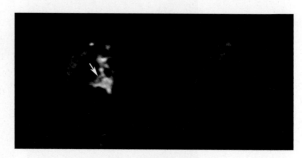

▲ 图8-35 乳腺癌DWI检查
乳腺癌呈高信号（箭）。

【诊断和鉴别诊断】

乳腺癌的诊断要点：① 患者多为40~60岁女性，有相应的临床症状；② X线片上，肿块形状不规则，边缘不光滑，边缘多有小分叶或毛刺，密度高；钙化常表现为细小砂粒状、线样或线样分支状，大小不等，浓淡不一，分布呈簇状、线样或沿导管方向节段性分布；③ MRI动态增强扫描，病变信号强度呈快速明显增高且快速减低；④ DWI大多数乳腺癌ADC值较低。

乳腺癌需与纤维腺瘤鉴别，见前文所述。

学习小结

本章介绍了男女生殖系统、乳腺常用的影像学检查技术、正常影像学表现、基本病变影像学表现和常见疾病影像学表现。

子宫和宫颈基本病变的影像学表现包括：① 子宫大小和形态改变；② 子宫内膜改变；③ 子宫肌层改变；④ 宫腔改变；⑤ 宫颈囊性病灶及实性肿块。子宫疾病诊断介绍了子宫肌瘤、宫颈癌、子宫内膜癌。疾病的影像学特征：子宫肌瘤为壁间、黏膜下和浆膜下肿块，CT平扫以等密度为主，增强与子宫肌层类似。T_1WI为等信号，T_2WI为低信号（典型肌瘤）或不均匀高信号（变性肌瘤），增强后均匀或不均匀强化，子宫结合带清晰，可受压推挤；宫颈癌及子宫内膜癌CT诊断价值有限，MRI为主要诊断及分期手段，T_1WI肿块显示不清，T_2WI及DWI清晰显示宫颈或宫腔内不规则肿块，T_2WI呈中等高信号，DWI为明显高信号，相应ADC图信号减低。T_2WI低信号结合带和基质环的完整性是准确评估内膜癌肌层侵犯及宫颈癌范围的主要指标。增强后肿块轻度强化。

卵巢基本病变的影像学表现包括：① 卵巢囊性肿物；② 卵巢囊实性肿物；③ 卵巢实性肿物。卵巢肿瘤介绍了卵巢上皮性肿瘤、卵巢性索–间质肿瘤、卵巢生殖细胞肿瘤、卵巢转移性肿瘤。卵巢肿瘤影像学特点：单纯囊性或以囊性为主的囊实性肿瘤多为良性，CT及MRI囊壁及分隔轻度强化；囊实性肿瘤有较多实性成分，且实性成分DWI为高信号、ADC图为低信号，CT及MRI增强实性成分明显强化，多为恶性。常伴淋巴结转移及腹膜转移征象；畸胎瘤可见瘤内多种成分混杂的CT及MRI特点。

前列腺基本病变的影像学表现包括：① 前列腺大小改变；② 前列腺轮廓改变；③ 前列腺密度/信号/回声改变；④ 前列腺血供异常。前列腺疾病诊断介绍了前列腺增生、前列腺癌。前列腺疾病影像学特点：前列腺增生表现前列腺增大、轮廓光整，CT平扫密度均匀，可见钙化，增强后较均匀延迟强化；T_2WI显示等或稍高信号增生结节，可见完整环形低信号包膜；DWI无明显弥散受限，增强呈轻中度延迟强化。前列腺癌早期轮廓改变不明显，晚期轮廓不规则增大；T_2WI高信号外周带内见边界不清的低信号结节，DWI呈明显高信号、ADC图为低信号，增强早期明显强化，可见淋巴结转移及骨转移征象。

乳腺纤维腺瘤X线表现为圆形或卵圆形肿块，边缘光滑、锐利，可有分叶，密度均匀且近似或稍高于正常腺体密度，部分可见粗大钙化，MRI增强扫描大多数纤维腺瘤表现为缓慢渐进性的均匀强化或由中心向外围扩散的离心样强化。乳腺癌多表现为肿块形状不规则，边缘不光滑，多有小分叶或毛刺，密度高；钙化常表现为细小砂粒状、线样或线样分支状，大小不等，浓淡不一，呈簇状、线样或沿导管方向节段性分布；MRI增强扫描病变信号强度呈快速明显增高且快速减低，DWI大多数乳腺癌ADC值较低。乳腺增生与乳腺癌特别是部分不典型乳腺癌的临床和影像学表现有部分重叠，两者鉴别诊断比较困难。

（张红霞　王伟）

复习参考题

一、选择题

1. 子宫肌瘤与子宫腺肌症的鉴别，正确的是
   - A. 子宫腺肌症常导致子宫局部形态失常
   - B. 子宫肌瘤与腺肌症表现为病变区域边界清晰
   - C. 子宫腺肌症T_2WI病变呈低信号，导致结合带局限或弥漫性增厚，但其边缘模糊
   - D. 子宫肌瘤密度或信号略高于正常肌壁
   - E. 彩色多普勒超声子宫腺肌症可见周边环形血流信号

2. 关于宫颈癌的影像诊断，正确的是
   - A. 超声对宫颈癌的分辨力优于MRI
   - B. 彩色多普勒显示肿块内丰富血流信号，动脉频谱呈高阻型
   - C. T_2WI可见宫颈内不均匀低信号
   - D. T_2WI低信号阴道壁出现局限性高信号时应考虑宫颈癌侵犯阴道
   - E. DWI检查，肿瘤及周围组织浸润DWI信号增高，ADC值增高

3. 关于卵巢肿瘤的影像诊断，不正确的是
   - A. 浆液性囊腺瘤一般双侧好发，体积中等大小
   - B. 黏液性囊腺瘤一般单侧好发，体积较大
   - C. 浆液性囊腺瘤囊内透声好；黏液性囊腺瘤囊内可见细小点状回声悬浮
   - D. 黏液性囊腺瘤常呈单房性囊性肿块
   - E. 黏液性囊腺瘤CT或MR T_1WI囊内可表现为密度或信号增高

4. 关于前列腺癌的描述，不正确的是
   - A. 前列腺癌是男性最常见的恶性肿瘤之一
   - B. MRI显示前列腺癌主要靠T_2WI
   - C. 前列腺癌主要发生在中央带
   - D. 精囊受侵表现为T_2WI呈低信号肿块
   - E. 前列腺形态消失，包膜连续性中断

5. 乳腺X线检查表现为形状不规则、高密度肿块，边缘毛刺，其内伴多发细小钙化，最可能的诊断是
   - A. 乳腺纤维腺瘤
   - B. 乳腺癌
   - C. 乳腺增生
   - D. 乳腺脂肪坏死
   - E. 乳腺炎症

参考答案：1. C；2. D；3. D；4. C；5. B

二、简答题

1. 简述典型子宫肌瘤的CT和MRI特征。
2. 简述宫颈癌的MRI特征。
3. 简述子宫内膜癌的MRI特征。
4. 简述卵巢浆液性囊腺瘤的CT特征。
5. 简述卵巢囊性畸胎瘤的CT特征。
6. 简述卵巢癌的CT特征。
7. 简述卵巢卵泡膜细胞瘤的MRI特征。
8. 简述前列腺增生的MRI特征。
9. 简述前列腺癌的MRI特征。
10. 简述前列腺增生结节与前列腺癌结节MRI的鉴别要点。
11. 简述乳腺癌的影像学表现。

骨骼肌肉系统

学习目标

掌握	骨关节的正常影像学表现，基本病变影像学表现，常见疾病的影像学表现，包括骨关节创伤、骨关节化脓性感染、骨关节结核、良性和恶性骨肿瘤。
熟悉	几种常见良性和恶性骨肿瘤的影像学表现，包括骨软骨瘤、骨巨细胞瘤、骨肉瘤、骨转移瘤、脂肪瘤、血管瘤和脂肪肉瘤。
了解	各种影像学检查技术在骨关节应用的适应证和优缺点。

　　骨骼肌肉系统影像学检查以X线平片为主要方法，尤其是骨骼和关节病变，X线平片是首选和基本的检查方法。MSCT的密度分辨力较高，扫描采集的数据可进行多种方式重组，对发现微小的骨质破坏非常敏感，三维重组图像可立体显示微小骨折及骨折端移位情况，对术前定位和复位效果评价直观有效，是传统X线平片的重要补充。MRI具有很高的软组织分辨力，可任意层面成像，能清晰显示骨与软组织病变的范围、内部结构及与邻近组织结构的关系，并显示某些特异性组织成分如脂肪、出血等；CT或MRI增强扫描有助于鉴别骨关节病变的实质性部分、坏死和水肿区，动态增强扫描有助于鉴别良、恶性骨肿瘤或有无复发。观察关节病变，尤其是关节软骨、肌腱、韧带损伤，应首选MRI检查。

第一节　骨和软组织

一、检查技术

（一）X线检查

　　优质的正侧位和特殊体位X线平片能清晰显示骨微细结构，可以发现大多数骨骼及关节病变，如骨质增生硬化、骨质破坏、骨膜反应、肿瘤骨、钙化等，结合临床表现，可对多数骨骼病变作出定性诊断，并且还可以观察软组织内有无钙化、邻近骨骼变形、硬化、破坏等改变。传统X线平片密度分辨力低，骨松质破坏达30%以上才可发现，故对早期骨质破坏、解剖结构重叠较多部位（中轴骨）的病变及软组织病变的显示有一定局限性。

（二）CT检查

MSCT多采用薄层容积扫描，采集的容积数据可进行轴位、冠状位和矢状位等多平面重组和三维成像，因其密度分辨力高，可清晰显示骨和软组织病变，特别是对骨盆、脊柱、髋关节、肩关节等复杂部位，可提供丰富的诊断信息，是传统X线检查的重要补充。

CT扫描可以显示骨、软组织病变的范围、大小、部位及与邻近组织结构的关系，发现一些细小病变，如细微骨折、骨质破坏，明确软组织肿瘤的性质（囊性、实性、脂肪性等）。CT对钙化的检出非常敏感，可以显示钙化范围及类型。碘对比剂增强扫描对原发骨内病变诊断有一定帮助。当骨病变侵犯到软组织时，增强扫描有助于区分软组织病灶与正常肌肉。40%的原发性骨和软组织肿瘤在增强时可更好地显示，可以帮助外科医生了解病变与关节周围组织结构的立体关系。

CT图像对病变的显示是基于对组织密度的分辨力，因此对一些密度差别小的组织成像仍有不足之处，如对骨髓浸润性病变、早期骨膜反应的评价仍有较大的局限性，对软组织病变的分辨亦有一定限度。

（三）MRI检查

MRI的主要优点在于软组织分辨力高和可多方位断层显示病灶。通过MRI检查可以清晰显示骨、软组织病变范围和内部结构及与邻近关节、血管、神经的关系，也可显示某些特异性组织成分如脂肪、出血等，并且对骨髓病变敏感。当X线平片无阳性表现而核素骨扫描发现局部"热病灶"时，行MRI检查可发现早期病变，甚至能检出核素扫描阴性的骨肿瘤病变。MRI可以多方位、多平面成像显示病灶，避免了X线骨皮质等高密度结构伪影干扰，有利于恰当地评价病变。

骨关节系统MRI检查时正确地定位和使用合适的线圈非常重要，可以减少伪影，得到最佳信噪比。扫描范围较大时，如骨盆或需要包括下肢时通常使用正交体部线圈或多通道线圈。冠状位、矢状位可以清晰观察病变的纵向范围和发现骨肿瘤的跳跃病灶（skip lesion）。MRI检查常用扫描序列为SE、GRE、IR，其中T_1WI显示组织的解剖结构较好，T_2WI评价病变的范围、性质和内部结构较好。具有脂肪抑制效果的STIR序列在骨软组织系统病变的MRI检查中十分重要，该序列可以将脂肪的信号强度几乎全部抑制，从而易于显示微细的骨髓和脂肪组织病变。GRE序列信噪比较高，成像时间短，对软骨的病变显示较好。Gd-DTPA增强扫描时，坏死区无强化，有助于鉴别骨关节病变的实质、坏死和水肿区。动态增强扫描有助于鉴别骨肿瘤的良、恶性，亦有助于鉴别肿瘤有无复发。复发肿瘤常有强化，而瘢痕组织不强化或轻度强化，结合临床表现，MRI通常能够鉴别肿瘤复发还是瘢痕组织形成。流动血液在MRI上因流空效应而呈无信号。MRA利用流入性增强效应使血流呈高信号而显示血管。Gd-DTPA增强MRA可显示更多的血管细节。MRA可显示肿瘤供血血管及肿瘤对周围大血管压迫移位等改变。

MRI缺点在于对轻微钙化的显示不如CT，对发现骨肿瘤敏感但缺乏组织特异性，而且MRI应用的临床经验还有待积累，目前对骨肿瘤的定性还需结合X线平片所见。

（四）超声检查

超声检查在骨软组织病变诊断方面主要用于浅层软组织（包括肌腱、韧带和关节囊）、软骨和血管性病变的检查。超声检查可显示软组织肿块的大小，帮助确定囊性或实性病变，可区分软组织肿块与水肿，但超声亦缺乏组织特异性。超声能很好地显示小儿先天性髋关节脱位的程度，且无辐射损伤。多普勒超声可评价实性肿块内的血供和周围血管受压情况，监测骨和软组织肿瘤辅助化疗效果。超声引导下针吸活检可避开肿瘤的囊性部分和出血区域，有利于病理取材。

二、正常影像学表现

（一）长骨

1. **小儿骨**　长管状骨是软骨雏形经软骨内成骨形成的，一般有3个以上骨化中心，一个在骨干，其他的在两端。前者为原始或一次骨化中心，后者为继发或二次骨化中心。原始骨化中心在胚胎第5周后于骨干中央发生，骨化迅速进行。出生时，长骨骨干已骨化，除股骨远端的二次骨化中心已骨化外，大部分长骨的两端仍为软骨，即骺软骨（epiphyseal cartilage）。因此，小儿长管状骨的影像学解剖特点包括：① 由原始骨化中心形成的骨干（diaphysis）；② 骨干的两端称为干骺端（metaphysis）；③ 未骨化的骺软骨；④ 二次骨化中心出现后，骨化的部分称为骨骺（epiphysis），骨骺与干骺端之间的骺板（epiphyseal plate）软骨及骨骺与关节面之间的关节软骨（articular cartilage）（图9-1）。

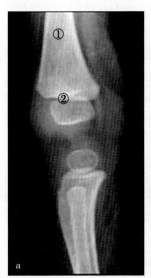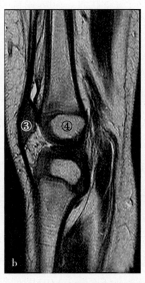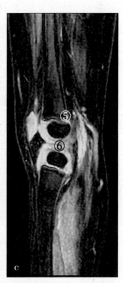

▲ 图9-1　小儿长管状骨的影像学解剖
a. 膝关节X线侧位片，显示骨干（①）和干骺端（②）；b. MR T₂WI矢状位，显示骺软骨（③）和骨骺（④）；c. MR 脂肪抑制矢状位T₂WI，显示骺板软骨（⑤）和关节软骨（⑥）。

（1）骨干：管状骨周围由密质骨构成，为骨皮质，含钙多，X线表现为密度均匀致密影，外缘清楚，在骨干中部最厚，向两端逐渐变薄。骨干中央为骨髓腔，含造血组织和脂肪组织，X线表现为由骨干皮质包绕的无结构低密度半透明区。骨皮质内、外侧（除关节囊内部分以外）均附有骨膜，骨膜为菲薄的软组织，正常情况下影像学检查不能显示。

（2）干骺端：为骨干两端的较粗大部分，由松质骨形成，骨小梁彼此交叉呈海绵状，周边为薄的骨皮质。顶端的横行薄层致密带影称为临时钙化带，是骺板软骨的软骨基质钙化和经软骨内成骨形成骨小梁的影像。临时钙化带下的骨小梁经重吸收改建塑型，并按生物力线排列成为干骺端的松质骨结构。临时钙化带随着软骨内成骨而不断向骨骺侧推移，骨骼不断增长。骨干与干骺端间没有清楚的分界线。

（3）骨骺：位于长骨未完成发育的骨端。在胎儿及儿童时期多为软骨，即骺软骨，在X线平片不显影，在MRI可见到中等信号强度的骺软骨。随着年龄增大，骺软骨以软骨内成骨的方式出现骨化，即二次骨化中心形成，习惯上称为骨骺。在骨化初期骺软骨可出现一个或几个二次骨骺，然后逐渐融合成一个。X线表现为长骨端出现小点状骨性致密影，随年龄增长骨骺不断增大，形成松质骨，边缘由不规则变为光滑整齐。最早出现的是股骨下端和胫骨上端的骨骺，出生时已存在；最晚出现的是锁骨的胸骨端骨骺，于16~18岁出现。

（4）骺板（骺软骨盘）：随着骨骺与干骺端不断骨化，两者间的骺软骨逐渐变薄而呈板状时，称为骺板或骺线（epiphyseal line）。因为骺板是软骨，X线平片表现为骨骺与干骺端之间的横行透亮线。骺板不断变薄，最后骨骺与骨干融合，骺线闭合，骨的生长停止。X线表现为骺线消失，骨骺与干骺端的骨皮质和骨小梁连成一体。

（5）骨端：有两种含义，一种为短管状骨，均为单骨骺，没有骨骺的一端称为骨端；另一种为成人骨骺与干骺端闭合后形成骨端。

2. 骨龄　骨骼的生长发育，包括二次骨化中心（即骨骺）的出现、完全骨化并与干骺端闭合的过程都与年龄发育同步，且按一定的时间次序进行。根据影像学显示的骨骼生长发育情况推测被检查者的发育年龄，称为骨龄（bone age）。在临床工作中，将骨龄与患者的实际年龄进行比较，可判断是否发育过早或延迟，有利于诊断一些影响骨骼正常发育的内分泌疾病和地方病，如性早熟、垂体性侏儒和地方性甲状腺肿等。

3. 成人骨　成人骨骼的外形与小儿骨骼相似，但骨发育、生长完全。骺线闭合，骨骺与干骺端融合形成骨端。骨端有一薄层壳状骨板为骨性关节面，表层光滑。其外方覆盖的一层软骨，即关节软骨，X线平片不能显示。成年长管状骨骨皮质较厚，密度高。骨端各部位所承受重力、肌肉张力及功能活动不同，其骨小梁分布的比例和排列方向也不同。此外，在关节附近还常有光滑的籽骨附于骨骼附近的肌腱中，位置与数目有所差异，以手及足部为多见。

骨骼肌肉系统各种组织由于化学成分不同，MRI图像呈现出不同的信号强度。含有氢质子较少的组织在MRI显示为低信号，包括骨皮质、纤维组织、韧带、肌腱。骨松质和髓腔的黄骨髓为脂肪组织，T_1WI显示为高信号，T_2WI信号强度较T_1WI略低，为略高信号，在脂肪抑制STIR上为黑色低信号。红骨髓T_1WI和T_2WI均为灰色中等信号。骨膜MRI显示为低信号，由于与骨皮质紧密相连而无法区别。关节软骨T_1WI为中等信号，T_2WI为高信号。

（二）脊柱

脊柱由脊椎（vertebra）和其间的椎间盘（intervertebral disc）组成。

脊柱的发育始于胚胎早期，从每个体节的腹侧分出的间充质细胞形成的生骨节是其发育的起始，生骨节从两侧向脊索移动并包绕脊索，并在将来形成脊柱。到出生时，作为原始体轴的脊索逐渐退化，被脊柱所替代，仅有少量残余脊索形成椎间盘的髓核。脊柱一般是由7个颈椎，12个胸椎，5个腰椎，5个骶椎和4个尾椎构成。颈、胸、腰椎各脊椎均可进行一定程度的活动，胸、腰段脊椎的数目可因发育变异出现多一个或少一个，而骶椎与尾椎则分别融合成1块骶骨和2~3块尾骨。

每个脊椎分椎体及附件两部分（第1颈椎除外）。脊椎椎体呈短圆柱形，上下面以平直的终板为界，椎体内主要由松质骨构成。脊椎椎体由原始骨化中心发育而来，9~12岁时在椎体的上下缘出现二次骨化中心，即骨骺环或环骺，在25岁前后与椎体融合。两侧的椎弓附件由椎弓根、椎弓板、棘突、横突和上、下关节突组成。出生时X线片可显示椎体和椎弓两半的骨化部分尚未联合，1岁时椎弓的两半骨化部分联合成一体，至6岁左、右椎体与椎弓的骨化部分联合。各个脊椎的椎体与椎弓附件围成椎管，容纳脊髓。

脊椎之间有两种重要的关节连接，即关节突关节（zygapophyseal joint）和椎间盘。由相邻两个脊椎同侧椎弓附件的上、下两个关节突组成的关节突关节，是由关节软骨、滑膜和关节囊构成的可动关节。椎间盘位于两个椎体之间，与椎体上、下缘骨性椎体终板组成微动关节。椎体终板上附有一层纤维软骨，似长骨骨端的关节软骨，椎间盘中心包含胶样、富有弹性的髓核，其周围为纤维环包绕，似关节囊，椎间盘弹性强，有传递重力、缓冲压力、保护椎体和支持脊椎活动的作用（图9-2）。

脊椎序列曲度在婴儿时只有两个弯曲。在站立行走后，脊柱即显示四个弯曲，近乎成人的生理曲度。正常成人的脊椎生理曲度是颈椎段前突，以第4颈椎为著；胸椎段后突，以第7胸椎最明显；腰椎段前突，以第4腰椎最靠前；骶椎及尾椎则明显后突，尤以女性为著。

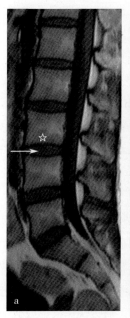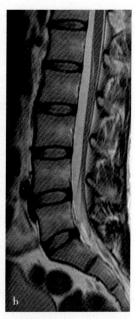

▲ 图9-2　正常成人腰椎MRI
a. 矢状位T₁WI；b. 矢状位T₂WI。显示椎体（星号）与椎间盘（箭）相间排列。

在X线正位片上，椎体呈长方形，从上向下依次增大，主要由松质骨构成，纵行骨小梁比横行骨小梁明显，周围被一层致密的骨皮质环绕，轮廓光滑稍内凹。椎体两侧有横突影。在横突内侧可见长椭圆形环状致密线影，为椎弓根断面影像，称为椎弓环。在椎弓根的上、下方为上、下关节突的影像。椎弓板由椎弓根向后、内侧延续，在中线联合成棘突，投影于椎体中央的偏下方，呈尖端向上的三角形致密骨影，各椎棘突的形态和大小可略有不同。在X线侧位片，椎体也呈长方形，其上、下缘与前、后缘几乎成直角（图9-3）。椎弓附件居其后方。在椎体后方的椎管显示为纵行的半透亮区。椎弓板位于椎弓根与棘突之间。棘突在上胸段斜向后下方，不易观察，在腰段则向后突，易于显示。上、下关节突分别起于椎弓根与椎弓板连接处的上、下方，下关节突在下个脊椎上关节突的后（内）方，以保持脊椎的稳定和不向前滑。脊椎小关节间隙为匀称的半透明影。颈、胸椎小关节在侧位片显示清楚，在腰椎以正位片显示较清楚，斜位片显示最清楚。椎间盘的纤维软骨、髓核及周围的纤维环均为软组织密度，故呈宽度匀称的横行半透亮影，称为椎间隙（intervertebral space）。椎间孔是由相邻的椎弓根、椎体、关节突及椎间盘等结构环绕而成的椭圆形透亮影，内有脊神经和血管穿过。

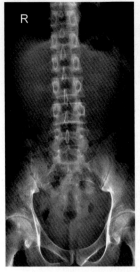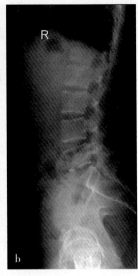

▲ 图9-3 正常成人腰椎X线平片
a. 正位片；b. 侧位片。显示椎间隙等宽，椎体形态密度尚可。

MRI可三维清楚显示脊椎的解剖结构和病变情况。脊椎的稳定是躯干正常运动功能的保障。按生物力学的分布将脊柱纵向分为前、中、后三柱的解剖结构，有利于评价脊椎的稳定性。前柱由前纵韧带、椎体和椎间盘的前2/3构成；中柱由椎体和椎间盘的后1/3、后纵韧带构成；后柱由脊椎附件、黄韧带、椎间小关节和棘间、棘上韧带等构成。中柱是脊柱稳定的解剖学基础。

（三）软组织

骨骼肌肉系统中的软组织，包括肌肉、韧带、肌腱、血管、神经和关节囊等。由于这些组织密度差别不大，缺乏明显的自然对比，X线片无法分辨，仅可通过低密度的脂肪组织和较低密度的肌间疏松结缔组织勾勒出软组织结构的大致层次，观察受到较大的限制。对血管的观察可行血管造影，即将高密度水溶性对比剂注入血管内，使其与周围软组织形成明显的人工对比，从而显示局部血管的解剖结构。通过快速摄影或数字减影技术还可清晰显示动脉期、静脉期等不同时相表现，有利于显示病变征象。

CT可用于区分不同密度性质的软组织，如脂肪和肌肉，观察时要用较低的窗位和较窄的窗宽，即软组织窗。

超声也可显示软组织的结构，尤其对血管和肌腱，是一种方便易行的影像学检查方法。超声以其无辐射损伤和操作简便的特点，成为婴幼儿先天性髋关节脱位的首选影像学检查方法。

MRI具有较好的软组织分辨力，是目前显示软组织结构的最佳影像学检查技术。肌肉组织在T_1WI和T_2WI均为低信号表现，肌腱、韧带的信号较肌肉更低，血管结构可利用流空效应和流入增强技术清楚显示血管腔内改变和移位情况。在T_1WI和T_2WI均为高信号的脂肪组织的衬托下，各种软组织的正常结构和异常改变均可很好地显示。

三、影像学基本病变表现

骨骼的成骨和破骨过程受体内很多因素的影响，如成骨细胞和破骨细胞的质和量、钙磷水平、内分泌激素等，在生理情况下两者是平衡的。当成骨和破骨过程发生改变或病变本身直接成骨或破骨时，则出现病理情况。熟悉并仔细分析这些基本病变影像学表现及其病理学基础，结合临床资料是作出正确合理诊断的基础。

（一）骨的基本病变

1. 骨质疏松（osteoporosis）　是指由于生理或病理原因导致成骨减少和/或破骨增加，引起一定单位体积的骨量减少，即骨组织的有机成分和无机成分均减少。组织学上骨小梁稀疏变细，骨皮质变薄，其内的哈氏管增宽使骨皮质出现分层现象。

X线片可见骨密度普遍性减低，骨皮质变薄或有分层松化现象，骨小梁稀疏变细，但边界清楚并仍按生物力线排列。严重的骨质疏松骨皮质变薄如铅笔描绘状，骨小梁吸收消失或在承重骨骼骨小梁减少、增粗。由于承重的原因，脊椎椎体的上、下缘受压内凹，呈鱼椎状改变，少数可呈楔形变，椎间隙相对增宽（图9-4）。

2. 骨质软化（osteomalacia）　是指病理状

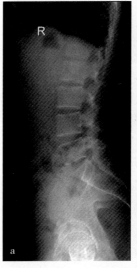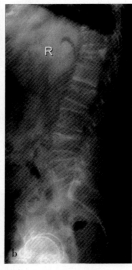

▲ 图9-4　腰椎X线侧位片
a. 正常成人腰椎；b. 骨质疏松征象并多发压缩性骨折。

态下，成骨过程中成骨细胞形成的有机成分即骨样组织正常，而骨样组织的钙盐沉积障碍引起的骨质病变。组织学可见骨样组织堆积但钙化不全，以干骺端为明显。化学分析显示每克骨组织的钙含量少于正常。主要见于各种影响钙盐沉积的疾病，如儿童期佝偻病、成人骨质软化症和肾性骨营养不良。

X线片显示普遍性骨密度降低，骨皮质变薄和骨小梁变细，边缘模糊，后者是骨质软化区别于骨质疏松的要点。在儿童生长发育期，上述改变以干骺端和骨骺明显，并出现干骺端呈喇叭口样变形，成骨活跃的临时钙化带模糊和密度减低。假骨折线形成是骨质软化的一个特有征象，表现为骨干的一侧出现宽1~2mm的透亮线，边缘光滑可有轻度硬化并与骨皮质垂直，多见于股骨上段和耻骨支，有时在胫骨和肱骨也可见到。

3. 骨质破坏（bone destruction）　是局部正常骨质被病理组织所取代，是病变本身直接或间接引起破骨细胞活动增强的结果，可发生在骨皮质和骨松质。多见于炎症、肿瘤或肉芽肿等病变。

X线表现为局限性骨密度降低和正常骨结构消失（图9-5a），根据X线表现，骨质破坏的形态可分为虫蚀状、筛孔状和地图样等多种类型。CT能清晰显示骨质破坏内部结构及密度变化细节（图9-5b）。MRI显示骨质破坏比较敏感，T_1WI显示病变多呈较低信号（图9-5c），脂肪抑制T_2WI序列显示病变多呈较高信号（图9-5d），与正常骨髓信号形成良好对比。

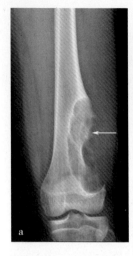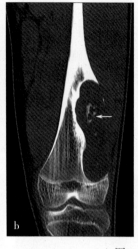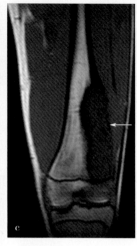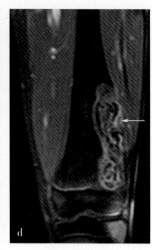

▲ 图9-5　骨质破坏

a. X线正位片，骨质破坏位于左股骨远段外侧，呈椭圆形密度减低影（箭）；b. 冠状位CT重组，清晰显示骨质破坏内部高密度小结节影（箭）；c. MR冠状位T₁WI，骨质破坏呈低信号（箭）；d. MR冠状位脂肪抑制T₂WI，骨质破坏呈不均匀高信号（箭）。

4. 骨质增生硬化（hyperostosis osteosclerosis）　是指在生理和病理情况下，成骨增多或破骨减少，或两者兼而有之，造成单位体积内的骨量增加，即有机成分和无机盐均增多。骨质增生多数由局限性病变所致，如炎症、创伤、肿瘤；少数为全身多处骨骼病变，如先天性石骨症、氟骨症。

X线表现为骨密度增高，骨皮质增厚密实，骨小梁增多增粗，骨髓腔变窄甚至消失，骨骼形态可发生增粗变形。

5. 骨膜增生（periosteal proliferation）　是指由于骨膜受到各种病变刺激而发生骨膜内层成骨细胞活动增加的成骨现象。组织学显示骨膜下成骨细胞增多，从骨膜到骨皮质，依次为钙化的骨样组织、幼稚骨小梁和成熟骨小梁。多见于恶性骨肿瘤、部分良性骨肿瘤、炎症、创伤和骨膜下出血。

X线片可表现为线状、层状、葱皮状、花边状和日光放射状等。急性炎症和恶性骨肿瘤常为生长迅速的骨膜增生，表现为密度稍低的葱皮状、薄层状或放射状。骨膜增生的新生骨可被病变再破坏，表现为袖口状骨膜三角（Codman三角）（图9-6），常见于恶性骨肿瘤如骨肉瘤、软骨肉瘤、纤维肉瘤等，但也可见于急性化脓性骨髓炎。良性病变一般发展缓慢，骨膜增生为密度均匀、光滑的线状或花边状，可与骨皮质融合，致骨皮质增厚。

6. 骨内与软组织钙化　是指局部钙盐代谢异常，钙化可发生于骨内，也可发生在软组织内。可见于软骨性肿瘤、滑

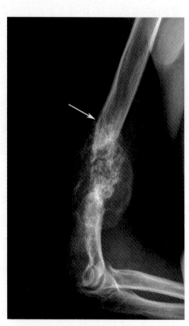

▲ 图9-6　右侧肱骨X线侧位片
右侧肱骨中下段骨质破坏，周围软组织肿块形成，肿块近端可见Codman三角（箭）。

膜肿瘤和血管瘤等。

X线片和CT均可很好地显示钙化的形态和数量，表现为颗粒状、小环状致密影，软骨小叶的钙化呈环状或半环状结构。良性钙化多为边缘清楚的高密度影，而密度较低、边缘模糊的点状或不完整环状钙化多为恶性病变可能。MRI对微细钙化难以显示。

7. 骨质坏死　骨质的新陈代谢能力消失称为骨质坏死（bone necrosis），坏死的骨块称为死骨（sequestrum）。引起骨质坏死的原因很多，但直接的病因是血供中断。常见于慢性化脓性骨髓炎、结核、骨缺血性坏死和外伤骨折后并发症。

X线和CT均不能显示早期死骨，只有肉芽组织生长包绕和吸收死骨时，或死骨被脓液包绕时，才能见到周围有一圈透亮带围绕着游离的高密度死骨。骨皮质死骨多数是大片的死骨，甚至可以是整段骨干，而松质骨死骨多为砂粒状的"骨砂"。MRI可较敏感地显示骨坏死区，死骨在最早期骨内表现为T_1WI和T_2WI偏低信号，增强扫描无强化；当局部有肉芽组织出现时，富血供的肉芽组织表现为骨内T_2WI高信号区，以脂肪抑制T_2WI序列显示明显，肉芽组织包绕死骨呈高信号的新月形带，死骨和周围的正常骨髓均呈低信号。但MRI对游离小死骨块的显示不如X线和CT敏感。

8. 骨矿物质沉积　重金属盐经血循环进入人体后在骨骼内沉积，生长期主要沉积在生长较快的干骺端临时钙化带区。由于重金属盐和卤素的慢性过度沉积，导致铅、磷、铋的中毒和氟骨症。重金属盐持续进入体内往往需经过一定的时间才能显示，主要表现为干骺端的一条横行高密度带，如重金属盐多次间歇性进入体内则形成多条横行的高密度线。氟的过度沉积引起骨软组织的改变称为氟骨症。骨骼的改变主要表现为骨松质硬化。

9. 骨骼变形（bone deformity）　多与骨骼的大小改变并存，可累及单骨、多骨或全身骨骼。局部病变和全身性疾病均可引起，如骨的先天性发育异常、创伤、炎症及代谢性、营养性、遗传性、地方流行性和肿瘤性病变均可导致骨骼变形。局部骨骼增大可见于血供增加和发育畸形等病变，如软组织和骨血管瘤、巨肢症和骨纤维异常增殖症等。全身性骨骼短小可见于内分泌障碍，如垂体性侏儒等。骨骺和骺软骨板的损伤可使肢体缩短。骨肿瘤可导致骨局部膨大突出。脊椎的先天性畸形如半椎体、蝴蝶椎可引起脊柱侧弯、后突。骨软化症和成骨不全可引起全身骨骼变形。

（二）软组织的基本病变

1. 软组织肿胀（soft tissue swelling）　X线和CT表现为软组织增厚，皮下脂肪组织内出现网条状的中等密度影，如合并出血则为高密度斑片影，肌肉层次模糊；MR T_2WI肌肉信号强度增高，脂肪抑制T_2WI可见皮下脂肪和肌肉均呈边缘模糊的高信号改变。多见于炎症水肿和创伤。

2. 软组织肿块（soft tissue mass）　软组织肿瘤和恶性骨肿瘤侵犯软组织时，可形成软组织肿块。X线表现为局部软组织肿胀，密度多增高。软组织肿块内可见钙化、骨化，周围软组织受压推移，但组织层次常保留。MRI可很好地显示软组织肿块的范围、其内组织结构和周围组织受影响的情况。

3. 软组织钙化或骨化（soft tissue calcification or ossification）　X线和CT显示软组织内出现高密度影，CT值常在80HU以上。

4. 肌肉萎缩（muscular atrophy）　软组织变薄，脂肪成分增多，肌束变细小；轴位可见肌肉束松散，肌肉内有脂肪浸润。

四、疾病诊断

（一）骨创伤

骨创伤较常见。影像学检查，特别是X线检查是诊断骨创伤的主要方法。目的：① 确定有无骨损伤及其类型、程度和可能的并发症；② 复位固定后了解整复情况，必要时在X线引导下进行骨折的整复；③ 定期复查观察骨折的愈合情况和有无合并症。

1. 四肢骨折 骨结构及其附属组织的连续性和完整性发生中断称为骨折（fracture）。骨结构的断裂包括密质骨、松质骨、软骨的断裂和儿童期的骨骺分离。骨附属组织断裂包括骨内外膜、血管、神经、骨髓腔组织的断裂。骨折的原因包括直接暴力、间接暴力、长时间应力、肌肉突发强烈收缩等。患者多有明确外伤史。骨折后患肢局部疼痛、肿胀，查体局部有骨摩擦音。

【影像学表现】

（1）骨折的基本影像学表现：① 骨折线是骨折的直接征象，由于骨皮质和骨小梁发生中断和移位，在X线片和CT表现为低密度透亮线影（图9-7a）；若骨皮质和骨小梁发生中断并重叠嵌入，则X线和CT表现为高密度带状影（图9-7b）；② 骨挫伤（bone bruise），又称骨小梁微细骨折，多发生于关节面附近的松质骨内，为外力挤压引起的急性骨小梁断裂和骨髓水肿、出血；MRI显示骨骼的轮廓完整，骨髓内出现边界模糊的斑片状T_1WI低信号、T_2WI及PDWI高信号（图9-8）；③ 软组织改变是骨折的间接征象，包括软组织肿胀和脂肪垫（线）移位；软组织肿胀是外伤引起的出血、水肿和渗出反应，X线表现为软组织增厚和层次模糊，MRI可见局部软组织内出现边缘不清的T_2WI高信号改变，还可显示局部血管受压移位或中断改变；脂肪垫（线）移位是局部血肿或关节内出血或积液推挤引起附近的脂肪结构移位。

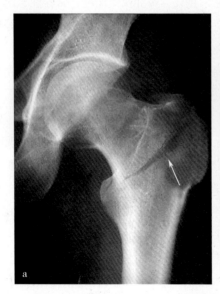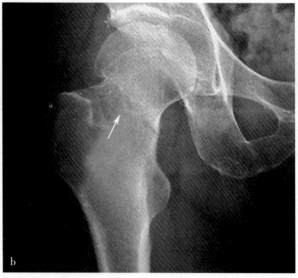

▲ 图9-7 股骨颈骨折X线平片

a. 左股骨粗隆间骨折呈低密度透亮线影（箭）；b. 右股骨颈骨折断端骨小梁重叠嵌入呈高密度带状影（箭）。

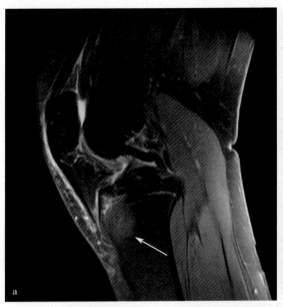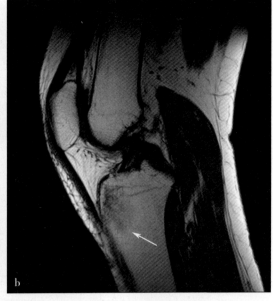

▲ 图9-8　右膝关节胫骨挫伤MRI检查

a. 脂肪抑制矢状位PDWI，胫骨近端关节面下斑片状稍高信号（箭）；b. 矢状位T$_1$WI，病变呈斑片状稍低信号（箭）。

（2）骨折的类型：根据骨折的程度可分为完全性和不完全性。前者骨折线贯穿骨骼全径；后者骨结构的连续性未完全中断，尚有部分骨皮质和骨小梁保持完整。根据骨碎片情况可分为撕脱性、嵌入性和粉碎性骨折。

（3）骨折的移位：主要表现为骨折断端的对位和对线关系异常。对位表示两骨折端的对合情况，对线为骨折两端在纵轴上的关系。确定移位时，在长骨以骨折近端为中心，借以判断骨折远端的移位方向和程度。骨折端可发生内外或前后移位，上下断端亦可重叠或分离。骨折端还可有成角，即两断端纵轴形成大小不等的交角。此外，骨折还可发生旋转移位，断端围绕该骨纵轴向内或向外旋转。骨折断端的显著内外、前后和上下移位称为对位不良，而成角移位则称为对线不良。骨折的对位及对线情况与预后及功能恢复关系密切，故应注意观察。X线摄影需包括正位、侧位，而观察旋转移位，则需包括上、下两个关节。在骨折复位后复查时，亦应注意骨折断端的对位与对线关系。

（4）儿童骨折：儿童骨骼骺软骨的存在、骨骼的柔韧性好和骨膜厚等生理特点使之有其特殊性。主要表现为青枝骨折（greenstick fracture）、骨骺分离和骨骺骨折。① 青枝骨折，由于儿童骨骼的特点，作用于长骨骨干的外力不易引起骨质完全断裂，X线片仅表现为局部骨皮质和骨小梁的扭曲，而不见骨折线或只引起骨皮质发生皱褶、凹陷或隆突（图9-9）；② 骨骺分离，即骺离骨折，指外力经过骺板到达干骺端引起的骨骺分离性骨折；X线片不显示骨折线，只显示骺板增宽（图9-10a），骨骺与干骺端对位异常；还可以是骨骺与干骺端的一部分同时撕脱；MRI可显示分离的骨骺软骨与干骺端之间的间隙和移位情况，是骨骺创伤十分有效的影像学诊断方法；③ 骨骺骨折（图9-10b），骨折线通过骨骺引起，骨折块往往连同干骺端的撕脱骨片一起向外侧移位。

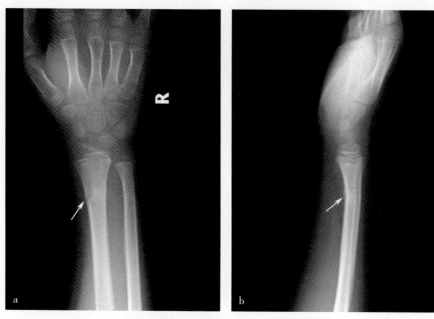

▲ 图9-9　8岁儿童青枝骨折，右腕X线检查

a. 正位片；b. 侧位片。显示右桡骨远端骨皮质皱褶、稍凹陷，
不见明显骨折线，似嫩树枝折曲后改变（箭）。

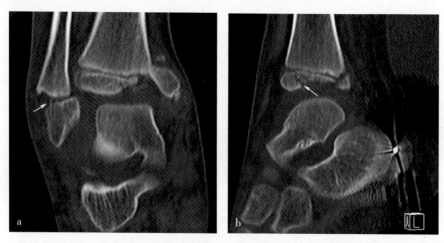

▲ 图9-10　10岁儿童骨骺分离和骨骺骨折，CT重组图像

a. 冠状位重组，腓骨远端骨骺移位，骺板局部增宽（箭）；b. 矢状位重组，
胫骨远端骨骺可见低密度透亮线影（箭）。

（5）骨折愈合：是一个从骨折后就开始的连续过程。骨折后形成局部血肿，肉芽组织和新生血管从周围软组织长入吸收血肿，成骨细胞在肉芽组织上产生新骨称为骨痂，依靠骨痂使骨折断端连接并固定。

骨折愈合的并发症：① 骨折延迟愈合或不愈合，由于复位不良、固定不佳、局部血供不足、全身营养代谢障碍、肌肉嵌入断端间和并发感染等都可引起；骨折延迟愈合的X线表现是骨痂出现延迟、密度低或不出现，骨折线消失迟缓或长期存在；不愈合表现为骨折端为密质骨封闭，致密光整，或骨折端吸收变尖，断端间有明显间隙，有时可形成假关节；② 骨折畸形愈合，可有成角、旋转、缩短和延长改变，轻者不影响外观与功能；③ 外伤后骨质疏松，骨折经固定后引起失用性骨质疏松，严重者则持续较久，且影响功能；④ 骨关节感染，见于开放性骨折或闭合性骨折手术复位后，如转为慢性感染，则较难治愈；⑤ 骨缺血性坏死，由于动脉供血中断所致，多见于关节囊内骨折；⑥ 关节强直，多因关节周围及关节内粘连所致，X线片显示关节间隙依然存在，但可见骨质疏松和软组织萎缩；⑦ 关节退行性变，又称创伤性骨关节病，关节内骨折或骨折畸形愈合可引起这种改变；X线片可见关节间隙变窄或宽窄不等，关节面凹凸不平，并有骨质增生硬化，关节缘骨赘形成，MRI还可显示关节软骨变薄和消失；⑧ 骨化性肌炎，骨折后于软组织挫伤和血肿机化基础上形成较大范围的骨化，可引起局部疼痛和关节活动受限。

（6）长骨常见部位骨折

1）Colles骨折：又称伸直型桡骨远端骨折，为桡骨远端2~3cm以内的横行或粉碎性骨折，骨折线可波及桡骨关节面。远侧骨折端向背侧和桡侧移位，侧位观呈"银叉"样畸形（图9-11）。骨折时往往伴尺骨茎突骨折。

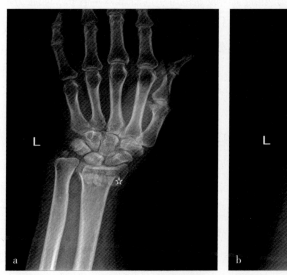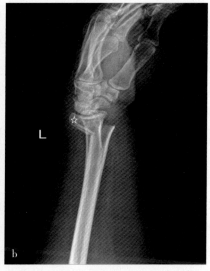

▲ 图9-11　左侧桡骨Colles骨折，左腕X线平片

a. 正位片，桡骨远端骨质断裂，远侧断端向桡侧移位（星号），尺骨茎突骨质断裂；b. 侧位片，桡骨远侧断端向背侧移位（星号），呈"银叉"样畸形。

2）肱骨髁上骨折：多见于儿童。骨折线横过喙突窝和鹰嘴窝，远侧断端多向背侧移位（图9-12）。细微的肱骨髁上骨折可见肘关节囊上方脂肪垫呈"八"字移位，仔细观察可见细小的骨小梁扭曲中断而肱骨远侧断端移位不明显。

3）股骨颈骨折：多见于老年人。骨折可发生于股骨头下、颈部或基底部。断端常有错位或嵌入。股骨头下骨折和股骨颈骨折在关节囊内，易引起关节囊损伤，影响关节囊血管对股骨头及股骨颈的血供，使骨折愈合缓慢，甚至发生缺血性坏死。

2. 脊柱骨折 脊柱骨折占全身骨折的5%~6%。绝大部分是由间接暴力引起，患者多自高处跌落，足或臀部着地，或受重物落下冲击头肩部所致。由于强大的暴力冲击，使脊柱骤然过度前屈而致伤。少数是由直接暴力的打击而

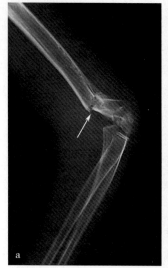
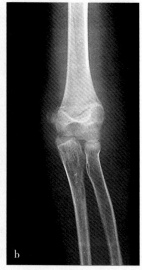

▲ 图9-12　右肱骨髁上骨折，右肘关节X线平片
a. 侧位片，肱骨远段骨质断裂（箭），远侧断端向背侧移位；
b. 正位片，肱骨远端形态不规整，周围软组织肿胀。

致伤，如车祸、跳水或地震塌方等。强烈的肌肉收缩也可引起脊椎发生骨折，如腰方肌的猛烈收缩引起横突骨折。脊柱骨折常见于脊柱活动度较大的脊椎，如第5、6颈椎，第11、12胸椎，第1、2腰椎等部位，以单个椎体多见。脊柱损伤根据受伤时暴力的方向分为：① 屈曲型损伤，最常见；② 后伸型损伤，少见；③ 屈曲旋转型；④ 垂直压缩型。部分脊椎骨折可造成神经根或脊髓受压症状，因此应注意避免在临床或影像学检查和搬动中加重损伤。

【影像学表现】

脊柱骨折的基本影像学征象：① 椎体压缩性骨折，是间接暴力致脊柱过度屈曲造成；X线表现为椎体压缩变扁呈楔形，前缘压缩明显且骨皮质有中断、成角、嵌插，或椎体前上角出现撕脱小骨块，椎体内出现横行的致密骨折线；常伴棘间和棘上韧带的断裂，使棘突间隙增宽；严重时常并发脊椎后突成角、侧移，甚至发生椎体错位；CT可以明确显示脊椎骨折、骨折类型、骨折片移位程度、椎管变形和狭窄及椎管内骨碎片或椎管内血肿等（图9-13）；MRI可以很好地显示椎体骨折的低信号骨折线和骨挫伤的T_2WI高信号，以及合并的椎间盘突出和韧带撕裂，同时还可以观察脊髓挫裂伤和脊髓受压程度。② 脊椎附件骨折，X线可发现关节突、横突和棘突的骨折线和椎间关节的脱位、绞锁改变，以及由于关节绞锁出现的关节突空虚现象；CT较容易发现各种细微的附件骨折和椎间小关节脱位，如椎弓根骨折、椎弓板骨折和横突骨折等。③ 肌腱、韧带的断裂和挫伤，脊柱的韧带包括前纵韧带、后纵韧带、棘间韧带和棘上韧带等，在MRI的各序列中均呈低信号，肌腱、韧带损伤或断裂后失去正常的连续性且因水肿和/或出血而表现为不同程度的T_2WI高信号。④ 脊髓神经根损伤，外伤骨折后脊膜囊和脊髓可受压、移位，脊髓挫伤在

T$_2$WI脊髓内可见出血、水肿的高信号，严重时甚至脊髓横断；MRI还能观察到神经根撕脱和硬膜囊撕裂等情况。

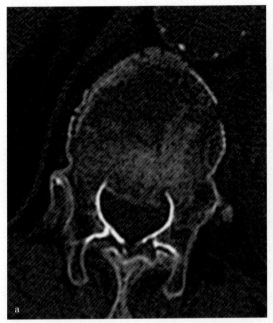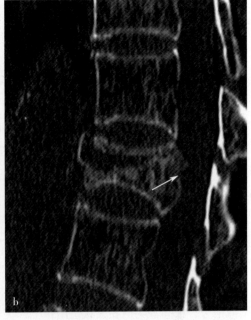

▲ 图9-13　椎体压缩性骨折，胸椎CT检查

a. 平扫，椎体骨皮质断裂，椎管变形和狭窄；b. 矢状位重组，病变椎体变扁，椎体内可见多发透亮线及骨碎片影，椎体前缘骨皮质断裂，向前移位，椎体后缘向后移位，椎管狭窄（箭）。

（1）屈曲型脊柱损伤：主要是椎体的压缩性骨折、棘上和棘间韧带的撕裂损伤。

（2）后伸型脊柱损伤：以椎体前上、下角的撕脱性骨折，附件骨折，韧带撕裂为主。

椎体骨折还可分为爆裂性骨折和单纯压缩性骨折。爆裂性骨折的表现：① 椎体垂直方向上的粉碎性骨折，正常外形与结构丧失，骨折片向前后左右各个方向移位，致椎弓根间距增宽，相邻椎体后缘线不连续，脊柱的中柱结构损伤断裂；② 椎体明显楔形变；③ 附件多发骨折，包括椎弓板垂直骨折、棘突骨折；④ 韧带损伤，后纵韧带不连续；⑤ 神经损伤。单纯压缩性骨折仅表现为椎体楔形压缩、密度增高或出现高密度的骨折线。

【诊断和鉴别诊断】

脊柱骨折应注意与脊椎其他病变所致的椎体压缩变形鉴别。后者常见椎体或附件骨质破坏，累及椎间盘时可见椎间隙变窄，椎间盘破坏或消失，椎旁可见脓肿或软组织肿块等。结合临床病史不难鉴别。

脊柱结构比较复杂，脊髓、神经根位于其中，如果外伤后诊治不及时，常引起多种严重并发症。X线平片由于前后结构重叠，征象观察受到较大的限制。因此，脊椎骨折应在X线平片的基础上进一步行CT或MRI检查。严重的脊柱损伤，尤其合并神经功能障碍时，就诊时应直接进行MRI或MSCT检查以明确诊断，可避免反复搬动患者而造成损伤加重的可能。

3. 椎间盘突出　椎间盘是由纤维环、髓核和软骨终板三部分构成，前方和侧方的纤维环最厚且最坚韧，并与坚强的前纵韧带紧密附着，后方的纤维环最薄，与后纵韧带疏松相连。椎间盘突出可因暴力或发生在椎间盘纤维环退变的基础上，纤维环发生破裂、胶状的髓核突出。由于上述解剖结构的原因，大多数病变均为后纤维环破裂，髓核向后突出压迫周围组织和神经根，引发临床症状。

根据椎间盘损伤的位置和程度不同可分为：① 椎间盘膨出（disc bulging），纤维环退变破裂，但没有髓核突出；② 椎间盘突出（disc protrusion），纤维环部分破裂，髓核突出至纤维环的内层；③ 椎间盘脱出（disc herniation），髓核经破裂的纤维环疝出至后纵韧带下椎管内。此外，髓核在发育过程中，突破椎体终板疝入椎体内，称软骨结节。

椎间盘突出多发生于青壮年，男性多见，常有外伤或反复慢性劳损史。可发生在颈椎、胸椎和腰椎，但以下段腰椎最常见。急性发病时，患部脊椎运动受限，局部疼痛并产生神经根压迫引致的放射性痛。

【影像学表现】

（1）椎间盘突出和脱出：① 直接征象。CT显示软组织密度的椎间盘向后局限性弧形突出，CT值为70~110HU，局部硬膜外脂肪或硬膜囊受压变形、移位；MRI检查，由于正常椎间盘的髓核和纤维环的内侧部的水分较纤维环外侧部和后纵韧带含量高，T_2WI前两者呈高信号，而后两者呈低信号；椎间盘突出在矢状位图像上，突出的椎间盘呈半球状或舌状向后方或侧后方突出，其信号强度与主体部分一致（图9-14）；椎间盘脱出则可见稍高信号的髓核穿破纤维环突至后纵韧带下（图9-15），若髓核穿过后纵韧带疝出至硬膜外则可见游离的髓核碎块位于后纵韧带后方；轴位图像上突出的椎间盘呈半弧形局限突出于椎体后缘，边缘光滑；CT显示的硬膜外脂肪层受压、变形、消失及硬膜囊受压和神经根鞘受压等征象均可在MRI得到更好的显示，此外，MRI还能直接显示脊髓和神经根受压。② 间接征象。X线平片可见椎间隙均匀或不对称性狭窄，特别是后宽前窄，椎体后缘出现骨赘。

（2）椎间盘膨出：CT和MRI均可显示椎间盘的边缘均匀地超出相邻椎体终板的边缘，椎间盘后缘平直或呈对称性轻度前凹，硬膜外脂肪层清晰，硬膜囊无明显受压、变形。

【诊断和鉴别诊断】

椎间盘突出和脱出多有典型的影像学表现，CT和MRI可见突出于椎间盘后方的类圆形椎间盘结构，硬膜外脂肪、硬膜囊、神经根受压移位，诊断多可成立，但有时不易区分椎间盘突出与脱出，而统称为椎间盘突出。不典型者须与以下病变鉴别：① 硬膜外瘢痕，有手术史，病变位于硬膜囊和手术部位之间，MRI信号低于椎间盘，增强扫描强化较明显，而椎间盘则无强化；② 椎管内硬膜外肿瘤，如神经纤维瘤、淋巴瘤、转移瘤等可形成类似椎间盘突出样肿块，但其密度、信号不同于椎间盘，常有较明显强化，往往合并椎骨骨质破坏和/或椎间孔扩大；③ 化脓性脊椎炎的椎间隙变窄，常伴有骨质破坏和骨质增生硬化。

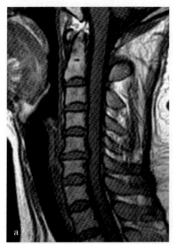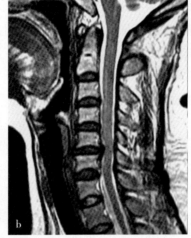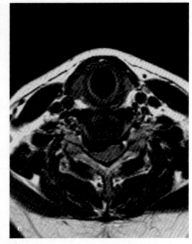

▲ 图9-14　椎间盘突出，颈椎MRI检查

矢状位T₁WI（a）和矢状位T₂WI（b）显示第5/6颈椎椎间盘呈舌状向后方突出，信号强度与主体部分一致；轴位T₂WI（c）显示椎间盘向右后局限性突出。

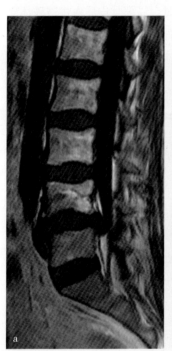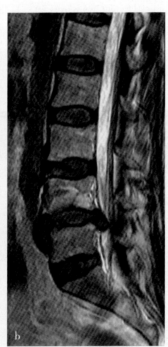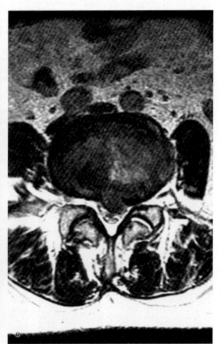

▲ 图9-15　椎间盘脱出，腰椎MRI检查

矢状位T₁WI（a）和矢状位T₂WI（b）显示第4/5腰椎椎间盘呈舌状向后下方脱出，其信号强度与其主体部分一致；c. 轴位T₂WI显示稍高信号的髓核穿破纤维环突向椎管内。

（二）骨与软组织感染

1. **化脓性骨髓炎（pyogenic osteomyelitis）**　可分为急性和慢性骨髓炎，后者由急性期迁延不愈或治疗不彻底造成。致病菌主要是金黄色葡萄球菌、溶血性葡萄球菌、链球菌、大肠埃希菌和肺炎球菌等。感染部位局部病理变化主要有充血水肿、白细胞浸润、坏死和脓液形成。病变早期细菌随血流到达血运丰富的干骺端，炎症和细菌栓子随脓液通过骨皮质的哈氏系统蔓延至骨膜下形成骨膜下脓肿，导致骨血供被破坏和大块死骨形成。本病好发于儿童和青少年的四肢长管状骨干骺端，可向骨干方向蔓延。急性期局部炎症反应和全身中毒症状明显，慢性期则局部炎症反复发作，可有瘘管形成。在骨骼不同生长发育期，化脓性骨髓炎还可出现：① 软组织肿胀和骨膜下脓肿，婴儿较儿童和成人明显；② 婴儿、成人易蔓延至关节；③ 慢性局限性骨髓炎（Brodie 脓肿）和硬化性骨髓炎（sclerosing osteomyelitis），后者又称 Garre 骨髓炎，是低毒性细菌感染所致，患骨往往有反复发作的、较轻的疼痛和压痛，多见于青少年和成人。

【影像学表现】

（1）急性化脓性骨髓炎：发病早期 X 线片仅见局部软组织弥漫性肿胀，肌肉间隙模糊，患骨的形态和密度正常；骨质破坏多在发病后 7~14 天出现，表现为长管状骨干骺端松质骨多发斑点状、虫蚀状骨质破坏，周围有少量层状骨膜增生；随病情发展，局部骨密度减低明显，松质骨和骨皮质均出现骨质破坏，破坏区融合增大、增多并且有轻度骨质增生，骨膜增生更加广泛，可有骨膜下脓肿形成，甚至可穿破增生的骨膜形成 Codman 三角；同时，局部骨皮质血供被破坏导致形成大块死骨。病变进展向骨干方向蔓延。CT 平扫可发现早期骨质破坏和骨膜增生。MRI 冠状位可早期发现骨髓水肿充血和软组织肿胀，原 T_1WI 高信号的骨髓区转变为水肿的中低信号，T_2WI 呈高信号，病灶边缘模糊（图 9-16）。

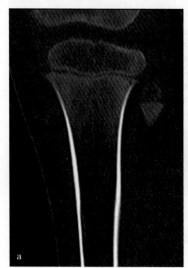
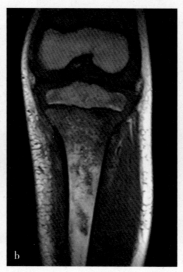
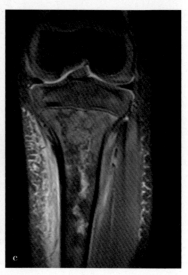

▲ 图 9-16　急性化脓性骨髓炎

左胫腓骨 CT 冠状位重组（a）显示左胫骨近段髓腔内密度不均，可见斑片状密度增高影；MR 冠状位 T_1WI（b）和冠状位 T_2WI（c）显示左胫骨近段骨髓腔信号不均，可见斑片状 T_1WI 稍低信号、T_2WI 高信号，边界模糊，左胫骨周围软组织肿胀。

（2）慢性化脓性骨髓炎：多由急性化脓性骨髓炎发展而来，以骨膜下大块死骨形成和明显的骨质增生为特点。由于骨膜下脓肿增大、骨膜掀起和血栓性动脉炎，大块皮质骨甚至整段骨干坏死形成死骨。死骨的密度相对较高，其周围可见一圈由肉芽组织或脓液构成的透亮带围绕。骨内膜增生硬化使髓腔变窄和闭塞。骨质增生和骨膜增生与骨皮质融合，均使患骨密度明显增高、骨干增粗变形（图9-17）。骨膜增生形成骨性包壳，包壳可再被破坏形成瘘孔和无效腔，甚至穿破软组织形成瘘管，是造成本病经久不愈的原因。死骨在T_1WI和T_2WI均呈低信号，肉芽组织和脓液在T_1WI为低或稍高信号，而在T_2WI呈高信号，瘘管内因含脓液在T_2WI呈高信号。

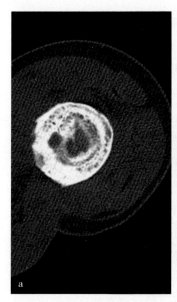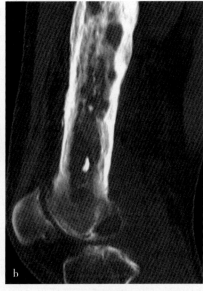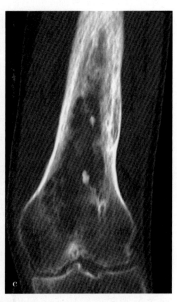

▲ 图9-17　慢性化脓性骨髓炎，股骨CT检查
a. 平扫；b. 矢状位重组；c. 冠状位重组。显示股骨下段不规则形增粗，骨皮质增厚，髓腔内可见结节状高密度死骨影。

慢性局限性骨脓肿：好发于长骨干骺端中央部分的松质骨，少数可累及骨皮质。X线表现为边缘明显硬化的圆形骨透亮区，硬化边与周围正常骨组织分界不清，透亮区内多无死骨存在，局部骨膜增生和软组织肿胀不明显。CT可更清楚地显示上述改变。MRI可见病变呈圆形且边缘清楚的T_1WI低信号、T_2WI高信号，T_2WI周围有较大范围边缘模糊的高信号水肿区。

硬化性骨髓炎：是以骨质硬化为特征的慢性骨髓炎，X线表现为局限或广泛的骨皮质增厚，骨髓腔变窄或消失，患骨密度增高，骨干轻度增粗变形，软组织一般无肿胀。

【诊断和鉴别诊断】

急性化脓性骨髓炎须与骨肉瘤鉴别。前者急性起病，患肢大范围间断性骨质破坏和周围的骨质增生，一般鉴别不难。

慢性化脓性骨髓炎的特点为残存的骨质破坏、大量骨质增生和死骨形成。感染如仅限于骨膜下，则表现为骨膜增生，而无明显破坏，少数病例甚至类似恶性骨肿瘤或其他骨疾病，应注意鉴别。

2. 软组织感染　多为外伤或皮肤破损溃疡引起。原发于软组织的感染局部红、肿、热、痛，甚至全身发热和血白细胞计数升高。急性期病理基础主要是充血和水肿，继而可形成脓肿，脓肿可局限也可沿肌间隙扩散。

【影像学表现】

X线和CT：感染急性期的充血、水肿表现为皮下脂肪层模糊、密度稍增高，所累及的肌肉束增厚，肌间隙模糊。脓肿形成后，局部肿胀的软组织中可见边缘模糊的圆形或类圆形的分叶状肿块影，中央部分密度较低提示组织坏死液化。CT增强后坏死灶周围出现环状强化带，代表肉芽组织形成的脓肿壁。

MRI：对软组织感染的急性炎症反应如充血、水肿等敏感，表现为边界不清的片状或羽毛状异常信号区，T_1WI为低、等信号，T_2WI为高信号；Gd-DTPA增强后有不同程度较缓慢的强化，中央不强化区为脓腔，DWI呈高信号。随着病变发展，邻近骨骼可出现薄层骨膜增生，骨质侵犯不多见。

超声：软组织脓肿表现为边缘不规则的圆形或类圆形无回声区，并有细小的内部回声，与囊肿的薄壁、光滑的无回声区及肿瘤的边界不规则的均质性与非均质性实性回声有一定区别，结合临床可以确诊。

【诊断和鉴别诊断】

主要与软组织肿瘤鉴别，后者肿瘤的边界一般较感染清楚，临床症状没有炎症表现。

3. 骨结核（tuberculosis of bone） 是以骨质破坏和骨质疏松为主的慢性病，多发生于儿童和青年，但近年来有所改变，可发生于任何年龄。本病是继发性结核病，原发病灶主要在肺部。结核分枝杆菌经血行播散到骨或关节，停留在血管丰富的松质骨内，如椎体、骨骺和干骺端或关节滑膜而发病。多侵犯脊柱、髋、膝、腕关节。临床经过缓慢，局部可有肿、痛和功能障碍。还可有血红细胞沉降率增快等表现。骨结核的病理改变可分三型：① 渗出性病变，以大量巨噬细胞或白细胞浸润为主要表现；② 增殖性病变，以多个结核结节形成为特征；③ 干酪样坏死，为大片组织干酪性坏死，常伴有不同程度钙化。病理表现与临床症状和影像学表现有一定的关系。

【影像学表现】

（1）骨骺和干骺端结核：好发于长管状骨。病变早期，患骨可见骨质疏松表现。松质骨内结核病灶以增殖性病变为主，随着病灶的增大出现骨小梁吸收，X线片可见松质骨中出现一局限性类圆形、边缘较清楚的骨质破坏区，邻近无明显或有轻度的骨质增生和骨膜增生。在骨质破坏区有时可见碎屑状死骨，密度不高，边缘模糊，称为"骨砂"。干骺端病灶发展可穿破骺软骨板破坏骨骺，进而侵入关节形成关节结核。病灶可破坏骨皮质和骨膜，形成软组织肿块样冷脓肿，甚至穿破软组织形成瘘管。若引起继发感染，则可出现较明显的骨质增生和骨膜增生。

（2）骨干结核：少见，可发生于短骨或长骨。短骨结核多见于5岁以下儿童的掌骨、跖骨、指/趾骨，常为多发。初期改变为骨质疏松，继而在骨内形成囊性破坏，骨皮质变薄伴明显骨膜增生，骨干膨胀，故又有骨囊样结核和"骨气鼓"之称。

4. 脊椎结核（tuberculous spondylitis） 常见，占骨结核的25%~60%，以腰椎多见。病变易累及椎体和椎间盘，附件较少受累。患者常有病变段脊椎疼痛不适和无力，严重者可出现截瘫。

【影像学表现】

X线和CT：椎体结核往往开始于椎体前份骨板下的松质骨，病变可穿破骨板或沿着前纵韧带蔓延至相邻的椎间盘和椎体，引起相应椎间盘和松质骨的破坏。由于骨质破坏和脊柱承重的关系，椎体塌陷变扁或呈楔形。X线早期表现为椎间隙变窄，相邻椎体前份上、下缘骨密度减低和骨质破坏。随着病变发展，椎体明显破坏呈楔形，可见"骨砂"样小死骨；椎间隙变窄甚至消失和椎体互相嵌入融合。病变广泛者常累及多个椎体，出现脊柱后突成角变形。结核破坏骨质可产生大量干酪样物质流入脊柱周围软组织形成冷脓肿。腰椎结核形成腰大肌脓肿，表现为腰大肌增宽、轮廓不清或弧形隆起，甚至可流注至股骨小粗隆形成臀部脓肿。胸椎结核的脓肿表现为局限性边缘清楚的梭形软组织肿块。颈椎的冷脓肿使咽后壁软组织增厚并弧形前突，侧位易于观察。冷脓肿内可有不规则形钙化影。CT显示椎体及附件骨质破坏、死骨和椎旁脓肿优于平片，并可显示椎体塌陷后突所致的椎管狭窄。结核性脓肿呈液性密度，对比剂增强后边缘环形强化（图9-18）。

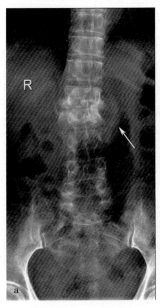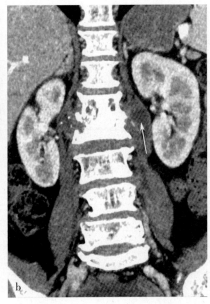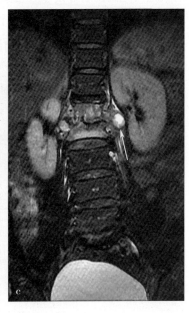

▲ 图9-18　腰椎结核

a. 腰椎X线正位片，第1~2腰椎椎体相对缘骨质吸收破坏，邻近椎间隙狭窄，椎旁软组织见梭形密度影（箭）；b. CT增强冠状位重组软组织窗，受累腰椎椎旁脓肿呈环形轻度强化影，内呈液性密度（箭）。c. 腰椎MR冠状位脂肪抑制T₂WI，受累腰椎骨质破坏并骨髓水肿，相应椎间隙变窄、局部消失，椎旁脓肿形成（箭）。

MRI：可早期发现椎体和椎间盘病变，脊椎结核的骨质破坏区及其周围骨髓因反应性水肿表现为边缘模糊的T_1WI低信号和T_2WI高信号。矢状位和冠状位图像有利于椎间盘的观察。如椎间盘受累可见椎体终板破坏、椎间盘变扁和T_2WI椎间盘信号增高，增强扫描可见椎间盘呈中央不强化、边缘环形强化的表现。冷脓肿T_1WI呈低信号、T_2WI呈高信号，其内可见斑点状或索条状低信号，代表脓肿内纤维化或钙化，增强后脓肿壁强化。MRI能清楚显示冷脓肿流注情况及对椎管硬膜囊、脊髓的压迫。

【诊断和鉴别诊断】

脊椎结核需与化脓性脊椎炎鉴别，后者骨质破坏和椎间盘变窄消失较迅速，可有骨硬化增生，临床症状明显。

（三）骨和软组织肿瘤

骨和软组织肿瘤种类繁多，从起因上可分为原发性和继发性，从生物学行为上又分为良性、恶性和中间性。通常良性肿瘤临床上较少引起症状，而恶性肿瘤疼痛常是首发症状。良性肿瘤的肿块边界清楚，压痛不明显，恶性者则边界不清，压痛明显。良性肿瘤患者健康状况良好，而恶性肿瘤患者晚期多有消瘦和恶病质，而且发展快，病程短。实验室检查：良性肿瘤血液、尿和骨髓检查均正常；而恶性则常有异常，如骨肉瘤血碱性磷酸酶水平增高，尤因肉瘤血白细胞可增多，转移瘤和骨髓瘤可发生继发性贫血及血钙水平增高。

骨和软组织肿瘤常有其好发部位及好发年龄。例如，神经母细胞瘤骨转移好发于5岁以前，骨肉瘤和尤因肉瘤好发于10~20岁青少年的管状骨，内生软骨瘤好发于10~25岁，骨巨细胞瘤好发于20~40岁群体长骨的骨端，骨髓瘤和转移性骨肿瘤常见于50岁以上。

骨和软组织肿瘤的正确诊断有赖于临床、影像、病理三方面紧密结合和综合分析。对其影像诊断的要求：① 判断病变是否为肿瘤；② 如属于肿瘤，则需评估生物学行为是良性还是恶性，属原发性还是转移性；③ 明确肿瘤的侵犯范围，单发还是多发；④ 推断肿瘤的组织学类型。在观察图像时，应注意病变部位、病变数目、骨质改变、骨膜增生和周围软组织改变等。

通过观察、分析，常能判断骨肿瘤是良性还是恶性。表9-1是良性和恶性骨肿瘤的X线表现特点，可供鉴别诊断时参考。

▼ 表9-1 良性和恶性骨肿瘤的鉴别诊断

鉴别点	良性	恶性
生长情况	生长缓慢，不侵及邻近组织，但可引起压迫移位，无转移	生长迅速，易侵及邻近组织，有转移
局部骨质改变	膨胀性骨质破坏，骨皮质变薄、膨胀，保持连续性；与正常骨界限清晰，边缘锐利	不规则浸润性骨质破坏与缺损，累及骨皮质，可有肿瘤骨；与正常骨界限不清，边缘不整
骨膜增生	一般无骨膜增生，病理性骨折后可有少量骨膜增生	不同形式的骨膜增生，可被肿瘤侵犯破坏
周围软组织改变	多无肿胀或肿块影	形成软组织肿块，与周围组织分界不清

常见的骨和软组织肿瘤介绍如下。

1. 骨软骨瘤（osteochondroma） 又称外生骨疣，是来自骨皮质、有软骨覆盖的骨性赘生物，分单发性和多发性两种，后者有遗传性且有恶变倾向。多为发生于青少年的无痛性骨性肿块，生长缓慢，如压迫神经则可引起疼痛和神经症状。组织学上肿瘤是由宽或细长的骨质基底、瘤体及约数毫米厚的透明软骨帽和少量纤维组织包膜构成。

【影像学表现】

X线：骨软骨瘤的X线平片表现颇具特征性。① 典型X线表现是位于长管状骨干骺端、与骨干表面相连、远端背向关节的宽基底或蒂状骨性赘生物，其骨皮质和骨小梁均与骨干相延续（图9-19）；② 骨软骨瘤的顶端骨质呈菜花状或圆形，表面覆盖有厚薄不一的软骨帽，薄者仅为一条透亮线影，厚者透亮带内可有点状钙化影；③ 如成人骨软骨瘤的软骨帽厚度超过1cm，或钙化多而不规则，应注意恶变可能。

CT和MRI：表现与X线片类似，多用于检查中轴骨、结构复杂的部位，其中MRI显示软骨帽较佳。

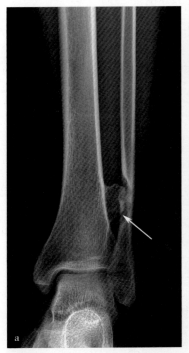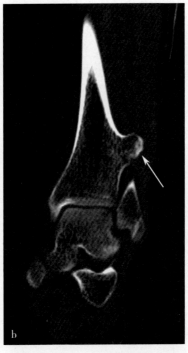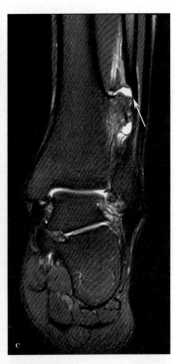

▲ 图9-19　左胫骨下段骨软骨瘤

a. 左胫腓骨X线正位片，左胫骨下段腓侧与骨表面相连、远端背向关节的宽基底骨性赘生物，其骨皮质和骨小梁均与骨干相延续（箭）；b. 左胫腓骨CT冠状位重组骨窗，左胫骨远端外后侧骨性突起（箭）；c. MR冠状位脂肪抑制T_2WI，左胫骨下段腓侧骨软骨瘤（箭），邻近腓骨受压变形，周围软组织水肿。

2. 骨巨细胞瘤（giant cell tumor of bone）　是来源尚未清楚的生长活跃、有复发倾向的原发性骨肿瘤，好发年龄20~40岁，女性稍多见。骨巨细胞瘤好发于长管状骨骺闭合后的骨端，50%~65%的骨巨细胞瘤位于膝关节周围骨骼。局部疼痛、肿胀和运动受限是常见的症状，较大肿瘤可有局部皮肤温度升高和静脉曲张。病理上，肿瘤主要由单核基质细胞和多核巨细胞构成，富含血管，易发生出血和囊变。骨巨细胞瘤的良、恶性常需结合临床、影像和病理进行综合评价。

【影像学表现】

X线：① 侵犯长骨骨端、病变直达骨性关节面下的偏心性、膨胀性、溶骨性骨质破坏，无硬化边（图9-20a），骨皮质膨胀、变薄，形成完整或不完整的骨包壳；②骨质破坏区内可有纤细的骨嵴而成"皂泡"状改变，少数病例骨质破坏区呈单一的骨质破坏；③生长活跃的骨巨细胞瘤可穿破骨包壳蔓延至软组织内形成肿块；④肿瘤内无钙化或骨化影；⑤肿瘤一般不穿破关节软骨，但偶可发生，甚至越过关节侵犯邻近骨骼。

CT：①平扫可清楚地显示骨质破坏区的骨包壳基本完整，内缘多呈波浪状并有骨嵴突起，一般无骨性间隔，平片上所见的"皂泡"状改变实为骨包壳内面骨嵴的投影（图9-20b）；②骨质破坏区内为软组织密度影，无钙化和骨化影，如肿瘤出现坏死液化则可见更低密度区（图9-20c）；③囊变区内偶尔可见液液平面，通常下部液体较上部液体密度高，并随体位而改变；④生长活跃的骨巨细胞瘤和恶性巨细胞瘤的骨包壳往往不完整，并可见骨包壳外的软组织肿块影；⑤增强扫描肿瘤组织有较明显的强化而坏死囊变区无强化（图9-20d）。

MRI：肿瘤呈T_1WI低或中等信号，T_2WI多为高信号（图9-20e、图9-20f），若肿瘤内有含铁血黄素沉积区则在T_1WI和T_2WI均为低信号。

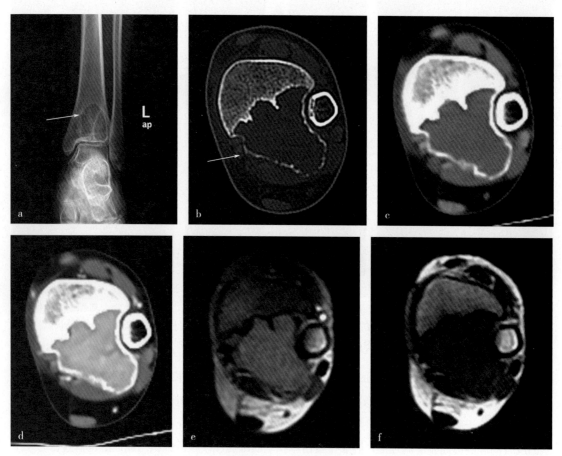

▲ 图9-20　骨巨细胞瘤

a. 左胫骨远端X线正位片，左胫骨近端偏心膨胀性、溶骨性骨质破坏，无硬化边（箭）；b、c. CT平扫轴位骨窗、软组织窗，病变无硬化边（箭），病变区域软组织密度影；d. CT增强轴位，病变呈明显强化；e、f. MRI平扫轴位T_2WI和T_1WI，病变呈T_2WI稍高信号、T_1WI稍低信号改变。

【诊断和鉴别诊断】

骨巨细胞瘤需与骨囊肿等鉴别，生长活跃的骨巨细胞瘤需与骨肉瘤鉴别。骨巨细胞瘤以相对较高的发病年龄、骨端的发病部位和偏心性膨胀性骨质破坏为特征。

3. 骨肉瘤（osteosarcoma） 起源于骨间叶组织，以瘤细胞直接形成肿瘤性骨样组织和肿瘤骨为特征，是最常见的原发性恶性骨肿瘤。病理上，肿瘤外观表现不一，切面瘤组织为灰红色，黄白色提示为瘤骨形成，半透明区为软骨成分，暗红色为出血区，构成肉眼上多彩状的特点。镜下可见明显间变的瘤细胞、肿瘤性骨样组织及肿瘤骨形成，有时亦可见数量不等的瘤软骨。

骨肉瘤多见于青少年，11~20岁为高发年龄，75%发生于膝关节周围的股骨下端和胫骨上端。临床表现是局部进行性疼痛、肿胀和功能障碍，皮温较高并有浅静脉曲张。病变进展迅速，可早期发生远处转移，预后较差。实验室检查血清碱性磷酸酶常增高。

【影像学表现】

骨肉瘤影像学征象主要表现为溶骨性骨质破坏、肿瘤骨、骨膜增生和软组织肿块。X线检查可清楚显示上述改变；CT能更好地显示小肿瘤骨、骨质破坏及骨膜增生，对于软组织肿块的显示也优于X线平片；MRI则能敏感地显示病灶骨髓及软组织侵犯范围。

（1）骨质破坏：呈虫蚀状、筛孔状或大片状破坏（图9-21a），其内可有残留的未被累及的骨小梁。破坏区边缘模糊，与周围正常骨质的移行带较宽。

（2）肿瘤骨：表现为云絮状、斑块状、牙骨质样或针状致密影（图9-21b），内无成熟骨小梁结构。肿瘤骨是骨肉瘤的特征性X线和CT表现。瘤软骨表现为小点状、小环状、无定形状致密影。

（3）骨膜增生：肿瘤破坏皮质、侵及骨膜下时刺激邻近骨膜产生反应性新生骨，骨膜新生骨可表现为层状、针状、放射状或不规则状影等。随着肿瘤的生长变大及侵袭破坏加重，新生成的骨膜增生骨又可被邻近的肿瘤侵蚀破坏呈掀起状，形成近肿瘤侧厚、远肿瘤侧薄的坡形骨膜新生骨，在X线平片上呈骨干外的三角形致密影，称Codman三角。

（4）软组织肿块：肿瘤在突破皮质处侵及周围软组织，形成软组织肿块（图9-21c），呈半圆形或不规则状，边界不清或清楚，周围肌束被推压或破坏，肿块内也可出现瘤骨征象。

（5）骨肉瘤分型：骨肉瘤以普通型骨肉瘤为最常见，其次为骨旁型骨肉瘤。① 普通型骨肉瘤：好发于长骨干骺端，根据肿瘤密度高低，在X线平片上分为成骨型、溶骨型和混合型。成骨型主要表现为肿瘤成骨；溶骨型主要表现为骨质破坏；混合型则肿瘤成骨和骨质破坏混合存在。② 骨旁型骨肉瘤：起源于骨膜或邻近的结缔组织。大部分肿瘤发生于股骨远侧干骺端后方；X线和CT表现为骨皮质外的致密骨化性肿物，瘤体与皮质之间有1~3mm的透亮线，CT显示更为清晰；肿瘤可在软组织内形成较大的肿块，肿块外周有明显的钙化或骨化，针状骨膜增生少见；MRI可显示X线上密度较低的骨旁型骨肉瘤的肿块边缘，并能更好地显示骨髓腔。

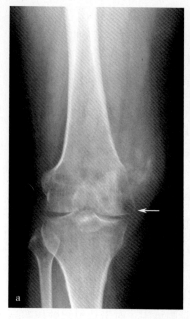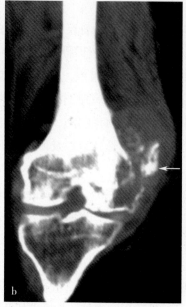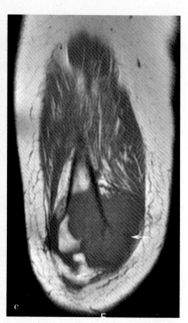

▲ 图9-21　右侧股骨骨肉瘤

a. X线平片，右股骨远端内侧片状低密度骨质破坏（箭）；b. CT冠状位重组，右股骨远端骨质破坏区旁结节状高密度肿瘤骨影（箭）；c. MR冠状位T₁WI，肿瘤突破骨皮质侵及周围软组织，形成软组织肿块（箭）。

【诊断和鉴别诊断】

　　骨肉瘤具有明确的好发年龄和部位，影像学表现亦具有特征性。典型的骨肉瘤X线平片即可确诊，MRI主要用于判断骨髓和软组织的侵犯范围，如显示骨髓内的跳跃病灶。骨肉瘤需与化脓性骨髓炎鉴别。前者一般无急性发病，病变相对比较局限，没有向全骨广泛蔓延的倾向。骨质破坏与瘤骨是骨肉瘤的影像学特点，可穿破骨皮质侵犯软组织，形成软组织肿块。

　　4. 骨转移瘤（bone metastasis）　发生率高于原发性骨肿瘤，恶性肿瘤不论是癌或肉瘤都可转移到骨骼，以癌发生骨转移多见，占80%~90%。其中，以肺癌、乳腺癌、前列腺癌、甲状腺癌、肾癌的转移多见，儿童的转移瘤多来自神经母细胞瘤。骨转移瘤常为多发性，单发性少见。血行转移是最常见的转移途径，以富含红骨髓的部位如脊椎、骨盆、股骨、颅骨、肱骨近端、肋骨多见。直接蔓延和经淋巴转移至骨较少见。临床上除原发瘤的症状及体征外，骨转移瘤可引起局部疼痛，易发生病理性骨折，发生在脊椎者可引起神经压迫症状。

【影像学表现】

　　X线：骨转移瘤按X线的密度改变分溶骨型、成骨型和混合型。① 溶骨型转移瘤：表现为松质骨中多发或单发小的虫蚀状溶骨性骨质破坏，也可侵犯软组织甚至关节；发生在脊椎则见椎体广泛性破坏，并因承重而压缩变扁，椎弓根多受侵蚀破坏，但椎间隙保持完整。② 成骨型转移瘤：原发肿瘤在女性中以乳腺癌最多见，对于男性则是前列腺癌居首位，其他如肺癌、鼻咽癌、甲状腺癌、肾癌等也可发生成骨转移；X线表现为松质骨内高密度影，呈斑片状或结节状，密度均匀一致，骨皮质多完整，多发生在腰椎和骨盆，常多发，境界不清。③ 混合型转移瘤：同时有溶骨型和成骨型的改变。

CT和MRI：显示骨转移瘤远较X线平片敏感，尤其是MRI能发现骨髓腔浸润，但尚未引起明显骨质破坏的骨转移瘤，并且还能明确转移瘤的数目、大小、分布和邻近组织是否受累，骨外局部软组织肿块的范围、大小及与邻近脏器的关系（图9-22）。

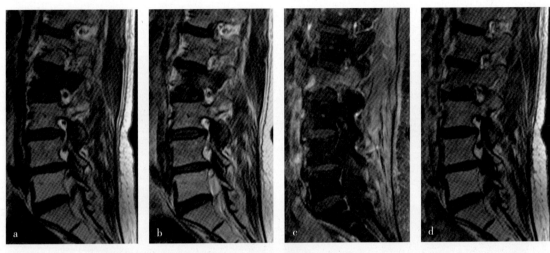

▲ 图9-22　腰椎骨转移瘤MRI检查

a. 矢状位 T_1WI，第2腰椎椎体及附件呈片状低信号，第2腰椎椎体略变扁；b. 矢状位 T_2WI，第2腰椎椎体信号不均匀，呈高低混杂信号；c. 矢状位脂肪抑制 T_1WI 增强，第2腰椎椎体及附件较其他正常椎体呈明显强化；d. 矢状位 T_1WI 增强，第2腰椎椎体及附件明显强化。

【诊断和鉴别诊断】

转移性骨肿瘤以其高龄发病、多发、侵犯长骨时少见骨膜增生及软组织肿块形成，较少侵犯膝关节与肘关节以远的骨骼等特点，可与原发性骨肿瘤鉴别。此外，溶骨型转移瘤需与多发性骨髓瘤鉴别，后者实验室检查常有尿本周蛋白阳性。成骨型转移瘤需与骨髓纤维化和骨淋巴瘤鉴别。

5. 软组织肿瘤

（1）脂肪瘤（lipoma）：是一种由成熟脂肪细胞构成的良性肿瘤，为最常见的间叶源性肿瘤之一，可发生在任何年龄，30~50岁为高发年龄。肿瘤生长缓慢，瘤体可多年无明显增大，患者多以触及体表肿块来就诊，可无明显自觉症状和肢体功能障碍。脂肪瘤可发生在任何部位，但以颈、肩、上肢、大腿和腰背部最为常见。脂肪瘤可分为单发和多发两种，瘤体大小不一，最大者可达10kg以上，肿瘤表面披有薄的纤维包膜，标本切面酷似成熟的脂肪组织。

【影像学表现】

X线：较大的脂肪瘤在X线平片表现为低密度肿块影，边界清楚，由脂肪组织比周围肌肉组织更易被X线穿透所致。

CT：具有较高的密度分辨力，能发现X线不能显示的小的脂肪瘤，表现为脂肪性密度，CT值为−120~−40HU。

MRI：具有特征性的MRI信号改变，T_1WI和T_2WI均显示为类似皮下脂肪的高信号，肿瘤可呈圆形、分叶状和不规则形，但边界清楚，信号均匀。应用脂肪抑制技术，高信号的肿块转变为低信号，具有特征性（图9-23）。

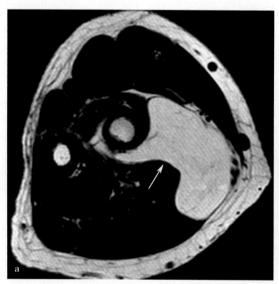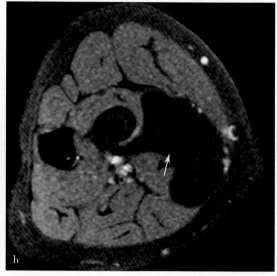

▲ 图9-23　右前臂脂肪瘤MRI检查

a. T_1WI轴位，右前臂不规则形高信号肿块（箭）；b. 轴位脂肪抑制T_1WI增强，T_1WI高信号的肿块转变为低信号，肿块未见明显强化（箭）。

【诊断和鉴别诊断】

典型的脂肪瘤X线片和CT检查均可诊断，MRI表现更具特异性，并可发现早期恶变的征象。

（2）血管瘤（hemangioma）：是最常见的软组织肿瘤之一，主要由血管组织组成。病理上可分为毛细血管瘤、海绵状血管瘤、静脉性血管瘤、上皮样血管瘤及肉芽肿性血管瘤五型。血管瘤多见于婴儿和儿童。最常见于四肢，其次是躯干和面部。病史多在1年以上，临床症状和体征无特殊，主诉多为无痛性软组织肿块。大小以3~5cm居多，大者可达10cm以上，肿瘤一般无明显边界。影像学检查的主要目的是了解血管受累的程度、范围、有无动静脉瘘和邻近骨质受累情况。

【影像学表现】

X线和CT：① 平片不能显示血管瘤的范围，但可显示其圆点状高密度的静脉石或钙化；② CT可显示软组织肿块边界不清，有时在邻近脂肪组织内见到扭曲的条索状结构，肿块内显示大小不等的圆形钙化密度影像，为本病的特征性表现。海绵状血管瘤常伴有脂肪组织增生，多位于肌肉和肌间，密度不均匀，增强扫描有明显强化。血管造影可显示迂曲扩张的血管样结构，粗细不均。如有动静脉畸形可见动静脉同时显影。

MRI：可见肌肉内出现T_1WI和T_2WI混杂信号影，仔细观察可辨别部分为扩张迂曲的流空低信号及血栓形成或亚急性出血的高信号，肿瘤和周围肌肉组织无分界，增强扫描呈不规则形强化。

【诊断和鉴别诊断】

血管瘤的影像学表现典型，一般诊断不难。MRI是明确血管瘤范围和异常血管状况的首选影像学检查技术。

（3）脂肪肉瘤（liposarcoma）：是比较常见的软组织恶性肿瘤，好发年龄40~60岁，男女发病率大致相等，多发生在深部软组织，可起源于肌筋膜或深部血管丰富的部位，四肢尤其大腿和后腹膜是两个常见的好发部位。脂肪肉瘤的组织学特点不同，生物学行为亦不同，肿瘤转移的发生率与肿瘤的分化程度密切相关。分化好的，恶性程度低，可以局部复发，但不倾向远处转移；分化差的，恶性程度高，肿瘤复发率和远处转移率均较高。病理上肿瘤多呈结节分叶状，切面一般可呈脂肪瘤样、黏液瘤样或鱼肉样。

【影像学表现】

X线：分化良好型脂肪肉瘤由于含有较多的脂肪成分，X线表现为类似于良性脂肪瘤样的透亮影，其他类型的脂肪肉瘤可仅表现为软组织肿块影。

CT：分化良好型脂肪肉瘤呈低密度肿块，CT值为–120~40HU，增强扫描可无强化或仅轻度强化。其他低分化的脂肪肉瘤可呈等密度或稍低密度，肿瘤内可出现出血或坏死灶，表现为稍高密度或低密度区。

MRI：分化良好型脂肪肉瘤含较多的脂肪成分，在T_1WI和T_2WI可见条索状、片状高信号区，其信号强度类似皮下脂肪，间以不均匀中等信号区（图9-24）。黏液型脂肪肉瘤大多缺乏明显的脂肪信号，T_1WI呈较均匀的等信号。

【诊断和鉴别诊断】

分化良好型脂肪肉瘤CT扫描肿块CT值为–120~–40HU，肿块内密度不均匀；MRI扫描肿块有典型的脂肪信号，信号不均匀，边界不清楚，脂肪抑制序列肿瘤脂肪部分信号减低。低分化的脂肪肉瘤常规CT和MRI很难与其他软组织肉瘤区分。

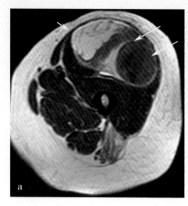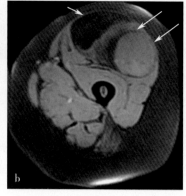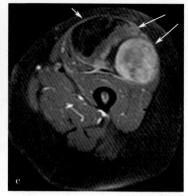

▲ 图9-24　右大腿脂肪肉瘤MRI检查

a. 轴位T₁WI，右大腿肌肉表面混杂信号肿块，内可见片状高信号（短箭），另见条状及类圆形等、低信号（长箭）；b. 轴位脂肪抑制T₁WI，片状高信号影转变为低信号（短箭），条状及类圆形影呈等信号（长箭）；c. 轴位脂肪抑制T₁WI增强，片状低信号内细分隔轻度强化（短箭），条状及类圆形影呈中度至明显强化（长箭）。

（何波　王伟）

第二节　关节

一、检查技术

（一）X线检查

1. X线平片　详见本章第一节。

2. 关节造影（arthrography）　是在X线引导下经皮穿刺关节腔注入对比剂，形成人工对比观察关节腔内结构，包括关节软骨盘、滑膜、关节囊和关节内韧带、肌腱。关节造影多同时使用有机碘对比剂、钆对比剂和/或气体行双重对比造影。

（二）超声检查

详见本章第一节。

（三）CT检查

详见本章第一节。

（四）MRI检查

详见本章第一节。

二、正常影像学表现

关节（joints）为两骨或多骨的连接部分。人体的关节根据其活动程度和组织学结构分为三种类型：① 活动关节（diarthroses），即滑膜性关节（synovial articulations），骨与骨之间为纤维性关节囊连接并由邻近的韧带和肌腱加固，能做大范围活动，如四肢关节；② 微动关节（amphiarthroses），骨与骨之间由软骨性结构连接，相互间可有轻微活动；如耻骨联合和椎间盘等；③ 不动关节（synarthroses），骨与骨之间由纤维结缔组织连接，相互之间不能活动，如颅缝等。现以活动关节为例介绍关节的正常影像学表现。

活动关节的正常解剖结构包括关节骨端、关节软骨、关节腔和周围的关节囊，关节囊内层衬以滑膜，关节腔内有少量滑液。不少关节囊内和/或囊外有韧带，有的还有关节盘。

（一）关节骨端

骨性关节面在X线上为边缘光滑整齐的线样致密影（图9-25a），CT表现为线样高密度。MRI各种序列图像均表现为一薄层清晰锐利的低信号影，通常凹侧关节面较凸侧厚。

（二）关节间隙

关节间隙（joint space）X线和CT上为相对骨端骨性关节面之间的透亮间隙（图9-25a），宽度匀称，包括关节软骨、潜在关节腔及少量滑液。滑液在MR T_1WI 呈薄层低信号，T_2WI 呈细条状高信号（图9-25b、图9-25c）。

（三）关节软骨

关节软骨（articular cartilage）X线和CT上均不能分辨，MRI检查在 T_1WI 和 T_2WI 上关节软骨呈一层弧形中等偏低均匀信号，在脂肪抑制 T_2WI 呈相对高信号（图9-25b、图9-25c）。

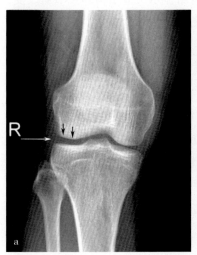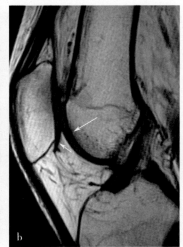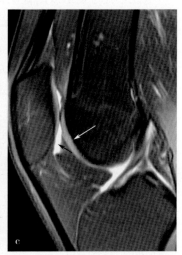

▲ 图9-25　正常成人右膝关节影像学解剖表现

a. X线正位片，清晰显示骨性关节面（短箭）及关节间隙（长箭）；b、c. 分别为MR矢状位 T_1WI 和PDWI，清晰显示关节软骨（长箭）及关节滑液（短箭）。

（四）韧带、关节盘和关节囊

关节韧带、关节盘及周围关节囊等在X线和CT上难以分辨，而MRI可以清楚显示。韧带在MRI各序列均表现为条状低信号，关节囊为光滑连续的弧形线样低信号，一些关节内的关节盘如膝关节半月板在MRI表现为条状、领结状或三角形低信号结构。

三、基本病变影像学表现

（一）关节肿胀

关节肿胀（swelling of joint）是指由关节积液（joint effusion）引起的关节区域软组织增厚、密度增高。常见于炎症、创伤和出血性疾病等。

X线平片显示为关节区域软组织增厚和密度增高，关节积液明显时可见关节间隙稍增宽。MR T_2WI 显示关节腔内高信号液体影像和软组织肿胀的稍高信号影，结合 T_1WI 的信号改变，可区分出血或炎症积液的信号。

（二）关节脱位

关节脱位（dislocation of joint）是指组成关节的两个骨性关节面发生错位和分离。活动关节的脱位按关节的对合程度分为完全性脱位和半脱位（subluxation），微动关节的脱位称为分离（diastasis）。关节脱位大部分由外伤造成，但也可以是先天性或病理性引起。仔细观察脱位关节周围的骨质和软组织改变有利于病因诊断。

X线平片可显示双侧骨性关节面移位情况，CT和MRI可清晰显示关节结构和关节囊改变，MSCT三维重组有利于显示关节骨端移位的方向和立体空间关系。

（三）关节破坏

关节破坏（destruction of joint）是指关节软骨和关节骨端被病理组织侵犯取代相应的组织结构。病因包括感染、肿瘤和痛风等。

关节软骨破坏在X线表现为关节间隙变窄，或关节软骨慢性破坏而继续承重的情况下，关节间隙变窄同时出现骨性关节面骨质增生硬化；MRI能直接显示关节软骨变薄，边缘毛糙不光滑或局限性缺损，严重者关节软骨大部分缺损。关节软骨下骨质破坏在X线片可见骨性关节面的密度变淡甚至消失，关节面模糊毛糙，松质骨内也可出现骨质破坏；MRI显示骨性关节面的低信号线状影中断并被异常软组织信号取代，可清楚显示骨质破坏范围及与关节软骨的关系。

（四）关节强直

关节强直（ankylosis）是指关节破坏后修复过程中由愈合引起的关节活动功能丧失。可分为纤维性强直与骨性强直两种。纤维性强直X线片仍可见到狭窄关节间隙的透亮线影，骨性关节面边界清楚，关节面可以光滑或不规则。纤维性强直常见于关节结核及类风湿关节炎。骨性强直X线片显示关节间隙全部或部分消失，骨小梁贯通关节间隙和两侧骨性关节面相连。骨性强直常见于化脓性关节炎、强直性脊柱炎。

（五）关节退行性变

关节退行性变（degeneration of joint）是指关节软骨变性、坏死及脱落，引起不同程度的关节间隙狭窄等一系列改变。多见于中老年人，可发生于所有的滑膜关节，以承受体重大的脊椎关节、髋关节和膝关节明显，是中老年人随年龄增高逐渐发生的退行性变；慢性运动创伤和长期关节负担过度，可导致退变加速。随着关节退变进展，病变从关节软骨到骨性关节面，逐渐累及软骨下的骨质，导致关节面骨质增生硬化、关节面下囊变、关节面凹凸不平，继发关节边缘骨赘形成，骨端变形增大，关节囊增厚、韧带骨化等。

X线片早期主要表现为骨性关节面模糊、中断和部分消失。逐渐出现关节间隙狭窄，骨性关节面硬化、不光滑，关节面下出现囊变区，关节面边缘骨赘形成。关节退变本身不导致骨质破坏，亦无骨质疏松征象。MRI能早期发现关节软骨变薄、缺损，骨性关节面下囊变、滑膜增生和关节囊增厚等异常。

四、疾病诊断

（一）关节创伤

1. 关节脱位　关节外伤性脱位大多发生于活动范围大、关节囊较宽松和结构不稳定的关节。在四肢以肩关节、肘关节、髋关节和踝关节常见，而膝关节少见。由于活动关节都有坚韧的关节囊连接且被周围的肌腱、韧带环绕，多数外伤性关节脱位常伴有关节囊和周围肌腱、韧带的撕裂和组成关节骨端的骨折。临床表现为外伤后关节局部肿痛、关节畸形和活动功能障碍。

【影像学表现】

（1）关节脱位的基本X线征象：① 组成关节的骨端发生移位，移位的方向与暴力的作用方向及关节本身的解剖结构有关；② 关节面对合不良，表现为关节间隙不等宽或完全失去对合关系；③ 关节附近骨折，主要是撕脱性骨折。

（2）肩关节脱位：分为半脱位和全脱位。① 肩关节半脱位，表现为肱骨头关节面与肩胛盂关节面之间的关节间隙不等宽。② 肩关节完全性脱位，根据肱骨头脱向肩胛骨的前后分为前脱位和后脱位两种，以前脱位常见，约占95%。③ 肩关节前脱位，肱骨头向内下移位，位于肩胛盂的下方，称为盂下脱位（图9-26）；也可向内上移位，位于喙突下方或锁骨下方，分别称为喙突下或锁骨下脱位；肩关节前脱位常并发肱骨大结节外后份压缩性骨折［伊尔-萨克斯损伤（Hill-Sachs损伤）］或肱骨颈骨折，以及肩胛盂下方骨折［班卡特损伤（Bankart损伤）］；CT检查有利于显示上述骨折。④ 肩关节后脱位，少见，只有侧位才能发现肱骨头在肩胛盂后方，正位易漏诊。

（3）肘关节脱位：较常见，多因肘关节过伸引起，常为后脱位。尺骨与桡骨端同时向肱骨远端后方脱位，尺骨鹰嘴半月切迹脱离肱骨滑车。青少年肘关节脱位常合并肱骨内上髁骨骺的骺离骨折和骨骺骨折；成人肘关节脱位常伴尺骨喙突或桡骨头的骨折。关节囊及韧带损伤严重，还可并发血管及神经损伤。

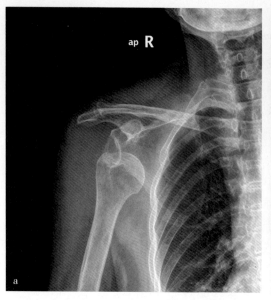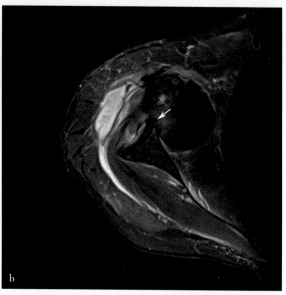

▲ 图9-26　右肩关节脱位

a. 右肩关节X线正位片，右肱骨头向前下移位，位于肩胛盂的前方；b. MR轴位脂肪抑制PDWI，
右肱骨头向前移位，并Hill-Sachs损伤、Bankart损伤（箭）。

【诊断和鉴别诊断】

　　成人大关节脱位，特别是完全性脱位，征象明确，临床诊断不难，但仍需X线检查了解脱位情况和有无并发骨折，这对复位治疗较重要。成人小关节脱位和儿童骨骺未完全骨化的关节脱位，特别是不完全脱位，X线征象不明确，诊断较难，常需加摄健侧进行比较才能确诊。对诊断困难者，CT和MRI检查常有助于对这类脱位的确诊。值得注意的是，一些部位的创伤骨折常合并邻近关节的脱位，如尺骨中上1/3段骨折常合并尺桡上关节脱位，即孟氏骨折（Monteggia fracture）。

　　2. 关节的软骨、肌腱和韧带损伤　　骨关节创伤常伴随关节软骨损伤。临床常有膝关节急性损伤或过度运动出现关节疼痛、肿胀、关节绞锁等症状，提示半月板损伤或游离体存在的可能。关节骨端的骨折常引起滑膜关节的软骨损伤，甚至断裂。

　　具有纤维软骨的膝关节、腕关节、胸锁关节和颞颌关节等关节创伤，常发生纤维软骨损伤，导致其变性或撕裂。临床除关节疼痛外，还伴有反复的关节积液、关节弹响和关节绞锁现象。

　　肌腱和韧带损伤多发生于急性创伤如切割伤和爆裂运动伤，少数也可在慢性劳损的基础上发生变性甚至断裂。肌腱和韧带急性损伤后，局部肿痛明显，相应关节活动受限，完全断裂时施加外力可出现关节异常活动或肌腱和韧带部位的空虚感。肌腱和韧带的断裂分部分性和完全性两种。部分断裂时损伤的韧带和肌腱内有出血和水肿及尚未断裂的纤维组织。完全断裂时韧带和肌腱的位置发生改变，断端及邻近结构见出血和水肿，可合并肌腱、韧带附着处撕脱骨折，关节附近韧带损伤常合并关节腔内出血或积液。

【影像学表现】

　　（1）关节透明软骨损伤：X线平片和CT不能直接显示关节软骨损伤或断裂，但如有骨折线累及骨性关节面，应想到合并关节软骨损伤。MRI可以直接显示关节软骨受损征象，脂肪抑制PDWI等序列均表现为高信号的关节软骨不均匀变薄或断裂改变，甚至关节软骨和骨性关节面呈阶梯状，受损的软骨下骨髓腔内可见局部骨髓水肿征象。

（2）关节纤维软骨损伤：膝关节是人体最为复杂、最易受损伤的关节。关节纤维软骨损伤以膝关节半月板损伤最多见，MRI为最佳的影像显示手段。正常半月板在T_1WI、PDWI和T_2WI均表现为边缘光滑的三角形均匀低信号。半月板损伤则在PDWI表现为低信号的半月板内出现异常高信号。根据异常高信号的形态，可将半月板损伤的征象分为三级：一级为半月板内点状或小结节状高信号灶，不伸延至半月板的上、下关节面；二级为半月板内水平走行的线状高信号，延伸到半月板与关节囊附着处，但不伸延到半月板的关节面；三级为线样或形态复杂的高信号，伸延到半月板的关节面（图9-27）。

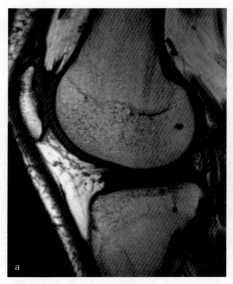
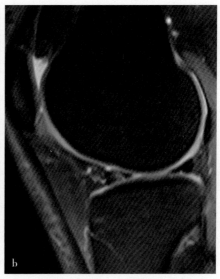

▲ 图9-27　左膝关节半月板撕裂MRI检查

a. 矢状位T_1WI；b. 矢状位脂肪抑制PDWI。膝关节外侧半月板前角弧形T_1WI等信号、PDWI高信号，异常信号达关节面；外侧半月板后角见斜形线状T_1WI等信号、PDWI稍高信号，异常信号达关节面，半月板损伤为三级损伤征象，提示半月板撕裂。

（3）肌腱和韧带损伤：正常的韧带和肌腱CT表现为带状或类圆形边缘较清楚的软组织密度影，损伤后其边缘模糊、肿胀、失去正常形态；CT可清晰显示伴随的撕脱骨折。MRI对肌腱和韧带损伤的诊断准确性较高。损伤后肌腱、韧带形态增粗、PDWI或T_2WI信号明显增高，部分性断裂以增粗改变为主，完全性断裂则表现为肌腱、韧带的连续性中断，断端回缩变短（图9-28）。

（二）关节感染

1. 化脓性关节炎（pyogenic arthritis） 主要是金黄色葡萄球菌经血液循环播散到关节滑膜引起的化脓性炎症，少部分是化脓性骨髓炎继发侵犯关节所致。多见于承重的大关节，如髋和膝关节，常单发。患者急性发病，局部关节有红、肿、热、痛及功能障碍，并可有寒战、发热及血白细胞增多等。病理见关节滑膜明显充血、水肿，关节腔内有多量渗出液，内含较多的纤维素及中性粒细胞。

【影像学表现】

急性期：关节肿胀、关节间隙增宽。MRI检查T_1WI呈中低信号、T_2WI呈略高信号；关节腔内滑膜增厚和有积液，T_2WI呈高信号改变；邻近骨髓水肿出现T_2WI信号增高。

进展期：出现骨性关节面破坏，并以关节承重面破坏为主，关节间隙逐渐变窄甚至消失（图9-29）。

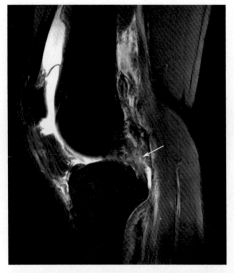 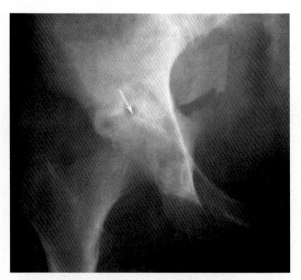

▲ 图9-28　右膝后交叉韧带完全性断裂MRI检查矢状位脂肪抑制PDWI，后交叉韧带形态增粗，信号不均匀增高，中段连续性中断（箭）。

▲ 图9-29　右髋关节化脓性关节炎X线平片右髋关节间隙变窄甚至消失，骨性关节面破坏（箭）。

晚期：经过治疗愈合后产生关节强直，多为骨性强直。青少年可出现骺板破坏，以后发展为骨骺早闭和骨骼发育停止。

【诊断和鉴别诊断】

本病应与关节结核鉴别。滑膜型关节结核多为慢性发展；骨质破坏见于关节面边缘，后期才累及承重部分；关节软骨破坏及关节间隙变窄出现较晚，程度较轻；关节囊肿胀、密度增高，而邻近的骨骼多有明显疏松或肌肉萎缩。与急性化脓性关节炎不同。

2. 关节结核 常单关节发病，以侵犯大关节为主。可为滑膜型关节结核或由骨干骺端结核侵犯到关节形成骨型关节结核，膝关节以滑膜型关节结核为主，髋关节结核多继发于干骺端骨型关节结核。

【影像学表现】

X线片以关节周围骨质疏松、关节边缘或非承重面的骨质破坏和关节间隙逐渐变窄为主要特点，随着病程发展和修复，可发生关节的纤维强直，严重者可出现关节脱位或半脱位。青少年患者由于局部组织充血导致骨骺发育加快和骨骺早闭，或骨骺破坏修复而出现患骨缩短畸形。

滑膜型关节结核和骨型关节结核影像学表现如下。

（1）滑膜型关节结核：早期表现为关节积液和周围软组织肿胀、关节周围骨质疏松；经过较长时间发展，关节软骨和骨性关节面出现关节边缘或非承重面骨质破坏，以及关节间隙变窄，患侧软组织萎缩。见图9-30。

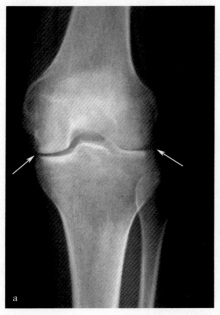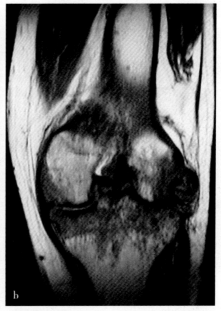

▲ 图9-30　左膝关节滑膜型结核
a. X线正位片，左膝关节软组织肿胀，关节边缘骨质破坏，关节间隙明显变窄（箭）；
b. MR冠状位T$_1$WI，关节滑膜增厚，关节边缘骨质破坏。

（2）骨型关节结核：由骨骺和干骺端结核破坏侵犯而来。关节骨结构破坏明显，可见小的死骨形成，伴有关节周围软组织肿胀、关节间隙变窄和骨性关节面的不规则形破坏。见图9-31。

（三）慢性骨关节病

慢性骨关节病是指发病缓慢、病程长、可累及全身多关节的疾病。

1. 退行性骨关节病（degenerative osteoarthropathy）　是关节软骨退行性变引起的慢性骨关节病，以关节间隙狭窄、关节面和其边缘骨质增生形成骨赘为特征，又称骨性关节炎（osteoarthritis，OA）。病因与关节的慢性劳损有关，也与年龄、基因、营养代谢等因素有关。临床多见于40岁以上中老年人，局部疼痛、运动功能受限是主要症状。

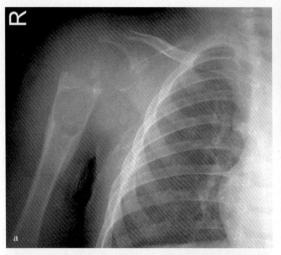
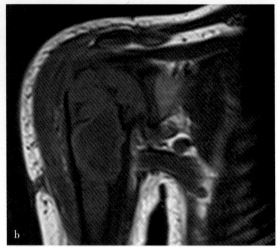
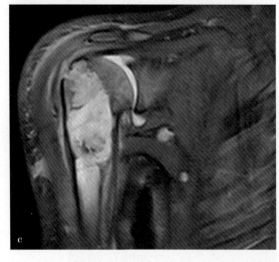

▲ 图9-31 右肩关节骨型结核

X线正位片（a）显示右肱骨近段及干骺端不规则形骨质破坏，肱骨头关节面破坏消失，周围软组织明显肿胀；MR冠状位T$_1$WI（b）、冠状位脂肪抑制T$_2$WI（c）显示右肱骨近段骨质破坏，T$_1$WI呈不均匀低信号、T$_2$WI呈不均匀高信号，关节周围软组织水肿，关节腔积液。

【影像学表现】

（1）四肢退行性骨关节病：好发于四肢大关节，X线平片或CT表现为承重面关节间隙变窄、骨性关节面硬化变形、关节面下小囊肿形成和关节边缘骨赘形成（图9-32）。除上述征象外，MRI还可显示承重面关节软骨变薄、断裂或缺失征象。

（2）脊椎退行性骨关节病：病理变化主要发生在椎间盘、脊椎小关节（关节突关节）和椎间韧带等部位。影像学表现为椎间盘膨出或突出、椎间隙变窄和椎间含气征象（过去称"真空"现象），椎间盘膨出或突出引起椎管狭窄、脊髓受压；椎体边缘骨质增生形成骨赘，相邻的骨赘连接形成骨桥；椎间韧带可增厚、骨化，主要见于前、后纵韧带和黄韧带，后纵韧带、黄韧带增厚和骨化突入椎管导致椎管狭窄，脊神经受压；可见软骨结节形成，表现为椎体终板的结节状、半圆形凹陷。脊椎关节退行性变引起上、下椎体相对移位（图9-33），称为退变性脊椎滑脱。X线平片和CT可显示骨关节增生钙化或骨化，MRI和CT可显示椎间盘和椎管内的结构变化。

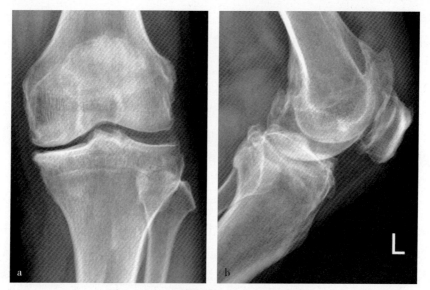

▲ 图9-32 左膝关节退行性骨关节病X线平片

a. 正位片；b. 侧位片。左膝关节间隙变窄，以内侧为著，骨性关节面硬化，关节边缘骨质增生，骨赘形成。

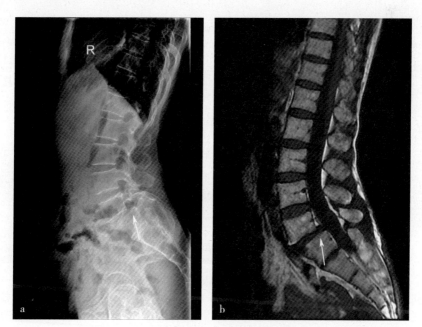

▲ 图9-33 腰5椎体向前 I 度滑脱

a、b. 腰椎X线侧位片、MR矢状位T_1WI，第5腰椎椎体向前移位（箭）。

【诊断和鉴别诊断】

本病诊断不难，一般四肢关节和脊椎关节退行性骨关节病X线检查可确诊，但评价椎间盘、椎管内脊髓神经的改变以MRI为最佳。

2. 类风湿关节炎（rheumatoid arthritis） 是以对称性侵犯四肢滑膜关节为主、累及滑囊和腱鞘的慢性自身免疫性疾病。病理可见滑膜炎症性改变、滑膜血管翳形成、关节软骨破坏及组成关节的骨骼出现骨质破坏和骨质疏松。本病好发于中年妇女，受累关节疼痛、活动受限、关节变形和软组织梭形肿胀。实验室检查红细胞沉降率增高和血清类风湿因子阳性。

【影像学表现】

X线平片是主要的影像学检查方法。可见：① 关节周围软组织梭形肿胀。② 关节间隙变窄；骨性关节面模糊可伴小囊变区，手足小关节边缘骨质侵蚀，特别是近侧指间关节和掌腕关节最为常见。③ 关节邻近骨端骨质疏松。④ 晚期可见关节半脱位或脱位（图9-34），骨端破坏后形成骨性融合；指间、掌指间关节半脱位明显，且常造成手指向尺侧偏斜的"天鹅颈"样畸形；半脱位也可发生于寰枢椎。⑤ 肌腱、韧带附着处表浅骨质吸收是类风湿炎症所致。

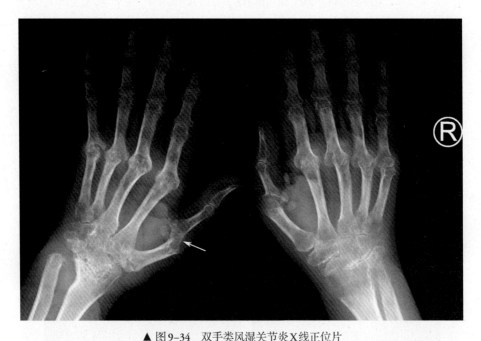

▲ 图9-34　双手类风湿关节炎X线正位片

双手掌指关节、右腕关节周围软组织肿胀；双手腕关节、掌指关节、指间关节间隙狭窄，双腕关节、掌指关节间隙消失，形成骨性融合，部分关节半脱位（箭）；关节边缘骨质侵蚀破坏，以右腕关节尺骨茎突为著；关节邻近骨质疏松，以左腕为著。

【诊断和鉴别诊断】

本病需与其他全身多发性、对称性慢性关节炎鉴别。影像学表现虽有一些特点，但须结合临床和实验室检查作出诊断。

3. 强直性脊柱炎 是一种全身性慢性进行性炎症性疾病，主要侵犯骶髂关节，脊柱小关节、肋椎关节、脊柱旁韧带组织，最后发生脊柱强直。病变亦可累及外周关节。本病以男性为多，好发年龄为15~30岁。强直性脊柱炎病理改变为滑膜增生，淋巴样细胞和浆细胞聚集，产生血管翳。病变首先累及骶髂关节，然后腰、胸椎乃至整个脊柱。少数患者病变仅累及颈椎而不累及胸、腰椎。椎间盘前份的环状纤维软骨外层发生钙化，偶可累及前纵韧带的深层。晚期骨化的韧带与椎间盘的纤维环交织在一起，脊柱呈竹节状。

【影像学表现】

（1）骶髂关节改变：多呈双侧对称性。以骶髂关节的下2/3处开始，早期关节边缘模糊，主要在关节的髂骨侧，骶骨侧改变较轻。随病程进展，关节面呈锯齿状或串珠状破坏，周围骨质硬化，关节间隙逐渐变窄甚至消失，骶髂关节发生骨性强直（图9-35a）。

（2）脊椎改变：① 致密带。在前后位片，两侧椎间小关节的关节囊和关节周围韧带钙化，呈两条平行的纵行致密影，棘上韧带钙化则为沿棘突间的单条正中致密带（图9-35a）。② 竹节椎。病变晚期出现广泛椎旁软组织钙化（韧带、肌腱骨化）和椎体间骨桥形成，脊椎呈竹节状强直（图9-35b）。③ 方椎。椎体上、下终板的前部边缘处发生骨炎，骨质破坏和硬化，致椎体"变方"（图9-35b）。④ 后凸畸形。晚期表现，在胸、腰椎交界处最显著，其次为胸椎下段（图9-35c）。⑤ 胸、腰椎应力性骨折。表现为经椎体或经椎间盘的横贯性骨折。

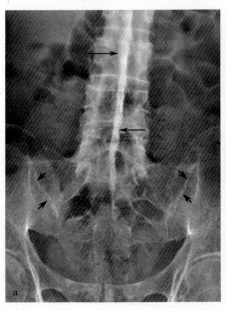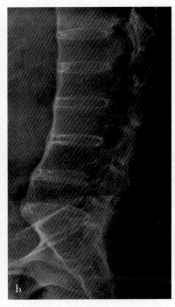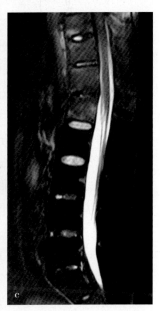

▲ 图9-35 强直性脊柱炎

a. 腰椎X线正位片，双侧骶髂关节间隙变窄消失，骶髂关节骨性强直（箭头），脊柱正中可见单条致密带（箭）；b. 腰椎X线侧位片，脊椎呈竹节状强直，椎体"变方"；c. 腰椎MR矢状位脂肪抑制T_2WI，脊柱胸腰交界处后凸。

（3）髋关节改变：最常侵犯外周关节，多双侧受累，一般认为发病年龄小者更易累及髋关节。X线表现为髋关节间隙变窄，关节面有骨质破坏，股骨头向外移位，关节面外缘特别在股骨头与颈交界处有骨赘形成，最终可发生骨性强直，关节局部骨质无普遍性脱钙征象。

（4）附丽病：是指肌腱、关节囊、韧带及骨附着处的骨化，常见于坐骨结节、髂骨嵴、坐骨耻骨支、股骨大小粗隆、跟骨结节等处。X线表现为具有骨密度的细条或索条状影，自骨面伸向附近的韧带、肌腱，尤如浓厚的胡须，以病变晚期更为明显，并有局部骨质侵蚀。

【诊断和鉴别诊断】

本病根据双侧骶髂关节改变、临床表现及实验室检查 *HLA-B27* 阳性可作出明确诊断，MRI对早期骶髂关节炎症水肿敏感，可发现早期病变。病情随访和中晚期病变行X线检查即可。应主要与骶髂关节致密性骨炎，以及其他类型的血清阴性关节病和脊柱关节退变鉴别。

学习小结

X线平片是骨关节疾病影像诊断的主要方法和基础，MRI逐渐成为最重要的补充检查，MSCT及其后处理技术在四肢关节、脊柱创伤和肿瘤的影像诊断中也发挥重要作用。

骨骼基本病变影像学表现包括：① 骨质疏松；② 骨质软化；③ 骨质破坏；④ 骨质增生硬化；⑤ 骨膜增生；⑥ 骨内与软组织钙化；⑦ 骨质坏死；⑧ 骨矿物质沉积；⑨ 骨骼变形。

软组织基本病变包括：① 软组织肿胀；② 软组织肿块；③ 软组织钙化或骨化；④ 肌肉萎缩。骨创伤影像学诊断介绍了四肢骨折、脊柱骨折、椎间盘突出；骨与软组织感染影像学诊断重点介绍了急慢性化脓性骨髓炎、软组织感染骨结核和脊柱结核，强调急性化脓性骨髓炎的急性发病过程、早期软组织肿胀、干骺端骨质破坏出现在起病后7~14天、骨膜新生骨和骨膜下脓肿形成等征象；慢性骨髓炎死骨形成和明显的骨质增生与骨干变形等影像学特征。

在骨和软组织肿瘤部分，重点介绍了良、恶性骨肿瘤的鉴别诊断及几种常见的骨肿瘤，包括良性骨软骨瘤和骨巨细胞瘤；恶性肿瘤重点介绍了骨肉瘤，同时对骨转移瘤也进行了详细描述。骨巨细胞瘤的偏心性、膨胀性骨质破坏、"皂泡"征、无硬化边及发病部位位于骨骺闭合后的骨端是诊断的基本依据，而骨肉瘤基本影像学征象是骨质破坏、肿瘤骨形成、软组织肿块和骨膜增生。

关节基本病变包括：① 关节肿胀；② 关节脱位；③ 关节破坏；④ 关节强直；⑤ 关节退行性变。关节疾病影像学诊断介绍了关节创伤关节脱位，关节肌腱、韧带和软骨损伤）、关节感染（化脓性关节炎、关节结核）和慢性骨关节病（退行性骨关节病、类风湿关节炎和强直性脊柱炎），强调MRI在关节损伤影像学检查的重要价值。

（何波）

一、选择题

1. 椎体压缩性骨折的X线表现是
   A. 椎体压缩呈楔形
   B. 相邻椎体骨质破坏
   C. 前中柱都受累，并有骨碎片突入椎管
   D. 骨折线横行经过棘突、椎板、椎弓和椎体
   E. 椎间盘破裂

2. 发病率最高的原发恶性骨肿瘤是
   A. 转移瘤
   B. 骨髓瘤
   C. 骨肉瘤
   D. 软骨肉瘤
   E. 尤因肉瘤

3. 关于骨软骨瘤的描述，正确的是
   A. 发病率低于骨肉瘤
   B. 好发于不规则骨
   C. 随年龄增长，软骨帽厚度也增加
   D. 肿瘤的骨皮质和骨松质均与起源骨相延续
   E. 发生于长骨者，朝向关节生长

4. 下列肿瘤多发为主，单发少见的是
   A. 骨肉瘤
   B. 骨髓瘤
   C. 尤因肉瘤
   D. 网状细胞肉瘤
   E. 骨巨细胞瘤

5. 骨巨细胞瘤的典型影像学表现是
   A. 骨端膨胀性、偏心性、囊性骨质破坏，内有"皂泡"状骨间隔
   B. 骨端囊性破坏区并反应性骨质硬化、骨膜增生
   C. 骨干偏心性囊性骨质破坏，无硬化边
   D. 骨骺区多发性骨质破坏，内有多发钙化
   E. 干骺端骨质破坏并瘤骨形成

   参考答案：1. A；2. C；3. D；4. B；5. A

二、简答题

1. 简述良、恶性骨肿瘤的鉴别诊断要点。
2. 简述骨巨细胞瘤的影像学表现。
3. 阐述骨肉瘤的分型及影像学表现。
4. 简述类风湿关节炎的X线表现。
5. 简述急性化脓性骨髓炎的影像学表现。
6. 简述脊柱结核的影像学表现。

第十章　中枢神经系统

学习目标

掌握	脑和脊髓的正常影像学表现、基本病变影像学表现、常见疾病的影像学表现，包括脑肿瘤、脑外伤、脑梗死、脑出血、脑脓肿、多发性硬化及椎管内肿瘤等。
熟悉	颅内不同时期血肿、动脉瘤、血管畸形、脑结核感染、胼胝体发育不全、小脑扁桃体下疝畸形、脊髓损伤、脊髓血管畸形等的影像学表现。
了解	各种影像学检查技术在颅骨、脑、脊柱、脊髓应用的适应证和优缺点。

第一节　脑

一、检查技术

（一）X线检查

脑血管造影是通过将有机碘对比剂注入颈总动脉、颈内外动脉、椎动脉，经连续DSA造影在不同时期显示脑内动脉、回流静脉和静脉窦的形态、部位、分布和行径的一种显影技术。通常采用股动脉或桡动脉穿刺法进行全脑血管造影。

（二）CT检查

1. **平扫**　以轴位扫描为主，取听眦线（外耳孔与眼外眦的连线）为基线，依次向上扫描10~12层，层厚5~10mm。MSCT采用容积扫描，可以进行冠状位和矢状位重组。扫描时头部固定，对无法配合的患者可给予镇静剂或麻醉。

2. **增强扫描**　为经静脉注入含碘对比剂后的扫描。平扫发现异常或临床高度怀疑颅内病变，常需行增强扫描。病变组织在增强后显示更加清晰，且强化程度和形式有利于确定病变的性质。

3. **CT血管造影（CTA）**　是在静脉团注对比剂后，当对比剂通过脑血管时进行扫描，在工作站对原始数据进行三维重组得到的脑血管图像。

4. **CT灌注成像（CTP）**　经静脉团注对比剂，在同一区域行重复快速扫描，建立动脉、组织、静脉的时间－密度曲线（TDC），并通过不同的数学模型计算出灌注参数及伪彩参数图，从而对组织的灌注量及毛细血管通透性作出评价。

（三）MRI检查

1. 普通MRI 常规采用轴位、矢状位和/或冠状位扫描，常用SE序列T_1WI、T_2WI和T_2 FLAIR序列，常规加扫DWI。一般层厚6~8mm。

2. 增强MRI 对比剂采用含钆的对比剂（Gd–DTPA）行T_1WI检查，有助于更准确地评估病灶的范围，协助定性和鉴别诊断。目前，怀疑软脑膜病变时也进行注射Gd–DTPA后的T_2 FLAIR序列扫描。

3. MRA 利用血液的流动增强效应，无须对比剂即可显示颅内大血管，是唯一无创的脑血管成像技术，常用的方法有时间飞跃、质子相位对比和黑血法。增强MRA（CE–MRA），可以显示更细小的脑血管分支。

4. fMRI 是一类新的检查技术，不再是单纯的形态学检查方法，而是能反映脑功能状态的MRI技术，fMRI包括DWI、灌注加权成像（PWI）、脑血氧水平依赖（BOLD）成像和MRS。

5. 磁敏感加权成像（SWI） 利用不同组织间磁化率的差异产生图像对比。静脉中的去氧血红蛋白是顺磁性物质，而含有氧合血红蛋白的动脉及绝大部分脑实质均属于抗磁性物质，在特定的磁共振序列（如T_2^*梯度回波序列）下，它们之间磁化率的差异将导致明显的信号差异，使得静脉成为区别于其他组织的明显低信号。除了静脉，磁敏感成像还对含铁血黄素、铁等顺磁性物质有高度的敏感性，能显示肿瘤内的小出血灶、外伤和脑卒中后常规MRI不易发现的脑改变等。

二、正常影像学表现

（一）颅脑正常X线表现

脑血管DSA表现：正常脑动脉有一定的迂曲，走行自然，由近向远逐渐变细，管腔轮廓光滑清晰，分布匀称（图10-1），各分支的位置较为恒定并与脑叶有一定的对应关系。

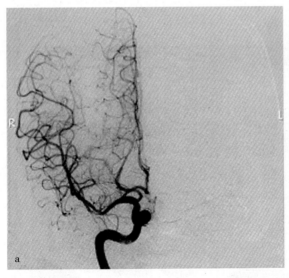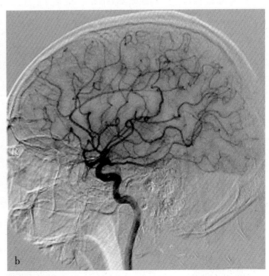

▲ 图10-1 正常脑DSA表现

a. 颈动脉造影动脉期前后位；b. 颈动脉造影动脉期侧位。可见颈内动脉及大脑前动脉、大脑中动脉和分支。

（1）颈动脉系统：颈内动脉是颈总动脉的终支之一，入颅后先分出眼动脉，继而分出后交通动脉和脉络膜前动脉，最后分为大脑前、中动脉。

（2）椎基底动脉系统：椎动脉起于锁骨下动脉，颅内主要分支为小脑后下动脉；双侧椎动脉汇合成基底动脉，主要分出小脑前下动脉、小脑上动脉和大脑后动脉。

（3）威利斯（Willis）环：位于鞍上池内，变异较多，由颈内动脉、大脑前动脉、前交通动脉、后交通动脉和大脑后动脉组成。

（4）脑静脉系统：包括深静脉和浅静脉，均引流入大的硬脑膜静脉窦。上矢状窦和直窦汇合成窦汇，向两侧沿横窦、乙状窦出颅延续为颈内静脉。海绵窦位于蝶鞍两侧，通过岩上窦和岩下窦与后方的乙状窦交通。

（二）颅脑正常CT表现

1. 平扫　在正常轴位图像上，通过不同的断面可显示不同的解剖结构（图10-2）：① 通过第四脑室平面可见颅后窝及脑桥小脑角区结构；② 通过蝶鞍平面可见鞍上池、脑干、小脑、额叶底面及颞叶；③ 通过第三脑室平面可见中脑、额叶、颞叶、枕叶及侧裂池；④ 通过松果体平面可见侧脑室前角、后角、额叶、颞叶、枕叶及侧裂池；⑤ 通过胼胝体压部平面可见侧脑室前角、后角、下矢状窦、额叶、颞叶及枕叶；⑥ 通过侧脑室体部平面可见额叶、顶叶和枕叶；⑦ 通过颅顶平面可见额叶、顶叶及大脑镰。

2. 增强扫描　增强后，正常颅内组织如血管、脉络丛和硬脑膜发生强化，密度增高，因此脑底动脉环、下矢状窦、直窦和脉络丛得到清晰显示。大脑镰和小脑幕显著强化。正常脑实质密度略有增高，灰质较白质略明显。

3. CTA　正常脑CTA表现类似正常脑DSA表现（图10-3a），与DSA相比，CTA在显示血管的同时，还可了解血管和周围组织或病灶的关系，这是DSA无法实现的。

4. CT灌注　对选定层面进行连续扫描，通过工作站处理得到伪彩灌注图像（图10-3b），可以测量所选脑内感兴趣区的血流量（CBF）、血容量（CBV）及平均通过时间（MTT）等参数。

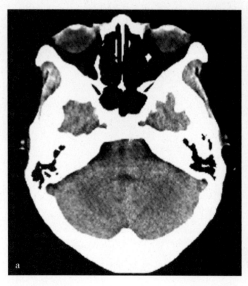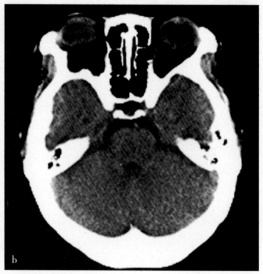

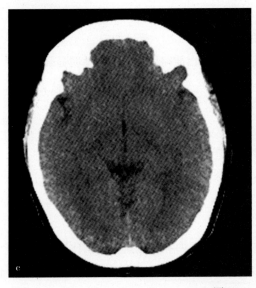
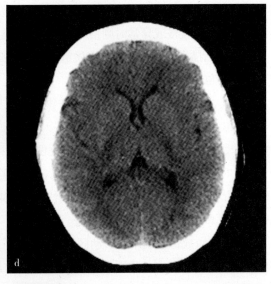

▲ 图10-2　正常脑CT表现

a. 第四脑室平面；b. 蝶鞍平面；c. 第三脑室平面；d. 松果体平面。

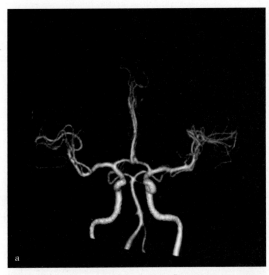
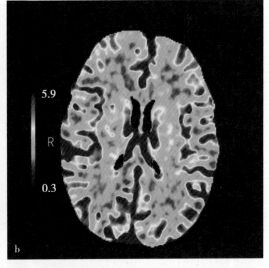

▲ 图10-3　正常脑CTA和CT灌注表现

a. CTA；b. CT灌注CBV图。

（三）颅脑正常MRI表现

1. 平扫　轴位图像与CT相仿（图10-4），但对延髓、小脑等颅后窝结构的显示更佳；矢状位图像显示中线结构较佳，如垂体、视束、中脑导水管、松果体、胼胝体等；冠状位图像可清晰显示视交叉、垂体、垂体柄、海绵窦和海马等结构。

正常脑MRI表现：① 脑白质的信号在T_1WI稍高于脑灰质，在T_2WI则稍低于脑灰质；② 脑脊液为T_1WI低信号、T_2WI高信号；③ 皮下脂肪组织在T_1WI和T_2WI均为高信号；④ 骨皮质、钙化和硬脑膜在T_1WI和T_2WI均为低信号；⑤ 流动的血液因其"流空效应"在T_1WI和T_2WI均为低信号，血流缓慢或异常时则信号增高且不均匀。

2. 增强扫描 增强后正常脑实质信号略有增高，灰质较白质略明显。脉络丛明显强化，硬脑膜、大脑镰和小脑幕亦发生强化。

3. MRA 类似正常脑DSA的表现（图10-5a、图10-5b），小血管的显示仍不清楚。

4. MR功能成像

（1）DWI：观察的是微观水分子弥散现象，因弥散运动而造成MR信号下降（图10-5c）。

（2）PWI：与CT灌注类似，通过快速成像序列获得不同时间MR信号改变，通过工作站处理得到伪彩灌注图像，检测正常脑组织内的血流量（CBF）、血容量（CBV）、平均通过时间（MTT）、达峰时间（TTP）等参数值。

（3）BOLD成像：利用脑活动区域局部血液中氧合血红蛋白和去氧血红蛋白比例的变化所引起的局部组织信号改变。从而在T_2WI上反映出脑组织局部活动功能的一种MRI技术；T_2或T_2^*值与血液中氧合血红蛋白和去氧血红蛋白浓度的比值有关，该比值越高，组织的MR信号越强。该技术主要用于探测脑内各功能区的位置和对各种刺激的反应程度。

（4）MRS：以化合物共振峰谱线表达检查的结果（图10-5d），而不是以图像对比显示病变的方法。目前广泛应用于临床的MRS主要是^1H MRS。

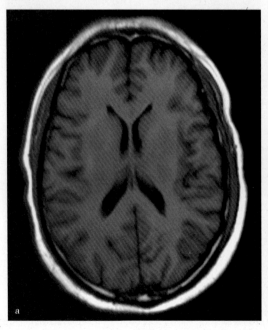
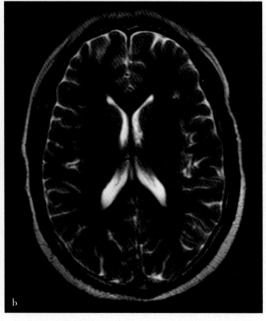

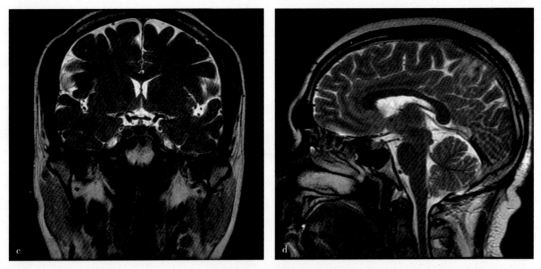

▲ 图 10-4 正常脑 MRI 表现

a. 轴位 T_1WI；b. 轴位 T_2WI；c. 冠状位 T_2WI；d. 矢状位 T_2WI。

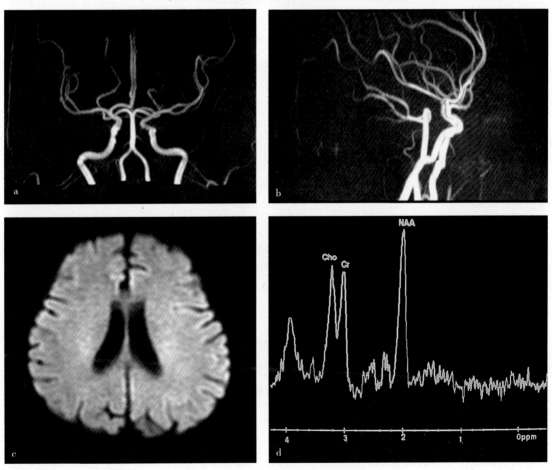

▲ 图 10-5 正常脑 MRA 和 MR 功能成像表现

a. 正常脑 MRA 图像（正面观）；b. 正常脑 MRA 图像（侧面观）；c. 正常脑 DWI 图像；d. 正常脑 MRS 图像。

三、基本病变影像学表现

（一）脑实质改变

1. CT ① 密度的改变。高密度病灶：血肿、钙化和骨化等；等密度病灶：某些肿瘤、血肿吸收期、血管性病变等；低密度病灶：炎症、梗死、水肿、囊腔、脓腔等；混合密度病灶：上述各种密度混合存在的病灶。② 增强特征。均匀强化：脑膜瘤、淋巴瘤、动脉瘤、肉芽肿等；不均匀强化：某些胶质瘤、神经鞘瘤、血管畸形等；环形强化：某些胶质瘤、转移瘤及脑脓肿、结核等；无强化：囊肿、水肿及某些脑炎、低度恶性胶质瘤等。

2. MRI ① 信号的改变。T_1WI 低信号和 T_2WI 高信号：水肿、含水囊肿、梗死、含水量高的肿瘤等；T_1WI 和 T_2WI 高信号：血肿、脂肪瘤、富蛋白囊肿；T_1WI 和 T_2WI 中等信号：肿瘤、急性出血等；T_1WI 和 T_2WI 低信号：钙化、骨化、纤维化的病灶等。② 强化特征。与 CT 类似，但血管性病变如动脉瘤因流空效应可无强化。

（二）脑室和蛛网膜下腔改变

1. 脑室系统 包括侧脑室、第三脑室、中脑导水管和第四脑室，其内为脑脊液。① 扩大：发育异常、脑积水、脑萎缩、脑室内囊肿或肿瘤等；② 缩小：脑肿胀、肿瘤等压迫。

2. 蛛网膜下腔 包括脑沟和脑池，脑神经和主要的血管结构都位于蛛网膜下腔内，周围围绕着脑脊液。① 扩大：发育异常、脑萎缩、脑外肿瘤如脑膜瘤等；② 缩小：脑肿胀、脑内肿瘤压迫等。

（三）中线结构改变

中线结构移位往往由脑内病灶的占位效应引起，如血肿、囊肿、积液和肿瘤等。

（四）脑血管改变

包括：① 血管性病变，如动脉瘤、血管畸形等；② 累及血管的病变，如肿瘤等引起的血管压迫和移位等。

（五）颅骨改变

外伤导致的骨折，颅骨起源的肿瘤，累及颅骨的病变如炎症和肿瘤等，均可引起颅骨改变。

四、疾病诊断

（一）颅内肿瘤

1. 胶质瘤（glioma） 指神经胶质细胞起源的肿瘤，是最常见的颅内原发性肿瘤，世界卫生组织（WHO）中枢神经系统肿瘤分类将胶质瘤分为1~4级，1级和2级为低级别胶质瘤，3级和4级为高级别胶质瘤，包括星形细胞瘤、少突胶质细胞瘤、室管膜瘤、胶质母细胞瘤等，以星形细胞瘤最常见。

【影像学表现】

（1）弥漫性星形细胞瘤（diffuse astrocytoma）：为WHO 2级，以细胞高度分化、缓慢生长、弥漫浸润脑组织为特征，包括纤维型星形细胞瘤（fibrillary astrocytoma）、肥胖细胞型星形细胞瘤（gemistocytic astrocytoma）和原浆型星形细胞瘤（protoplasmic astrocytoma）。好发于儿童和20~40

岁人群，多见于大脑半球。儿童和青少年好发于小脑、脑干和丘脑。

CT：① 平扫呈边界不清的均匀低或等密度肿块，囊变少见；② 多数周围无水肿；③ 增强扫描，肿瘤一般不强化或轻度强化，若有强化则提示局部恶变。

MRI：① 表现为T_1WI低信号，T_2WI及T_2 FLAIR高信号；② 囊变少见；③ 出血、瘤周水肿罕见；④ 通常无强化或轻度斑片样强化（图10-6）；⑤ DWI通常无弥散受限；⑥ MRS呈稍高胆碱（Cho），稍低N-乙酰天门冬氨酸（NAA）表现；⑦ PWI病灶CBF及CBV可见轻度增高。

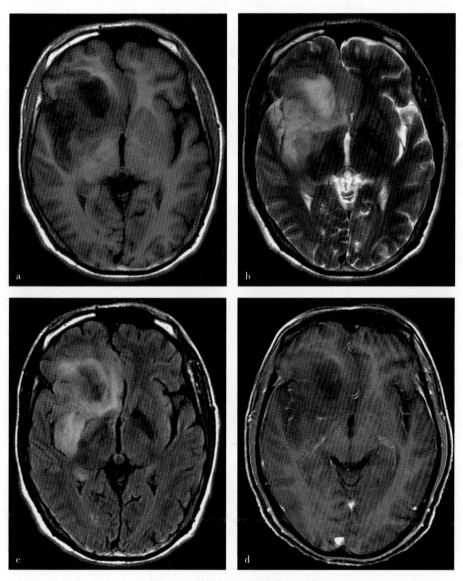

▲ 图10-6　弥漫性星形细胞瘤MRI表现

a、b. 右侧额颞岛叶见团片状T_1WI稍低信号、T_2WI稍高信号；c. FLAIR呈高信号，邻近侧脑室稍受压，局部中线结构向左侧偏移；d.增强无强化，内见小片状更低信号区，边界模糊。

（2）间变性星形细胞瘤（anaplastic astrocytoma）：为 WHO 3 级。

CT：① 平扫为低密度肿块；② 周围常有水肿，可有钙化；③ 增强扫描大多数病灶不均匀强化。

MRI：① T_1WI 为混杂等、低信号，T_2WI、T_2 FLAIR 为混杂高信号；② 出血、囊变少见；③ 增强扫描通常有强化，可发生局灶性、结节状、均一、斑片状中度强化；④ DWI 显示轻度不均匀弥散受限或无弥散受限；⑤ MRS 显示 Cho/Cr 值升高，NAA 降低。

（3）胶质母细胞瘤（glioblastoma）：为 WHO 4 级。

CT：① 平扫呈边界不清的混合密度病灶，周围等密度，中心低密度，可有出血，钙化罕见，周围有中度到重度水肿；② 增强扫描，呈边界清楚的显著不均匀强化、环状或花边状强化。

MRI：① 病灶信号强度通常为混杂性，T_1WI 呈等、低信号，T_2WI 或 T_2 FLAIR 呈高信号伴瘤周中度到重度水肿，肿瘤浸润生长、边界模糊，多合并囊变、出血、坏死性改变；② 增强扫描，呈边界清楚的显著不均匀强化及花环样或花边状不规则形强化（图 10-7）；③ MRS 显示 NAA、MI 降低，Cho/NAA 值明显升高。

【诊断和鉴别诊断】

患者在 CT 或 MRI 检查有如上所述表现，应考虑胶质瘤的诊断。需对星形细胞瘤与近期脑梗死、脑水肿和多发性硬化等，间变性星形细胞瘤和胶质母细胞瘤与转移瘤、恶性淋巴瘤及脑脓肿等进行鉴别。

2. 脑膜瘤（meningioma） 以中老年人好发，女性发病率约为男性的 2 倍，肿瘤起病缓慢，病程长。初期症状和体征不明显，1/3 可无症状，以后逐渐出现颅内高压征及局部定位症状和体征。大体病理为边界清晰，圆形或分叶状肿块，以广基底与硬脑膜相连。骨质增生硬化常见，瘤灶邻近的硬膜增厚较为常见，明显的脑组织侵犯罕见。

【影像学表现】

CT：① 肿瘤常见于大脑半球凸面、矢状窦和大脑镰旁、蝶骨嵴、颅底、脑桥小脑角和侧脑室三角区；② 呈均匀的等密度或稍高密度圆形或椭圆形灶，2%~3% 伴瘤内或瘤旁囊变、坏死低密度区，20%~25% 伴钙化，部分呈砂粒样；③ 周围可有低密度水肿或积液；④ 邻近骨质增生或破坏；⑤ 增强扫描，90% 以上肿瘤呈显著均匀强化（图 10-8）。

MRI：① T_1WI 和 T_2WI 信号常与脑实质相等，邻近脑实质受压移位，可有脑水肿，白质塌陷征；② 邻近蛛网膜下腔增宽；③ 邻近骨质增生致颅板低信号带增宽；④ 增强扫描，90% 以上肿瘤显著强化，常较均匀；⑤ 35%~80% 出现硬膜尾征，即增厚的硬脑膜随着远离肿瘤而逐渐变细（图 10-9）。

【诊断和鉴别诊断】

CT 和 MRI 检查，脑膜瘤常具有如上所述的表现特征，结合患者的年龄、性别和临床表现，一般不难诊断。鉴别诊断包括相应部位的常见肿瘤，如鞍区脑膜瘤需与垂体腺瘤和颅咽管瘤鉴别，颅中窝脑膜瘤需与三叉神经鞘瘤鉴别，而颅后窝脑膜瘤需与听神经瘤鉴别。

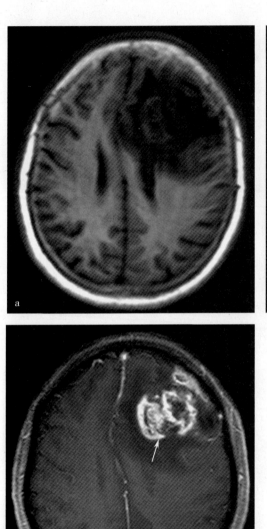
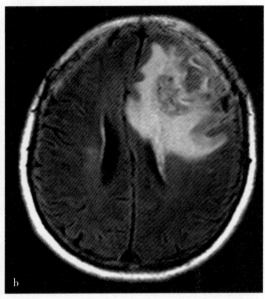
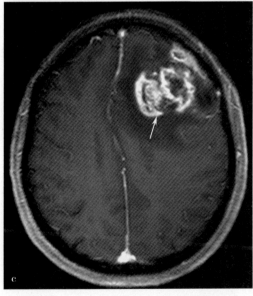

▲ 图10-7　胶质母细胞瘤MRI表现

a. 左侧额叶团块状以T_1WI稍低信号为主的混杂信号；
b. 于FLAIR上呈稍高混杂信号；c. 左侧额叶占位呈花环样明显强化（箭），环壁较厚且不规则，并局部见壁结节，病变内部见斑片状无强化区。

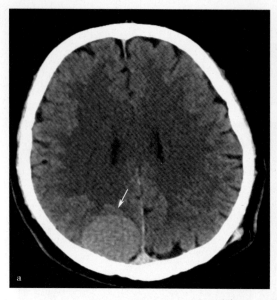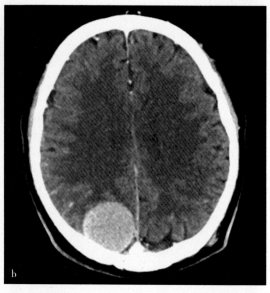

▲ 图 10-8　脑膜瘤 CT 表现

a. CT 平扫，右侧顶部脑膜瘤呈高密度，边界清楚，形态规则（箭）；b. CT 增强，病灶呈显著均匀强化。

3. 垂体腺瘤（pituitary adenoma）　常称为垂体瘤，是鞍区最常见的肿瘤。根据肿瘤的大小分为微腺瘤（最大径 ≤ 1cm）和大腺瘤（最大径 > 1cm）；根据肿瘤是否分泌激素分为功能性垂体腺瘤和无功能性垂体腺瘤，前者又根据所分泌的激素不同分为催乳素瘤、生长激素腺瘤、促肾上腺皮质激素腺瘤等。常见临床症状为视野缺损和垂体内分泌功能异常。

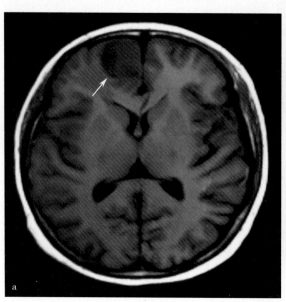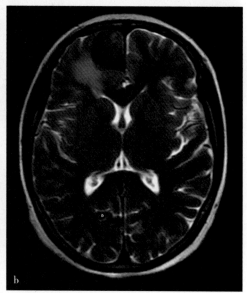

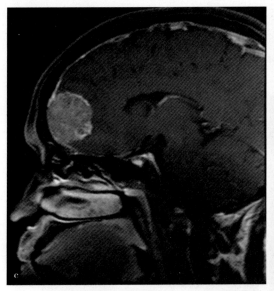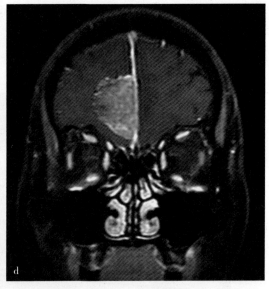

▲ 图10-9　脑膜瘤MRI表现

a. 右侧额部脑膜瘤T_1WI呈等、稍低信号（箭）；b. 病灶T_2WI呈等、稍高混杂信号；

c. d. 增强矢状位和冠状位病灶明显强化，增厚脑膜强化呈硬膜尾征。

【影像学表现】

（1）垂体微腺瘤：肿瘤较小，最大径≤1cm，呈圆形或椭圆形。

CT：① 平扫，微腺瘤本身常不明确，可仅有一些间接征象，如鞍底局限性下陷或局限性骨质吸收；② 增强扫描，微腺瘤强化程度低于邻近正常垂体组织，而呈局限性低密度区，形态规则或不规则。

MRI：① 微腺瘤T_1WI呈低信号，T_2WI呈高或等信号，除直接显示微腺瘤外，还可清晰显示垂体上缘上突和垂体柄移位等间接征象；② 增强扫描，病灶强化模式与CT相仿，呈垂体内相对低信号区；③ 动态增强扫描，显示正常垂体组织的强化与微腺瘤不同，垂体微腺瘤增强早期呈相对低信号，而晚期信号强度高于垂体组织，因此增强扫描时必须强调对比剂的快速注射和早期快速扫描。

（2）垂体大腺瘤：肿瘤通常较大，破坏正常垂体组织，填充蝶鞍且向鞍上、鞍旁甚至鞍底侵犯，发生囊变、坏死和出血的机会更多。肿瘤多数呈圆形或椭圆形，少数呈分叶状，边缘光滑、锐利。肿瘤通常引起蝶鞍扩大和鞍底下陷；通过鞍隔向上生长时，由于受到鞍隔的限制而形成对称的切迹，称为"束腰征"或"8"字征（图10-10）；向鞍上生长使鞍上池闭塞，视交叉受压上移；向鞍旁生长使颈内动脉海绵窦段向外移位，甚至闭塞海绵窦，包裹颈内动脉；向下可以侵犯蝶窦和斜坡的骨质。垂体卒中常继发于垂体腺瘤出血或缺血性坏死，临床上症状突然加重，鞍区肿块突然增大等。

CT：① 肿瘤实质部分一般呈等密度，囊变、坏死区呈低密度，可显示钙化、出血及骨质破坏；② 增强扫描，除囊变、坏死、出血和钙化外的肿瘤组织明显强化。

MRI：① 显示肿瘤及对周围结构的侵犯、破坏情况时较CT更准确，肿瘤实质部分一般呈等信号，囊变、坏死区T_1WI呈低信号、T_2WI呈高信号，出血呈高信号，钙化少见；② 增强扫描，除囊变、坏死、出血和钙化外的肿瘤组织明显强化。

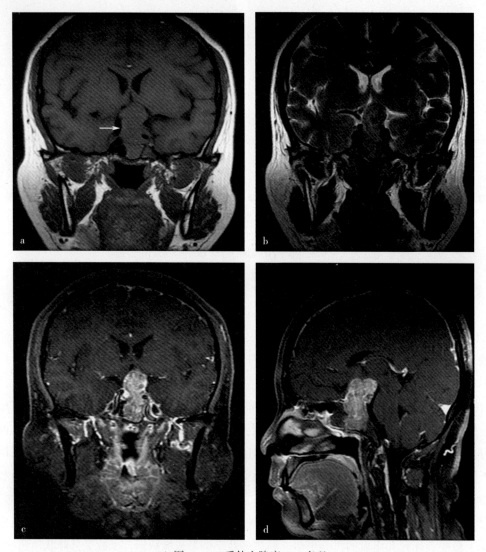

▲ 图10-10 垂体大腺瘤MRI表现

a. 垂体大腺瘤冠状位T_1WI呈等信号（箭）；b. 病灶冠状位T_2WI呈等、稍高混杂信号；c、d. 冠状位、矢状位T_1WI增强见肿瘤填充蝶鞍并向鞍上、鞍旁侵犯，可见"束腰征"且包绕周围血管。

【诊断和鉴别诊断】

CT和MRI诊断垂体腺瘤可靠，95%以上的肿瘤可明确诊断，垂体微腺瘤的直接征象是垂体内局限性病灶，以MRI检查效果为佳，通常结合临床表现不难作出诊断。垂体大腺瘤表现为鞍内、鞍外肿块并有蝶鞍增大，增强扫描更为明确。垂体微腺瘤需与垂体囊肿、脓肿和转移瘤等鉴别，垂体大腺瘤则应与颅咽管瘤、脑膜瘤等鉴别。

4. 听神经瘤（acoustic neuroma） 是脑桥小脑角区最常见的肿瘤，通常以内听道为中心向脑桥小脑角生长，微小听神经瘤常小于1cm，较大的肿瘤突向脑桥小脑角区，形态多不规则，边界清晰，囊变多见，亦可见坏死，但钙化和出血少见。临床上出现患侧听神经、面神经和三叉神经受损表现。

【影像学表现】

CT：① 多数呈等、低密度肿块；② 增强扫描，肿瘤实质部分明显强化；③ 骨窗可以显示内听道扩大呈漏斗状，并见骨质吸收。

MRI：① T_1WI以等、低信号多见，T_2WI多数呈高信号或等高混杂信号；② 增强扫描，肿瘤实质部分明显强化（图10-11）；③ 通常可见同侧听神经增粗并强化；④ 肿瘤巨大时引起脑干受压移位，第四脑室受压变形，甚至闭塞，有时肿瘤向上生长压迫侧脑室颞角，并使第三脑室变形移位，也可压迫中脑导水管引起梗阻性脑积水。

【诊断和鉴别诊断】

CT和MRI检查对于发现和诊断突入脑桥小脑角区的较大听神经瘤并无困难；但对局限在内耳道的较小肿瘤，MRI检查明显优于CT。脑桥小脑角区的听神经瘤应与脑膜瘤鉴别。此外，MRI检查还可清楚显示脑桥小脑角区肿瘤与邻近血管和脑神经的关系，有利于手术计划的制定。

5. 脑转移瘤（brain metastasis） 临床表现与其占位效应有关，常见症状有头痛、恶心、呕吐、共济失调和视盘水肿等。部分患者无明显神经系统症状。肺癌脑转移多见，其中80%以上发生在幕上，以大脑中动脉供血区的灰白质交界处多见，且常表现为多发，但仍有30%~50%的肺癌脑转移瘤为单发。年龄以40~70岁多见，男性多于女性。

大体病理呈圆形，褐色或灰白色肿块；转移瘤通常推移而非浸润邻近组织。镜下病理多与原发肿瘤相似，坏死、血管生成多见。

【影像学表现】

CT：① 常为灰白质交界区的多发低或等密度肿块，可伴有出血，瘤周水肿多明显；② 增强扫描，肿瘤呈块状、结节状或环形强化；③ 硬脑膜病变呈等密度局灶性肿块，骨窗可显示邻近颅骨受累。

MRI：① T_1WI呈低、等信号，T_2WI及T_2 FLAIR呈高信号（黑色素瘤、出血表现为低信号），伴中央坏死者表现为中央高信号伴周边等、低信号环，瘤周水肿可轻可重，而脑内广泛转移者水肿常较轻；② 增强扫描，肿瘤呈明显块状、结节状或环形强化，转移瘤的环形强化通常表现为圆形或类圆形，环壁厚薄不均匀，强化不均匀，内壁不光整而外壁光滑。见图10-12。

【诊断和鉴别诊断】

若患者有恶性肿瘤史，CT和MRI检查发现多发结节病灶，位于灰白质交界区，呈结节状和/或环状强化，应考虑多发脑转移瘤的可能；若患者无原发肿瘤病史，应与其他多发病变，如多发结核灶、多中心性脑胶质瘤等鉴别。单发转移瘤的诊断较为困难，需与胶质瘤、脑脓肿等鉴别。

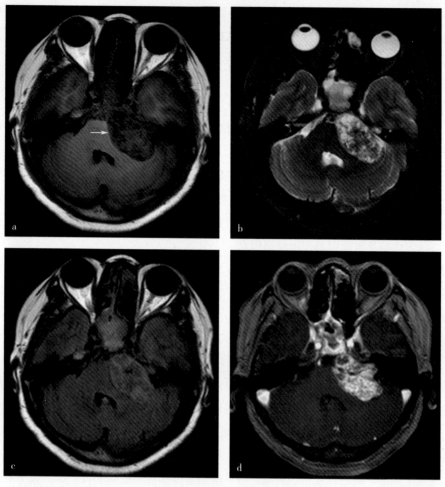

▲ 图 10-11　听神经瘤 MRI 表现

a、b. 左侧脑桥小脑角区团块状不均匀 T_1WI 稍低信号（箭）、T_2WI 稍高信号，其内多见小囊信号，病灶延伸至内听道、桥前池及左侧环池内，面听神经示增粗表现；c. T_2 FLAIR 呈高低混杂信号；d. 增强扫描呈不均匀明显强化，其内见多发小囊信号未见明显强化。

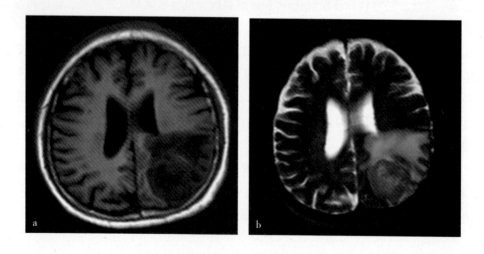

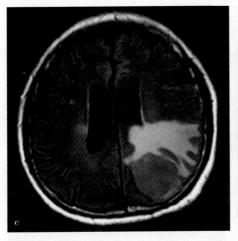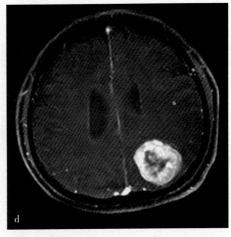

▲ 图 10-12　肺癌脑转移 MRI 表现

a、b. 左侧顶叶见类圆形不均匀 T_1WI 稍低信号、T_2WI 稍高信号，边界模糊；c. T_2 FLAIR 左侧顶叶病灶呈等信号，周围见大片水肿带，左侧侧脑室稍受压；d. 增强呈明显不均匀强化，中心见无强化坏死区。

（二）颅脑外伤

1. 颅骨骨折　诊断颅骨骨折最有效的方法是头颅 CT，MRI 一般不用于诊断骨折。颅骨骨折往往伴有头皮软组织的损伤、颅内血肿或脑神经的损伤，因而 CT 检查的价值更大。

【影像学表现】

（1）颅骨线性骨折：最常见于颞顶部、额部和枕部。X 线表现为比血管压迹（沟）和闭合的颅缝密度更低，中间宽、两端窄的线状透亮影，典型者宽度小于 3mm。CT 更加敏感，但需与血管沟和颅缝区别，骨折线边缘更加锐利。

（2）颅缝分离：正常成人的冠状缝和人字缝宽度不超过 2mm，如果超过 3mm，则认为有颅缝分离。成人以人字缝分离最常见。

（3）凹陷性骨折：骨折片内陷，嵌入邻近颅骨或进入颅骨内板下方时形成凹陷性骨折，此时多合并有局部脑实质损伤和硬膜多发撕裂，最常见于额、顶部。X 线可显示凹陷的部位、骨折陷入的深度。CT 不但能显示凹陷性骨折，对邻近脑实质的损伤也可清晰显示。MRI 有时亦用于显示凹陷性骨折所造成的脑皮层损伤。

2. 硬膜外血肿（epidural hematoma，EDH）　以急性者多见，约占 85%；亚急性者约占 12%；慢性血肿很少见，约占 3%。临床主要表现为意识障碍，典型病例于头部外伤后有中间意识清醒期，严重者可出现脑疝。

【影像学表现】

CT：① 平扫硬膜外血肿表现为颅骨内板下梭形高密度区，边缘锐利、清楚，其 CT 值为 40~100HU，血肿有占位效应，表现为脑实质移位，病变侧脑室受压变形、移位，中线结构移位（图 10-13）；② 约 2/3 的急性硬膜外血肿密度均匀，1/3 的病例密度可不均匀，呈低、高混杂密度，提示有活动性出血；③ 慢性血肿往往呈等密度，若出现密度不均匀，则有再出血的可能；④ 骨窗常可显示骨折线，血肿不跨越颅缝。

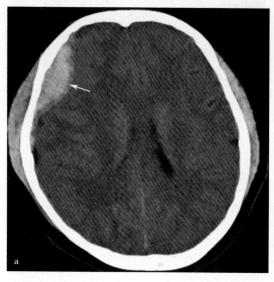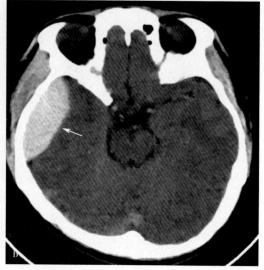

▲ 图10-13　硬膜外血肿CT表现

a、b. 右额部、颞部颅骨内板下梭形密度增高影，边界清楚、锐利，病灶局限，
不跨越颅缝，周围组织呈受压推移改变（箭）。

MRI：可多方位成像，对了解血肿的范围优于CT。① 硬膜外血肿的形态与CT相仿，呈梭形或弓形，边界锐利、清楚；② 血肿的信号强度与血肿的时间长短和所用MRI机的磁场强度有关，急性期，T_1WI血肿信号强度与脑实质相仿，T_2WI血肿则呈低信号；亚急性期，T_1WI和T_2WI均呈高信号；慢性期，T_1WI呈低信号，T_2WI呈高信号；血肿内缘可见低信号的硬膜。见图10-14。

3. 硬膜下血肿（subdural hematoma，SDH）　急性硬膜下血肿占颅脑外伤的10%~20%。1/3的患者可伴有骨折，但骨折部位与血肿部位的关系不如硬膜外血肿密切。患者多有昏迷、单侧瞳孔散大和其他脑压迫症状，其中昏迷可逐渐加深或清醒后再昏迷。严重者可并发脑疝。慢性硬脑膜下血肿的外伤史常较轻微，易被忽略，颅内压增高及脑压迫症状出现较晚。硬膜下血肿多为对冲伤，85% 血肿呈单侧性，15% 血肿呈双侧性。损伤后，着力点对侧在暴力冲击下出现皮层桥静脉撕裂，形成硬膜下血肿。由于血肿范围较广，而且蛛网膜无张力，血肿多呈新月形。

【影像学表现】

CT表现如下。

（1）急性期硬膜下血肿：① 颅骨内板下方新月形高密度区，血肿范围可超越颅缝，甚至覆盖整个大脑半球；② 大部分血肿密度较均匀，约40% 急性硬膜下血肿呈低、高混杂密度，这主要由于有活动性出血，血凝块析出或蛛网膜撕裂引起脑脊液与血液混合所致。

（2）亚急性期硬膜下血肿：① 可见新月形或过渡形（血肿内缘部分凹陷，部分平直或突出）；② 血肿随时间延长密度逐渐减低（图10-15），一般而言，外伤后1~2 周血肿变为等密度，有时出现分层，上部呈等密度或略低密度区，下部呈混杂密度以高密度为主；③ 等密度血肿在CT上仅见占位效应，表现为患侧灰白质界面内移、脑沟消失、侧脑室变形和中线结构向健侧移位；④ 增强扫描脑表面的小血管强化而使等密度血肿得以显示。

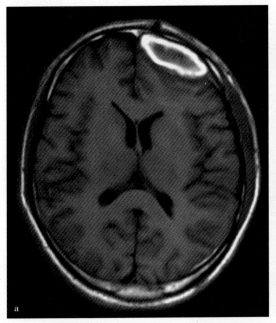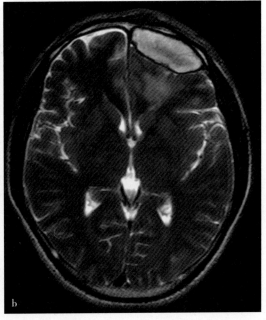

▲ 图10-14 硬膜外血肿MRI表现

a、b. 左侧额部亚急性期硬膜外血肿，颅骨内板下梭形异常信号，边界清楚、锐利，T_1WI见环形高信号，中心信号较低；T_2WI呈高信号。

（3）慢性期硬膜下血肿：① 可见过渡形低密度区；② 由于血肿内渗透压逐渐升高，使液体不断渗入，故血肿体积不断增大，此时，血肿由过渡形逐渐变为双凸形或梭形；③ 增大的血肿牵拉皮层静脉，约5%的血肿可再出血，表现为颅骨内板下双凸形的高、低混合密度，其中高密度部分是新鲜出血，呈点状或片状，部分病例可出现分层，上部为低密度区、下部为高密度区，其间可见液面。

MRI：硬膜下血肿各期形态表现同CT所见，MRI信号随血肿时间长短而异，与硬膜外血肿相仿。

（1）急性期硬膜下血肿：在T_2WI呈低信号，在T_1WI血肿的信号与脑实质相仿。

（2）亚急性期硬膜下血肿：在T_1WI和T_2WI均为高信号（图10-16），而这种血肿，在CT上常为等密度。

（3）慢性硬膜下血肿：① 早期慢性硬膜下血肿的信号强度与亚急性期相仿，随着时间的推移，其信号强度在T_1WI低于亚急性期，但信号仍高于脑脊液，在T_2WI血肿为高信号；② 慢性硬膜下血肿合并再出血，在T_2WI表现为高、低混杂信号，其中低信号区是再出血，呈点状或斑片状，有时可出现分层，上部为高信号区，下部为低信号区。

4. 脑挫裂伤（contusion and laceration of brain） 很少出现原发性意识丧失，除非病变较广泛，或伴发剪切伤、继发性脑干损伤。主要表现为颅内压增高症状及损伤部位的神经系统定位体征，常合并小脑幕裂孔疝和枕骨大孔疝的症状。脑挫裂伤可伴有硬膜外血肿、硬膜下血肿和蛛网膜下腔出血，出现相应的症状。脑脊液化验呈血性。

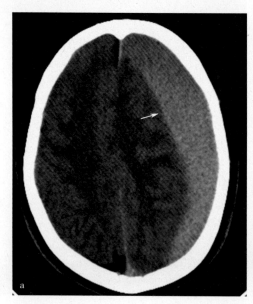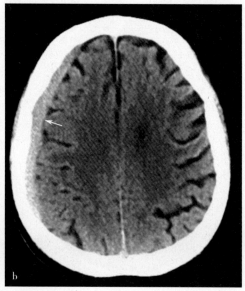

▲ 图10-15　硬膜下血肿CT表现

a、b. 左侧及右侧额顶部硬膜下血肿，呈弧形/新月形，边界清楚（箭），血肿范围广，跨越颅缝，血肿较大时可见周围脑组织受压、变形、移位，中线结构移位。

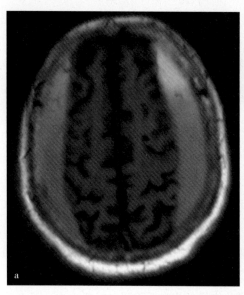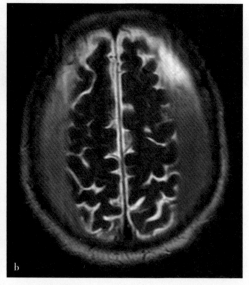

▲ 图10-16　硬膜下血肿MRI表现

a、b. 双侧额顶部硬膜下血肿，呈弧形/新月形，边界清楚，血肿范围广，跨越颅缝，T_1WI、T_2WI均为高信号。

【影像学表现】

CT：脑挫裂伤的CT表现因时间不同而呈多样性：① 早期可无或仅有轻微异常表现，包括额叶、颞叶斑片状、不规则形低密度区，其内常混有点状高密度出血灶；② 外伤后24~48小时可见斑点、斑片状高密度区，较早期病灶增多、增大，约20%的患者原先低密度无血肿区可出现迟发血肿；③ 外伤几天后，病灶周围出现水肿，并可见占位效应，其后水肿及占位效应随时间推移而逐渐减轻，直至消失；④ 脑挫裂伤往往较广泛，部分病灶可融合形成脑内血肿，另外亦常伴硬膜下血肿。

MRI：脑皮层挫裂伤的MRI表现变化较大，常因脑水肿、出血和液化的程度而异。① 早期阶段病灶中含水量增加，可造成T_1和T_2延长，分别在T_1WI和T_2WI呈低信号和高信号；② 常在最初几天可以显示水肿区不断扩大，水肿和肿胀明显时，还可显示占位效应，达到高峰以后水肿随时间推移逐渐减轻；③ 脑挫裂伤有明显出血时，其信号强度随出血时间长短而异。

5. 脑内血肿 脑实质内出血形成血肿，外伤性脑内血肿多由对冲性脑挫裂伤出血所致。常见于额叶和颞叶，多发生于受力或对冲部位。脑内血肿可为单发或多发，单侧或双侧，常伴脑挫裂伤或蛛网膜下腔出血。临床表现为不同程度的意识障碍和神经系统体征，病情呈进行性加重。

【影像学表现】

CT：① 脑内血肿呈圆形、椭圆形或不规则形的均匀高密度肿块，周围可有低密度水肿带，并伴有占位效应；② 深部脑出血或靠近脑室时，可破入脑室形成脑室积血，此时脑室内出现高密度灶甚至液平面，充满脑室时形成脑室铸型；③ 血肿的吸收速度与其大小有关，通常外伤后2~4周血肿变为等密度，超过4周则变为低密度。

MRI：外伤性脑内血肿的信号强度变化规律与脑出血基本一致（详见脑出血）。① 急性早期血肿只能显示占位效应所致邻近结构和中线结构的受压和移位，以及周围水肿的信号改变，血肿在T_1WI和T_2WI呈等信号，而周围水肿在T_1WI呈低信号、T_2WI呈高信号；② 急性晚期血肿与急性早期相仿，只是T_2WI血肿信号有所降低；③ 亚急性期早期血肿表现为T_1WI高信号、T_2WI低信号，亚急性晚期血肿T_1WI和T_2WI均为高信号；④ 慢性期血肿病灶周围见T_2WI低信号环。

【诊断和鉴别诊断】

对于急性颅脑外伤，CT检查能够敏感地发现有无损伤、准确判断损伤的类型、范围和严重程度，有利于临床治疗计划的制定，此外，CT检查迅速，为及时有效治疗争取了时间，因而应作为首选和主要影像学检查方法。MRI检查可准确检出CT上等密度的硬膜下血肿，SWI可早期发现CT检查难以发现的轴索损伤，故可作为CT检查的重要补充手段。

（三）脑血管疾病

1. 脑梗死（cerebral infarction） 好发于中老年，男女发病率相似。通常患者有某些未加注意的前驱症状，如头晕、头痛等；约25%有短暂性脑缺血发作史。有高血压动脉硬化病史。患者常在休息状态起病，不少患者在睡眠中发病，突发失语、一侧肢体瘫痪，但生命体征改变一般较轻。

【影像学表现】

CT：① 超急性脑梗死（<6小时），常规CT检查多为阴性，CT灌注成像呈低灌注状态；

② 急性期脑梗死（6~72小时），CT可出现动脉高密度征、局部脑肿胀、灰白质分界模糊和脑实质密度减低；③ 亚急性期脑梗死（3~10天），常规CT表现同急性期；④ 慢性期脑梗死（>10天），CT呈低密度（图10-17）。

MRI：① 超急性脑梗死（<6小时），常规MRI常阴性，DWI呈高信号，MR灌注成像呈低灌注状态；② 急性期脑梗死（6~72小时），T_1WI呈低信号，T_2WI呈高信号，T_2 FLAIR呈高信号，DWI呈高信号（图10-18）；③ 亚急性期脑梗死（3~10天），常规MRI表现同急性期，此期DWI梗死区可呈高或低信号，PWI可呈低灌注；④ 慢性期脑梗死（>10天），T_1WI呈低信号，T_2WI呈高信号，T_2 FLAIR呈低信号，周边胶质增生带呈高信号，DWI呈低信号。脑梗死开始时占位效应不明显，4~7天达高峰，以后逐渐消退。增强扫描，亚急性期可出现强化，典型者呈梗死区脑回状强化。

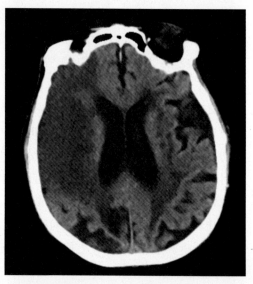

▲ 图10-17 脑梗死CT表现
右侧额颞叶密度减低，灰白质边界消失，病变区脑实质肿胀，脑沟、脑池消失。

另外，缺血性脑梗死可能继发出血，转变为出血性脑梗死，一般为脑实质内出血，少数在脑实质出血的基础上再发生脑室内出血和蛛网膜下腔出血。在出血的当时和以后的数天至十余天内，CT显示为原低密度区出现高密度区。出血位于脑皮层区域者表现为低密度区内、沿脑回分布的、散在点状或大片状高密度影。

【诊断和鉴别诊断】

CT和MRI检查，脑梗死多有上述典型表现，结合起病突然的特点，诊断并不困难。脑梗死急性期需与低级别星形细胞瘤、某些炎性病变等鉴别，根据病变分布，结合临床表现，一般不难鉴别。病情发展速度，脑血管病以小时计算，炎症以周计算，肿瘤以月计算。

2. 脑出血（cerebral hemorrhage） 好发年龄55~65岁，男女发病率相似。大多数患者有头痛、高血压病史。出血多发生在白天精神紧张或体力劳动时，起病突然，有剧烈头痛、头晕，继之恶心、呕吐，并逐渐出现一侧肢体无力，意识障碍。体格检查可有血压明显升高，脑膜刺激征阳性。

【影像学表现】

CT：① 急性期出血（包括超急性期）。平扫，典型表现为脑内高密度灶，CT值在50~80HU；病灶呈圆形、类圆形、线形或不规则形；灶周水肿轻，血肿大者可有占位效应；邻近脑室的出血可破入脑室，表现为脑室密度增高，甚至脑室铸型（图10-19）。② 亚急性期出血。血肿一般随着时间推移而密度降低，这一变化开始出现在外周，逐渐向中心发展；由于血肿周边吸收，中心仍为高密度区；占位效应逐步减轻。③ 慢性期出血。病灶呈圆形、类圆形或裂隙状低密度。

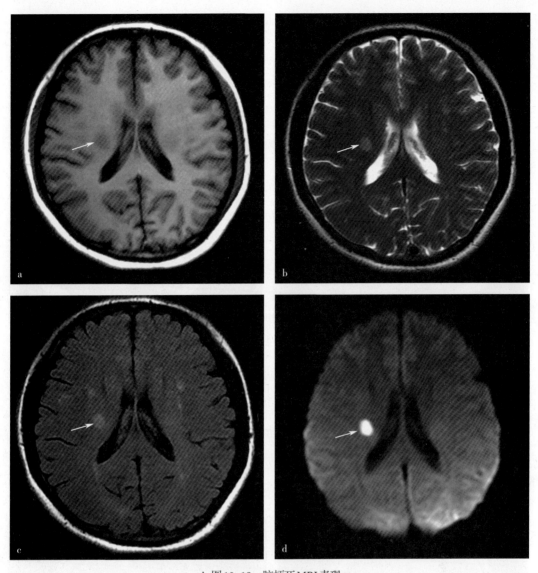

▲ 图10-18　脑梗死MRI表现

a~c. 右侧侧脑室旁结节状异常信号，T_1WI呈稍低信号，T_2WI、T_2 FLAIR呈稍高信号（箭）；d. DWI显示病灶呈明显高信号，提示急性期脑梗死（箭）。

　　MRI：① 超急性脑出血（4~6小时）。血肿在T_1WI和T_2WI呈等信号。② 急性期出血（1~2天）。此期氧合血红蛋白转变为脱氧血红蛋白，脱氧血红蛋白不能引起质子、电子偶极－偶极增强，因此不能缩短T_1，所以脱氧血红蛋白不管是在细胞内还是在细胞外都呈等信号。但脱氧血红蛋白能显著缩短T_2，因此急性期血肿T_2WI呈低信号。③ 亚急性期出血（3~14天）。早期T_1WI为高信号，此高信号首先出现在外周，然后向内发展，而中心部仍为等信号；在质子加权和T_2WI呈低信号；晚期血肿出现溶血，正铁血红蛋白沉积在细胞外，呈短T_1和长T_2，因此T_1WI和T_2WI均呈高信号。④ 慢性期出血（>15天）。慢性期血肿早期T_1WI和T_2WI均呈高信号，病灶周围见T_1WI等信号，T_2WI低信号环。水肿和占位效应消失。慢性期血肿晚期，典型者形成类似囊肿的

T_1WI低信号，T_2WI高信号灶，但周围仍可见低信号环（图10-20）。

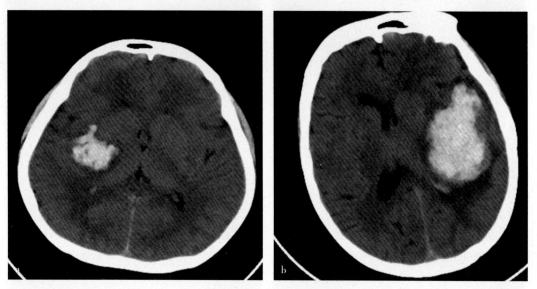

▲ 图10-19 脑出血CT表现

a.右侧基底节区脑出血，呈类圆形密度增高影；b.左侧颞叶脑出血病灶较大，可见周围脑组织、左侧侧脑室和中线结构移位。

【诊断和鉴别诊断】

患者有高血压、动脉硬化病史，突发意识障碍伴有一侧肢体无力或偏瘫，CT检查见脑实质内高密度灶，则可明确诊断。需注意，高血压动脉硬化性脑出血应与脑动脉瘤、脑静脉畸形发生的脑出血及肿瘤性脑出血鉴别。

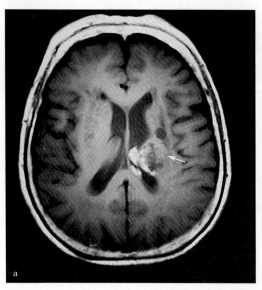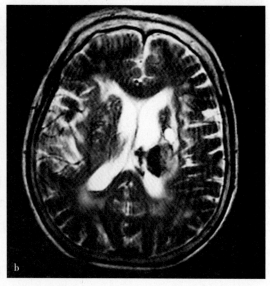

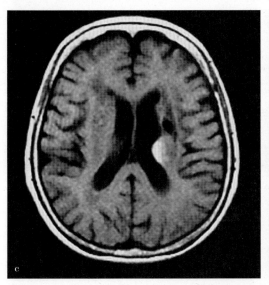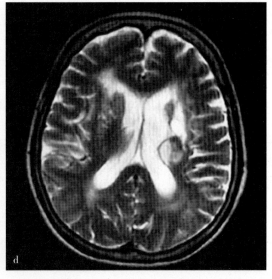

▲ 图10-20 脑出血MRI表现

亚急性期脑出血早期，T_1WI中央等信号、周围高信号（箭；a），T_2WI低信号（b）；3周后随访，呈慢性期早期表现，即T_1WI高信号（c），T_2WI高信号（d）。

3. 脑动脉瘤（aneurysm） 以中年人多见，脑动脉瘤破裂90%发生在30~70岁。脑动脉瘤破裂一般有3种临床表现：① 在用力、激动等情况下血压升高而发病，呈剧烈头痛后马上昏迷；② 剧烈头痛、恶心和呕吐，过一段时间后好转或昏迷；③ 极少患者无头痛等先兆，仅有意识障碍。脑动脉瘤还可引起神经压迫症状，这与其所在部位有关，如后交通动脉瘤可压迫动眼神经而引起斜视、上睑下垂等症状。

【影像学表现】

X线：血管造影（DSA）可明确显示动脉瘤的部位、大小、形态、数目，以及与载瘤动脉的关系。动脉瘤表现为梭形或囊状，可有蒂与动脉干相连（图10-21a）。出血或血肿形成时，动脉瘤轮廓模糊，邻近血管可发生痉挛和移位。但入口过窄或腔内有血栓可不显影。这时表现为假阴性。

CT：动脉瘤的CT表现与瘤腔内有无血栓有关。① 无血栓的动脉瘤：较小时平扫可以无阳性发现；较大时，呈圆形高密度区，注射对比剂后明显均匀增强（图10-21b），并与载瘤动脉相连；② 动脉瘤伴部分血栓形成：呈圆球形，中心或偏心为高密度，中间为等密度，周围为高密度，分别代表动脉瘤内腔、动脉瘤血栓及动脉瘤外层纤维囊壁；增强时中心和囊壁明显强化，称为"靶征"；③ 动脉瘤内完全为血栓组织：平扫呈等密度影，增强时仅出现囊壁强化；④ 巨大的动脉瘤可出现占位效应，表现为脑室受压、移位等，但瘤周无水肿；⑤ 除薄壁动脉瘤外，有时瘤壁可见弧线状钙化影；⑥ 动脉瘤破裂后，CT多不能显示瘤体，但可出现出血、梗死、水肿及脑积水，甚至还可引起脑疝等，其中以出血最为多见，常造成蛛网膜下腔出血，出血淤积于蛛网膜下腔、脑池及脑沟内，也可形成脑内血肿或破入脑室。

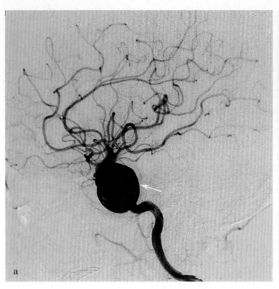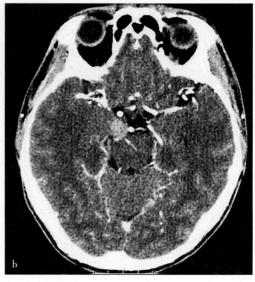

▲ 图10-21　脑动脉瘤DSA和CT表现

a. DSA显示右侧鞍旁巨大动脉瘤，起源于颈内动脉（箭）；b. CT增强扫描，
右侧鞍旁动脉瘤增强后呈均匀强化（箭）。

　　MRI：显示动脉瘤优于CT。无血栓者，T_1WI和T_2WI均为圆形或椭圆形、梭形无信号区，边界清楚、锐利，有时可见载瘤动脉；有血栓者，T_1WI和T_2WI均为混杂信号（图10-22）。

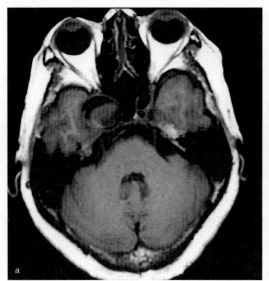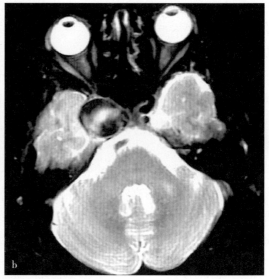

▲ 图10-22　右侧鞍旁动脉瘤血栓形成MRI表现

T_1WI（a）和T_2WI（b）显示病灶均呈混杂信号。

【诊断和鉴别诊断】

　　DSA仍然是诊断动脉瘤的金标准。MRA可显示大小3~5mm的动脉瘤，显示约85%的5mm以上的动脉瘤，且MRA三维TOF法用于筛查Willis环动脉瘤很有效。CTA可发现2mm的动脉瘤，可显示约96%的5mm以上的动脉瘤，可较好地显示动脉瘤瘤颈。

4. 脑血管畸形　脑动静脉畸形（arteriovenous malformation，AVM）常见，多在20~40岁间发病，80%的患者在50岁前出现症状。主要临床表现为出血、抽搐、进行性神经功能障碍和头痛。

病理学上，AVM为动、静脉之间存在直接沟通而无毛细血管网，由粗大供血动脉、异常血管团和粗大迂曲的引流静脉组成，周围脑组织萎缩伴胶质增生。

【影像学表现】

X线：DSA可见一簇畸形血管团，与扩大、迂曲的动脉及静脉相连，静脉过早显影，邻近血管显影不良或变细（图10-23a）。

CT：根据AVM伴发的出血、梗死、软化和萎缩等而呈现不同的CT表现。无并发症时，平扫呈等密度病灶，注射对比剂后呈蚓状、点状、条索状或小片状增强（图10-23b）；伴发血肿时，平扫可呈高密度、低密度及混合密度病灶，前者提示为急性血肿，后两者常提示为慢性血肿。

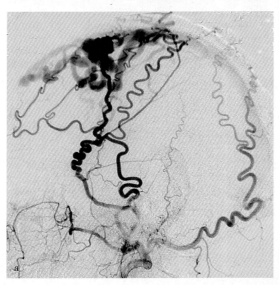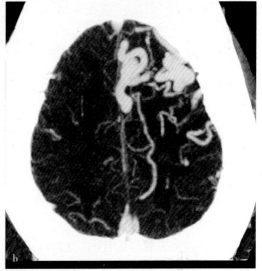

▲ 图10-23　脑动静脉畸形DSA和CTA表现
DSA（a）和增强CT（b）显示供血动脉、畸形血管团和粗大引流静脉。

MRI：显示AVM优于CT，可精确显示病灶的大小和部位，可显示粗大的供血动脉和引流静脉，可显示畸形血管团及并发的出血、血栓形成等（图10-24）。

【诊断和鉴别诊断】

95%的AVM可在CT增强检查中发现。CT平扫还可显示AVM的钙化、局部脑组织萎缩等表现。但MRI显示AVM精确的位置和范围优于CT，尽管MRA可分辨AVM的不同组成（供血动脉、畸形血管团和引流静脉），但目前DSA仍然是诊断AVM的金标准。

（四）颅内感染性疾病

1. 脑脓肿（**brain abscess**）　患者多数有感染病史，但也可感染史不明确。发生脑炎或脑膜炎时，有畏寒、发热、头痛、呕吐、抽搐、意识障碍和脑膜刺激征。血中性粒细胞增多、红细胞沉降率加快、脑脊液白细胞增多。一般感染症状数日至数周后逐渐消退。

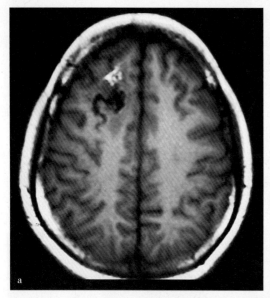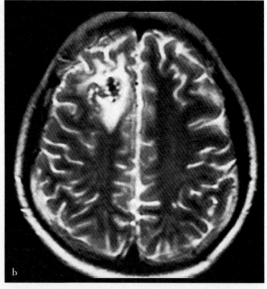

▲ 图10-24　脑动静脉畸形MRI轴位表现

T_1WI（a）和T_2WI（b）显示伴有出血的畸形血管和引流静脉。

病理学上，脑脓肿可分三个时期：① 急性脑炎或脑膜炎期，急性局限性炎症，中心可出现软化、坏死，附近脑组织水肿；脓肿邻近脑表面时有脑膜炎症反应。② 化脓期，软化、坏死区扩大融合形成脓液，周围为水肿和炎症。③ 包膜形成期，化脓灶被周围肉芽结缔组织和增生的胶质细胞包围，形成脓肿壁；炎症局限后，水肿减轻。脓肿可单发、多发或多房。

【影像学表现】

CT：脑脓肿表现与其所处的期别有关。① 急性脑炎期，呈大片低密度灶，有占位效应，增强扫描无强化；② 化脓期，于低密度灶内出现边界不清的更低密度区，有轻度不均匀强化；③ 包膜形成期，平扫可见等密度环，代表脓肿壁，其内脓液为低密度，有时可见气体影，增强扫描脓肿壁呈环状强化（图10-25a）。

MRI：脑脓肿各期形态学表现与CT所见相仿。炎性组织、水肿和腔内脓液呈T_1WI低信号和T_2WI高信号；而脓肿壁在T_1WI和T_2WI分别高于和低于相邻的水肿和腔内脓液，增强扫描呈环状强化（图10-25b~图10-25d）。DWI检查，黏稠的脓液限制了水分子弥散，呈显著高信号，具有一定特征。

【诊断和鉴别诊断】

CT和MRI检查，表现为典型的包膜形成期脑脓肿，结合临床资料，诊断并不困难。鉴别诊断包括呈环状强化的脑转移瘤、胶质瘤和结核瘤等。

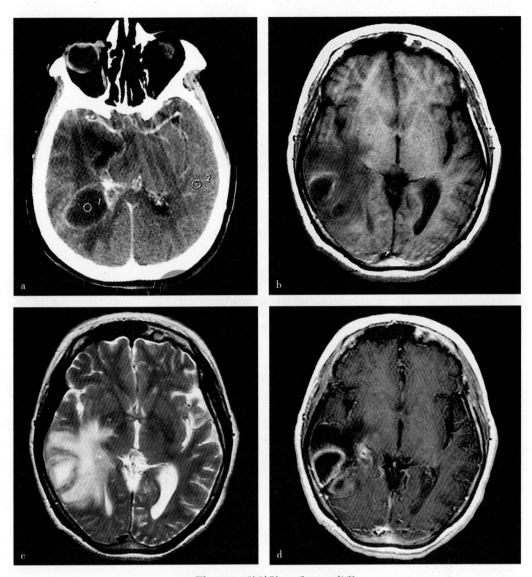

▲ 图10-25　脑脓肿CT和MRI表现

a. CT增强扫描，脓肿壁强化；b. MR T_1WI脓腔呈低信号，包膜呈等信号，周围水肿呈低信号；c. MR T_2WI脓腔和周围水肿呈高信号，包膜呈低信号；d. MRI增强扫描，脓肿壁明显环形强化。

2. 脑结核（brain tuberculosis）　通常继发于肺、骨及泌尿生殖系统结核，神经系统结核占肺外结核5%~15%，其中以结核性脑膜炎最为常见。患者抵抗力下降或发生变态反应时，结核分枝杆菌经淋巴系统和血行播散，进入脑膜及脑实质；此外，结核杆菌还可以由颅骨、脊椎骨、乳突的结核病灶直接向颅内或椎管内侵入。早期由于感染致脑膜及脉络丛炎症反应，脑脊液分泌增加，表现为头痛、呕吐等，查体可发现视盘水肿，脑膜刺激征阳性；晚期由于蛛网膜粘连，可出现梗阻性脑积水。如果未能及时治疗，发病第4~8周可出现脑实质受损症状，如精神萎靡、淡漠、谵妄、癫痫发作或意识障碍。确诊发生于脑膜或脑实质的结核的病变多有赖于脑脊液中找到结核杆菌，但脑脊液涂片抗酸染色结核杆菌检出率仅为10%左右，脑脊液细胞涂片和细菌培养发现结核杆菌生长是"金标准"，但培养时间较长，故对早期诊断价值不大；因此，CT和MRI是脑结核感染诊断和并发症评估的常用影像学方法，具有重要价值。

【影像学表现】

CT：① 结核性脑膜炎平扫蛛网膜下腔密度升高，后期可见斑片状钙化。增强扫描可见形状不规则的明显强化。② 脑结核瘤：平扫为等密度、高密度或混杂密度的结节，有时结节内有钙化。增强扫描呈明显强化。

MRI：① 结核性脑膜炎，脑底池各池结构分辨不清。T_1WI信号增高，T_2WI信号增高，增强后出现明显强化；② 结核球T_1WI呈低信号，包膜为等信号，T_2WI多数信号不均匀，DWI呈等或混杂信号，部分为高信号。钙化在T_1WI和T_2WI一般为低信号。

【诊断和鉴别诊断】

结核性脑膜炎的CT和MRI表现与其他细菌引起的脑膜炎表现相似，必须结合临床进行综合分析。脑池钙化斑的出现，有助于鉴别诊断。结核球的定性诊断困难，同样必须结合临床。如出现上述影像学表现，又有结核感染的病史和临床表现，则应考虑结核球的可能。

（五）脱髓鞘病变

脱髓鞘病变包含一组以髓鞘崩解、变性为特征的病变，临床上以多发性硬化最为常见。

多发性硬化（multiple sclerosis，MS）是中枢神经系统的一种炎性脱髓鞘和神经变性疾病，可以同时或先后累及视神经、脊髓和脑组织，病变具有空间多发性。同时，多发性硬化具有时间多发性特点，临床表现为症状缓解和复发交替，缓慢进展。多发性硬化常为中青年发病，女性多见，是西方国家年轻人神经功能障碍中除外伤外最为常见的原因。多发性硬化临床表现复杂多样，夏科三联征（Charcot triad）即眼球震颤、意向震颤、吟诗样语言对多发性硬化的诊断有一定特异性。

【影像学表现】

CT：平扫可见幕上、幕下脑实质内多发低密度影，增强扫描部分病灶可见结节状强化或边缘环状强化。

MRI：典型表现为多发病灶，大小1~3cm，边界清晰，典型部位为脑室旁和邻近皮质（图10-26）。许多研究认为，胼胝体受累为多发性硬化的特异性表现，另外大脑凸面、颞叶累及也有诊断特异性。特异性征象包括：① 直角脱髓鞘征（Dawson finger征），即病灶垂直侧脑室壁；② 黑洞（black hole），增强MRI无强化低信号，提示为伴轴索破坏的慢性、不可逆性病灶；③ dirty white matter征，多发性硬化病灶反复发作后，脑白质内会出现较大范围、边界不清的、T_2WI信号中等程度升高的病灶等；④ 增强扫描，病灶可见结节状强化及环状、弓状强化，开口朝向灰质的不完整环状强化有诊断特异性。

2010年版的McDonald修订标准是目前国际公认的多发性硬化诊断标准。该项标准提出，当临床上满足2次发作、2个部位损害（俗称"2+2"）时，无须辅助诊断。当患者不满足"2+2"特征时，MRI即成为最重要的显示空间、时间播散性的检测手段。

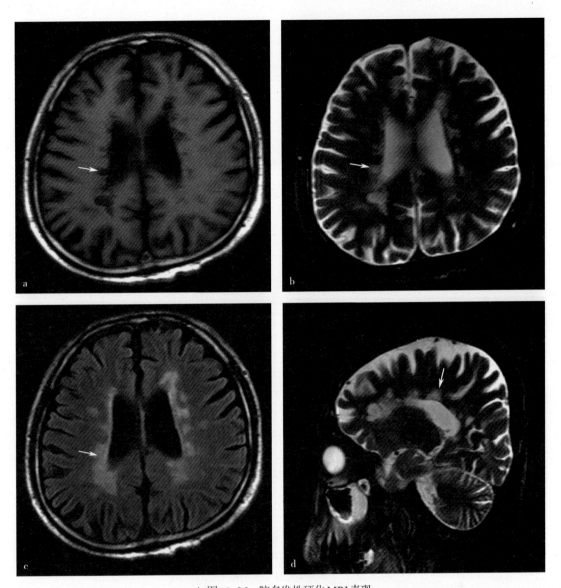

▲ 图 10-26　脑多发性硬化 MRI 表现

a、b. 双侧半卵圆中心、侧脑室周围多发片状、结节状 T_1WI 低信号、T_2WI 高信号（箭）；c、d. FLAIR 和矢状位 T_2WI 显示病变呈高信号，部分病灶呈直角脱髓鞘征（箭）。

【诊断和鉴别诊断】

根据典型的临床表现和特异性影像学征象即可诊断多发性硬化。鉴别诊断主要有脑缺血梗死灶和多发性囊虫感染。脑缺血梗死灶一般有基础疾病，病灶形态不规则，常见软化灶；多发性囊虫感染表浅分布，病灶大小一致，呈圆形、囊状，囊内有头节。

（六）先天性畸形

1. 胼胝体发育不全（agenesis of the corpus callosum）　包括胼胝体缺如和部分缺如，可单独发生，也可合并其他中枢神经系统畸形，如胼胝体周围脂肪瘤、脑裂畸形、灰质异位等。胼胝体发育不全多无症状，部分患者可有癫痫、精神发育迟缓等，与合并的畸形有关。合并脑积水可出现颅内高压的症状。

【影像学表现】

CT：① 双侧侧脑室体部分离，侧脑室体后部扩大，第三脑室扩大并上移至双侧侧脑室之间；② 常合并其他中枢神经系统畸形，如合并脂肪瘤。

MRI：① 正中矢状位可清楚显示胼胝体发育不全的程度；② 轴位和冠状位可见双侧侧脑室体部分离，侧脑室体后部对称性扩大，前角扩大不明显，第三脑室扩大并上移至双侧侧脑室之间（图10-27）；③ 合并脂肪瘤时，在T_1WI和T_2WI呈高信号，在脂肪抑制序列呈低信号。

【诊断和鉴别诊断】

根据典型的影像学表现即可诊断胼胝体发育不全。鉴别诊断主要有透明隔囊肿，该病胼胝体形态、位置正常，第三脑室位置正常。

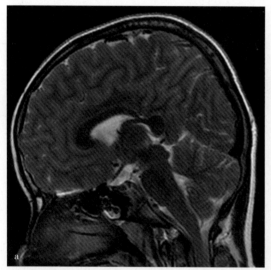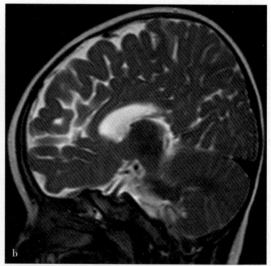

▲ 图10-27　胼胝体发育不全MRI矢状位表现
a.胼胝体后部形态异常，明显变薄；b.胼胝体缺如，侧脑室和第三脑室轻度扩大。

2. 小脑扁桃体下疝畸形　又称Chiari畸形（Chiari malformation），即小脑扁桃体经枕骨大孔向下疝入颈段椎管内，同时延髓、第四脑室可部分向下移位。临床表现主要有深感觉障碍、共济失调、上肢肌肉萎缩等，合并脑积水时可有高颅压症状。

【影像学表现】

CT：① 矢状位重组图像，可见小脑扁桃体呈舌状，位于枕骨大孔之下，延髓、第四脑室可部分向下移位；② 小脑扁桃体下疝畸形常合并脊髓空洞、脑积水、颅颈部畸形等，如颅底凹陷征、寰枢关节脱位等，CT骨窗有助于颅颈部畸形的诊断。

MRI：① 小脑扁桃体下疝畸形在MRI正中矢状位显示最清楚，当扁桃体下缘低于枕骨大孔连线

5mm即可诊断；② 小脑扁桃体下疝畸形分为4型：Chiari Ⅰ型，仅有小脑扁桃体下移，无脑干及第四脑室改变；Chiari Ⅱ型，除小脑扁桃体下移外，同时有第四脑室部分或全部疝入枕骨大孔以下；Chiari Ⅲ型，全小脑及第四脑室疝入枕骨大孔以下；Chiari Ⅳ型，严重小脑发育不全或缺如，但无向下膨出。小脑扁桃体下疝畸形常合并脊髓空洞，常与脑脊液信号一致（图10-28）。

【诊断和鉴别诊断】

小脑扁桃体下疝畸形主要需与颅内压增高所致的急性枕骨大孔疝鉴别，前者常合并多种颅颈部畸形，合并脊髓空洞时在MRI与脑脊液信号一致；后者扁桃体呈圆锥状疝入枕骨大孔，患者常有颅内压增高症状。

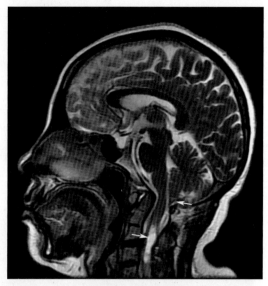

▲ 图10-28　小脑扁桃体下疝畸形（Chiari Ⅰ型）MRI表现

矢状位T₂WI显示小脑扁桃体呈舌状，部分位于枕骨大孔下方，颈段脊髓内长条状高信号，提示脊髓空洞（箭）。

（高波）

第二节　脊髓

一、检查技术

脊髓的影像学检查包括脊柱平片、CT和MRI。脊柱平片对脊髓病变的诊断作用有限；CT具有一定价值，但受椎体骨质影响，经常配合椎管造影使用；MRI不但无射线辐射，而且显示清晰，是诊断脊髓病变最主要的方法。

（一）X线检查

脊柱平片：常规摄取正位、侧位片，斜位片观察椎间孔。

（二）CT检查

定位扫描后确定扫描层面和角度，可对椎骨或椎管、椎间盘进行检查，采用 5~10mm 层厚，MSCT采用薄层容积扫描。怀疑有脊髓血管畸形或某些肿瘤时需要静脉注射对比剂行增强扫描。

（三）MRI检查

以矢状位为主，辅以轴位和冠状位，可全面观察脊髓的解剖和病变，并确定病变与周围组织的关系，需要时行增强扫描。

二、正常影像学表现

（一）脊髓正常CT表现

CT平扫可见位于椎管内的硬膜囊呈类圆形软组织样密度影，神经根鞘位于侧隐窝内，呈直径1~3mm的类圆形软组织样密度影。

（二）脊髓正常MRI表现

在T_1WI矢状位脊髓位于椎管中央，为中等信号的带状影，周围环绕低信号的脑脊液。在T_2WI脊髓仍为中等信号，而周围脑脊液呈高信号。MR脊髓成像（MRM）利用MRH原理，可以无创显示蛛网膜下腔形态，应用越来越广泛（图10-29）。

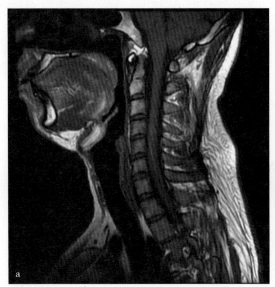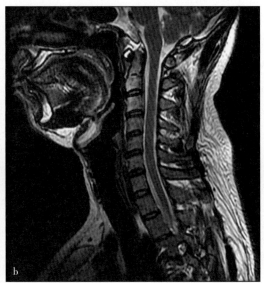

▲ 图10-29　正常颈髓MRI表现

a. 正常脊髓T_1WI；b. 正常脊髓T_2WI。

三、基本病变影像学表现

（一）脊髓改变

1. 脊髓外形改变　① 脊髓增粗：常见于脊髓内肿瘤、脊髓损伤急性期、脊髓炎症等；② 脊髓萎缩：常见于髓外硬膜下肿瘤、脊髓损伤后期、脊髓炎症后遗改变等。

2. 脊髓密度/信号改变　① 局限性：脊髓内密度/信号不均匀常见于髓内肿瘤、多发性硬化、脊髓炎症等，脊髓内异常迂曲的血管或流空信号常见于脊髓血管畸形；② 弥漫性：常见于脊髓炎症、脊髓脱髓鞘病变等。

（二）脊髓蛛网膜下腔改变

1. 不全性梗阻　① 脊髓内肿瘤常引起蛛网膜下腔双侧变窄；② 脊髓外硬膜下肿瘤常引起病灶侧蛛网膜下腔增宽，其内可见充盈缺损。

2. 完全性梗阻 ① 髓内肿瘤引起双侧蛛网膜下腔闭塞时，梗阻端呈大杯口状；② 髓外硬膜下肿瘤常引起同侧上下方的蛛网膜下腔增宽，梗阻端呈浅杯口状。

（三）脊髓血管改变

脊髓血管改变包括脊髓梗死、脊髓出血及脊髓动静脉畸形。脊髓梗死和出血的表现类似于脑梗死和脑出血。脊髓动静脉畸形在CT和MRI可见异常的血管密度或流空信号，确诊需要DSA，可以显示扩大、迂曲的畸形血管。

（四）脊椎骨质改变

椎管内肿瘤常伴有椎体骨质改变。平片可显示肿瘤所在处的椎弓根内缘变平、凹陷、变窄或消失，椎弓根间距增大，椎体后缘凹陷。严重者亦可侵犯椎板和棘突根部。神经源性肿瘤常引起同侧椎间孔扩大，边缘光整、致密，还可见相邻横突和肋骨的压迹，以及椎旁软组织影。CT可清晰显示骨质改变，而MRI对肿瘤的显示更佳。

四、疾病诊断

（一）椎管内肿瘤

1. 脊髓内肿瘤 髓内肿瘤仅占椎管肿瘤的10%~15%，主要是室管膜瘤、星形细胞瘤等。室管膜瘤占脊髓内肿瘤的60%，平均发病年龄为43岁，女性略多。临床症状为局限性颈背痛占65%，可逐渐出现肿瘤节段以下的运动障碍和感觉异常。星形细胞瘤约占脊髓内肿瘤的30%，平均发病年龄为21岁，无性别倾向。临床表现为疼痛，多为局限性。晚期可引起神经脊髓功能不全症状和体征。

（1）室管膜瘤（ependymoma）：起源于脊髓中央管的室管膜细胞或终丝等部位的室管膜残留物。多数肿瘤沿中央管呈纵向对称性膨胀性生长，部分可呈外生性生长。肿瘤上下两侧见囊变或空洞形成，多合并含铁血黄素沉积（帽征）。室管膜瘤可发生于脊髓各段，以马尾、终丝最常见，其次为颈髓。

【影像学表现】

CT：较难发现病变，基本不用于定性诊断。当肿瘤较大时，可压迫椎体后缘呈扇形压迹，椎管扩大伴椎间孔扩大。

MRI：① T_1WI 显示肿瘤区呈均匀低信号或等信号，T_2WI 呈高信号，其内可有囊变、坏死、出血，而显示相应的信号改变；② Gd-DTPA 增强 T_1WI 可见肿瘤不均匀强化，囊变坏死区无强化。见图10-30。

（2）星形细胞瘤（astrocytoma）：沿纵轴生长，往往累及多个脊髓节段，甚至脊髓全长，脊髓明显增粗，肿瘤与正常脊髓分界不清，常见偏心、小而不规则形的囊变。肿瘤的头端或尾端常发生囊变。肿瘤好发于颈、胸段脊髓，占75%，而腰段脊髓占20%。

【影像学表现】

CT：较难发现病变，基本不用于定性诊断。

MRI：① 肿瘤 T_1WI 呈低信号，T_2WI 呈高信号，肿瘤内合并囊变或出血时，信号不均匀，典型者肿瘤范围相当广泛，多个脊髓节段受累；② 肿瘤边界不清，常位于脊髓后部，呈偏心非对称性，部分呈外生性；③ 肿瘤的两端常见囊变区；④ Gd-DTPA 增强扫描，肿瘤略强化，瘤周水肿、囊变、软化灶不强化，见图10-31。

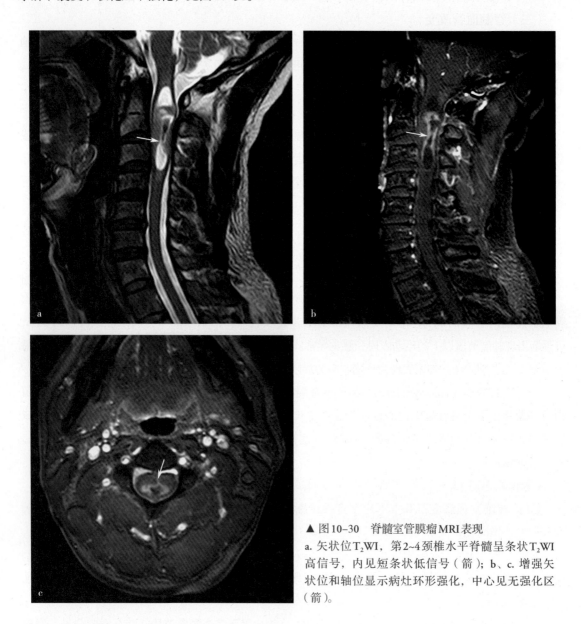

▲ 图10-30　脊髓室管膜瘤MRI表现
a. 矢状位T$_2$WI，第2~4颈椎水平脊髓呈条状T$_2$WI高信号，内见短条状低信号（箭）；b、c.增强矢状位和轴位显示病灶环形强化，中心见无强化区（箭）。

【诊断和鉴别诊断】

根据脊髓增粗、蛛网膜下腔变窄等征象，对脊髓内肿瘤的定位诊断不难。室管膜瘤和星形细胞瘤为最常见的脊髓内肿瘤，两者的鉴别要点主要有：室管膜瘤好发于40岁左右中年人，范围较局限，边界清楚，发病部位以马尾、终丝最常见；星形细胞瘤多发生在20岁以下，范围广泛，边界不清，好发于颈、胸段脊髓。

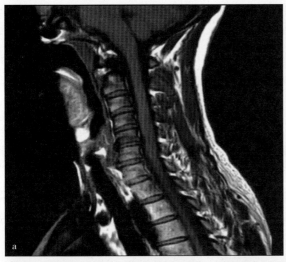
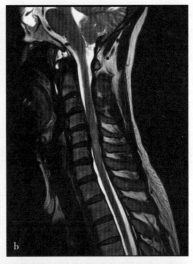
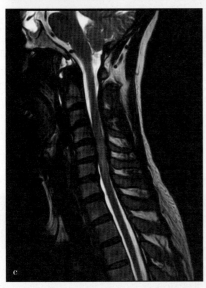
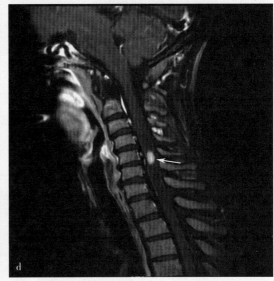

▲ 图10-31　脊髓星形细胞瘤MRI表现

a. 颈段脊髓增粗，T_1WI呈等信号；b. T_2WI呈稍高信号；c. 脂肪抑制T_2WI呈高信号；

d. 增强扫描病灶呈局部结节状强化（箭）。

2. 髓外硬膜下肿瘤　神经鞘瘤为最常见的髓外硬膜下肿瘤，占25%~30%，较神经纤维瘤多见。前者好发于20~60岁，男性略多于女性，后者好发于20~40岁，无性别差异。临床主要症状为神经根性疼痛，以后出现肢体麻木，酸胀感或感觉减退。可出现运动障碍，随着病情进展可出现瘫痪及膀胱、直肠功能障碍等脊髓压迫症状。脊膜瘤的发病率稍低于神经鞘瘤，占25%，好发年龄为50~60岁，女性占80%。临床主要表现为运动障碍、感觉障碍、括约肌功能不全等。

（1）神经鞘瘤（neurilemmoma）和神经纤维瘤（neurofibroma）：神经鞘瘤起源于神经鞘膜的神经膜细胞，又称施万细胞瘤。与神经鞘瘤不同，神经纤维瘤还含有纤维组织成分。神经鞘瘤往往单发，有蒂，常累及神经根，90%以上肿瘤位于椎管后外侧。神经鞘瘤可发生于椎管内各个节段，以上、中颈段及上胸段多见，肿瘤常呈圆形、卵圆形或分叶状。有时肿瘤从硬脊膜囊向椎间孔方向生长，使相应椎间孔扩大，呈典型的哑铃状。大的肿瘤可发生囊变，甚至出血。神经纤维瘤也可位于椎管内任何节段，肿瘤常呈圆形，在脊髓的侧方顺沿神经根生长，易进入椎间孔，并造成邻近椎弓根与椎体的侵蚀。

【影像学表现】

X线：平片可见椎弓根侵蚀破坏、椎间孔扩大和椎体后缘扇形压迹。有时可见椎管内病理性钙化和椎旁哑铃状软组织肿块。

CT：① 平扫可见肿瘤密度略高于脊髓密度，呈圆形或卵圆形，肿瘤易向椎间孔方向生长，可引起椎间孔扩大，椎弓根骨质吸收破坏，当肿瘤沿神经根鞘向硬脊膜外或椎旁生长时，可呈哑铃状；② 增强扫描，肿瘤呈中等均匀强化。

MRI：神经鞘瘤和神经纤维瘤表现如下。

神经鞘瘤：① T_1WI病灶呈与脊髓相等或略高的信号，少数低于脊髓信号，T_2WI呈高信号；② Gd-DTPA增强扫描，所有神经鞘瘤均见强化，实质性肿瘤强化均匀，而合并囊变、坏死时呈不均匀强化。见图10-32。

神经纤维瘤：① 典型者病灶T_1WI呈低信号或等信号，T_2WI呈等或高信号；② 增强T_1WI显示病灶明显强化；③ 特征性表现为在T_2WI和增强T_1WI呈"靶征"，即病灶中心为低信号，周边为环形高信号，其中心低信号为胶原纤维组织，周边高信号为黏液基质成分。

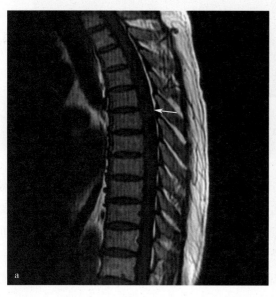
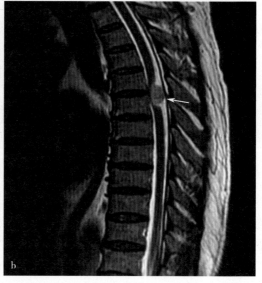

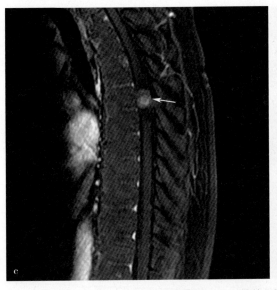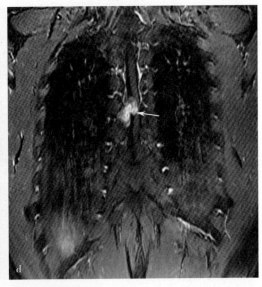

▲ 图10-32 椎管内神经鞘瘤MRI表现

a、b. 矢状位T_1WI和T_2WI显示第6胸椎椎体水平髓外硬膜下类圆形T_1WI低信号和T_2WI高信号，内信号不均匀（箭）；c.增强矢状位显示病灶不均匀明显强化（箭）；d.增强冠状位显示病灶呈哑铃状改变，邻近脊髓受压（箭）。

（2）脊膜瘤：绝大多数位于椎管内髓外硬膜下，少数可经椎间孔长入硬脊膜外或椎管外。通常呈圆形或卵圆形，以单发为多。肿瘤多位于脊髓背侧，中上胸段最常见，占80%，颈段占15%，腰段少见。

【影像学表现】

CT：① 平扫，显示病灶密度略高于脊髓，肿瘤多为实质性，椭圆形或圆形，多数局限于上中胸段，有时瘤体内可见不规则形钙化，邻近骨质可有增生；② 增强扫描，病灶呈中度强化。

MRI：① 平扫，T_1WI病灶可呈等或略低信号，T_2WI可呈等或略高信号，病灶多呈卵圆形，以宽基底或无蒂附着在脊髓背侧的硬脊膜上，也可在脊髓的前方和侧后方，很少超过两个节段，脊髓常向健侧移位，但很少引起脊髓内水肿；② Gd-DTPA增强扫描，T_1WI肿瘤呈持久性均匀强化，邻近硬脊膜明显线状强化，称为脊膜尾征，颇具特征，见图10-33。

【诊断和鉴别诊断】

根据脊髓受压移位等征象，对髓外硬膜下肿瘤的定位诊断不难。神经鞘瘤常有相应椎间孔扩大、椎弓根骨质吸收破坏等改变，囊变多见；而脊膜瘤增强扫描可见硬膜尾征，为鉴别要点之一。

（二）脊髓损伤

脊髓损伤（spinal cord injury）最常见的原因是外伤，包括交通事故、高处坠落、跌倒、撞伤和压伤等。颈髓损伤最多见，胸、腰髓损伤相对少见。

脊髓损伤急性期往往是水肿和出血混合存在，与受伤程度相关。一般轻度损伤只有水肿，而重度损伤可伴有出血。脊髓横断损伤可分为部分性和完全性，常伴有出血。损伤进入慢性期出现脊髓软化、空洞形成、脊髓萎缩等，周围出现蛛网膜增厚和粘连。

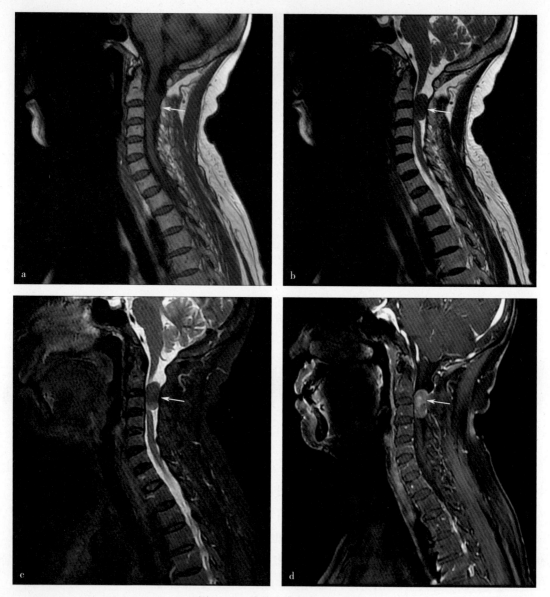

▲ 图10-33　椎管内脊膜瘤MRI表现

a. 颈段椎管见椭圆形占位，T_1WI呈等信号（箭）；b. T_2WI呈等信号；c. 脂肪抑制呈等、稍高信号，边界清晰，可见脊髓受压，上、下蛛网膜下腔增宽（箭）；d. 增强扫描病灶呈不均匀强化（箭）。

【影像学表现】

X线：平片主要显示椎体及附件的骨折、移位等改变（图10-34）。

CT：平扫，可见脊髓内出血或硬膜外血肿等。

MRI：可以直观显示脊髓损伤的类型、部位、范围和程度。脊髓出血与脑出血类似，根据出血时间不同而有不同的信号，一般呈T_1WI和T_2WI高信号；水肿呈T_1WI低或略低信号、T_2WI高信号（图10-35）。脊髓软化、囊变、脊髓空洞等均表现为T_1WI低信号、T_2WI高信号；脊髓萎缩表现为局限或弥漫的脊髓缩小。蛛网膜粘连在MRM上显示较好。

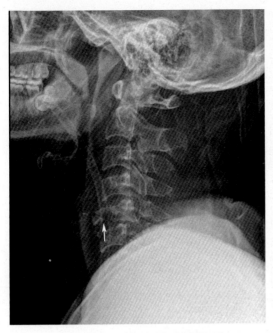 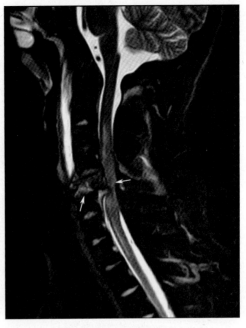

▲ 图10-34　颈椎骨折X线侧位片

第5颈椎爆裂性骨折，骨折碎片游离
向后方移位（箭）。

▲ 图10-35　脊髓损伤

脂肪抑制T_2WI见第5颈椎椎体骨折，骨折碎片游
离向后方椎管移位，脊髓受压局部狭窄，见长条
状不均匀高信号，提示脊髓损伤（箭）。

【诊断和鉴别诊断】

疑有脊髓损伤者均应行MRI检查，不但可判断脊髓损伤的程度，还可评估预后。X线平片常作为脊柱外伤的首选检查方法，对平片难以确诊及怀疑椎体骨折导致椎管狭窄时，则选择CT，尤其是平片不能很好显示的颅底颈椎移行部、颈椎和胸椎移行部，CT具有优势，且CT的三维成像和多平面重组可以直观显示异常状态。

（三）椎管内血管畸形

椎管内血管畸形主要是动静脉畸形，大致上可分为硬膜内和硬膜外两种，包括硬膜外动静脉畸形、硬膜动静脉瘘、髓外硬膜内动静脉畸形和髓内动静脉畸形等。

【影像学表现】

X线：平片对椎管内血管畸形无诊断价值。DSA是诊断椎管内血管畸形的金标准。不但可以发现供血动脉、畸形血管团及引流静脉、异常的动静脉交通等，而且能够分类，还可以进行介入治疗。

CT：平扫有时可见异常的钙化影，增强扫描常可以发现异常强化的畸形血管。

MRI：对椎管内血管畸形的检出率很高，异常扩张血管呈流空信号是动静脉畸形的特征性表现（图10-36），此外还可见异常血管团块影，脊髓肿胀、脊髓出血等相应的信号改变；增强扫描可见异常血管团的强化。MRA可以发现异常的血管影，但无法进行分类。

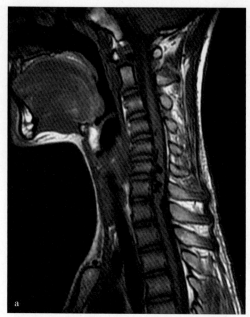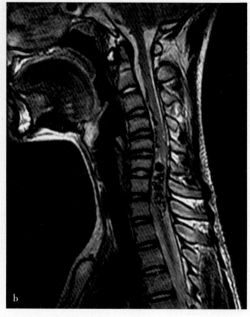

▲ 图10-36　颈髓血管畸形MRI矢状位表现

T_1WI（a）和T_2WI（b）可见脊髓内及脊髓表面血管流空信号。

学习小结

本章介绍了脑、脊髓的检查技术，正常影像学表现，基本病变影像学表现，常见疾病影像学表现。

脑基本病变影像学表现包括：① 脑实质改变；② 脑室和蛛网膜下腔改变；③ 中线结构改变；④ 脑血管改变；⑤ 颅骨改变。脑疾病诊断介绍了胶质瘤、脑膜瘤、垂体腺瘤、听神经瘤、脑转移瘤、脑外伤、脑梗死、脑出血、脑动脉瘤、脑血管畸形、脑脓肿、脑结核、多发性硬化、胼胝体发育不全、小脑扁桃体下疝畸形。疾病的影像学特点：① 胶质瘤表现为脑内占位，低级别肿瘤多无强化，胶质母细胞瘤呈花环状强化；② 脑膜瘤表现为广基底与颅骨或硬膜相连，颅骨骨质增生，硬膜尾征，明显强化；③ 垂体腺瘤为鞍区肿瘤，微腺瘤呈早期低强化，大腺瘤呈"雪人征"，鞍底下陷；④ 听神经瘤可见内听道扩大；⑤ 脑转移瘤多位于灰白质交界处，结节状或环形强化；⑥ 脑梗死超急性期DWI显著高信号；⑦ 脑出血CT呈类圆形高密度；⑧ 脑脓肿呈环形强化，外壁模糊，内部DWI显著高信号；⑨ 结核性脑膜炎脑底各脑池结构分辨不清；T_1WI、T_2WI信号增高，增强后出现明显强化；⑩ 多发性硬化表现为多发病灶，与侧脑室垂直，多累及胼胝体，部分病灶强化，部分不强化；⑪ 胼胝体发育不全常表现为双侧侧脑室体部扩大并分离，第三脑室上移至双侧侧脑室之间；⑫ 小脑扁桃体下疝畸形常合并脊髓空洞和多种颅颈部畸形。

脊髓基本病变影像学表现包括：① 脊髓外形和密度/信号改变；② 脊髓蛛网膜下腔改变；

③ 脊髓血管异常；④ 脊椎骨质改变。脊髓疾病诊断介绍了室管膜瘤、星形细胞瘤、神经鞘瘤、神经纤维瘤、脊髓损伤、椎管内血管畸形。疾病的影像学特点：① 脊髓内肿瘤中室管膜瘤好发于40岁左右中年人，累及节段短，多伴有出血后遗改变，如囊变和"帽征"；星形细胞瘤多发生在20岁以下，累及节段长；② 脊髓外肿瘤中神经鞘瘤显著强化，易囊变，常呈哑铃形伸出椎间孔，脊膜瘤的表现与脑膜瘤类似；③ 脊髓损伤多发生于椎体外伤的节段，脊髓形态不规则，T_2WI 信号增高；④ 椎管内血管畸形可通过CTA、MRA或DSA显示粗大的供血动脉和/或引流静脉。

（高波）

复习参考题

一、选择题

1. 垂体微腺瘤的最佳检查方法为
   - A. 颅骨X线平片侧位摄片
   - B. CT轴位扫描
   - C. CT冠状位扫描
   - D. MRI检查
   - E. DSA检查

2. 高血压性脑出血常见的部位是
   - A. 壳核出血
   - B. 丘脑出血
   - C. 额叶出血
   - D. 内囊出血
   - E. 基底节出血

3. 不是硬膜外血肿特点的是
   - A. 呈梭形
   - B. 内缘光滑、锐利
   - C. 常有骨折
   - D. 中线结构移位较轻
   - E. 可跨越颅缝

4. 与转移瘤常见影像学表现不符的是
   - A. 多发散在的环形强化灶
   - B. 多发结节影
   - C. 灶旁水肿明显
   - D. 位置较表浅
   - E. 无强化

5. 患者MRI显示腰段椎管见椭圆形占位，T_1WI 呈等信号，T_2WI 呈等信号，边界清晰，可见脊髓受压，上、下蛛网膜下腔增宽，增强扫描病灶呈不均匀强化。最可能的诊断为
   - A. 髓内星形细胞瘤
   - B. 髓外硬膜下脊膜瘤
   - C. 髓外硬膜外转移瘤
   - D. 脊髓血管畸形
   - E. 以上都不是

   参考答案：1. D；2. E；3. E；4. E；5. B

二、简答题

1. 简述垂体微腺瘤的MRI表现。
2. 简述脑膜瘤的影像学表现。
3. 简述急性硬膜下血肿的CT表现。
4. 简述常见髓外硬膜下肿瘤及影像学表现。

第十一章　头颈部

学习目标

掌握	头颈部正常影像学表现，基本病变影像学表现，常见病影像学表现，包括眶内炎性假瘤、甲状腺相关性眼病、眼眶骨折、视网膜母细胞瘤、眼眶海绵状血管瘤、中耳乳突炎、颞骨骨折、鼻窦炎、鼻窦癌、鼻咽癌、喉癌、颈部淋巴结病变、甲状腺肿瘤。
熟悉	眼眶异物、中耳癌、鼻窦囊肿、鼻部外伤、咽部脓肿、鼻咽纤维血管瘤、喉外伤、甲状旁腺肿瘤的影像学表现。
了解	各种影像学检查技术在头颈部应用的适应证和优缺点。

　　头颈部是指自颅底至胸廓入口的区域，主要包括眼和眼眶、颞骨（耳部）、鼻和鼻窦、咽部、喉部及颈部等结构，解剖结构复杂精细，生理功能重要，病变种类多样。CT、MRI和超声作为头颈部影像学的常用检查技术，检查目的包括病变检出、定位、诊断和鉴别诊断；确定病变与邻近解剖结构的关系及恶性病变的分期；病变的治疗监测和预后评估等。

第一节　眼和眼眶

　　眼眶位于面部中线两侧，眶腔为近四棱锥形，尖端在后。由额骨、筛骨、蝶骨、腭骨、泪骨、上颌骨和颧骨组成。眼眶内容物包括眼球、眼外肌、视神经、泪腺、眼眶血管和神经及眶内脂肪等结构。眼眶通过视神经管及眶上裂与颅中窝相通，通过眶下裂与翼腭窝相通，通过泪囊、鼻泪管与鼻腔相通，眼眶与鼻窦、颅底相邻，故眼眶、颅底、鼻窦病变可通过上述孔道或直接破坏骨壁相互延伸、侵犯。影像学检查可以明确病变起源、累及的结构和范围。

一、检查技术

（一）CT检查

　　螺旋CT容积扫描获得源图像，层厚2~3mm，无间隔，范围包括整个眼眶，利用CT后处理技术进行轴位、冠状位和矢状位重组。对于眼球及眶内软组织病变，CT标准算法重组可发现病变并定位，CT增强扫描可进一步判断病变性质；对于外伤性病变，CT骨算法重组可判断有无眶壁骨折及视神经管骨折，同时应用标准算法重组观察眼球、眼外肌等软组织损伤；CT还可判断眼球及眼眶金属及非金属性异物并准确定位。泪道CT在泪囊注射对比剂后扫描可以显示鼻泪管梗阻情况。

（二）MRI检查

MRI具有良好的组织分辨力，常规行多方位T_1WI及T_2WI，对眼球、眼外肌、视神经、眶内脂肪及血管等解剖结构显示清晰，一般用于检查眼球及眼眶的软组织病变。脂肪抑制技术可消除眶内脂肪对观察病变的干扰，增强及动态增强扫描有助于发现微小病变，判断病变血供情况及鉴别其良、恶性，还可明确病变累及范围，结合弥散加权成像等功能成像有利于病变的定性诊断。

（三）超声检查

眼部超声检查是观察球壁及球内病变的首选方法，对于球后深部的病变不及CT及MRI。

二、正常影像学表现

（一）眼和眼眶正常CT表现

眼眶上、下、内、外四壁组成了眼眶的锥形结构，眼眶壁为条形高密度影。轴位可直观显示眼眶内壁、外壁；冠状位同一层面显示四壁。眼球位于眼眶前部，球壁呈近圆环形等密度影，球内前方可见高密度双凸透镜形晶状体及其后方的低密度玻璃体。球后四条直肌呈梭形等密度，前端肌腱附着于眼球壁，后端止于眶尖总腱环，共同围成肌锥，其内为低密度脂肪间隙，视神经走行于其中。眼眶通过眶上裂及视神经管与颅内相通（图11-1）。

（二）眼和眼眶正常MRI表现

眼眶壁骨质显示不如CT，T_1WI及T_2WI骨皮质呈线状无信号，骨髓腔呈高信号，眶内脂肪呈高信号。T_1WI玻璃体呈低信号，眼球壁、眼外肌、视神经呈等信号；T_2WI玻璃体呈高信号，晶状体呈低信号，眼球壁、视神经及眼外肌呈稍低信号。脂肪抑制增强扫描T_1WI脉络膜明显强化，眼外肌及泪腺均匀强化，视神经无强化。

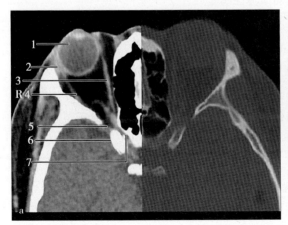
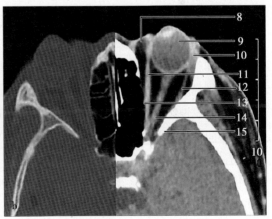

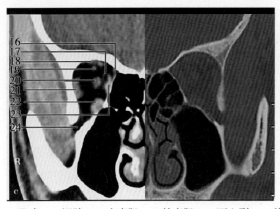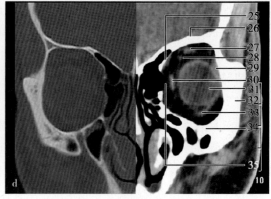

1. 眼球；2. 泪腺；3. 内直肌；4. 外直肌；5. 眶上裂；6. 前床突；7. 视神经管；8. 泪囊；9. 眼球；10. 泪腺；11. 内直肌；12. 外直肌；13. 眼眶内壁；14. 视神经；15. 眼眶外壁；16. 斜肌；17. 眼上动脉；18. 上直肌；19. 眼上静脉；20. 视神经；21. 外直肌；22. 下直肌；23. 内直肌；24. 眶下裂；25. 上斜肌；26. 眼眶上壁；27. 上直肌；28. 眼上静脉；29. 泪腺；30. 内直肌；31. 眼球；32. 眼眶外壁；33. 下斜肌；34. 眼眶下壁；35. 眼眶内壁。

▲ 图11-1　正常眼部CT解剖（a~d）

（三）眼正常超声表现

眼睑及角膜呈高回声带，前房及玻璃体呈无回声暗区，晶状体呈双凸椭圆形低回声区，球后脂肪回声较强，其内可见带状低回声视神经及眼外肌。

三、基本病变影像学表现

（一）形态异常

眼眶腔及眼眶内容物变形，通常提示眼部畸形、外伤、肿瘤等病变存在。

（二）位置异常

正常眼眶结构移位，提示外伤或占位病变存在。

（三）骨质异常

骨质中断为外伤骨折所致；骨质受压变薄或吸收通常为良性肿瘤压迫所致；骨质破坏提示原发恶性肿瘤或转移瘤；骨质增生硬化常见于脑膜瘤或炎性病变。

（四）密度和信号异常

在CT检查中，低密度提示病变含有脂肪或液体，等密度见于炎症或肿瘤，病灶内钙化见于视网膜母细胞瘤或眼眶脉管性病变。在MRI检查中，眶内大部分病变呈T_1WI低信号和T_2WI高信号。表皮样囊肿含脂类成分，呈T_1WI和T_2WI高信号，脂肪抑制序列脂肪信号降低。脉络膜黑色素瘤因含顺磁性物质，而呈T_1WI高信号和T_2WI低信号。出血病变随红细胞代谢处于不同时期而表现为不同信号，据此可对出血进行分期。

（五）眼眶孔道异常

视神经孔（管）扩大见于视神经胶质瘤、视神经鞘脑膜瘤或神经纤维瘤病；视神经孔（管）窄小少见，可见于骨纤维异常增殖症、蝶骨嵴脑膜瘤等；眶上裂扩大见于神经源性肿瘤和颈动脉海绵窦瘘；眶上裂缩小见于骨纤维异常增殖症。

（六）肿块

密度和信号中等、均匀，边界清楚多为良性肿瘤；密度和信号不均，边界不规则，累及多个眶内结构，提示炎性病变。肿块伴骨质破坏则提示恶性肿瘤。病变增强程度可以反映病变血供状态：血供丰富的病变明显强化，而缺乏血供的病变一般无明显强化。

（七）邻近解剖结构改变

眼眶与颅腔及鼻窦相邻，发现眼眶病变需注意观察邻近解剖结构有无受累，以利于眶内病变的诊断及鉴别诊断。

四、疾病诊断

（一）眶内炎性病变

1. 眶内炎性假瘤（orbital pseudotumor） 又称特发性眶部炎症（idiopathic orbital inflammation），是原发于眼眶组织的非特异性增殖性炎症，目前认为是一种免疫反应性疾病。根据发生部位可分为眶隔前炎型、肌炎型、泪腺炎型、巩膜周围炎型、神经束膜炎型和弥漫型。本病中年男性多见，常为单侧，急性起病，但发展缓慢，可反复发作。典型的临床表现是眼眶痛、眼球运动障碍、复视和眼球突出，眼睑和结膜肿胀充血。本病激素治疗有效但易复发。

【影像学表现】

CT：① 眶隔前炎型主要表现为眶隔前眼睑组织肿胀增厚；② 肌炎型典型表现为眼外肌肌腹与肌腱同时增粗，上直肌和内直肌最易受累；③ 泪腺炎型表现为泪腺睑部与眶部同时增大，睑部增大明显，多为单侧，也可为双侧；④ 巩膜周围炎型为眼球壁增厚；⑤ 视神经束膜炎型为视神经增粗，边缘模糊；⑥ 弥漫型表现为眶内脂肪低密度影被软组织密度影取代，泪腺增大，眼外肌增粗并与周围软组织影无明确分界，视神经可不受累而被软组织影包绕，增强扫描显示眶内弥漫性强化而视神经不强化。

MRI：① 以淋巴细胞浸润为主者病变呈T_1WI低信号、T_2WI高信号；② 以纤维增生为主者病变T_1WI及T_2WI均呈低信号；③ 增强后病灶中度至明显强化。见图11-2。

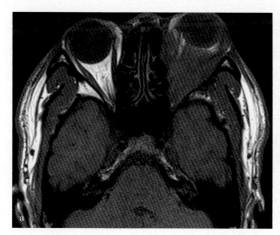
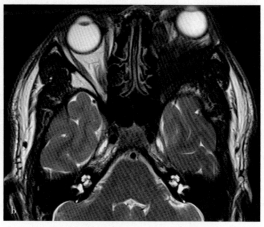

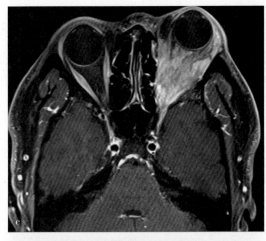

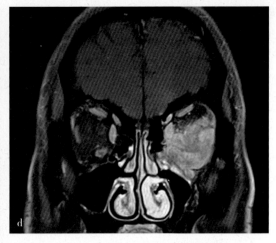

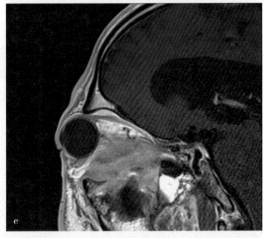

▲ 图 11-2　眶内炎性假瘤 MRI 表现

a. 眼眶轴位 T_1WI；b. 眼眶轴位 T_2WI；c. 眼眶轴位 T_1WI 增强；d. 眼眶冠状位 T_1WI 增强；e. 眼眶矢状位 T_1WI 增强。右侧眼眶内软组织肿块，呈 T_1WI 略低信号，T_2WI 略低信号，内见片状略高信号病灶，增强后不均匀强化，眼球外突。

【诊断和鉴别诊断】

泪腺增大、眼外肌肌腹和肌腱增粗、眼睑增厚、眶内异常密度或信号、巩膜增厚、视神经增粗，具有上述一项并排除肿瘤后可诊断。鉴别诊断主要包括格雷夫斯眼病（Graves ophthalmopathy）、淋巴瘤及泪腺肿瘤等，鉴别较困难时需行活检检查。

2. 甲状腺相关性眼病（thyroid related orbitopathy）　是引起成人单侧或双侧眼球突出最常见的原因。本病眼眶炎症常与甲状腺功能异常和免疫系统功能失调共存。甲状腺功能改变有三种类型：甲状腺功能亢进、功能正常及功能低下。三种类型均可伴有眼症，甲状腺功能异常伴有眼症者称为格雷夫斯眼病，仅有眼部症状而甲状腺功能正常者称为眼型格雷夫斯病。甲状腺相关性眼病是强调甲状腺内分泌轴任何部位的异常均可引起相似的眼部病变，病变几乎总是限制在眼外肌的肌腹，下直肌常首先受累，其次为内直肌及上直肌，而外直肌最少受累。临床表现常有眼球突出、上睑退缩及迟落、复视等。

【影像学表现】

CT 和 MRI：① 眼球突出。② 眼外肌增粗，主要为肌腹增粗，肌腱不增粗（图 11-3a、

图 11-3b）。③ CT上眼外肌呈等密度；MRI上，急性期和亚急性期增粗的眼外肌T_1WI呈低信号，T_2WI呈高信号（图11-3c、图11-3d）；晚期眼外肌已纤维化，T_1WI及T_2WI均呈低信号。④ 伴随征象，包括眶尖部眼外肌增粗常压迫视神经，眼球突出将视神经拉直，眶内脂肪增多，可疝入眶隔前，泪腺脱垂。⑤ MRI增强扫描呈轻度至中度强化，至晚期眼外肌纤维化时则无强化。

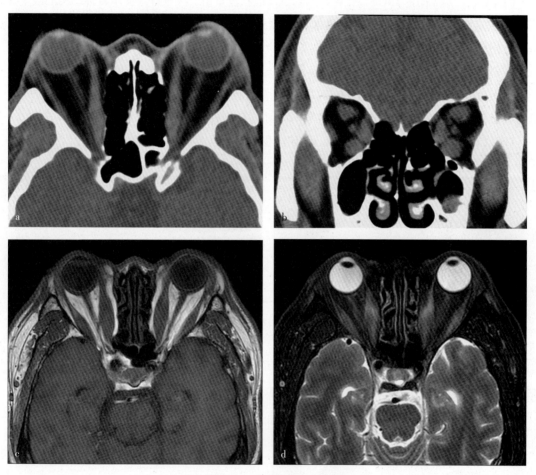

▲ 图 11-3　甲状腺相关性眼病

同一患者眼眶CT平扫轴位（a）和冠状位（b）显示双侧眼球突出，双侧内直肌、下直肌、眼上肌群肌腹增粗，双侧泪腺前移；另一例患者眼眶MR T_1WI轴位（c）呈低信号，轴位T_2WI（d）呈高信号。

【诊断和鉴别诊断】

眼外肌增粗伴有甲状腺功能亢进或减低即可诊断。对于甲状腺功能正常的眼外肌增粗，应与所有引起眼外肌肥大的疾病相鉴别，主要包括肌炎型炎性假瘤、颈动脉海绵窦瘘、眼眶恶性肿瘤、血肿、外伤等。

（二）眼外伤和眶内异物

眼外伤临床常见，包括眶内软组织损伤、眼眶和视神经管骨折、眶内或球内异物等。眼眶内壁及下壁骨质菲薄，钝性外力作用于眼眶前部软组织可导致眼眶内壁及下壁爆裂骨折；而外力直接作用于眶缘，则可导致眶缘骨折。眶内异物按成分一般分为金属异物及非金属异物，CT密度分辨力高，为首选检查方法。

【影像学表现】

1. 眼眶骨折

（1）CT：常规采用HRCT，行骨算法轴位及冠状位重组，可很好地显示骨性结构的改变，软组织算法重组可显示眶内软组织的变化。① 眶壁骨质中断（图11-4）；② 眼外肌增粗、移位、嵌顿、中断；③ 眶内脂肪间隙密度增高或血肿形成；④ 眶内脂肪疝入邻近鼻窦内形成混杂密度软组织影或低密度脂肪影。

（2）MRI：显示骨折的敏感性不如CT。① 骨皮质不连续或骨髓腔水肿；② 眶内脂肪经骨折处向筛窦或上颌窦疝出；③ 眶内脂肪信号不均匀；④ 视神经挫伤表现为视神经增粗。

CT及MRI均可明确显示眼球破裂、玻璃体积血、晶状体移位等征象。

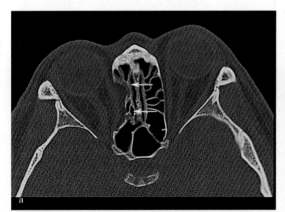
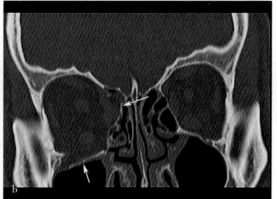
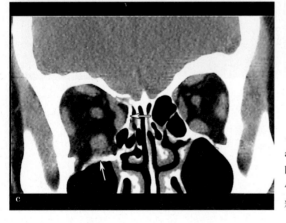

▲ 图11-4　右侧眼眶内壁和下壁骨折，眼眶CT表现
a. 轴位骨窗，右侧眼眶内壁骨质中断、内移（箭）；b. 冠状位骨窗，右侧眼眶内壁及下壁骨质中断（箭），骨折片移位；c. 冠状位标准窗，右侧内直肌和下直肌增粗（箭），边缘模糊。

2. 眼眶异物

（1）CT：金属异物表现为眶内或眼球内高密度影，其优势在于明确异物位置及数量，对于平片不能显示的非金属异物，CT可部分检出。

（2）MRI：铁磁性金属异物会移位导致眼球壁或眶内结构再损伤，因此属于MRI检查的禁忌证。非金属异物含氢质子较少，在MRI图像表现为无信号。

【诊断和鉴别诊断】

临床有明确的眼部外伤史，影像学表现为骨质连续性中断即可诊断。对于眼眶壁上的一些血管沟、神经孔和正常骨连接缝易误认为骨折，鉴别要点为正常管、孔、缝骨质边缘光滑，周围无软组织改变。

（三）眼部肿瘤

1. 视网膜母细胞瘤（retinoblastoma，RB） 是婴幼儿最常见的眼球内恶性肿瘤，具有先天性和遗传性倾向，起源于原始视网膜干细胞或视锥细胞前体细胞。90%发生于3岁以前，双眼发病占30%~35%。临床主要表现为白瞳症。肿瘤生长较快，瘤组织早期发生坏死变性，形成细砂样或不规则斑片状钙质沉着。此外，若双侧视网膜母细胞瘤同时伴发松果体区或蝶鞍区原发性神经母细胞瘤，称为三侧性RB（trilateral RB）。

【影像学表现】

RB影像学分为四期。Ⅰ期：眼球内期，局限于球内；Ⅱ期：青光眼期，眼球扩大；Ⅲ期：眼外眶内期；Ⅳ期：眼外眶外期。

（1）CT：表现为球壁肿物突向玻璃体腔，95%可见肿瘤内钙化，呈点状、斑片状或团块状，为本病特征性表现（图11-5）。病变发展可向球外蔓延，表现为眼球扩大，球壁完整性破坏，视神经增粗及向颅内蔓延。

（2）MRI：①眼球内局限性软组织肿块，边界清楚；②T_1WI信号高于玻璃体，T_2WI信号低于玻璃体，DWI呈高信号，ADC图呈低信号；③增强后肿瘤呈轻中度强化。结合CT图像对该

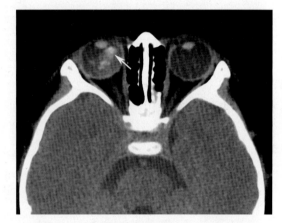

▲ 图11-5 右侧视网膜母细胞瘤，眼眶CT平扫右侧眼球密度增高，鼻侧见斑片状钙化（箭）。

病可作出较准确的诊断。MRI的优势在于确定视神经侵犯及颅内蔓延，以及明确有无三侧性RB。

（3）超声：诊断RB的首选影像学方法。声像图常分为三型。①肿块型：玻璃体腔内显示来源于眼球壁球形或半球形实性肿物；②不规则型：肿物形态不规则，边缘不整；③弥漫浸润型：外生性视网膜母细胞瘤早期可见波浪状视网膜增厚和视网膜脱离。

【诊断和鉴别诊断】

3岁以下的儿童，临床表现为白瞳症，CT表现为眼球内有肿块及钙化时，首先要考虑RB。鉴别诊断主要包括Coats病、永存原始玻璃体增殖症、脉络膜骨瘤及眼球内寄生虫病等。

2. 眼眶海绵状血管瘤（cavernous hemangioma of the orbit） 是成人眶内最常见的良性肿瘤，常于中青年时期发病，女性稍多。肿瘤多位于眼眶肌锥内间隙，绝大多数为单发，极少数为多发，生长缓慢。常见症状为无痛性、慢性进行性眼球突出，视力一般不受影响，肿瘤生长于眶尖

可首先表现为视力下降。病理上肿瘤呈类圆形，有完整纤维包膜，切面见许多血窦，内由扁平内皮细胞衬覆，间质为不等量的纤维组织。

【影像学表现】

（1）CT：① 球后圆形或椭圆形肿块，边界光整，密度均匀（图11-6a），钙化少见；② 增强后明显强化。肿瘤很少侵犯眶尖脂肪，因而表现为"眶尖空虚征"，即眶尖脂肪存在，呈低密度。

（2）MRI：① 球后肌锥内间隙可见圆形或椭圆形肿块；② 肿瘤T_1WI呈低信号，T_2WI呈高信号，信号均匀（图11-6b、图11-6c）；③ 较大肿瘤动态增强扫描可表现为特征性渐进性强化，即在注射对比剂后立即动态扫描可见肿瘤内小片状强化，随时间延长，肿瘤内强化范围逐渐扩大，最终整个肿瘤明显均匀强化（图11-6d）。较小肿瘤注射对比剂后立即均匀强化。

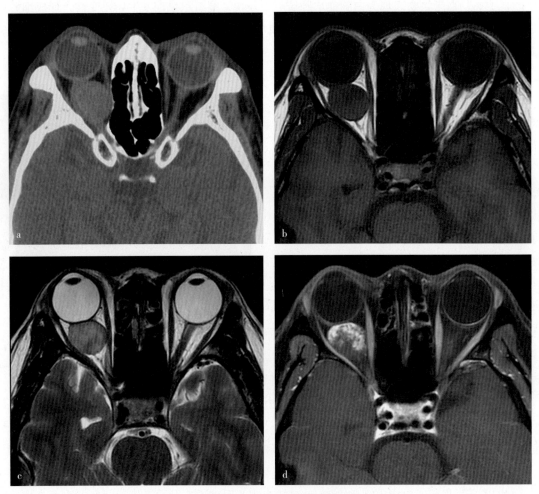

▲ 图11-6　右侧眼眶海绵状血管瘤

a. 眼眶CT平扫轴位，右侧眼球突出，右侧球后肌锥内间隙卵圆形软组织肿块，密度均匀，边缘清晰；右侧视神经及内直肌受压，眶尖部可见低密度脂肪；b~d（同一患者）.眼眶MRI轴位T_1WI（b）、T_2WI（c）、增强联合脂肪抑制（d）显示右侧球后肌锥内间隙类圆形T_1WI等信号，T_2WI高信号占位性病变，增强后病变局部明显强化。

（3）超声：本病有独特的声像图表现，病变呈圆形或椭圆形，有晕，瘤内回声强、均匀，有中等程度衰减。探头压迫眼球时肿瘤径线缩短。

【诊断和鉴别诊断】

眶内类圆形肿块，增强呈渐进性强化的特点，一般可明确诊断。鉴别诊断包括神经鞘瘤、局限性淋巴管瘤、血管外皮细胞瘤等。

（张红霞　王伟）

第二节　耳部

颞骨位于颅骨两侧，嵌于蝶骨、顶骨及枕骨之间，参与分割颅中窝、颅后窝，由鳞部、鼓部、乳突部、岩部和茎突组成。以骨性外耳道为参照点，鳞部位于外耳道上方，乳突部位于外耳道后方，鼓部和茎突部位于外耳道下方，岩部位于外耳道内侧。耳由外向内为外耳、中耳、内耳，为重要的听觉器官。

一、检查技术

（一）CT检查

HRCT是临床首选的检查技术。常规采用螺旋CT薄层容积扫描，层厚1mm，层间距1mm，骨算法重组以轴位及冠状位MPR为主，还可进行CPR、骨迷路成像、听骨链成像等，可直观准确地观察解剖结构及与病变的关系。CT检查对于颞骨先天性发育异常、炎症、外伤均能明确诊断，对于肿瘤性病变可观察骨质改变判断病变的良、恶性。

（二）MRI检查

软组织分辨力优于CT，常规行薄层轴位、冠状位检查。内耳水成像可观察内耳膜迷路形态、脑神经发育及局限于内耳道内的小肿瘤；平行于面神经管鼓室段的斜矢状位可观察面神经情况。对于颞骨肿瘤的检出及诊断优于CT，尤其在观察前庭蜗神经形态及发育中是其他检查所不能替代的。增强扫描有助于判断病变血供、范围、并发症及鉴别肿瘤性质。

二、正常影像学表现

（一）耳部正常CT表现

外耳道为一含气弯曲管道，长2.5~3.0cm，管壁外1/3为软骨呈软组织密度，内2/3为骨质呈高密度影。中耳鼓室为不规则形含气腔，其内容纳听小骨。鼓室有六个壁，外壁为鼓膜，上壁为鼓室盖，下壁为颈静脉壁，前壁为颈动脉壁，后壁为乳突壁，内壁为迷路壁。咽鼓管是鼓室与鼻咽部之间的通道。乳突内含较多发育不等的气房，乳突窦为较大气房，经窦入口连于鼓室。内耳骨迷路中，前庭与三个半规管相连，耳蜗为蜗牛状，约2.5圈。内耳道为管样或喇叭口样骨管性结构。面神经走行于颞骨内，包括三段，即迷路段、鼓室段和乳突段，以及两个弯曲，即膝状神经节处和锥曲（图11-7）。

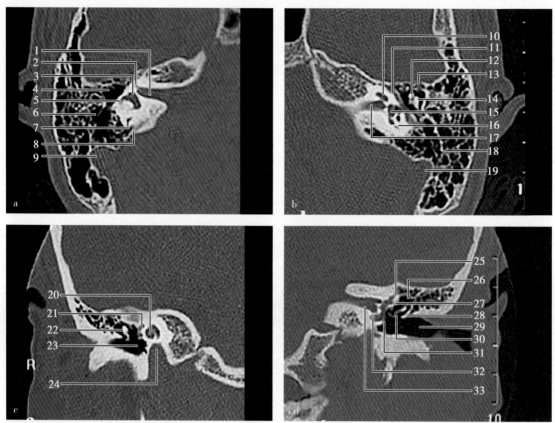

1. 内耳道；2. 面神经管迷路段；3. 前庭；4. 上鼓室；5. 外半规管；6. 乳突窦；7. 后半规管；8. 前庭导水管；9. 乙状窦；10. 耳蜗；11. 面神经管鼓室段；12. 锤骨；13. 上鼓室；14. 砧骨；15. 前庭；16. 后半规管；17. 内耳道；18. 乳突气房；19. 乙状窦；20. 耳蜗；21. 面神经膝部；22. 听小骨；23. 鼓膜；24. 颈内动脉管；25. 上半规管；26. 上鼓室；27. 外半规管；28. 鼓室盾板；29. 外耳道；30. 听小骨；31. 前庭窗；32. 后半规管；33. 内耳道。

▲ 图11-7 颞骨轴位和冠状位CT解剖

（二）耳部正常MRI表现

皮质骨和气体均无信号，故正常的外耳、中耳呈锥形无信号区。内耳膜迷路及内耳道含脑脊液，在MRI呈T_1WI低信号、T_2WI高信号。内耳水成像可显示内耳膜迷路精细结构、内耳道及其内的面神经及前庭蜗神经。

三、基本病变影像学表现

（一）形态异常

见于先天性发育畸形，如外耳道闭锁、鼓室腔狭窄、听骨链畸形、内耳畸形等。

（二）骨质异常

骨质破坏见于肿瘤及炎性病变；骨质增生硬化见于炎性病变、骨纤维结构不良、畸形性骨炎等；骨质不连续见于骨折。

（三）软组织密度或信号异常

见于炎症和肿瘤。

四、疾病诊断

（一）中耳乳突炎

中耳乳突炎（otomastoiditis）是临床最常见的感染性疾病，化脓性细菌多由咽鼓管侵入鼓室，病变常涉及鼓室、咽鼓管和乳突。本病为常见病，好发于儿童，临床主要表现为耳部疼痛、耳漏及传导性耳聋。临床分为急性和慢性两种，后者常合并胆脂瘤。根据不同的病理表现将本病分为三种类型：① 单纯型；② 肉芽肿型；③ 胆脂瘤型。

【影像学表现】

CT：① 乳突气房不含气；② 鼓室内可见软组织密度影；③ 听骨链及鼓室壁骨质破坏或增生硬化（图11-8）。如果CT显示鼓室或上鼓室内软组织影，伴听小骨骨质破坏、移位及鼓室壁及鼓室盾板骨质破坏，则提示继发性胆脂瘤。

MRI：典型表现为中耳乳突区呈T_1WI低信号，T_2WI高信号。MRI增强扫描可明确有无颅内并发症。乙状窦血栓表现为乙状窦变窄或腔内充盈缺损，乙状窦壁增厚强化；脑内脓肿表现为脑实质内环形强化，周围大片水肿；脑膜炎时，脑膜增厚强化。

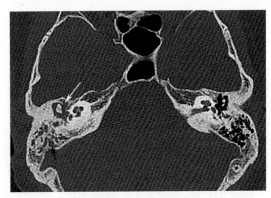

▲ 图11-8　右侧中耳乳突炎

颞骨CT轴位，右侧鼓室（白箭）和乳突气房（黑箭）含气差，其内充填软组织密度影，听小骨被包埋；右侧乳突气房骨质间隔增厚。

【诊断和鉴别诊断】

结合临床病史及体征，一般可作出诊断。影像学检查的目的是显示本病的部位及其累及范围，HRCT为首选检查方法，MRI为辅助检查方法。

中耳乳突炎合并胆脂瘤时，需与炎性肉芽肿型中耳炎、中耳肿瘤鉴别。一般胆脂瘤骨质破坏较炎性肉芽肿型中耳炎严重，并有上鼓室、乳突窦及窦入口扩大，病变无强化。中耳癌好发于中年以上患者，呈溶骨性骨质破坏，边缘不规则，病变强化，临床有耳出血、同侧面瘫等表现。

（二）耳部外伤

耳部外伤包括软组织损伤、颞骨骨折及听小骨脱位，可引起传导性耳聋和/或感音性耳聋，如果骨折累及面神经管，则可表现为同侧面瘫。HRCT为首选检查方法。

【影像学表现】

CT：颞骨骨折（temporal bone fracture）分为纵行骨折（平行于岩部长轴，约占骨折的80%）、横行骨折（垂直于岩部长轴，占10%~20%）、混合型骨折。纵行骨折好发于上鼓室外侧，CT表现为平行于岩部的透亮线，常累及上鼓室和面神经膝部，鼓室内及骨折线邻近的乳突气房积液；HRCT可显示听小骨骨折或脱位，表现为听小骨变形、骨折透亮线或锤砧关节、砧镫关节间隙扩大；累及岩部的纵行骨折亦可累及迷路。横行骨折多累及内耳迷路，表现为骨折线穿过耳蜗或前庭、半规管。颞骨外伤后临床出现面瘫应考虑面神经损伤，CT可观察到面神经管骨质中断。

MRI：乳突气房及鼓室内积血和积液，积血可见T_1WI及T_2WI高信号。MRI无法显示颞骨骨折直接征象，需结合HRCT进行诊断。

【诊断和鉴别诊断】

HRCT可明确显示骨折线、听小骨脱位、鼓室和乳突气房积血等，结合外伤史可明确诊断。

（三）中耳癌

中耳癌（carcinoma of the middle ear）常见于中老年人。病理多为鳞状细胞癌，少数为腺癌，亦可为腺样囊性癌，部分由外耳道恶性肿瘤侵犯中耳。临床除有长期慢性中耳乳突炎表现之外，尚有疼痛、耳聋、外耳道出血的表现，晚期可有面瘫。

【影像学表现】

CT：表现为鼓室内软组织肿块，邻近骨质呈侵蚀性破坏，边缘不整。肿物向周围侵犯，累及乳突、面神经管等邻近结构（图11-9a、图11-9b）。

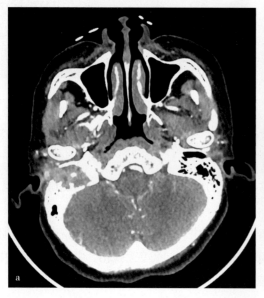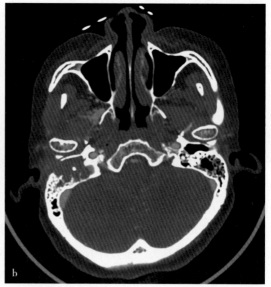

▲ 图11-9　中耳癌

a. 中耳CT轴位软组织窗；b. 中耳CT轴位骨窗。右侧外中耳区等密度肿块，邻近骨质破坏。

MRI：显示外中耳区不规则形肿块，T_1WI呈等、略低信号，T_2WI呈略高信号，增强扫描可见强化。增强MRI显示肿瘤范围优于CT。

【诊断和鉴别诊断】

HRCT为首选检查方法，能较好地显示中耳癌的软组织肿块及骨质破坏情况，MRI作为辅助检查方法，能较好地显示晚期肿瘤颅内外侵犯情况。

本病需与慢性肉芽肿型中耳乳突炎及胆脂瘤鉴别，此外还需与恶性外耳道癌侵犯中耳鉴别。一般中耳癌软组织肿块和骨质破坏以鼓室为中心，MRI增强扫描强化有助于鉴别。

（张红霞）

第三节　鼻和鼻窦

鼻和鼻窦由外鼻、鼻腔和鼻窦三部分组成。鼻腔由鼻中隔分为左右各一，鼻腔外壁自上而下附着上、中、下鼻甲，其下方分别形成相应的上、中、下鼻道。鼻窦为鼻腔周围颅面骨内的含气空腔，通常左右对称，经窦口与鼻腔相通。窦口鼻道复合体是指以筛漏斗为中心的区域，包括上颌窦自然开口、筛漏斗、半月裂孔、钩突、中鼻道、中鼻甲及其基板、筛泡、额窦开口等结构，是额窦、上颌窦和前组筛窦的共同引流通道。额窦为位于额骨内外板间的一对窦腔，通过额隐窝引流到中鼻道。筛窦位于筛骨体内两侧眼眶之间，内含多个含气筛房，分为前、后组筛房，前组筛房引流至中鼻道，后组筛房引流至上鼻道。上颌窦是最大一对鼻窦，位于眶底下方、鼻腔两侧，开口于中鼻道。蝶窦位于蝶骨体内，开口于蝶筛隐窝。额窦、筛窦及蝶窦均与眼眶和颅腔相邻，上颌窦与眼眶相邻。鼻窦病变可波及眼眶及颅内。

一、检查技术

（一）CT检查

鼻窦常规检查为HRCT，螺旋CT获得容积数据后，常规行轴位和冠状位骨算法重组，层厚1~2mm。肿瘤病变需软组织算法重组及增强检查。脑脊液鼻漏可采用CT脑池造影确诊。螺旋CTVE可清楚显示鼻腔和鼻窦的开口及鼻腔黏膜。

（二）MRI检查

MRI软组织分辨力较高，是CT检查的重要补充。采用多方位扫描，能更好地显示病变范围及与周围结构的关系。增强扫描和DWI在鼻窦和鼻腔肿瘤诊断和鉴别诊断中具有重要价值。水成像技术可显示脑脊液鼻漏位置。

二、正常影像学表现

（一）鼻和鼻窦正常CT表现

鼻腔和鼻窦内含气体，呈低密度。骨性鼻中隔、鼻甲和窦壁骨质呈高密度。正常鼻腔、鼻窦黏膜呈纤细线状软组织影（图11-10）。

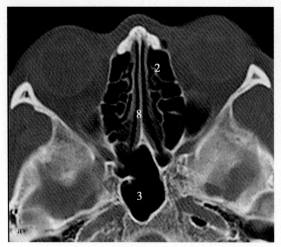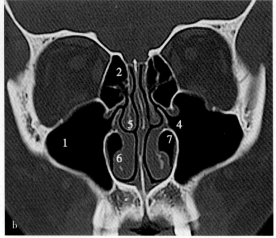

1. 上颌窦；2. 筛窦；3. 蝶窦；4. 窦口鼻道复合体；5. 中鼻甲；6. 下鼻甲；7. 下鼻道；8. 鼻中隔。

▲ 图11-10　鼻窦轴位和冠状位CT解剖

（二）鼻和鼻窦正常MRI表现

鼻腔和鼻窦内的气体呈无信号。骨性鼻中隔和窦壁骨皮质呈无信号或低信号黑线，骨髓腔T_1WI呈高信号，T_2WI呈稍高信号。正常鼻甲内层软骨呈中等信号。正常鼻腔、鼻窦黏膜呈纤细线状T_1WI等信号，T_2WI高信号，增强扫描黏膜强化。

三、基本病变影像学表现

（一）黏膜增厚

黏膜增厚在HRCT上呈条状软组织等密度影，与鼻窦壁平行，MRI上呈T_2WI高信号，见于鼻窦慢性炎症。

（二）窦腔积液

表现为窦腔内液体密度或信号，并可见气液平面，见于鼻窦急性炎症、外伤等。

（三）软组织肿块

良性肿瘤表现为密度中等、均匀，边缘光整，轻中度强化。恶性肿瘤表现为密度不均匀、边缘不规则、明显强化。黏膜或黏液囊肿表现为无强化或边缘强化。

（四）骨质改变

骨质中断、移位、粉碎为外伤骨折所致；骨质增生硬化常见于长期慢性炎性病变、骨纤维异常增殖症、成骨性转移瘤；骨质受压变薄或膨胀通常为良性肿瘤或囊肿压迫所致；骨质破坏提示恶性肿瘤。

四、疾病诊断

（一）鼻窦炎

鼻窦炎（sinusitis）是鼻部最常见的病变，可继发于感染、过敏、免疫状态改变或以上几种因素共同作用。由于炎性反应，鼻窦黏膜肿胀，窦口鼻道复合体狭窄，导致黏液阻塞和分泌物潴留。常见病原菌包括肺炎球菌、流感嗜血杆菌、葡萄球菌、类杆菌属等。鼻窦炎按病程分为急性和慢性炎症。

【影像学表现】

1. 急性鼻窦炎（acute sinusitis）　CT显示窦腔黏膜增厚，窦腔内可见液体及气液平面。由于水是鼻窦分泌物的主要成分，MRI表现为窦腔内T_1WI低信号，T_2WI高信号。感染可仅限于一个鼻窦，也可累及半组或全组鼻窦。若感染不能及时控制，易形成骨髓炎或向邻近结构蔓延而引起蜂窝织炎。

2. 慢性鼻窦炎（chronic sinusitis）　CT表现窦壁骨质增生硬化，黏膜明显增厚。MRI表现为黏膜肥厚；黏膜下囊肿形成；显著增厚的黏膜和多发黏膜下囊肿使窦腔实变。由于分泌物中自由水和蛋白质比例不同，因此信号不定。随着分泌物中自由水吸收，蛋白含量逐渐增加，当含量达5%~25%时，T_1WI为高信号，T_2WI亦为高信号，含量进一步提高后T_2WI信号逐渐下降；当呈半凝固状态时，T_1WI及T_2WI均呈低信号，严重者与窦腔内气体信号相似，易将病变漏诊。增强后病变边缘黏膜强化。

【诊断和鉴别诊断】

根据临床表现，结合影像学所见，诊断并无困难。应与真菌性鼻窦炎、肉芽肿性病变、淋巴瘤等弥漫性病变鉴别。当单个窦腔异常软组织密度伴骨质破坏时，应与肿瘤鉴别。

（二）鼻窦囊肿

1. 鼻窦黏膜下囊肿（submucous cyst of paranasal sinus）　又称黏膜囊肿，包括黏液腺（潴留）囊肿和浆液囊肿。黏液腺囊肿由鼻窦黏膜内的腺体在炎症或变态反应作用下黏液腺导管口阻塞，黏液积存，腺腔扩大所致；或因黏膜息肉囊性变而造成。此种囊肿位于黏膜下，常见于上颌窦。浆液囊肿由于炎症或变态反应使窦黏膜毛细血管壁渗透性发生改变，致血浆外渗，积存于黏膜下层的疏松结缔组织内，逐渐膨胀、扩大形成，常呈基底部位于窦底的半球形或球形肿物，无明显囊壁上皮，常见于上颌窦。临床上大多数无症状，而经常为影像学检查时偶然发现，或仅有面颊部胀满不适感、牙痛、偏头痛、头晕等。少数患者有鼻腔反复流黄色液体的病史。

【影像学表现】

（1）CT：囊肿可单发，也可多发或同时发生于多个窦腔内，多为等密度，附着于窦壁。

（2）MRI：T_1WI为低或中等信号，T_2WI为高信号，囊肿内含黏液或蛋白增多时，T_1WI信号增高，T_2WI信号减低。增强后内容物不强化，囊壁可显示轻度强化，鼻窦黏膜受压隆起呈线状强化。

【诊断和鉴别诊断】

鉴别诊断包括鼻窦黏液囊肿和肿瘤，黏液囊肿更常见于额窦、筛窦，较大囊肿致窦腔明显膨胀，易侵入眼眶导致眼球突出。肿瘤在MRI呈实体性强化。

2. 鼻窦黏液囊肿（mucocele of paranasal sinus）　是窦口长期阻塞造成窦腔内黏液聚积，而致窦腔膨胀性改变。通常继发于炎症、外伤、肿瘤和解剖变异，术后瘢痕也可造成窦口阻塞。囊肿内容物多为淡黄、棕褐等色泽不一的黏稠液体。黏液囊肿绝大多数为单发，极少数为多发。本病多发生于额窦或筛窦，也见于上颌窦或蝶窦。黏液囊肿生长缓慢，患者早期无任何不适，随着囊肿逐渐增大，压迫窦壁而出现相应症状，额窦、筛窦黏液囊肿多因累及眼眶而以眼球突出就诊，蝶窦黏液囊肿最常见的症状为视力下降，严重者可出现眶尖综合征。黏液囊肿可继发感染形成脓囊肿，出现局部及全身不适等症状。

【影像学表现】

（1）CT：① 受累窦腔扩大；② 窦壁骨质呈膨胀性改变，骨质变薄、吸收；③ 病变呈等密度，边缘清晰（图11-11）。

（2）MRI：信号多变，信号差异主要由含水量及水化状态、蛋白含量和其成分黏稠度决定，一般呈T$_1$WI低信号、T$_2$WI高信号；囊肿蛋白含量或黏稠度高时，T$_1$WI呈高信号，T$_2$WI呈低信号。增强后内部囊液无强化，周围黏膜受压外移并呈规则线状强化。MRI可更准确显示黏液囊肿与邻近结构关系。

【诊断和鉴别诊断】

鼻窦黏液囊肿病史长，有典型的影像学表现，一般诊断不难。鉴别诊断包括鼻窦肿瘤及黏膜下囊肿。

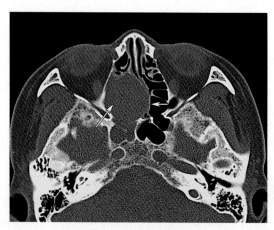

▲ 图11-11　右侧筛窦黏液囊肿

鼻窦CT轴位骨窗：右侧后组筛窦内类圆形软组织影（长箭），边缘清晰，膨胀性生长，骨壁受压变薄（短箭），右侧鼻腔狭窄，鼻中隔受压左移。

（三）鼻部和鼻窦外伤

颌面部位置表浅，遭受外力，易导致损伤。临床分为单骨骨折及多发骨折，也可以合并其他面骨及颅底骨折。筛骨纸板、上颌窦上壁及额窦下壁，分别构成眼眶内壁、下壁及上壁，骨折时引起眼部症状，此三者骨折一般归入眼眶骨折描述。鼻骨骨折（fracture of nasal bone）一般分为线性骨折、粉碎性骨折及凹陷性骨折；当合并上颌骨额突骨折、泪骨骨折或鼻中隔骨折时为复合性骨折。临床有明确的外伤史，表现为颌面部软组织肿胀、鼻出血、外鼻畸形等。参与构成颅底的窦壁骨折可引起脑脊液鼻漏。

【影像学表现】

CT：HRCT能客观显示外伤后骨质细微改变，为临床首选检查方法。三维重建技术有助于显示骨折及移位情况。CT表现：① 鼻窦壁或鼻骨骨质中断、移位；② 窦腔变形；③ 窦壁黏膜增厚，窦腔积液；④ 颌面部或鼻背部软组织肿胀。额窦后壁骨折可累及颅内致硬膜外血肿、颅内积气等；蝶窦外侧壁骨折可损伤视神经管和颈内动脉。

MRI：难以显示骨折线，能清楚显示窦腔内黏膜反应性肿胀和积血、积液，T$_1$WI呈中等信号、T$_2$WI呈高信号，窦腔内出血信号混杂。

【诊断和鉴别诊断】

临床有明确的面部外伤史，影像学表现为鼻窦或鼻骨骨质连续性中断即可诊断。鼻骨及鼻窦壁上的一些血管沟、神经孔和正常骨连接缝易误认为骨折，鉴别要点为此正常管、孔、缝骨质边缘光滑，周围无软组织改变。

（四）鼻腔及鼻窦肿瘤

鼻腔及鼻窦良性肿瘤和瘤样病变常见的有内翻性乳头状瘤、鼻息肉等。恶性肿瘤常见的有鼻窦鳞状细胞癌，其他较少见类型包括未分化癌、小涎腺肿瘤、腺癌、淋巴瘤、黑色素瘤、嗅神经母细胞瘤等。

1. 内翻性乳头状瘤（inverting papilloma） 是鼻腔和鼻窦最常见的肿瘤，生长缓慢，在组织学上属于良性肿瘤，生物学行为属于交界性肿瘤，有局部侵袭性，术后易复发。绝大多数内翻性乳头状瘤单侧发病，两侧发病罕见。最常见的发生部位为鼻腔外壁近中鼻道处，常蔓延到邻近鼻窦，也可侵犯鼻咽、眼眶，少数可侵犯颅内。原发于鼻窦的内翻性乳头状瘤很少见。临床上男性多见，高发年龄为40~70岁，临床表现为鼻塞、流涕、鼻出血和失嗅，出现疼痛和面部麻木提示可能恶变，侵犯眼眶时出现突眼。

【影像学表现】

（1）CT：① 表现为鼻腔外侧壁软组织肿块影，累及邻近鼻窦，形态规则或不规则，边界较清楚，密度均匀，少数有钙化；② 增强后病变轻度强化；③ 可引起邻近骨质吸收，窦口鼻道复合体扩大；④ 肿瘤阻塞鼻窦开口时可引起继发性鼻窦炎改变；⑤ 肿瘤增大可侵犯眼眶或颅前窝，骨质破坏明显时，应考虑恶变可能。

（2）MRI：① 多数病变信号均匀，T_1WI表现为低到中等信号，T_2WI为混杂等或高信号；② 增强后中度不均匀强化，典型表现为病变呈卷曲的"脑回样"强化；③ 受累鼻窦阻塞性炎症。MRI易区分肿瘤与继发改变。见图11-12。

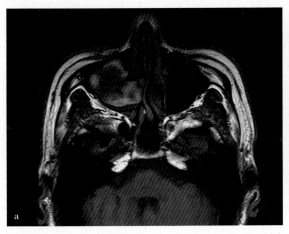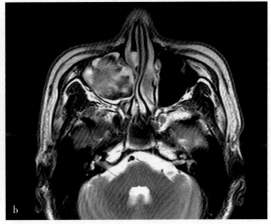

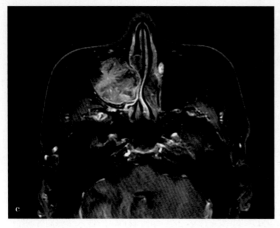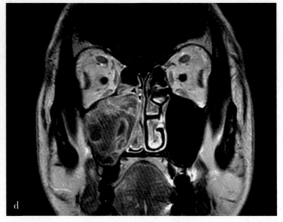

▲ 图11-12 内翻性乳头状瘤MRI表现

a. 上颌窦轴位T₁WI；b. 上颌窦轴位T₂WI；c. 上颌窦轴位T₁WI增强；d. 上颌窦冠状位T₁WI增强。右侧鼻腔及上颌窦内软组织肿块，T₁WI呈低、略低混杂信号，T₂WI呈混杂等高信号，增强后不均匀强化，呈"脑回样"。

【诊断和鉴别诊断】

主要鉴别诊断为鼻息肉。鼻息肉常两侧发病，T₂WI信号较内翻性乳头状瘤高，多为环形强化，结合鼻镜所见，两者较易鉴别。

2. 鼻窦癌（paranasal sinuses carcinoma） 鼻窦恶性肿瘤以鳞状细胞癌最常见，最好发于上颌窦，通常发生于中老年人，男性多见。早期临床症状隐匿，类似鼻窦炎，其后因累及邻近结构可发生牙齿松动或疼痛、牙关紧闭、复视和头痛等。肿瘤晚期可侵及深部组织、颅底骨和发生淋巴结转移。

【影像学表现】

（1）CT：① 窦腔内软组织肿块；② 窦壁骨质破坏；③ 邻近结构侵犯，如眼眶、翼腭窝、颞下窝、面部软组织、颅底及颅内，表现为软组织肿块及骨质破坏；④ 增强扫描肿瘤均匀或不均匀强化。

（2）MRI：① 肿瘤T₁WI呈等信号，T₂WI呈稍高信号；② 肿瘤内部液化坏死则T₁WI呈低信号，T₂WI呈高信号；③ 破坏窦壁骨质，侵犯邻近结构；④ 增强扫描肿瘤均匀或不均匀强化。见图11-13。

对于鼻窦恶性肿瘤，CT的优势是发现病变，明确窦壁骨质破坏。MRI的优势是明确病变范围，显示肿瘤侵犯邻近结构和肿瘤血供情况。

【诊断和鉴别诊断】

鼻窦上皮性恶性肿瘤需与下述疾病鉴别：内翻性乳头状瘤，诊断要点为窦口扩大，窦腔骨质以膨胀改变为主，破坏轻微；黏液囊肿，窦壁骨质呈膨胀性改变，肿块不强化；真菌球，窦腔软组织块内含有菌丝形成的高密度影，窦壁骨质增生硬化。

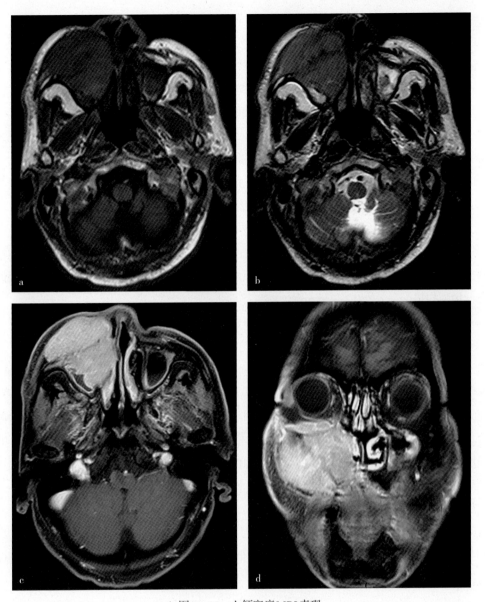

▲ 图11-13　上颌窦癌MRI表现

a. 上颌窦轴位T_1WI；b. 上颌窦轴位T_2WI；c. 上颌窦轴位T_1WI增强；d. 上颌窦冠状位T_1WI增强。右侧上颌窦内软组织肿块，累及面颊部、右侧鼻腔、右侧眼眶下壁，T_1WI呈等信号，T_2WI呈稍高信号，增强后不均匀强化。

（张红霞）

第四节　咽部

一、检查技术

咽部以硬腭和会厌软骨游离缘为界，分为鼻咽、口咽、喉咽三部分。影像学检查包括CT和MRI，其中增强CT为主要检查技术，MRI则是重要的补充手段。

（一）CT检查

MSCT容积扫描可以进行轴位、冠状位、矢状位多平面重组，从不同方位观察咽部结构。发现病变时应行增强CT扫描。标准窗重组，层厚3~5mm，轴位自颅底至食管入口，冠状位前起鼻腔后部，后至颈椎。颅底和颈椎骨质选用骨窗观察。

（二）MRI检查

采用颈部线圈、SE序列，轴位、冠状位、矢状位T_1WI、T_2WI，层厚3~6mm。轴位扫描平行于硬腭或声带。对可疑血管性病变、肿瘤侵入颅内需确定肿瘤形态、大小及邻近组织的浸润范围等时应行增强扫描。

二、正常影像学表现

（一）咽部正常CT表现

鼻咽部轴位上，鼻咽腔位于中央，向前与鼻腔相通，两侧壁中部结节状突起为咽鼓管圆枕，圆枕前方的凹陷为咽鼓管咽口，后方的裂隙为咽隐窝。口咽轴位前界为软腭和舌根部。两侧壁由腭扁桃体与邻近肌肉组织构成，CT上两者密度相仿，无法区分。侧壁外侧为咽旁间隙。咽后壁为头长肌和颈椎。喉咽为环绕喉腔外的间隙，轴位可见两侧由杓会厌皱襞及咽侧壁围成的含气梨状窝及后方中线部的环后间隙，食物经此进入食管。

（二）咽部正常MRI表现

MRI具有良好的组织分辨力，所见解剖结构与CT相似，且能直接显示黏膜、肌肉、组织间隙等结构。T_1WI黏膜、肌肉为等信号，筋膜为低信号，组织间隙内脂肪为高信号；T_2WI黏膜、脂肪为高信号，肌肉为较低信号。

三、基本病变影像学表现

（一）咽腔狭窄和闭塞

常见于肿瘤、外伤等病变。

（二）咽壁增厚和不对称

多为炎症或肿瘤所致，前者范围较弥漫，而后者则较局限。

（三）骨质改变

鼻咽部恶性肿瘤可造成颅底骨质破坏，颈椎骨质破坏并咽后壁软组织增厚既可为肿瘤，也可为结核。

（四）咽旁间隙改变

包括咽旁间隙移位、密度和信号强度改变及肿块或结节，可见于炎症、肿瘤或增大的淋巴结。

四、疾病诊断

（一）咽部脓肿

咽部脓肿（pharyngeal abscess）按部位分为咽后壁脓肿（retropharyngeal abscess）和咽旁脓肿（parapharyngeal abscess）。急性咽部脓肿多为化脓性炎症，临床表现为发热、寒战、咽痛、吞咽困难，进而颈部僵硬，头部偏斜。慢性咽部脓肿多为结核引起的寒性脓肿，临床表现为咽部阻塞症状、结核中毒症状等。

【影像学表现】

CT：可在口咽、喉咽层面显示椎前软组织肿胀增厚或低密度脓腔。咽旁脓肿显示患侧咽旁间隙扩大，内可见低密度或软组织密度区。增强扫描脓肿壁呈环形强化。

MRI：除形态改变外，还可显示脓腔内脓液，T_1WI 呈低信号，T_2WI 呈高信号。增强扫描脓肿呈边缘环形强化。

【诊断和鉴别诊断】

结合临床病史及症状，本病诊断不难。咽部肿瘤起病缓慢，界限清楚，根据CT、MRI改变及强化特征可与脓肿鉴别。

（二）鼻咽纤维血管瘤

鼻咽纤维血管瘤（nasopharyngeal angiofibroma）又称青少年出血性纤维瘤，多见于10~25岁男性。临床症状为进行性鼻塞和反复顽固性鼻出血，肿瘤较大时可压迫周围组织出现鼻、鼻窦、耳、眼等症状。鼻咽检查可见突向鼻咽腔紫红色肿块，因易出血应避免活检。临床治疗以肿瘤血管栓塞联合手术切除为主，易复发。

【影像学表现】

CT：软组织肿块充满鼻咽腔，向前可经后鼻孔长入同侧鼻腔；向外导致蝶腭孔、翼腭窝扩大，肿瘤长入翼腭窝、颞下窝；向上可破坏颅底骨质，侵入蝶窦或海绵窦。肿块边界清楚，密度一般均匀。增强扫描肿瘤明显强化。见图11-14。

MRI：肿块 T_1WI 呈低信号，T_2WI 呈明显高信号，增强扫描肿瘤明显强化（图11-15），如高信号瘤内可见条状或点状血管流空信号，称为"椒盐征"，具有特征性意义。

【诊断和鉴别诊断】

鼻咽血管纤维瘤青少年发病，CT和MRI检查有明显强化，尤其MRI的"椒盐征"为典型征象，一般不难诊断。本病应与腺样体肥大、鼻咽部淋巴瘤、囊性淋巴管瘤等鉴别。

（三）鼻咽癌

鼻咽癌（nasopharyngeal carcinoma）发生于鼻咽顶壁及侧壁黏膜，为头颈部常见的恶性肿瘤，南方沿海地区发病率较高，男性多于女性。组织学上，鳞状细胞癌最多见。鼻咽癌常见症状为回吸性涕血，易向鼻腔、口腔、咽旁、翼腭窝、眼眶及颅内侵犯，常并发颈部淋巴结转移。治疗以放疗为主，MRI是首选的影像分期方法。

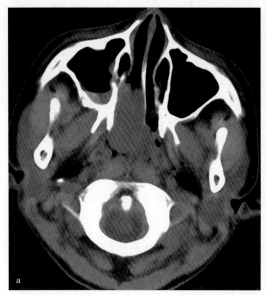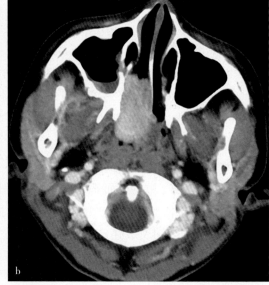

▲ 图11-14　鼻咽纤维血管瘤CT检查
a. 平扫显示鼻咽腔软组织肿块，向右侧后鼻孔内生长，肿块密度均匀，边界清楚；
b. 增强扫描肿块明显强化。

【影像学表现】

CT：① 平扫一侧咽隐窝变浅或消失。② 咽侧壁软组织增厚或肿块突入咽腔。③ 增强扫描肿块明显强化。④ 肿瘤侵犯邻近结构征象，包括咽旁间隙变形、移位、狭窄甚至消失，鼻腔、口腔、翼腭窝、颞下窝、眼眶、蝶窦及颅内海绵窦区软组织肿块，以及颅底骨质破坏。⑤ 颈部淋巴结转移，双侧常见，首站为咽后组淋巴结。见图11-16a。

MRI：更易显示早期病变，病变范围、周围结构侵犯及颈部淋巴结肿大与CT相同。① 肿块呈T_1WI低信号，T_2WI等高信号，如较大肿瘤发生坏死，T_2WI可见片状高信号区；② 增强扫描肿块呈中等强化；③ 中颅底、斜坡、岩尖骨质受累，骨髓信号消失并强化；④ 侵犯邻近结构；⑤ 咽后组淋巴结及颈静脉深淋巴结肿大、强化；⑥ MRI对于鉴别肿瘤复发与放疗后纤维化亦有重要价值。见图11-16b~图11-16d。

【诊断和鉴别诊断】

鼻咽癌的诊断需密切结合临床，一般并不困难。需要与鼻咽纤维血管瘤、脊索瘤、淋巴瘤及腺样体肥大相鉴别。通过CT和MRI检查可明确病变形态、密度或信号强度及强化表现，对上述病变鉴别有重要意义。

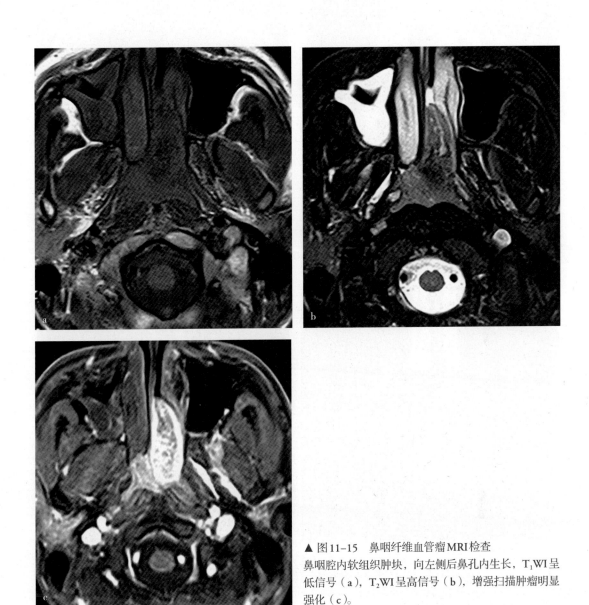

▲ 图11-15　鼻咽纤维血管瘤MRI检查

鼻咽腔内软组织肿块，向左侧后鼻孔内生长，T_1WI呈低信号（a），T_2WI呈高信号（b），增强扫描肿瘤明显强化（c）。

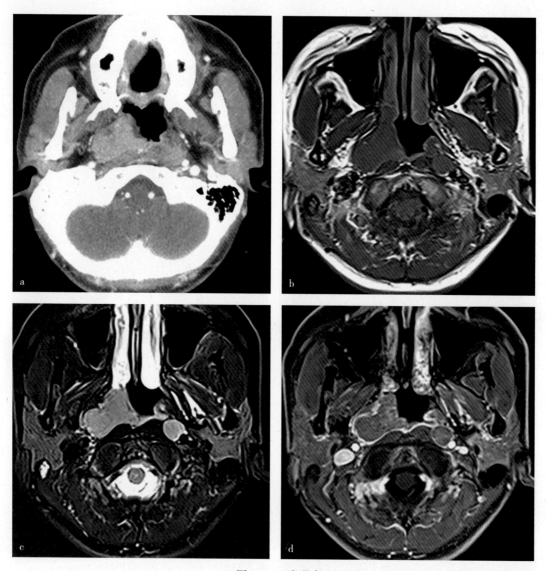

▲ 图11-16 鼻咽癌

CT增强检查（a）显示鼻咽右侧壁及后壁明显增厚，右侧咽隐窝消失，局部软组织肿物形成，增强扫描明显强化。同一例患者MRI检查示鼻咽部肿物，T_1WI呈低信号（b），T_2WI呈高信号（c），增强扫描肿瘤明显强化（d）；对侧咽后有淋巴结转移。

（林蒙）

第五节　喉部

喉上通咽部，下接气管，喉咽围绕喉腔。喉以喉软骨为支架，由软组织连接而成。以室带和声带为界，分为声门上区、声门区及声门下区。

一、检查技术

（一）CT检查

喉部轴位扫描，层厚3mm，扫描范围自会厌向下至气管颈部，扫描时患者屏气且暂停吞咽动作，视需要可加行发"E"音或行"Valsalva"动作扫描。CT冠状位、矢状位重组及仿真喉镜对显示声带及喉室更直观，应合理应用。

（二）MRI检查

喉部检查使用颈部线圈，行喉部轴位、冠状位、矢状位的T_1WI及轴位和/或冠状位T_2WI，层厚3~5mm。增强时行轴位、冠状位T_1WI扫描。

二、正常影像学表现

（一）喉部正常CT表现

舌骨体层面，前方倒U形高密度影为舌骨体及舌骨大角，甲状软骨板呈"八"字形。会厌体与舌甲膜之间低密度区为会厌前间隙，会厌两侧向后外呈弧形的带状软组织影为杓会厌皱襞，其间椭圆形含气间隙为喉前庭。室带位于声带上方，两者位于甲状软骨内侧，前者密度较低，后者呈软组织密度，前缘相接为前联合，后缘附着于杓状软骨，同侧声带室带之间为喉室，两侧声带之间为声门裂，呈前窄后宽的三角形含气腔。声带以下为声门下腔，与气管相延续，后方为环状软骨。

（二）喉部正常MRI表现

MRI影像解剖表现与CT相似。喉肌T_1WI和T_2WI呈偏低信号；喉黏膜在T_1WI呈中等信号，T_2WI呈明显高信号；杓会厌皱襞及喉旁间隙含脂肪，在T_1WI和T_2WI均呈高信号；喉前庭、喉室和声门下区则均呈气体极低信号。声带含肌肉呈等或稍低信号，室带因黏膜下疏松组织而呈稍高信号，喉软骨信号随骨化程度增高而信号逐渐减低。

三、基本病变影像学表现

（一）喉腔狭窄和闭塞

可见于肿瘤、外伤、声带麻痹等病变。

（二）喉壁增厚或结节

可为炎症、肿瘤所致。

（三）喉软骨改变

见于肿瘤或外伤。

（四）喉旁间隙移位和消失

常为炎症或肿瘤所致。

四、疾病诊断

（一）喉癌

喉癌（laryngeal carcinoma）是喉部常见的恶性肿瘤，病因不明，多与喉部炎症、长期吸烟、饮酒等有害因素刺激有关。男性发病多于女性，好发于50~70岁。主要临床表现为喉部异物感、声音嘶哑、呼吸困难等。组织学类型主要为鳞状细胞癌，少数为腺癌及未分化癌。按部位分为声门上型、声门型、声门下型及跨声门型。声门型喉癌最常见。

【影像学表现】

CT：对显示早期声门癌声带增厚、结节较敏感。

声门上型喉癌：① 会厌喉面、杓会厌皱襞、室带及喉室区软组织不规则增厚或肿块影；② 肿瘤侵及会厌前间隙及喉旁间隙时表现为低密度脂肪间隙消失；③ 喉前庭变形；④ 甲状软骨骨质破坏（图11-17）。

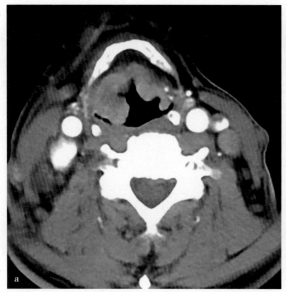
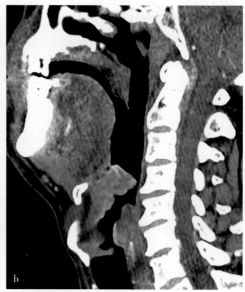

▲ 图11-17 声门上型喉癌CT检查

a、b. 会厌、双侧杓会厌皱襞处软组织不规则增厚形成肿块，侵犯会厌前间隙、右侧喉旁间隙，伴双侧颈部淋巴结肿大，增强扫描肿块明显强化。

声门型喉癌：① 多发生于声带前部，表现为不规则增厚或结节；② 可累及前联合及对侧声带，致其增厚；③ 声门腔变窄；④ 喉软骨受累表现为骨皮质增厚，骨髓腔密度增高。见图11-18。

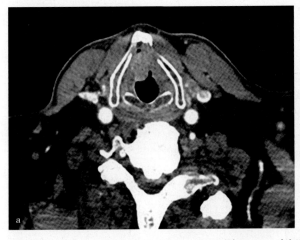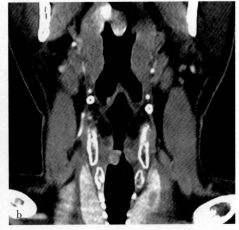

▲ 图11-18　声门型喉癌

a、b.CT增强检查示右侧声带结节样增厚，突向喉腔内生长，增强扫描不均匀强化。

声门下型喉癌：早期可出现声带下缘增厚、形态不规则及结节影，晚期出现气道变形、狭窄。

跨声门型喉癌：为喉癌晚期，肿瘤广泛侵犯喉内外结构，并可侵犯下咽。CT增强扫描有利于判断病变侵犯范围及发现颈部淋巴结转移。

MRI：有利于明确肿瘤浸润范围。肿瘤组织在T_1WI为等或略低信号，坏死区可见更低信号；T_2WI为稍高信号，坏死区表现为更高信号。增强扫描病变呈显著强化。见图11-19。

【诊断和鉴别诊断】

中老年患者，有喉功能障碍，喉镜下可发现病变，还可取活检获得病理诊断。影像学检查主要帮助临床分期，除观察黏膜面结节或肿块外，还要观察喉旁间隙侵犯、喉软骨破坏、颈部淋巴结转移及远处转移。喉癌早期影像学表现缺乏特异性，需与其他病变鉴别。喉水肿多表现为喉黏膜弥漫增厚，边缘光滑，两侧对称；声带息肉形态、密度和信号与喉癌相似，但声带息肉多为窄基底，有时带蒂，鉴别困难时可借助活检；喉乳头状瘤儿童多见，常多发，呈宽基底结节；成人喉乳头状瘤多单发，与早期喉癌难以鉴别，需借助活检确诊。

（二）喉外伤

各种暴力作用可导致喉结构损伤。喉外伤后，舌骨、甲状软骨、环状软骨等可发生骨折，以甲状软骨及环状软骨多见，骨折片损伤喉黏膜可导致出血、水肿和皮下气肿。晚期因肉芽组织增生、发生粘连而致喉腔变形、狭窄。

临床表现可有不同程度的出血、喉痛、声音嘶哑和呼吸困难，同时可有皮下气肿。晚期则呈喉狭窄症状。

【影像学表现】

CT：可显示喉黏膜肿胀、出血及软组织挫伤、软骨骨折。出血和水肿均表现为软组织弥漫增厚，会厌前间隙和喉旁间隙密度增高；软组织挫伤表现为大片混杂密度影，突入喉腔可使喉腔狭窄；软组织内气肿表现为颈部皮下或喉黏膜下蜂窝状或条状极低密度影；喉软骨骨折表现为软骨移位和骨片分离。慢性期肉芽肿形成，可显示相应部位结构的增厚、粘连和狭窄。

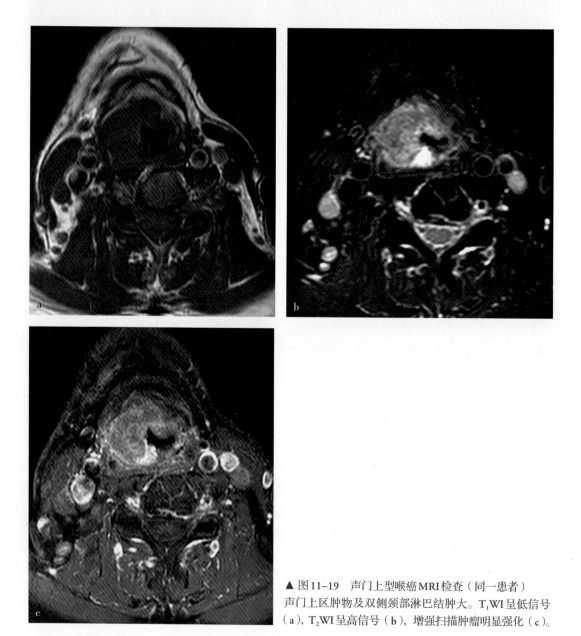

▲ 图11-19　声门上型喉癌MRI检查（同一患者）
声门上区肿物及双侧颈部淋巴结肿大。T_1WI呈低信号（a），T_2WI呈高信号（b），增强扫描肿瘤明显强化（c）。

　　MRI：出血在T_1WI及T_2WI常为高信号，与肌肉、韧带、软骨易区别，利用脂肪抑制序列可与脂肪鉴别；软组织肿胀T_1WI呈略低信号，T_2WI呈略高信号；气肿在T_1WI及T_2WI均为极低信号。

【诊断和鉴别诊断】

　　本病有明确外伤史，临床诊断不难。影像学检查的作用在于判断损伤范围、程度、血肿、软组织肿胀、软骨骨折及愈合后的喉畸形情况。

（林蒙）

第六节　颈部

颈部上起颅底，下至胸廓入口。颈前区主要结构为咽部、喉部、食管及气管颈段、甲状腺和甲状旁腺；两外侧区包括胸锁乳突肌和颈血管鞘；颈后区包括颈椎及周围肌群。

一、检查技术

CT、MRI 及超声检查，具有良好的软组织分辨力，在颈部检查中具有重要作用。

（一）超声检查

甲状腺、甲状旁腺、颈部血管及淋巴结扫查，患者仰卧位，颈部后仰，循序扫查。还可在超声导引下穿刺活检。

（二）CT检查

MSCT常采用薄层容积扫描，获得的容积数据可进行轴位、冠状位、矢状位重组及颈部血管、气管仿真内镜检查等。增强扫描可区分颈部血管及淋巴结，还可了解病变的血供情况，有助于判断良、恶性和累及范围。

（三）MRI检查

采用头颈联合线圈或颈线圈，行SE序列轴位、冠状位、矢状位T_1WI，轴位或冠状位T_2WI检查，层厚4~7mm。

二、正常影像学表现

（一）颈部正常超声表现

正常甲状腺在横切面呈马蹄形，包膜完整，两侧基本对称。甲状腺长径4~5cm，左右径2.0~2.5cm，前后径1.0~1.5cm，峡部厚0.4cm。内部细小均匀点状回声，CDFI见少量彩色点状血流。

（二）颈部正常CT表现

轴位可清楚显示颈部各解剖结构。正常甲状腺平扫呈均匀高密度，增强扫描明显强化。正常甲状旁腺在各种检查方法中均不易显示，只有增大时才能显示。轴位颈部血管与淋巴结均呈圆形或类圆形软组织密度，边缘光滑，增强扫描后可以区分。颈部淋巴结主要分布在颏下、颌下，颈动脉鞘前、外、后方，颈后三角区，正常淋巴结为肾形。颈部肌群主要分布在外侧区和后区，呈软组织密度影。

（三）颈部正常MRI表现

正常甲状腺信号均匀，T_1WI信号稍高于肌肉，T_2WI信号无明显增高。颈部皮下脂肪呈高信号，肌肉为中低信号，含气管道无信号，喉部软骨一般呈均匀的高信号。颈血管鞘内血管呈流空信号。颈部淋巴结T_1WI呈等信号，T_2WI呈稍低信号，信号均匀，增强扫描强化不明显。

三、基本病变影像学表现

（一）淋巴结肿大

常为转移瘤，也可为炎症、结核或淋巴瘤。

（二）软组织肿块

见于不同类型肿瘤和炎症。

（三）正常结构移位

见于各种占位性病变。

（四）颈椎骨质改变

常见的为骨质破坏，可为原发或继发，多为肿瘤、炎症和结核所致。

四、疾病诊断

（一）颈部淋巴结病变

主要见于淋巴结转移瘤、淋巴瘤及感染性病变。

1. 淋巴结转移瘤 80% 来源于头颈部恶性肿瘤，鳞状细胞癌及甲状腺癌转移多见。临床表现常为颈外侧区和锁骨上窝淋巴结肿大，质硬、无痛、多发、固定。

【影像学表现】

CT：① 大血管附近的单发或多发淋巴结肿大；② 可融合成分叶状，密度均匀或不均匀；③ 无外侵病变边缘清晰，发生外侵可见包膜不完整及邻近脂肪间隙模糊；④ 增强扫描中度强化，中央坏死液化时呈环形强化，环壁厚、不规则。一般认为淋巴结短径 ≥10mm 者应视为异常（图 11-20）。

MRI：T_1WI呈等或略低信号，T_2WI呈等或高信号。增强扫描后呈中等强化，如发生坏死、囊变则呈不规则环形强化。

超声：淋巴结转移瘤回声多样，可伴有液化或钙化。

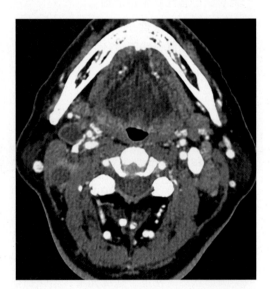

▲ 图 11-20 鼻咽癌双侧颈部淋巴结转移 CT 检查 淋巴结边界不清，部分见囊变坏死，增强扫描呈环形强化。

【诊断和鉴别诊断】

淋巴结转移瘤需与淋巴结结核、淋巴瘤及神经鞘瘤等鉴别。找到原发恶性肿瘤，再结合影像学表现特点不难作出诊断。目前 PET/CT 在发现淋巴结转移瘤方面具有很高的敏感性和特异性。

2. 颈部淋巴瘤　原发于淋巴系统的恶性肿瘤，多见于青年人。临床表现为一侧或双侧多发、散在肿大淋巴结，可伴有咽淋巴环增厚及结外非淋巴组织受累。患者可有发热、消瘦等症状，还可有其他部位淋巴结肿大、肝脾肿大等。

【影像学表现】

CT：单侧或双侧多发淋巴结肿大，一般为孤立性，不融合，平扫呈较低密度，少数较大病灶内可有不规则形坏死。咽淋巴环增厚或呈结节状肿块。增强扫描后病变轻度均匀强化（图11-21）。

MRI：增大淋巴结T_1WI为等或略低信号，T_2WI为等信号，增强扫描后轻度均匀强化。

超声：呈多结节状，融合时呈分叶状，与周围组织界限不清时提示有结外浸润，CDFI可测到丰富的高速低阻动脉血流。

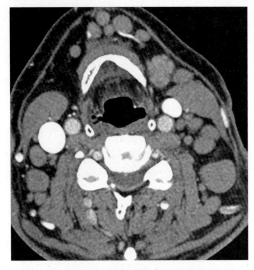

▲ 图11-21　颈部淋巴瘤CT检查
颈部弥漫多发肿大淋巴结，边界清楚，增强扫描强化较均匀。

【诊断和鉴别诊断】

本病诊断主要依赖于穿刺活检或手术病理，CT和MRI可提示诊断及显示病变数目和范围，同时显示咽淋巴环增厚及结外器官受累。颈部淋巴瘤需与颈部淋巴结转移、淋巴结结核鉴别，需结合临床病史和体征。结核好发于儿童及青少年，病灶偏小，增强扫描多为环形强化，患者全身情况较好，与淋巴瘤不难鉴别。

（二）甲状腺肿瘤

1. 甲状腺腺瘤（thyroid adenoma）　为常见的甲状腺良性肿瘤，好发于20~40岁女性。多为单发，有完整的包膜，可压迫周围组织。滤泡型腺瘤多见，其次为乳头状腺瘤。临床多无自觉症状，常偶然发现颈部包块，边缘规则，质地中等。

【影像学表现】

超声：可见甲状腺内单发或多发的稍低回声结节，边界清楚，包膜完整，周边多伴声晕，囊变或出血时呈无回声。

CT：甲状腺内低密度结节，边界清楚，轮廓光滑，密度均匀，与周围结构间可见被压的脂肪；增强扫描呈较明显强化。

MRI：甲状腺内单发或多发结节，T_1WI呈等或低信号，T_2WI呈高信号，周围可见完整的低信号包膜。

【诊断和鉴别诊断】

临床上常首选超声检查，根据临床表现，超声多可明确诊断，必要时可行超声引导下穿刺活检。

2. 甲状腺癌（thyroid carcinoma）　是甲状腺恶性肿瘤中最常见者，女性和青年人多见。体格检查触及肿块质地坚硬，表面不光滑，移动度差。病理学分为乳头状、滤泡型、髓样癌和未分化癌，其中乳头状癌常见，生长缓慢，预后较好。

【影像学表现】

超声：一侧或双侧甲状腺内低回声结节或肿物，肿块轮廓不清，形态不规则，包膜不完整，内部回声不均匀，常合并微小钙化，砂粒样钙化为恶性结节典型特征。CDFI上血流丰富，多呈高速高阻型血流频谱。见图11-22a、图11-22b。

CT：甲状腺内分叶状或团状肿块，边界不清，常因出血、囊变和钙化而密度不均匀，增强扫描呈不均匀（图11-22c）或环形强化。病变可侵犯甲状软骨和邻近气管、食管、颈动脉等软组织，常合并颈部淋巴结肿大或远处转移。

MRI：肿块T_1WI呈混杂信号，T_2WI多为不均匀高信号。

【诊断和鉴别诊断】

诊断要点包括颈部肿块、超声显示实性团块回声和针吸细胞学检查发现典型肿瘤细胞。本病首选超声检查，CT和MRI检查有利于明确病变范围、淋巴结转移及其他部位转移。

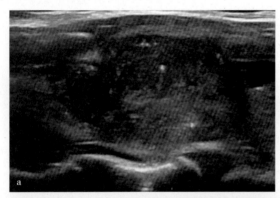
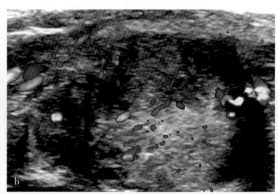
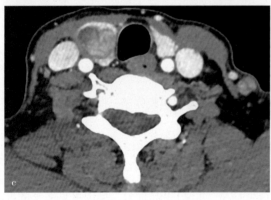

▲ 图11-22　甲状腺癌

超声可见甲状腺右叶内低回声结节，边界不清，内见多发强点状回声（a），结节内血流丰富（b）；增强CT检查见甲状腺右叶类圆形结节，增强扫描明显不均匀强化（c）。

（三）甲状旁腺肿瘤

甲状旁腺腺瘤（parathyroid adenoma）是引起原发性甲状旁腺功能亢进的主要原因，30岁以上女性多见。临床上有骨关节痛、肌肉萎缩及肾结石症状。实验室检查，甲状旁腺素、血钙和尿钙升高，血磷降低。

【影像学表现】

超声：典型表现为甲状腺后方回声均匀、分界清楚的肿块，回声较甲状腺低，有时可有囊变坏死的液性无回声区。见图11-23a、图11-23b。

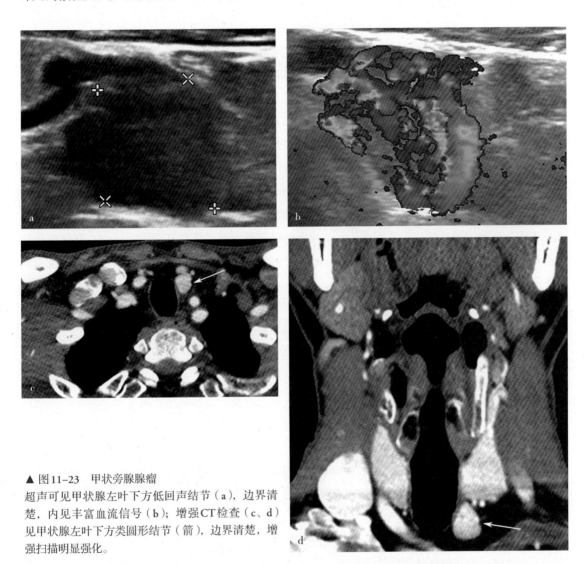

▲ 图11-23　甲状旁腺腺瘤
超声可见甲状腺左叶下方低回声结节（a），边界清楚，内见丰富血流信号（b）；增强CT检查（c、d）见甲状腺左叶下方类圆形结节（箭），边界清楚，增强扫描明显强化。

CT：病灶较小时难以发现。肿瘤大部分发生于甲状腺下极附近的气管食管旁沟内，呈类圆形软组织密度结节，密度多均匀，增强呈明显均匀或不均匀强化。见图11-23c、图11-23d。

MRI：结节在T_1WI呈等或稍低信号，T_2WI呈高信号，增强后明显强化。少数肿瘤因囊变、出血呈混杂信号。

【诊断和鉴别诊断】

患者有高血钙症状、骨骼改变及泌尿系统结石，实验室检查示血钙升高、血磷降低、碱性磷酸酶升高和甲状旁腺素（PTH）升高，超声显示甲状旁腺结节或肿块即可明确诊断。此外，影像学检查时，也要注意有无异位的甲状旁腺腺瘤。

学习小结

本章介绍了眼和眼眶、颞骨（耳部）、鼻和鼻窦、咽喉部及颈部的检查技术、正常影像学表现、基本病变影像学表现和常见疾病的影像学表现。

眼和眼眶基本病变影像学表现包括：① 形态异常；② 位置异常；③ 骨质异常；④ 密度和信号异常；⑤ 眼眶孔道异常；⑥ 肿块；⑦ 邻近解剖结构改变。眼和眼眶疾病诊断介绍了眶内炎性病变、眼外伤和眶内异物和眼部肿瘤。疾病影像学特点：眶内炎性假瘤主要表现为眼外肌增粗伴信号异常，泪腺增大、眼睑增厚、巩膜增厚、视神经增粗；眼外伤和眶内异物的检查首选CT；视网膜母细胞瘤的首选检查方法是超声，表现为眼球内有肿块及钙化；眼眶海绵状血管瘤表现为眶内类圆形肿块，"眶尖空虚征"，增强呈渐进性强化特点。

颞骨（耳部）基本病变影像学表现包括：① 形态异常；② 骨质异常；③ 软组织密度或信号异常。颞骨（耳部）疾病诊断介绍中耳乳突炎、耳部外伤、中耳癌。疾病的影像学特点：中耳乳突炎表现为鼓室内可见软组织密度或信号，伴听骨链及鼓室壁骨质破坏或增生硬化；耳部外伤首选检查方法为HRCT，可明确显示骨折线、听小骨脱位、鼓室和乳突气房积血；中耳癌表现为软组织肿块及邻近骨质破坏。

鼻和鼻窦基本病变影像学表现包括：① 黏膜增厚；② 窦腔积液；③ 软组织肿块；④ 骨质改变。胰腺疾病诊断介绍鼻窦炎、鼻窦囊肿、鼻部和鼻窦外伤内翻性乳头状瘤和鼻窦癌。疾病影像学特点：鼻窦炎表现窦腔黏膜增厚，窦腔内可见液体及气液平面；鼻窦囊肿MRI可更准确显示黏液囊肿与邻近结构关系，因囊肿含水量、蛋白含量和其成分黏稠度不同而信号多变；鼻部和鼻窦外伤HRCT可客观显示骨质细微改变，为临床首选检查，三维重建技术有助于显示骨折和移位；内翻性乳头状瘤典型表现为病变呈卷曲的"脑回样"强化；鼻窦癌表现为软组织肿块及骨质破坏。

咽部基本病变影像学表现包括：① 咽腔狭窄和闭塞；② 咽壁增厚和不对称；③ 骨质改变；④ 咽旁间隙改变。咽部疾病诊断介绍了咽部脓肿、鼻咽纤维血管瘤、鼻咽癌。疾病影像学特点：鼻咽纤维血管瘤好发于男性青少年，起源于鼻咽、翼突和蝶腭孔区，骨质受压膨胀，可累及颅底，肿瘤明显强化，可见供血血管；鼻咽癌好发咽侧壁及咽隐窝，易直接或经神经孔道侵犯邻近结构，可见咽后组和颈静脉链淋巴结转移。

喉部基本病变影像学表现包括：① 喉腔狭窄和闭塞；② 喉壁增厚或结节；③ 喉软骨改变；④ 喉间隙移位和消失。喉部疾病诊断介绍了喉癌与喉外伤。疾病影像学特点：喉癌分为声门上型、声门型、声门下型及跨声门型。表现为会厌、杓会厌皱襞、室带、声带等部位软组织不规则增厚、肿块及喉腔变形，病变可破坏喉软骨及喉外结构；喉外伤表现为喉黏膜的肿胀、出血、软组织挫伤及软骨骨折、脱位。

颈部基本病变影像学表现包括：① 淋巴结肿大；② 软组织肿块；③ 正常结构移位；④ 颈椎骨质改变。颈部疾病诊断介绍了淋巴结病变、甲状腺肿瘤和甲状旁腺肿瘤。疾病影像学特点：

颈部淋巴结病变常见转移瘤、淋巴瘤等，表现为单发或多发淋巴结肿大，环形或轻度均匀强化；甲状腺腺瘤表现为甲状腺内低密度结节，边界清楚，轮廓光滑，呈结节状或环形强化；甲状腺癌表现为分叶状或团状肿块，边界不清，常因出血、囊变和钙化而密度不均，增强扫描呈不均匀或环形强化。甲状旁腺肿瘤大部分发生于甲状腺下极附近的气管食管旁沟内，呈类圆形软组织密度结节，密度多均匀，增强呈明显均匀或不均匀强化，须结合临床及实验室检查钙、磷代谢异常确诊。

（林蒙　王伟）

复习参考题

一、选择题

1. 患儿，女，2岁。突眼。CT示右眼球内团块样钙化，视神经粗，周围有软组织密度影。最可能的诊断是
    - A. 炎性假瘤
    - B. 黑色素瘤
    - C. 视网膜母细胞瘤
    - D. 视网膜血管瘤
    - E. 视神经胶质瘤

2. 诊断眼眶爆裂骨折，最好的影像学检查方法是
    - A. X线平片
    - B. 超声
    - C. CT
    - D. MRI
    - E. PET

3. 关于中耳癌的CT征象，不正确的是
    - A. 听小骨骨质破坏
    - B. 中耳鼓室内软组织影
    - C. 鼓室壁破坏
    - D. 骨质破坏区边缘锐利，边缘硬化
    - E. 增强后肿瘤强化

4. 原发于鼻腔的良性肿瘤，最常见的是
    - A. 内翻性乳头状瘤
    - B. 海绵状血管瘤
    - C. 毛细血管瘤
    - D. 神经鞘瘤
    - E. 平滑肌瘤

5. 关于鼻窦囊肿的描述，不正确的是
    - A. 黏液囊肿一般认为多由于窦口阻塞，分泌物潴留所致
    - B. 黏液囊肿壁是鼻窦黏膜
    - C. 黏膜下囊肿可以没有明显的囊壁上皮
    - D. 黏膜下囊肿常引起窦腔扩大
    - E. 黏膜潴留囊肿的壁即腺腔壁

参考答案：1. C；2. C；3. D；4. A；5. D。

二、简答题

1. 简述眶内炎性假瘤的CT表现。
2. 简述眼眶炎性假瘤与格雷夫斯眼病的影像学鉴别要点。
3. 简述眼眶海绵状血管瘤的临床及影像学表现。
4. 简述中耳乳突炎的影像学表现。

5. 简述颞骨骨折的分型及HRCT表现。

6. 简述上颌窦癌的CT、MRI表现。

7. 简述鼻咽癌的影像学表现。

8. 简述喉癌的分型及影像学表现。

9. 简述甲状腺癌的影像学表现。

第二篇
介入放射学

第十二章　　**介入放射学总论**

介入放射学（interventional radiology，IVR或IR）是以影像诊断学为基础，在医学影像诊断设备引导下，利用穿刺针、导管及其他介入器材，对疾病进行治疗或采集组织学、细菌学及生理、生化资料进行诊断的学科。本篇主要从介入放射学的方法入手，着重介绍和阐述每种疾病的介入治疗方法、适应证、禁忌证、具体操作要点及并发症处理，使读者不仅能了解各种疾病的治疗，而可以理解和应用各种技术以达到治疗不同疾病的目的。

第一节　介入治疗的基本器械和技术

一、基本器械

（一）影像导向设备

影像导向设备有直接X线透视、间接X线透视与DSA、超声波检查仪、CT和MRI，其中DSA是血管系统介入放射学的首选监视设备，超声、CT和MRI作为穿刺定位的引导手段均具有良好的监视能力，尤其是MRI没有辐射损伤、对血管和软组织分辨力高，近年来出现的开放型MRI和透视技术，可以实时监视，方便了介入放射的操作，具有广阔的应用前景。

（二）介入常规器械

1. 穿刺针　是最基本的介入器材，一般由锐利的针芯和外套管构成（图12-1），外套管用于建立通道，可引入导丝，或直接经建立的通道采集病理组织活检、抽吸内容物、注入药物等，针芯的作用为防止穿刺时外套管被皮肤、皮下脂肪等组织阻塞。

2. 导管　是介入放射学的主要器材，可分为造影导管（图12-2）、引流导管（图 12-3）、球囊扩张导管等，分别用于造影、引流、扩张狭窄管腔。根据导管直径可以分为微导管或同轴导管。导管的直径用F（Franch，1F=0.335mm）表示，内径用英寸（1英寸=2.54cm）表示，球囊长度和直径用厘米（cm）表示。

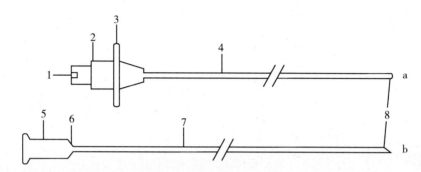

1.针座上的缺凹；2.针座；3.基板；4.针管；5.针座；6.针座上的凸起；7.针干；8.针头。

▲ 图12-1　血管穿刺针示意图
a.外套管；b.内芯。

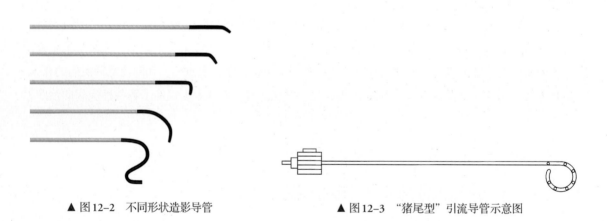

▲ 图12-2　不同形状造影导管　　　　　　▲ 图12-3　"猪尾型"引流导管示意图

3. 导丝　是通过穿刺针的外套管利用交换法送入导管，或经导管利用其导向性能，将导管选择性或超选择性插入靶病变的器械。根据物理特性不同可分为超滑导丝、超硬导丝等，导丝直径用英寸表示。

4. 导管鞘　为避免更换或操作导管过程中损伤组织及血管壁而使用的一种器材。由带反流阀的外鞘和能够通过导丝的中空内芯组成（图12-4）。导管鞘外套管内径与通过的导管一致，直径用F表示，内芯内径用英寸表示。

5. 支架　用于支撑狭窄管腔以达到恢复管腔流通功能的一种器材。广义上分为内涵管和金属支架，狭义上仅指金属支架。内涵管仅用于非血管系统，直径远小于金属支架，容易早期出现再狭窄，可以通过介入放射学技术或内镜将内涵管取出再重新留置。金属支架既可用于血管系统，也可用于非血管系统（图12-5），根据其扩张特性可分为自膨式和球囊扩张式。

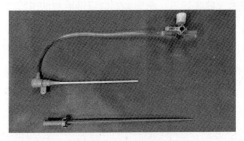

▲ 图12-4　导管鞘和内芯

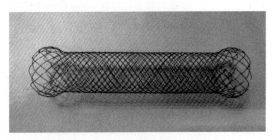

▲ 图12-5　非血管系统金属支架

6. 其他器械　防止下肢静脉血栓脱落引起肺栓塞的下腔静脉滤器；取异物或结石的网篮、抓捕器；肿瘤穿刺治疗的射频、微波、冷冻等器材；治疗血栓的旋切导管等。

二、基本技术

（一）血管介入基本技术

1953年Seldinger首创了经皮股动脉插管技术，即塞尔丁格技术（Seldinger技术；外周血管穿刺插管术）。经典Seldinger技术的定义为：用带针芯的穿刺针以30°~40°穿透血管前、后壁，退出内芯，缓慢向外退外套管，直至血流从针尾喷出，引入导丝，退出针，通过导丝引入导管，将导管放至主动脉。Seldinger技术是血管内介入治疗的最基本方法（图12-6）。

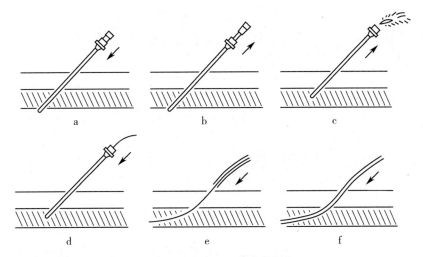

▲ 图12-6　Seldinger技术穿刺法

a. 穿刺针穿透血管前后壁；b. 退出穿刺针内芯；c. 缓慢退出穿刺针外套管，直至血液喷出；d. 沿外套管送入导丝；e. 撤出穿刺针外套管，沿导丝送入扩张器和血管鞘；f. 退出导丝，血管鞘留置血管腔内。

　　常用的经血管介入技术有经皮血管造影术、经皮血管成形术、经皮血管内支架置入术、经导管血管栓塞及封堵术、经导管动脉药物灌注术和经导管溶栓术。

（二）非血管介入技术

　　常用的非血管介入技术有经皮穿刺引流术、球囊扩张成形术、支架置入术、经皮肿瘤消融术、放射性粒子植入术、经皮椎体成形术和经皮穿刺活检术。

（侯昌龙）

第二节　介入治疗材料和药物

一、栓塞材料

　　栓塞的目的是阻断血流。栓塞材料的使用原则是在使用过程中能在X线或其他影像手段下显影，释放或留置过程中必须全程在监视下完成。理想的栓塞材料应无毒、无抗原性，有良好的生物相容性，能迅速闭塞血管，易经导管注入。栓塞材料的种类较多，按血管闭塞时间的长短可分为短期（48小时以内）、中期（48小时至1个月）和长期（1个月以上）栓塞材料。

（一）长期栓塞剂

1. 碘化油　为含碘油剂，属于外围性栓塞物，能较完全和长时间阻塞肿瘤血管。同时碘化油作为化疗药物的载体，能够延长和增强化疗药物的作用。广泛用于肝细胞癌的诊断和栓塞治疗。

2. 无水乙醇　是一种良好的血管内组织坏死剂，造成局部血管内皮和血管周围组织坏死，继发性广泛血栓形成，引起永久性栓塞。适用于肾肿瘤、食管静脉曲张、精索静脉曲张、支气管动脉栓塞及大咯血的治疗。

3. 聚乙烯醇颗粒（polyvinyl alcohol，PVA）　是一种高分子材料，不溶于水，在体内不降解，血液在PVA颗粒间隙凝结、机化，永久性闭塞血管。PVA具有良好的生物安全性，多种直径可供选择（150~2 000μm），广泛用于出血性疾病和肿瘤性疾病。

4. 微球　用于栓塞毛细血管和小动脉末梢的颗粒状栓塞剂，直径50~700μm，适用于肿瘤栓塞。载药微球包含抗肿瘤药物，可起到化疗作用。

5. 可脱落球囊　包括Serbinenko球囊和Debrun球囊，前者从体外直接经引导导管射入病灶处释放。后者用同轴导管原理释放，适用于脑动静脉畸形的栓塞。

6. 不锈钢圈　用于局部永久性栓塞，能通过较细的导管完成较大直径血管栓塞，在钢圈近端与远端可形成机化性血栓，适用于动静脉畸形、动静脉瘘、真性和假性动脉瘤；肿瘤术前栓塞；脾栓塞等。

7. 黏胶类　均为液态物质，多用于血管畸形的栓塞，包括氰基丙烯酸异丁酯、蓝色组织胶等。

（二）中期栓塞剂

吸收性明胶海绵（gelfoam）是一种无毒、无抗原性的蛋白胶类物质，栓塞机制除机械栓塞外，海绵框架被红细胞填塞引起血小板凝集和纤维蛋白原沉积促使血栓形成、血管栓塞。血栓栓塞后14~19天开始吸收，3个月后组织病理学检查可见完全吸收。吸收性明胶海绵制备方便、价格低廉、栓塞可靠、安全有效，适用于大咯血、子宫大出血等出血性疾病；脑膜瘤、血管纤维瘤及其他肿瘤的栓塞。

（三）短期栓塞剂

自体血凝块（gore）是一种短期栓塞剂，可在6~24小时分裂消散，取自患者本身，容易获得，弹性好，便于从导管中注入，不存在生物适应性问题。

二、介入相关药物

（一）抗肿瘤药物

1. 烷化剂　又称烃化剂或细胞毒性药物，使肿瘤细胞的DNA、RNA、酶及蛋白质变性或功能改变，抑制肿瘤细胞的增长和增殖。常用烷化剂抗癌药如环磷酰胺及异环磷酰胺，主要用于肺癌的化疗药物灌注术。使用此类药物时，应密切观察血象的变化。

2. 抗代谢药　是一类能干扰细胞正常代谢的药物，通过抑制细胞增殖导致细胞死亡达到抗癌目的。常用的抗代谢抗癌药为氟尿嘧啶（5-氟尿嘧啶），抗癌谱较广，用于多种癌症的灌注治疗。

3. 抗肿瘤抗生素 此类药物多为微生物发酵作用产生，通过抑制肿瘤细胞DNA的合成而发挥细胞毒性作用。常用的抗肿瘤抗生素类药物包括丝裂霉素、多柔比星、表柔比星等。此类药物中的氨基葡萄糖能帮助药物进入细胞，尤其是心肌细胞，因此对心肌有明显的毒性作用。

4. 植物类抗肿瘤药 从植物中提取的生物碱类，通过干扰微管的组合并阻断中期的细胞分裂，是有丝分裂抑制剂，常用药物有长春新碱、羟喜树碱等。

5. 其他 包括抗肿瘤作用机制未明、难以定位的药物，常用药物包括顺铂、卡铂，具有细胞毒性，可抑制肿瘤细胞的DNA复制过程，并损伤其细胞膜结构，有较强的广谱抗癌作用。

（二）血管收缩和扩张药物

1. 血管收缩类药物 主要用于减少或降低动脉血流速度或正常组织血流速度。常用于少量消化道出血的造影、治疗或肿瘤栓塞，还可以使用该类药物增加内分泌腺体的分泌。常用药物包括肾上腺素、加压素和血管紧张素等。

2. 血管扩张类药物 主要用于解除插管等导致的血管痉挛，亦可用于血管造影时增加靶血管血流量，使图像更加清晰，或诊断出血的血管造影出血影像不明确时，可以应用此类药物明确出血部位。常用药物包括罂粟碱、前列腺素和妥拉唑林等。

（三）止血和抗凝、溶栓药物

1. 止血类药物 用于防治各种出血，如外伤出血、咯血、吐血及便血等；亦可配合血管收缩类药物，由选择性动脉插管直接注入出血部位。对毛细血管等面积大和血管造影所见出血血管不明确的病例有效，而对较大血管出血仅有辅助止血作用。常用药物包括维生素K_3、维生素K_1、氨甲苯酸、鱼精蛋白、酚磺乙胺、凝血酶等。

2. 抗凝药物 用于防治深部动静脉血栓、肺血栓及其他血栓性疾病；亦用于血管系统球囊扩张或留置金属支架后抗凝治疗。常用药物如下。

（1）肝素：对凝血过程的各个环节均有影响，主要用于现场制成肝素生理盐水冲洗介入器材、全身肝素化、术后抗凝治疗。

（2）华法林、阿司匹林、双嘧达莫：防止血栓形成和发展，用于治疗血栓栓塞性疾病及溶栓治疗、球囊扩张、留置金属支架术后的抗凝治疗。

（3）氯吡格雷：血小板聚集抑制剂，适用于近期发作的卒中、心肌梗死和确诊外周动脉硬化的患者。

3. 溶栓药物 用于动脉血栓的介入放射学治疗及部分静脉血栓的治疗。常用药物包括链激酶、尿激酶和重组组织型纤溶酶原激活剂。

（侯昌龙）

第三节 介入治疗的临床应用

一、临床应用

（一）血管性疾病

1. **分支动脉狭窄、闭塞性疾病** 对于局限性狭窄首选经皮腔内血管成形术（percutaneous transluminal angioplasty，PTA）治疗，即利用导管技术挤压扩张或再通狭窄或闭塞的血管。无效者行血管内支架置入治疗，减少支架置入是治疗外周血管病变的趋势。

2. **主动脉疾病** 包括主动脉夹层、主动脉瘤及主动脉缩窄等，主动脉腔内修复治疗已成为其最主要的治疗方法，主要技术包括球囊血管成形术和支架置入术。

3. **急性动脉出血性疾病** 常见的急性出血包括咯血、呕血、便血、血尿、外科术后出血等。经导管动脉栓塞术和药物灌注术创伤小，广泛用于各种急性动脉出血性疾病止血治疗。

4. **心脏和冠状动脉疾病** 广泛用于心脏瓣膜狭窄、先天性心脏病和冠状动脉狭窄、闭塞性疾病。

5. **颅内血管性疾病** 对于颅内动脉瘤、脑血管畸形、脑动脉狭窄和颈动脉-海绵窦瘘，临床主要应用介入技术进行治疗。

6. **静脉狭窄和闭塞性疾病** 各种原因引起的静脉主干或其重要分支血液回流受阻可引发一系列临床症状与体征。介入治疗创伤小、并发症少、可重复治疗等优点，逐步成为此类疾病的首选治疗方法。

7. **门静脉高压症** 是门静脉系统压力增高引起的一系列症状和体征的总称。肝硬化是导致门静脉高压症的主要原因。常用的介入方法包括部分性脾动脉栓塞术、经颈静脉肝内门体静脉分流术（TIPS）、经皮经肝食管-胃底静脉曲张栓塞术等。

（二）非血管疾病

1. **胆道梗阻** 由于某种原因引起胆道阻塞，造成小胆管和毛细胆管内压力升高，管腔扩张、破裂，胆汁溢出至小静脉，反流至血液循环，使血中胆红素升高。分为良性和恶性梗阻，前者多为胆管结石和胆管炎症；后者多为胰头癌和胆管癌。不具备外科手术的胆道梗阻，行经皮胆道引流术及胆道支架置入术是患者首选治疗方法。

2. **非血管管腔狭窄和梗阻** 包括消化道、气道、胆管、尿路或输卵管等非血管组织的中空管腔狭窄或梗阻。由于外伤、肿瘤、手术瘢痕或辐射损伤引起的狭窄通道扩大，称为成形术，包括球囊成形术和支架成形术。对失去手术机会的非血管管腔狭窄、梗阻患者，可通过局部球囊、支架成形术治疗。

3. **囊肿、脓肿和积液** 全身各部位的囊肿、脓肿、积液，经皮穿刺引流术具有创伤小、疗效快、并发症少等优点，经引流导管还可行局部抗感染、硬化等治疗。

4. **椎间盘和椎体病变** 腰椎间盘突出症、椎体转移瘤和血管瘤等亦可应用介入方法治疗，如经皮腰椎间盘髓核摘除术、经皮椎体成形术等。

（三）良性和恶性肿瘤的介入治疗

1. **恶性肿瘤介入治疗** 全身多脏器的恶性肿瘤，如肝细胞癌、肺癌、肾癌、胰腺癌和盆腔恶性肿瘤等均可使用介入治疗。常用的介入治疗方法包括血管内介入治疗、经皮穿刺肿瘤消融治疗和经皮穿刺肿瘤内放射粒子植入等。例如，对于不可切除的原发性肝癌，肝动脉化疗栓塞术是最常用、最基本的治疗技术。

2. 良性肿瘤的介入治疗 如肝血管瘤、子宫肌瘤等可采用动脉栓塞术或经皮穿刺硬化剂、药物注射治疗。

二、栓塞治疗的反应和并发症

（一）栓塞反应

栓塞反应是指靶器官栓塞后出现的、预料中的症状和体征，多为自然过程，对症处理后可康复。患者表现及严重程度与使用栓塞剂的种类、栓塞水平和程度、不同靶器官有关，轻者可无症状和体征，重者可出现下列反应，称为栓塞后综合征。

1. 疼痛 由于栓塞后靶器官缺血，造成器官损伤，释放致痛物质或局部肿胀刺激包膜引起，与栓塞程度和栓塞水平有关，栓塞程度越大，越接近毛细血管水平，疼痛越重。疼痛可持续1~10天，并逐渐缓解，疼痛较严重且持续时间较长者，应注意排除发生并发症的可能。

2. 发热 可能与坏死组织释放致热物质和坏死组织、明胶等的吸收热有关，一般为低热。反应性发热可不予特殊处理；持续性高热，应注意排除合并感染引起的发热。

3. 胃肠道反应 主要有恶心、呕吐、食欲下降和腹胀等。多发生于腹部脏器的栓塞治疗后，常持续1~3天，并逐渐好转，严重者需对症处理。

（二）并发症

栓塞引起的并发症是指术后出现的不期望发生的症状和体征，轻者可通过适当的治疗好转，重者可致残或致死，应引起重视，尽量避免发生。

1. 过度栓塞引起的并发症 过度栓塞是指栓塞程度和范围过大，尤其是过量使用颗粒或微小栓塞剂时，可能造成大范围组织坏死，故术中掌握栓塞程度十分重要。

2. 误栓 指非靶血管或器官的意外栓塞，后果与被误栓器官的重要性和误栓程度有关。通常有以下两种误栓。

（1）反流性误栓：是指栓塞剂由靶动脉反流出来，被血流冲走而栓塞其他器官。常发生于靶动脉前端已被阻塞，而再注入栓塞剂，或注入栓塞剂时用力过大。

（2）顺流性误栓：当靶动脉大部分已被栓塞，原潜在的侧支通道即开放，追加栓塞剂时，由于注射压力较大，或导管嵌入靶动脉可使栓塞剂经开放的侧支顺行进入前端的非靶动脉。另一种顺行性误栓的原因是较小的栓子，通过已存在的动静脉瘘，进入体静脉造成肺梗死。少数情况下导管内有血栓形成或气泡，在一次注射时将其推出亦可造成顺流性误栓。

3. 感染 由使用的器材和栓塞剂污染或手术场所消毒不严所致。栓塞后大量组织坏死亦是感染的诱因，常发生在肝、脾等实质性器官。

（侯昌龙）

学习小结

本章介绍了介入放射学的定义、基本技术、常用栓塞材料、介入治疗相关药物及介入治疗的临床应用；阐述了栓塞后反应、并发症表现和处理预防措施。

复习 参考题

一、选择题

1. 介入放射学依据其诊治途径一般分为
   - A. 肿瘤性和非肿瘤性
   - B. 血管性和非血管性
   - C. 诊断性和治疗性
   - D. 神经性
   - E. 非神经性

2. 用于介入治疗导向的设备，不正确的是
   - A. X线透视
   - B. DSA
   - C. 透视
   - D. CT
   - E. 心电图

3. 无水乙醇特点是
   - A. 价格昂贵
   - B. 不溶于水

   - C. 有抗原性
   - D. 固体
   - E. 破坏血管内皮细胞、持久栓塞

4. 关于血管介入的方法，正确的是
   - A. 经皮肿瘤消融术
   - B. 经导管动脉药物灌注术
   - C. 经皮椎体成形术
   - D. 经皮穿刺引流术
   - E. 放射性粒子植入术

5. 下列属于短期栓塞剂的是
   - A. 自体血凝块
   - B. 明胶海绵
   - C. 可脱球囊
   - D. 不锈钢圈
   - E. 聚乙烯醇颗粒

   参考答案：1. B；2. E；3. E；4. B；5. A

二、简答题

1. 简述介入放射学的分类和范畴。
2. 简述介入栓塞治疗的栓塞反应及并发症。

呼吸系统疾病的介入治疗

第一节 大咯血的病因及介入治疗

咯血指声门以下呼吸道或肺组织出血经口排出，表现为痰中带血或咯血。大咯血定义标准各异，通常将大咯血定义为：24小时内咯血量不少于500ml，或出血速度不低于100ml/h。

一、大咯血的病因

1. 支气管扩张症 为咯血的常见病因。

2. 支气管恶性肿瘤 如支气管肺癌、支气管内转移癌及支气管类癌。

3. 结核 可引起危及生命的大咯血。

4. 肺血管疾病 如出血性毛细血管扩张症、肺静脉阻力升高（二尖瓣狭窄引起）可能导致支气管静脉曲张破裂（"肺卒中"）。

5. 获得性和医源性创伤。

6. 胸腔子宫内膜异位症 咯血常在经期发生并伴有气胸。

7. 隐源性咯血。

二、适应证

1. 急性大咯血，内科治疗无效，危及生命。

2. 反复大咯血，内科及内镜治疗无效，不具备外科手术条件或其他原因不能手术。

3. 拒绝手术治疗的大咯血。

4. 不明原因的咯血，反复发作，可行支气管动脉造影以明确诊断及治疗。

三、禁忌证

1. 碘过敏或有血管插管禁忌，如严重感染、不能平卧。

2. 支气管动脉和脊髓动脉交通且导管不能超过脊髓动脉开口。

3. 导管不能固定在靶向血管内，注射栓塞剂容易反流。

4. 患者烦躁不安、不能配合或有严重心肺疾病。

5. 严重凝血功能障碍。

四、介入治疗方法

① 患者取平卧位，双侧腹股沟区消毒、铺巾；② 以 Seldinger 技术穿刺股动脉，成功后置入导管鞘，经导管鞘将猪尾导管引入主动脉弓处行主动脉造影；③ 用 C2 导管选择合适的支气管动脉，当导管有嵌顿感时，提示导管可能已经进入支气管动脉的开口；④ 造影明确是否为目标支气管动脉；⑤ 明确诊断和出血部位后，在确保所选择的支气管动脉与脊髓动脉无交通、导管无移位及反流入主动脉的情况下，即可进行栓塞治疗。栓塞过程中需要反复造影，观察和评价靶血管的栓塞程度，避免发生栓塞剂的反流和误栓。当遇到普通导管插入支气管动脉开口不稳定或靶血管与其他血管共干时，可以使用同轴的微导管超选择性插入靶血管内实施栓塞。见图 13-1、图 13-2。

当造影示栓塞完全后，撤出导管及导管鞘，穿刺点压迫止血，穿刺侧下肢制动 12 小时；平卧 12~24 小时。术后需监测生命体征，止血药逐渐减量，保持呼吸道通畅。

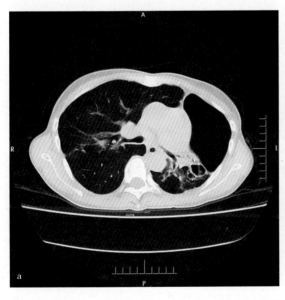
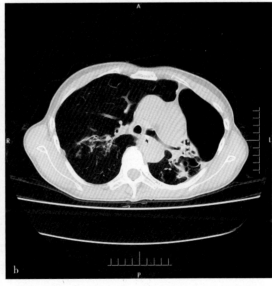

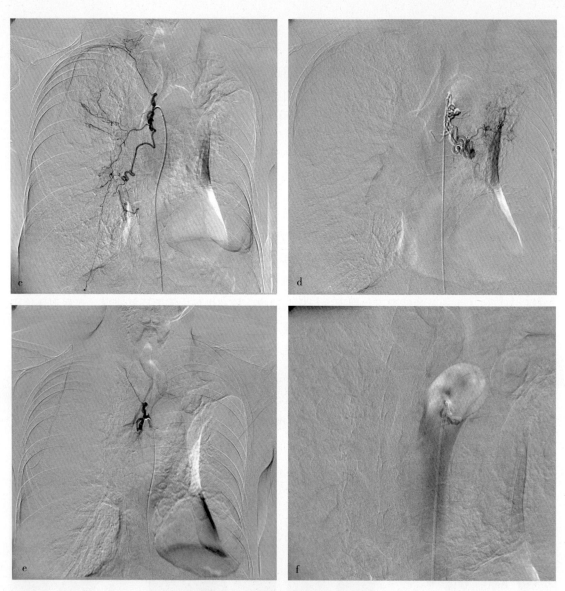

▲ 图13-1　支气管扩张伴咯血介入治疗

a、b. 双侧支气管扩张伴出血；c、d. 双侧支气管动脉造影示动脉增粗、扭曲；

e、f. 双侧支气管动脉栓塞后，呈截断征象。

五、并发症及其预防和处理

　　支气管动脉栓塞最严重的并发症是脊髓损伤。原因是支气管动脉和脊髓动脉有吻合。预防措施包括使用毒性小的非离子型对比剂、熟悉血管解剖、术中造影注意观察。发生脊髓损伤时，需要尽早积极处理，包括使用血管扩张剂如罂粟碱、低分子量右旋糖酐、地塞米松、丹参等改善脊髓血液循环，使用甘露醇减轻脊髓水肿并对症治疗等。

六、疗效

支气管动脉栓塞是治疗大咯血最为有效、安全和快速的方法。但部分患者在近期或一段时间后会复发咯血，选择合适的栓塞物质，使近端和远端的血管持久闭塞，可减少复发出血的概率。

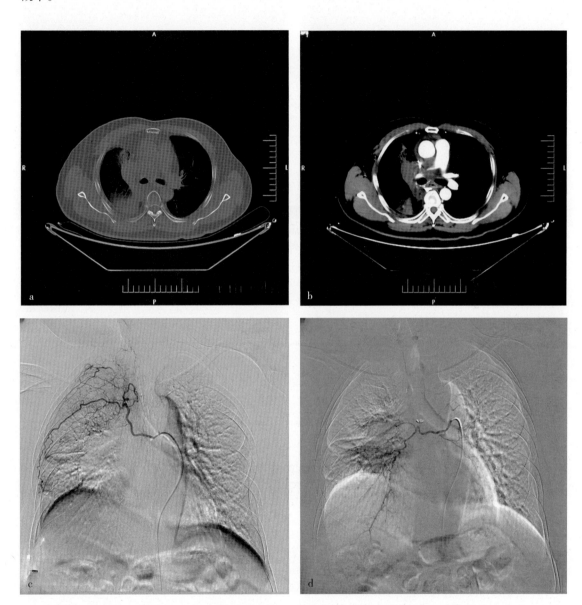

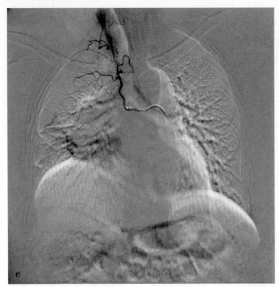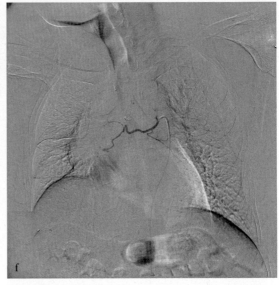

▲ 图13-2 支气管肺癌伴咯血介入治疗

a、b. 右侧肺癌伴出血；c、d 右侧肋间动脉、支气管动脉造影示动脉增粗、扭曲，实质期见右肺门肿瘤染色；
e、f. 肋间动脉及支气管动脉栓塞后，动脉呈截断征象，肿瘤染色消失。

（侯昌龙）

第二节　肺动脉栓塞的介入治疗

肺栓塞（pulmonary embolism，PE）是内源性或外源性栓子脱落堵塞肺动脉或其分支，引起肺循环障碍的临床和病理生理综合征。肺栓塞是一种常见的、严重威胁患者生命的心肺疾病，病因主要是静脉血栓形成，最常见的栓子来源于体静脉系统，尤以髂静脉、下肢深静脉或盆腔静脉的血栓最常见。大面积肺栓塞的血流动力学变化导致肺动脉压力增高、充血性右心衰竭、心脏输出量减少等。

一、适应证

1. 急性中、重度肺动脉栓塞合并下肢深静脉血栓形成，应放置下腔静脉滤器。

2. 急性中、重度肺动脉栓塞合并抗凝治疗禁忌，或出血风险过高，应放置下腔静脉滤器。

3. 抗凝治疗期间出现禁忌证，适合放置下腔静脉滤器。

4. 在抗凝治疗期间复发肺动脉栓塞，应放置下腔静脉滤器。

5. 对于出血风险高的患者，可以行置管取栓术、碎栓术及溶栓术。

二、禁忌证

近期手术史，外伤，凝血功能障碍或出血状态。

三、介入治疗方法

① 完善术前准备，确定无血栓的静脉途径，相应区域消毒铺巾；② 经安全静脉穿刺（无血栓侧的股静脉或颈内静脉），将导管鞘及"猪尾型"引流导管引入，在腔静脉内行下腔静脉造影明确双肾静脉开口；③ 引入下腔静脉滤器，将滤器置于肾静脉开口水平以远，切忌压迫肾静脉开口；④ 用"猪尾型"引流导管于肺动脉开口行肺动脉造影，明确肺动脉栓塞的大小、位置、形态，从而确定采用何种方法治疗；⑤ 经导管肺动脉局部碎栓、抽吸法取栓后，暴露新鲜面，再经导管直接溶栓，必要时可以留置导管溶栓；⑥ 肺动脉重复造影，明确血栓去除效果后拔出导管和导管鞘，压迫穿刺点止血；⑦ 术后需监测生命体征，规范抗凝治疗，口服利伐沙班或华法林。利伐沙班安全、有效，一般无须监测凝血指标；华法林需要根据凝血酶原时间（PT）和国际标准化比值（INR）调整用量。抗凝时间至少3个月，滤器置入的部分患者甚至需要终身抗凝。见图13-3。

四、并发症及其预防和处理

肺动脉栓塞的死亡率较高，尤其是急性血栓栓塞。因此在血栓去除手术过程中，必须做好各项抢救的准备，随时对患者进行心、脑、肺复苏和抗休克治疗。常见的并发症包括心律失常、肺动脉痉挛、血管损伤和血栓复发等。根据不同并发症的临床表现，进行相应的临床处理。

五、疗效

对于严重威胁生命的大块肺动脉栓塞，介入治疗具有创伤小、起效快、死亡率低等优点。通过去除血栓，可在最短时间内恢复肺动脉的正常血流、改善肺循环，也可以置入下腔静脉滤器拦截血栓达到预防目的。

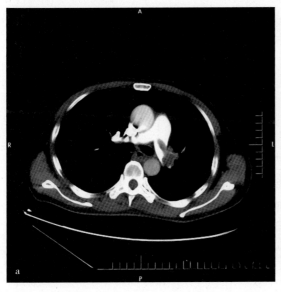
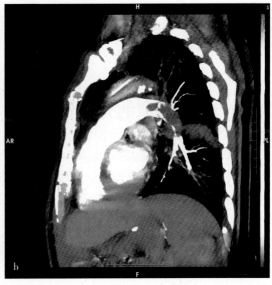

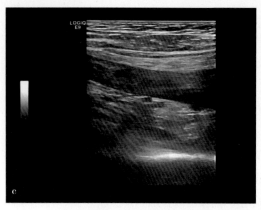
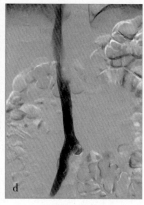
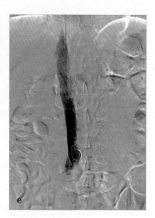
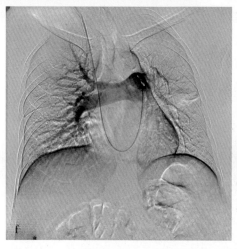
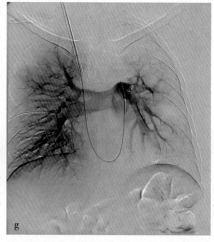

▲ 图13-3　肺动脉栓塞合并下肢深静脉血栓形成的介入治疗

a、b. 左肺动脉及分支充盈缺损，提示左肺动脉栓塞；c. 下肢彩色多普勒超声见管腔内血栓形成；d. 下腔静脉造影，确定双肾静脉水平；e. 下腔静脉滤器置入后复行下腔静脉造影；f. 肺动脉造影，左肺动脉及分支无显影，提示左肺动脉栓塞；g. 经导管碎栓、取栓、溶栓后复行肺动脉造影，见左肺动脉及分支显影。

（侯昌龙）

第三节　气管狭窄的介入治疗

气管狭窄（trachealstenosis）是由多种原因造成的气管和/或主支气管狭窄。按病因可分为良性和恶性狭窄，按狭窄方式可分为内生性、外压性和混合性狭窄。恶性狭窄主要是肺癌、食管癌、纵隔恶性肿瘤侵犯压迫气管和/或主支气管造成气管狭窄。良性狭窄常见的由气管插管或气管切开引起，以及术后吻合口狭窄等，治疗以球囊扩张为主。而重度气管狭窄患者临床症状危急且严重，呈吸气性呼吸困难，可出现三凹征或端坐前倾呼吸，肺部可闻及满肺哮鸣音，血氧饱和度降低，患者可出现窒息而死亡，因此对于恶性气管重度狭窄的患者，急诊行气管内支架置入是及时缓解呼吸困难，挽救患者生命的有效方法。

一、适应证

1. 恶性或非恶性的中央气道阻塞大于50%伴呼吸困难。
2. 气管食管瘘或支气管食管瘘。
3. 气管软化或支气管软化症或因反复气管插管、局部放疗引起的气管塌陷。
4. 肺移植或心肺移植后的吻合口裂开。

二、禁忌证

1. 婴儿气管狭窄应首选其他治疗方法。
2. 邻近声门的气管狭窄，置入支架需慎重，避免影响声门甚至吞咽功能。
3. 气管黏膜严重炎症为相对禁忌。

三、介入治疗方法

① 结合术前CT，在X线下定位，确定气管腔内狭窄位置；② 口咽麻醉后，引入导丝及导管，将导丝引入狭窄位置远端并固定；③ 透视下沿导丝将支架推送器引至气管或支气管狭窄处，定位准确后迅速释放支架；④ 透视下退出推送器，再次确认支架位置合适，见图13-4。

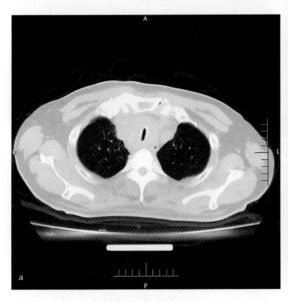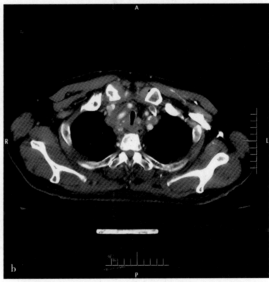

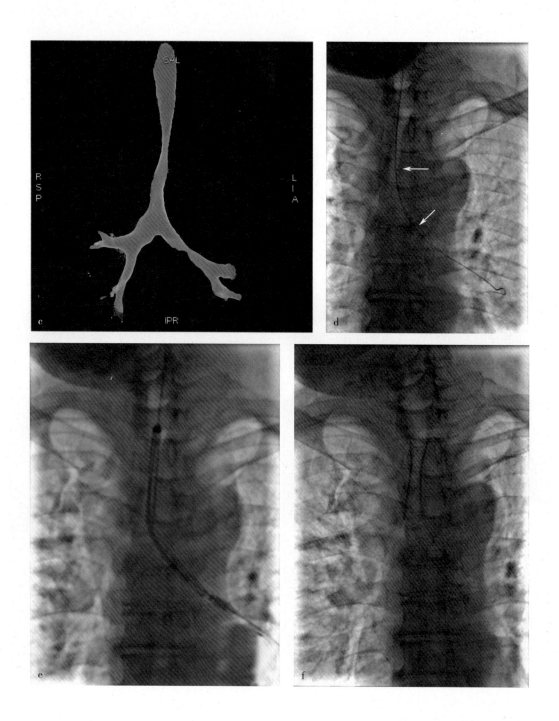

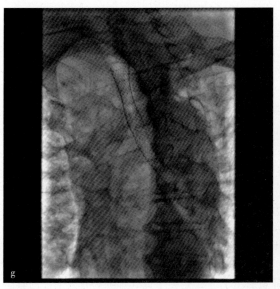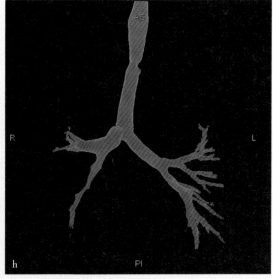

▲ 图13-4 气管狭窄的介入治疗

a~c. 胸部CT及气管三维重建显示主气管及左支气管狭窄；d. 透视下确定狭窄位置（箭）；e. 置入L形气管支架；f、g. 支架置入后正侧位透视见支架扩张良好；h. 术后气管三维重建显示气管已无狭窄。

四、并发症及其预防和处理

气管狭窄的患者一般都存在呼吸困难，局部麻醉下配合度相对较差，若条件许可，建议在全身麻醉下进行手术，若无条件，则需要妥善固定患者的体位。术中支架移位，应选择合适直径及长度的支架及术中的准确定位。支架的长期置入可能引起肉芽组织或肿瘤浸润、纤毛清除黏液减少从而引起支架再阻塞，必要时需行气管镜下治疗。部分患者可能因支架上的微生物定植导致反复感染，严重时需取出或更换支架。

五、疗效

支架置入后的患者基本临床症状显著好转，呼吸困难、喘鸣可立即得到改善。动脉氧分压及肺功能接近正常。

学习小结

本章介绍了大咯血的病因，大咯血、肺动脉栓塞及气管狭窄介入治疗的适应证及禁忌证。简单阐述了相关的介入治疗方法、疗效、并发症及其预防和处理。

（侯昌龙）

一、选择题

1. 关于肺动脉栓塞介入治疗的禁忌
证，不正确的是
   A. 近期手术史
   B. 近期外伤
   C. 下肢深静脉血栓伴肺动脉重度栓塞
   D. 凝血功能障碍
   E. 合并消化道出血

2. 关于肺动脉栓塞的介入治疗方法，正确的是
   A. 经导管于肺动脉主干注入尿激酶溶栓治疗
   B. 经导管于肺动脉主干注入t-PA溶栓治疗
   C. 使用大口径导管于肺动脉主干抽吸血栓
   D. 使用血栓清除设备于肺动脉主干机械清除血栓
   E. 以上方法均正确

3. 关于肺动脉栓塞介入治疗的适应证，不正确的是
   A. 急性中度肺动脉栓塞
   B. 急诊重度肺动脉栓塞
   C. 慢性肺动脉栓塞、肺动脉狭窄
   D. 下肢深静脉血栓伴肺动脉重度栓塞
   E. 股骨头置换术后3天突发肺动脉栓塞

4. 关于支气管肺癌介入治疗的适应证，正确的是
   A. 对于非小细胞肺癌，中央型肺癌尤其适合
   B. 肺癌术前辅助局部化疗
   C. 肺癌手术后辅助局部化疗或放疗前局部增敏化疗
   D. 不能手术的晚期肺癌，病变没有胸腔外的转移
   E. 以上均正确

5. 关于支气管肺癌介入治疗的禁忌证，不正确的是
   A. 有一般血管内治疗及对比剂应用的禁忌证
   B. 恶病质状态或严重的心、肺、肝和肾衰竭
   C. 有重度感染，白细胞、血小板减少等化疗禁忌
   D. 严重出血倾向
   E. 肺癌合并咯血

   参考答案：1. C；2. E；3. E；4. E；5. E

二、简答题

1. 简述大咯血的常见病因。
2. 简述肺动脉栓塞介入治疗的适应证和禁忌证。
3. 简述支气管狭窄介入治疗的并发症及其预防和处理。

第十四章

循环系统疾病的介入治疗

学习目标

掌握	冠状动脉疾病介入治疗的适应证和禁忌证。
熟悉	球囊成形术和冠状动脉介入治疗的并发症和防治。
了解	先天性心脏病封堵术及心脏瓣膜狭窄球囊成形术的适应证及禁忌证。

第一节　冠状动脉疾病介入治疗

冠状动脉粥样硬化性心脏病是冠状动脉粥样硬化狭窄或阻塞所致的心肌缺血坏死。经皮冠状动脉介入治疗（PCI）是冠状动脉疾病治疗的重要手段。

一、适应证和禁忌证

（一）适应证

各种类型的不稳定型心绞痛、急性心肌梗死及介入治疗后或冠状动脉搭桥后心绞痛复发，管腔再狭窄。

（二）禁忌证

非前降支近段的单支病变，且缺血面积小于左心室面积10%；优化药物治疗后无明显限制性缺血症状；发病12小时以上，无症状且血流动力学稳定。

二、介入治疗方法

经股动脉或桡动脉穿刺，置入导管鞘，送入引导导管行冠状动脉造影，确定病变部位后，选取合适的球囊导管及引导导丝，沿引导导管送入冠状动脉口，导丝首先送入并通过狭窄段，将球囊导管推送至狭窄区，测量狭窄前后压力差，使球囊体部位于病变中心或最狭窄处，以稀释的对比剂加压充盈球囊，压力2~10个大气压，首次充盈20~30秒，压力和时间可依次递增，一般球囊持续扩张时间为60秒左右，反复扩张2~5次。如需支架置入，直接沿导丝送入球囊扩张式支架，使支架跨狭窄段后，加压释放支架。在造影确认支架置入良好，血管全程无并发症后，在X线透视下，撤出导丝及指引导管，加压包扎动脉穿刺部位（图14-1）。

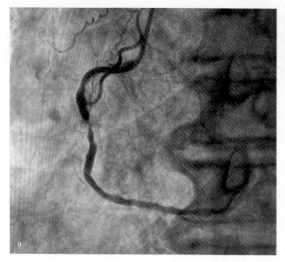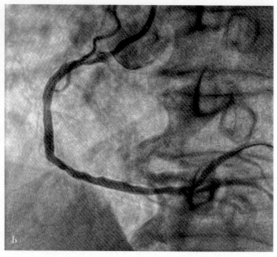

▲ 图14-1　冠状动脉支架置入术

a. 冠状动脉造影显示动脉狭窄；b. 冠状动脉支架置入术后造影，显示狭窄消失。

三、并发症及其预防和处理

并发症包括冠状动脉急性闭塞、冠状动脉穿孔、心脏压塞、冠状动脉夹层、假性动脉瘤、动静脉瘘、冠状动脉痉挛、血栓形成、再狭窄、心律失常和急性左心衰竭等。根据不同并发症的临床表现，进行相应的临床处理。

四、疗效

单纯PTCA球囊扩张后残余狭窄<50%，TIMI血流3级即被认为成功；支架置入后，残余狭窄<20%被认为成功。冠状动脉介入治疗的操作成功率已经达到95%以上，各种并发症的发生率在5%以下；使用药物涂层支架时支架再狭窄的发生率下降至少20%。

（侯昌龙）

第二节　先天性心脏病封堵术

先天性心脏病的发病率为0.7%~0.8%，我国每年新出生的先天性心脏病患儿约15万，常见的有房间隔缺损、室间隔缺损、动脉导管未闭、法洛四联症等。介入治疗具有创伤小、痛苦小、成功率高、恢复快等优点。

一、适应证和禁忌证

（一）适应证

包括房间隔缺损、室间隔缺损、动脉导管未闭。

（二）禁忌证

同时存在需要外科手术治疗的心脏畸形，缺损解剖位置或大小不适合放置封堵器，重度肺动脉高压并右向左分流、严重心力衰竭和不能控制的心律失常、感染性心内膜炎等。

二、介入治疗方法

Seldinger法行股静脉穿刺，先经右心导管造影检查（动脉导管未闭还应行股动脉穿刺），测量缺损大小，导丝跨过缺损后将其送入对侧远端，沿导丝送入封堵器，放于缺损处。术后复查超声心动图，验证封堵是否完全，二尖瓣及三尖瓣是否受影响，肺动脉和冠状窦口是否受到影响（图14-2、图14-3）。

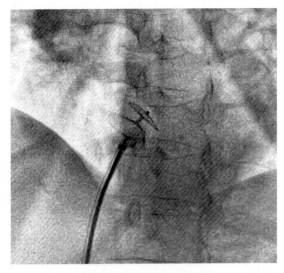

▲ 图14-2　房间隔缺损封堵术
房间隔封堵装置封堵房间隔缺损。

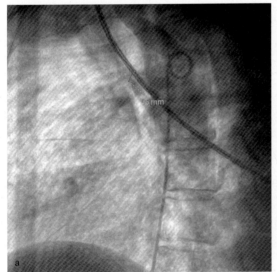
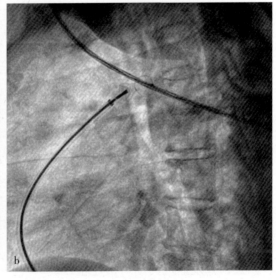

▲ 图14-3　动脉导管未闭封堵术
a、b.动脉导管封堵装置封堵动脉导管。

三、并发症及其预防和处理

并发症包括封堵器脱落引起栓塞、心律失常、心脏穿孔、心脏压塞、残余分流合并溶血、急性肺水肿、气栓和血栓、三尖瓣关闭不全、主动脉-心房瘘、主动脉瓣损伤和头痛等。根据不同并发症的临床表现，进行相应的临床处理。

四、疗效

先天性心脏病封堵术经验成熟，总体成功率在 95% 以上，早期施行封闭手术，生存率与正常人相同。

（侯昌龙）

第三节　心脏瓣膜狭窄球囊成形术

心脏瓣膜狭窄包括二尖瓣狭窄、主动脉瓣狭窄、肺动脉瓣狭窄、三尖瓣狭窄，可由风湿性、先天性及老年钙化引起。常引起心力衰竭、心律失常、肺水肿、晕厥、心绞痛等并发症。心脏瓣膜狭窄采用经皮球囊成形术方法简便、有效、安全、经济。

一、适应证和禁忌证

（一）适应证

典型二尖瓣狭窄、肺动脉瓣狭窄、主动脉瓣狭窄或伴轻度关闭不全。

（二）禁忌证

包括瓣膜明显增厚、钙化；合并重度关闭不全；心房、心室有新鲜血栓；风湿活动期；不可控制的心律失常。

二、介入治疗方法

采用Seldinger技术，经股动脉或股静脉插管造影。诊断明确后即行球囊成形术。例如，行主动脉瓣狭窄球囊成形术，在透视下将球囊导管送入狭窄处，确定球囊中央跨于狭窄的主动脉瓣口，快速扩张球囊，随囊腔内压力增加，"腰征"消失（图 14-4）。扩张结束后测定主动脉及左心室压力并与术前对比，计算出瓣口面积，观察扩张效果。

三、并发症及其预防和处理

常见的并发症包括急性心脏压塞、瓣膜关闭不全、血管并发症、心律失常、肺循环或体循环栓塞和医源性房间隔缺损等。根据不同并发症的临床表现，进行相应的临床处理。

四、疗效

成功率在95%以上，瓣口面积增大，跨瓣压差降低。临床症状、体征明显改善。

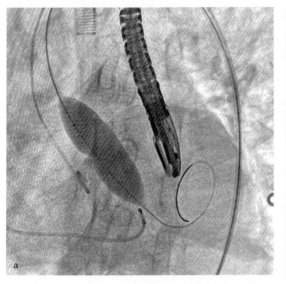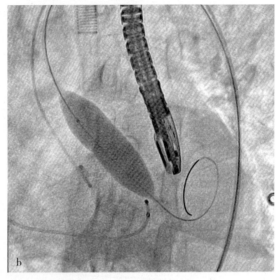

▲ 图 14-4 主动脉瓣狭窄球囊成形术

a. 球囊导管位于主动脉狭窄处；b. 球囊导管扩张后主动脉狭窄消失。

学习小结

本章介绍了心脏瓣膜狭窄球囊成形术、先天性心脏病封堵术和冠状动脉疾病介入治疗，简单阐述了各种介入治疗方法的适应证和禁忌证、介入治疗方法、并发症及其预防和处理、疗效等。

（侯昌龙）

复习参考题

一、选择题

1. 关于稳定性冠心病介入治疗的适应证，不正确的是
   - A. 左主干病变，管腔狭窄 >50%；前降支近段管腔狭窄 ≥60%
   - B. 伴左心室功能减低的 2 支或 3 支病变
   - C. 大面积心肌缺血（核素等证实缺血面积大于左心室面积的 10%）
   - D. 血管腔狭窄 ≥70% 伴心绞痛，

   且优化药物治疗无效
   - E. 有心力衰竭，且缺血面积大于左心室的 10%，或存活心肌的供血由狭窄 ≥70% 的罪犯血管提供

2. 冠状动脉介入治疗的适应证不包括
   - A. 不稳定型心绞痛
   - B. 急性心肌梗死
   - C. 冠状动脉搭桥术后心绞痛复发
   - D. 管腔再狭窄

E. 非前降支近段的单支病变，且缺血面积小于左心室面积10%

3. 先天性心脏病封堵术禁忌证不包括
   A. 重度肺动脉高压并右向左分流
   B. 房间隔缺损
   C. 同时存在需要外科手术治疗的心脏畸形
   D. 缺损解剖位置或大小不适合放置封堵器
   E. 感染性心内膜炎

4. 心脏瓣膜狭窄不包括
   A. 二尖瓣狭窄
   B. 主动脉瓣狭窄
   C. 肺动脉瓣狭窄
   D. 静脉瓣狭窄
   E. 三尖瓣狭窄

5. 心脏瓣膜狭窄球囊成形术适应证不包括
   A. 典型二尖瓣狭窄
   B. 肺动脉瓣狭窄
   C. 主动脉瓣狭窄伴重度关闭不全
   D. 主动脉瓣狭窄
   E. 主动脉瓣狭窄伴轻度关闭不全

参考答案：1. A；2. E；3. B；4. D；5. C

二、简答题

1. 简述冠状动脉疾病介入治疗的适应证和禁忌证。

2. 简述冠状动脉介入治疗的并发症和防治。

消化系统疾病的介入治疗

学习目标

掌握	肝细胞癌、梗阻性黄疸、脾动脉栓塞、肝肿瘤射频消融治疗、食管狭窄、胃肠道出血、腹腔囊肿和脓肿介入治疗的适应证和禁忌证。
熟悉	肝细胞癌、经颈静脉肝内门体静脉分流术、梗阻性黄疸、脾动脉栓塞术、食管狭窄、胃肠道出血、腹腔囊肿和脓肿介入治疗方法。
了解	梗阻性黄疸、食管狭窄、胃肠道出血、腹腔囊肿和脓肿介入治疗并发症及其预防和处理。

第一节 肝细胞癌的介入化疗栓塞

肝细胞癌经肝动脉介入治疗方法有三种：经导管动脉灌注（transcatheter arterial infusion，TAI）、经导管动脉栓塞（transcatheter arterial embolization，TAE）和经导管动脉化疗栓塞（transcatheter arterial chemoembolization，TACE）。TACE是目前应用最为广泛的肝细胞癌介入治疗方法，TACE细分可分为C-TACE及D-TACE。

一、适应证和禁忌证

（一）适应证

中国肝癌分期中Ⅰb期至Ⅲb期的肝细胞癌及不愿手术或存在外科手术禁忌的Ⅰa期肝细胞癌。

（二）禁忌证

肝功能严重障碍、Child-Pugh C级；凝血功能严重障碍且无法纠正；大量腹水或重度肝硬化；门静脉高压伴逆向血流及门静脉主干完全阻塞，且无侧支循环形成；合并感染（如肝脓肿）；肿瘤占全肝≥70%；广泛转移；多器官功能衰竭等。

二、介入治疗方法

1. 肝动脉造影　患者仰卧位，会阴部常规消毒铺巾，并于穿刺点局部麻醉后采用Seldinger技术经股动脉穿刺插管置入动脉鞘，将导管插入并置于腹腔干或肝总动脉造影并观察图像（图15-1a）。

图像采集应包括动脉期、实质期及门静脉期。若发现肝脏某区域未显示血管或瘤体供血区域显示不完整，可选择肠系膜上动脉、膈下动脉、右侧肾上腺动脉等造影检查，显示异位供血动脉。

2. 灌注化疗 根据动脉造影情况，明确肿瘤部位、大小、数量及供血情况，同时观察有无动静脉瘘，超选择插管至供血动脉内灌注化疗，常用化疗药物为蒽环类、铂类及氟尿嘧啶类等。

3. 栓塞治疗 栓塞时需超选择插管至肿瘤供血动脉，常用栓塞剂分为液态栓塞剂及颗粒栓塞剂，液态栓塞剂主要为超液态碘化油，颗粒栓塞剂主要有明胶海绵颗粒、PVA颗粒及载药微球等。超选择插管至肿瘤供血动脉后，注入碘化油与化疗药物充分混合的碘油乳剂，进行栓塞，碘油用量一般为5~20ml，最多不超过30ml。栓塞过程中需仔细观察碘油沉积情况，当肿瘤周围出现门静脉小分支显影时停止注入。在碘化油栓塞后需加用颗粒性栓塞剂栓塞供血动脉主干。栓塞时应尽量栓塞肿瘤所有供血动脉，尽量使肿瘤去血管化。如合并肝动静脉瘘，则先用颗粒栓塞剂进行栓塞。栓塞后再次行肝动脉造影，了解肝内血供及肿瘤病灶的栓塞情况（图15-1b）。

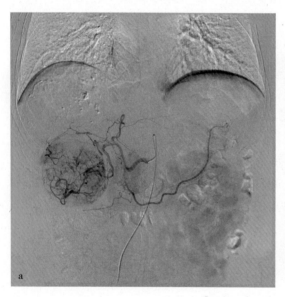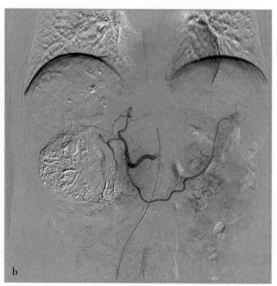

▲ 图15-1 肝细胞癌TACE治疗
a. 肝右叶肝细胞癌染色呈团块状，周围见两处子灶形成；b. 栓塞后肿瘤染色消失。

三、并发症及其预防和处理

TACE治疗后的并发症有栓塞后综合征（post-embolization syndrome）、肝功能减退、术中胆心反射、肝脓肿、胆汁瘤、消化道出血、异位栓塞、血细胞减少和血管损伤等。根据不同并发症的临床表现，进行相应的处理。

四、疗效

血供丰富的巨块型肝细胞癌，治疗效果较好；严重肝硬化患者，小细胞型肝癌、低分化或未分化癌治疗效果较差。可通过以TACE为主的综合性介入治疗方法延长肝细胞癌患者的生存期，提高患者生活质量。

（侯昌龙）

第二节 经颈静脉肝内门体静脉分流术

经颈静脉肝内门体静脉分流术（transjugular intrahepatic portosystemic shunt，TIPS）是指经颈静脉途径、在门静脉主要分支和肝静脉之间建立人工分流道，从而降低门静脉压力、减少食管胃底静脉再出血、促进胸腔积液和腹水吸收。与传统外科分流手术相比，TIPS具有操作简单、创伤小、并发症少、死亡率低等优势。

一、适应证和禁忌证

（一）适应证

食管胃底静脉曲张破裂出血（EGVB）；顽固性腹水及肝性胸腔积液；肝肾综合征（HRS）；布-加综合征（BCS）。

（二）禁忌证

救治静脉曲张破裂大出血时TIPS无绝对禁忌证，但下列情况可视为相对禁忌证：重要脏器功能严重不全；肺动脉高压、右心压力增高存在右心衰竭；难以纠正的凝血功能障碍；肝功能Child-Pugh C级，预后较差；未控制的感染性疾病，尤其存在胆系感染；胆道梗阻；肝性脑病；弥漫性原发或转移性肝恶性肿瘤，预计生存时间<3个月；门静脉海绵样变性。

二、介入治疗方法

经颈静脉入路，穿刺成功后置入导管鞘。沿导管鞘将导管送至右心房测量右心房压力。撤出导管，将TIPS穿刺套装中的外套管插入下腔静脉，将多功能导管选择性插入肝静脉造影，将门静脉穿刺装置送入肝静脉。成功穿刺门静脉为该手术重要的一步，术前应认真阅片，了解患者门静脉与肝静脉之间的三维关系，如经验不足，建议术中行肠系膜上动脉或脾动脉间接门静脉造影了解门静脉走行及位置。根据已确定的门静脉穿刺点穿刺成功后经内套管注入对比剂确认TIPS套管位于门静脉内，再将外套管沿导丝送入门静脉主干并测量门静脉压力。用球囊导管扩张分流通道，并将装有支架的输送器送入分流通道，准确放置支架。再次测量门静脉压力，对出血的责任曲张静脉进行硬化栓塞治疗（图15-2）。

三、并发症及其预防和处理

TIPS的并发症有腹腔出血、肝性脑病、胆道损伤、肝功能损伤或肝衰竭、支架狭窄或闭塞等，根据不同并发症的临床表现进行相应的处理。

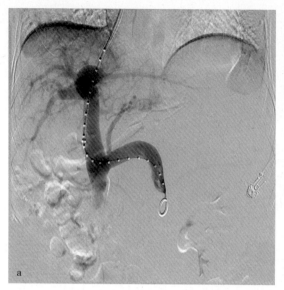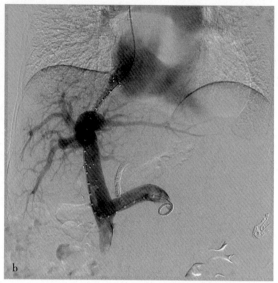

▲ 图15-2　TIPS治疗门静脉高压消化道出血

a. 门静脉增宽，胃冠状静脉迂曲扩张；b. 门腔静脉分流及胃冠状静脉栓塞后，造影见门静脉血流部分流向腔静脉，胃冠状静脉血流明显减少。

四、疗效

TIPS的成功率在95%以上，近期疗效肯定，术后急性上消化道出血的控制率约为90%。60%~85%的TIPS术后患者腹水明显减少。TIPS是唯一可同时解决肝性胸腔积液和顽固性腹水的治疗手段。

（侯昌龙）

第三节　梗阻性黄疸的介入治疗

梗阻性黄疸（obstructive jaundice）是胆管梗阻导致全身皮肤及巩膜黄染，血液生化检查胆红素水平增高等。可分为良性和恶性胆道梗阻。胆道梗阻介入治疗包括经皮经肝穿刺胆道引流术（percutaneous transhepatic cholangic drainage，PTCD）及胆道支架置入术。

一、适应证和禁忌证

（一）适应证

不适合外科手术切除的恶性肿瘤所致的胆道梗阻；胆管良性狭窄；胆道梗阻引起败血症；胆

道梗阻外科手术前为了改善患者全身状况。

（二）禁忌证

严重凝血功能障碍；大量腹水；毛细胆管性阻塞；全身功能衰竭。

二、介入治疗方法

根据超声及术前影像资料选择穿刺点，可以超声下直接定位，或其他影像学引导下经右胆管穿刺，即以右侧腋中线肋膈角以下2cm左右的肋上缘（第7~9肋间隙）作为穿刺点；经左胆管穿刺者，常选择剑突下偏左侧作为穿刺点。穿刺成功后引流方式有外引流（图15-3）、内-外引流和内引流（图15-4）。

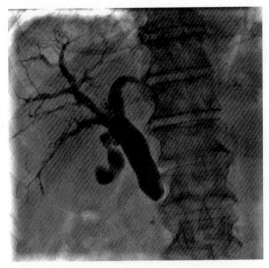

▲ 图15-3　经皮经肝胆道穿刺引流术
多侧孔引流管置于扩张胆管的梗阻近端，
将胆汁引流至体外。

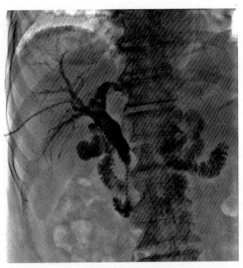

▲ 图15-4　胆道支架置入术
胆管梗阻位置置入胆道支架，对比剂可通过
支架进入肠道。

三、并发症及其预防和处理

并发症有出血、胆汁血症、胆汁性腹膜炎、感染、引流管移位、脱落等，根据不同并发症的临床表现进行相应的处理。

四、疗效

PTCD可达到消退黄疸的作用，有效率达95%以上；但对于肝门部胆管癌所致的梗阻性黄疸，需要个性化引流策略保证引流效果。影响患者生存时间的因素主要在于对原发疾病的控制。

（侯昌龙　王伟）

第四节　脾动脉栓塞治疗

门静脉高压性脾大合并严重脾功能亢进者，可行部分性脾栓塞术（partial splenic embolization，PSE）治疗，PSE可在保持脾脏部分功能的基础上治疗脾功能亢进。

一、适应证和禁忌证

（一）适应证

脾大合并脾功能亢进，有外科手术指征；脾功能亢进导致全血细胞明显降低；淤血性脾大合并脾功能亢进，有上消化道出血史及出血倾向。

（二）禁忌证

继发性脾功能亢进合并恶病质及脏器功能衰竭；严重感染及脓毒血症。凝血功能障碍为相对禁忌。

二、介入治疗方法

采用Seldinger技术穿刺股动脉，置入动脉鞘，沿动脉鞘将导管送至腹腔干或脾动脉进行造影，观察脾脏的大小、形态及供血情况，将导管超选择送入脾动脉远端后注入颗粒性栓塞剂。栓塞过程中应随时造影估算栓塞范围，一般认为，脾栓塞范围应控制在60%~70%，但应视患者的疾病、全身情况及耐受程度综合考虑。见图15-5。

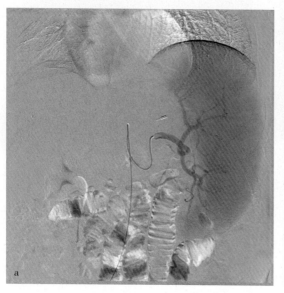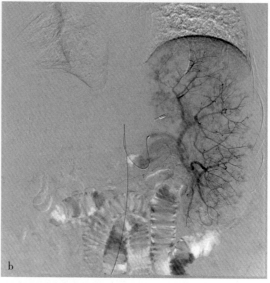

▲ 图15-5　经皮部分性脾栓塞术

a.脾动脉增粗、迂曲，脾明显增大、增厚；b.脾动脉栓塞后造影示脾栓塞范围约70%。

三、并发症及其预防和处理

并发症包括脾栓塞术后综合征、脾脓肿、门－脾静脉血栓形成、肝功能损伤、肺炎、肺不张、胸腔积液等。根据不同并发症的临床表现进行相应的处理。

四、疗效

栓塞术后脾功能亢进状况和临床症状可明显改善。腹部影像学检查可评价脾功能和梗死体积。

（侯昌龙）

第五节　肝肿瘤的消融治疗

肿瘤消融（tumor ablation）是指在影像设备的引导下，经皮穿刺至肿瘤组织，利用物理（如射频、微波、氩氦刀、超声聚焦刀）或化学（如无水乙醇、冰醋酸、多柔比星、顺铂、羟喜树碱等）的方法直接使肿瘤坏死，达到原位灭活肿瘤的方法。

一、适应证和禁忌证

（一）适应证

① 单发肿瘤，最大径小于5cm；② 肿瘤数目不超过3个，且最大径小于3cm；③ 无血管、胆管和邻近器官侵犯及远处转移；④ 肝功能 Child-Pugh A级或B级。

（二）禁忌证

① 肿瘤巨大或弥漫型肝细胞癌；② 伴血管、胆管及邻近器官侵犯或远处转移；③ 肝功能Child-Pugh C级；④ 严重凝血功能障碍。

二、介入治疗方法

在超声或其他影像设备的引导下，根据穿刺路径要求选择合适体位，明确进针点及方向，测量进针距离。通过影像设备明确穿刺针位置，利用物理或化学的方法直接作用于肿瘤，使之坏死。消融完成后，在拔针时需进行针道消融，防止术后出血和肿瘤沿针道种植转移。

三、并发症及其预防和处理

主要并发症包括发热、疼痛、皮肤烧伤、少量胸腔积液、少量气胸等；严重并发症包括感染、消化道出血、消化道穿孔、腹腔内出血、肿瘤种植等。根据不同并发症的临床表现进行相应的处理。

四、疗效

对于小肝癌，射频消融可达到根治效果，远期疗效与外科手术切除相似。治疗后1个月，可行肝脏增强影像学检查评估消融疗效（图15-6、图15-7），对治疗后肿瘤残留或复发者，可以再次进行消融治疗。

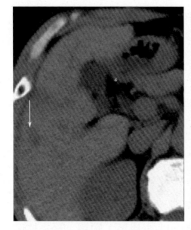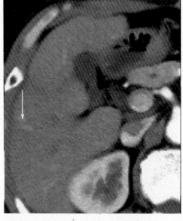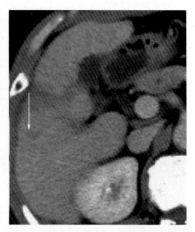

▲ 图15-6　小肝细胞癌术前CT检查
肝右叶小肝细胞癌，增强CT动脉期显示强化（箭）。

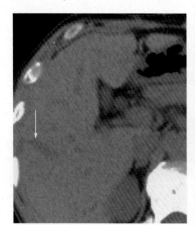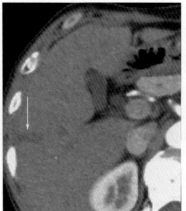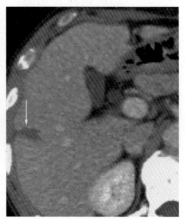

▲ 图15-7　射频消融术后1个月复查CT
肝右叶小肝细胞癌消融灶区坏死，增强后无强化（箭）。

（侯昌龙　王伟）

第六节　食管狭窄的介入治疗

食管狭窄（esophageal stenosis）是指食管管腔缩小，伴有完全性或不完全性梗阻，分为良性狭窄和恶性狭窄。对于不适合或失去手术机会的食管狭窄患者，可通过球囊扩张术、支架置入术得到有效的治疗。良性狭窄用球囊扩张或可回收食管覆膜支架治疗；恶性狭窄用食管覆膜支架治疗。

一、适应证和禁忌证

（一）食管球囊扩张术的适应证和禁忌证

1. 适应证　化学性灼伤所致食管瘢痕性狭窄；食管术后吻合口良性狭窄；放疗后食管狭窄；贲门失弛症。

2. 禁忌证　食管化学性灼伤后的急性炎症期；食管气管瘘或食管纵隔瘘；放疗后6个月内；重度食管静脉曲张；严重凝血功能障碍；严重心、肺功能不全。

（二）食管支架置入术的适应证和禁忌证

1. 适应证　失去手术机会的食管癌或周围恶性病变侵及食管导致食管狭窄或食管瘘；食管癌术后吻合口复发；球囊扩张治疗良性食管狭窄效果不佳，可尝试置入可回收覆膜支架。

2. 禁忌证　食管狭窄位置超过第7颈椎上缘；重度食管静脉曲张；严重凝血功能障碍；严重心、肺功能不全；严重恶病质。

二、介入治疗方法

完善术前准备后患者取仰卧位，口咽部充分麻醉，经口腔送入5F单弯导管，配合超滑导丝进入食管，造影确定食管狭窄的部位、范围及长度，选择合适的球囊导管或食管支架。球囊扩张：沿导丝将球囊导管送至狭窄段，使球囊中心位于狭窄段中心，充盈球囊至狭窄压迹消失，反复几次。支架置入：沿导丝将食管覆膜支架送至狭窄段，确定支架两端要超过食管狭窄段2cm，释放支架。见图15-8。

三、并发症及其预防和处理

食管球囊扩张术和支架置入术后的并发症包括疼痛、出血、穿孔、反流性食管炎、支架移位、脱落和再狭窄等。根据不同并发症的临床表现，进行相应的临床处理。

四、疗效

食管球囊扩张术治疗良性食管狭窄疗效肯定，尤其对于食管术后吻合口良性狭窄、贲门失弛症。对于化学性灼伤所致食管瘢痕性狭窄效果有限。

食管覆膜支架置入治疗食管恶性狭窄，患者进食困难症状可立即得到缓解，生活质量明显改善。

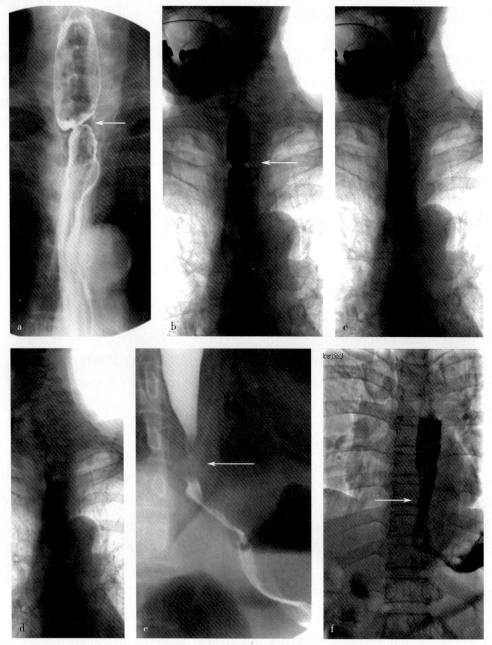

▲ 图15-8 食管球囊扩张、食管支架置入治疗食管狭窄

a. 食管中段狭窄（箭）；b、c. 食管球囊扩张中（箭）；d. 食管狭窄球囊扩张后；e. 导管造影示食管下段狭窄（箭）；f. 食管狭窄处放置支架，对比剂排泄通畅（箭）。

（侯昌龙　王伟）

第七节　胃肠道出血的介入治疗

胃肠道出血（gastrointestinal bleeding）以屈氏韧带为界分为上消化道出血和下消化道出血。动脉造影在胃肠道出血的诊断和治疗中具有重要价值，能显示出血血管及出血程度。当出血速度达0.5ml/min时，动脉造影就可以发现出血部位对比剂外溢。介入治疗出血具有简便、有效、安全、微创等特点，为保守治疗无效、避免再次外科手术的患者提供治疗的机会。

一、适应证和禁忌证

（一）适应证
各种原因所致的胃肠道动脉性出血，经保守治疗无效，无介入治疗禁忌证；不能行外科手术。

（二）禁忌证
绝对禁忌证为严重对比剂过敏。相对禁忌证为严重肝肾功能不全、严重凝血功能障碍和严重全身感染。

二、介入治疗方法

完善术前准备，患者取仰卧位，局部麻醉下采用Seldinger技术穿刺股动脉，置入5F动脉短鞘，送入5F导管，分别在腹腔干和肠系膜上、下动脉进行选择性动脉造影，必要时行膈下动脉、腹主动脉、双侧髂内动脉、骶正中动脉造影及各主干分支动脉超选择性造影。消化道出血直接征象为对比剂直接外溢向胃肠腔内（图15-9a），呈斑点、片状高密度，外溢对比剂的形态、大小与出血速度有关；间接征象为原发病的动脉造影表现，如肿瘤血管及肿瘤染色、假性动脉瘤、畸形血管团等。动脉造影可明确出血部位和出血来源血管。

若为假性动脉瘤出血，以弹簧圈栓塞出血动脉近远端。若为肿瘤出血，通常应用栓塞微球或PVA颗粒或明胶海绵颗粒进行栓塞，既起到止血效果，又能控制肿瘤生长。若为胃、十二指肠或直肠出血，需同时栓塞出血动脉远端及近端，防范侧支循环供血。当对比剂流速减慢或停止后，即终止栓塞，栓塞过程中应防止对比剂反流、异位栓塞或过度栓塞，尽量保留其他分支血供。栓塞完毕后于出血动脉的主干再次进行造影，如果出血征象消失，即考虑栓塞成功（图15-9b）。若弥漫性胃肠道出血和血管造影检查无明显异常的对比剂外溢出血，可经导管灌注血管升压素止血。对于造影明确出血原因及部位，必须手术切除才能治愈，若病情允许，可不必行栓塞治疗，直接行外科手术治疗。

三、并发症及其预防和处理

胃肠道出血介入治疗的并发症有栓塞后胃肠壁缺血坏死、异位栓塞、腹痛、感染等。根据不同并发症的临床表现进行相应的临床处理。

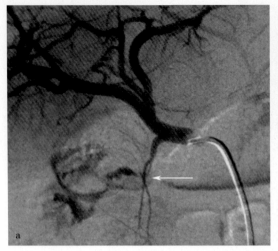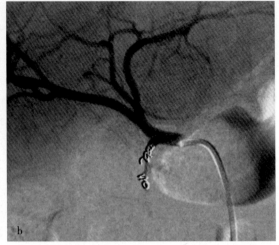

▲ 图15-9　动脉造影及栓塞治疗胃肠道出血

a. 肝总动脉造影示胃十二指肠动脉分支出血（箭），对比剂直接外溢至十二指肠内，肠黏膜显影；b. 用弹簧圈由远及近栓塞出血部位，造影示原出血动脉无显影，出血征象消失。

四、疗效

胃肠道出血栓塞治疗效果明显，栓塞后即时止血率达80%~100%。因此，在保守治疗无效时，介入治疗可作为首选治疗方法。

（侯昌龙）

第八节　腹腔囊肿和脓肿的介入治疗

腹腔囊肿（abdominal cyst）穿刺抽吸硬化治疗具有疗效快、创伤小、并发症少等优势。腹腔脓肿（abdominal abscess）是指腹腔某一部位因组织感染坏死液化，被周围脏器、网膜或肠系膜等包裹，形成局限性脓液积聚；经皮穿刺脓肿引流术已取代外科切开引流手术，为腹腔脓肿的首选治疗方法。

一、适应证和禁忌证

（一）适应证

1. 腹腔囊肿　囊肿直径≥5cm；囊肿压迫周围组织引起疼痛、黄疸、胃肠梗阻、肾积水等临床症状；囊肿合并感染；年老体弱不适合外科手术治疗；有破裂或发生脏器扭转的风险等。

2. 腹腔脓肿　脓肿已有液化区，药物保守治疗感染控制不佳；较大的腹腔脓肿压迫周围组织引起临床症状。

（二）禁忌证

无合适的穿刺路径；严重凝血功能障碍；脓肿液化不良；大量腹水；严重心、肺功能不全；囊肿与胆道、胰管、肾盂、输尿管相通者，禁止硬化治疗。

二、介入治疗方法

（一）腹腔囊肿抽吸硬化术

超声或CT扫描确定腹腔囊肿位置，确定体表穿刺点，消毒铺巾，局部麻醉，将穿刺针穿刺入囊肿内。经穿刺针外套管或更换导管抽空囊液，注入硬化剂杀灭囊壁细胞。常用硬化剂有无水乙醇、聚桂醇等。若囊肿直径大于10cm或存在感染，则需留置引流管，待每日引流量小于5ml，再注入硬化剂治疗或直接拔出引流管（图15-10）。

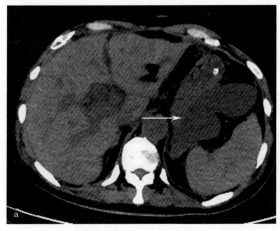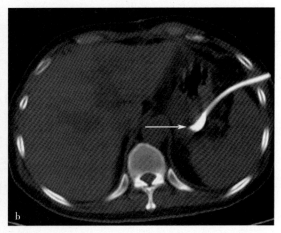

▲ 图15-10　腹腔囊肿引流
a.腹腔囊肿CT引导下穿刺（箭）；b.腹腔囊肿引流管置入后（箭）。

（二）腹腔脓肿穿刺引流术

超声或CT扫描确定腹腔脓肿位置，确定体表穿刺点，消毒铺巾，局部麻醉，将穿刺针穿刺入脓腔内。经穿刺针外套管造影，确认位于脓腔内，经穿刺针将导丝送至脓腔，沿导丝将多侧孔引流管送至脓腔，根据脓液黏稠度，选择粗细合适的引流管（图15-11）。

三、并发症及其预防和处理

腹腔囊肿和脓肿介入治疗的并发症有疼痛、气胸、液气胸、局部腹膜炎、菌血症和引流管阻塞或脱落等。根据不同并发症的临床表现进行相应的临床处理。

四、疗效

囊肿穿刺抽吸硬化术成功率和近期疗效与外科手术相同，远期复发率高于外科手术，需多次硬化治疗。脓肿穿刺引流术成功率高，疗效优于外科手术。

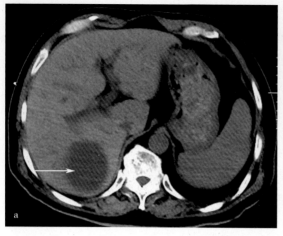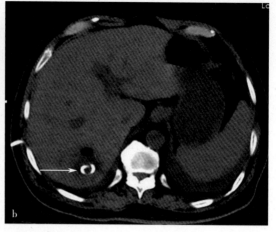

▲ 图15-11　肝脓肿置管引流

a. CT示肝脓肿（箭）；b. 穿刺置管引流术后，复查CT示引流管影，肝脓肿基本消失。

学习小结

　　本章介绍了消化系统常见疾病的介入治疗方法，包括肝细胞癌的栓塞和消融治疗、门静脉高压症经颈静脉肝内门体静脉分流术、脾动脉栓塞治疗、梗阻性黄疸的介入治疗、肝囊肿和脓肿的介入治疗；简单阐述了各种介入治疗方法的适应证和禁忌证、介入治疗方法、并发症及其预防和处理、疗效等。

（侯昌龙　王伟）

复习参考题

一、选择题

1. 关于肝细胞癌的介入栓塞化疗适应证，不正确的是
   A. 肝细胞癌切除术前应用
   B. 不能外科手术切除的肝细胞癌
   C. 虽能手术切除，但患者不愿意接受手术的肝细胞癌
   D. 肝功能严重障碍，属 Child-Pugh C级
   E. 手术失败或切除术后复发

2. 关于梗阻性黄疸的病因，不正确的是
   A. 胆道结石
   B. 胰头癌
   C. 病毒性肝炎
   D. 胆管癌
   E. 十二指肠乳头肿瘤

3. 关于梗阻性黄疸的介入治疗，不正确的是
    A. 胆道梗阻介入治疗包括经皮肝穿刺胆道引流术及胆道支架置入术
    B. 出血及感染为经皮经肝穿刺胆道引流术后并发症
    C. 合并大量腹水的胆道梗阻可行介入治疗
    D. 恶性梗阻性黄疸行胆道支架置入术后再狭窄与肿瘤生长有关
    E. 全身功能衰竭是介入治疗的禁忌证

4. 关于脾动脉栓塞的术后并发症，不正确的是
    A. 脾栓塞术后综合征为常见并发症
    B. 术后肺炎、肺不张、胸腔积液多见于右侧
    C. 脾脓肿的致病菌主要是肺炎克雷伯菌、葡萄球菌
    D. 为减少并发症发生，术中需严格遵守无菌操作原则，适度掌握栓塞范围
    E. 可导致门-脾静脉血栓形成

5. 肝细胞癌行射频消融的适应证，正确的是
    A. 单发肿瘤最大直径小于5cm
    B. 合并血管、胆管和邻近器官侵犯及远处转移
    C. 弥漫型肝癌
    D. 肝功能 Child-Pugh C 级
    E. 严重凝血功能障碍

参考答案：1. D；2. C；3. C；4. B；5. A

二、简答题

1. 简述肝细胞癌介入栓塞治疗的适应证和禁忌证。

2. 简述梗阻性黄疸介入治疗的方法、适应证和禁忌证。

3. 简述脾动脉栓塞治疗的适应证和禁忌证。

4. 简述腹腔囊肿、肝脓肿介入治疗的适应证和禁忌证。

第十六章 泌尿生殖系统疾病的介入治疗

学习目标	
掌握	肾动脉狭窄、尿路梗阻及子宫肌瘤介入治疗的适应证和禁忌证。
熟悉	肾动脉狭窄、尿路梗阻及子宫肌瘤介入治疗的方法及并发症的预防和处理。
了解	肾动脉狭窄、尿路梗阻及子宫肌瘤的病因、典型临床表现、介入治疗的疗效及优势。

第一节 肾动脉狭窄的介入治疗

肾动脉狭窄的介入治疗方法有经皮腔内肾动脉成形术（percutaneous transluminal renal angioplasty，PTRA）和经皮腔内肾动脉支架置入术（percutaneous transluminal renal angioplasty with stent，PTRAS）。

一、适应证和禁忌证

（一）适应证

肾血管性高血压或由肾动脉狭窄引发的肾功能障碍，局部肾动脉管腔狭窄超过50%，或狭窄两端平均压差超过10mmHg。对儿童、肾动脉肌纤维结构异常、大动脉炎和移植肾动脉狭窄等，先进行PTRA，再狭窄时应考虑PTRAS。

（二）禁忌证

① 狭窄段过长，病变广泛或闭塞；② 病变部位钙化或肾内多个小分支狭窄；③ 大动脉炎活动期；④ 严重肾萎缩、肾功能丧失；⑤ 对比剂过敏；⑥ 严重凝血功能异常；⑦ 心、肝、肾等重要器官严重功能障碍。

二、介入治疗方法

完善术前准备，行双侧选择性肾动脉造影（图16-1a、图16-1b），肾动脉造影是诊断肾动脉

480

狭窄的"金标准"。明确诊断后合理选用PTRA或PTRAS。首先，经肾动脉造影导管或指引导管通过肾动脉开口注入肝素，防止急性血栓形成和动脉痉挛；然后采用导管、导丝技术，使交换导丝越过狭窄至肾动脉远端分支，这是PTRA和PTRAS成功的关键。若行PTRA，可选择直径与狭窄两端正常肾动脉相同或大于1mm的球囊，对狭窄段行单纯球囊扩张。若行PTRAS，则选择比正常肾动脉小1~2mm的球囊进行预扩张，再经指引导管释放血管支架。技术成功标准：扩张后狭窄率小于30%；跨狭窄段压差小于10mmHg；无严重并发症。见图16-1c、图16-1d。

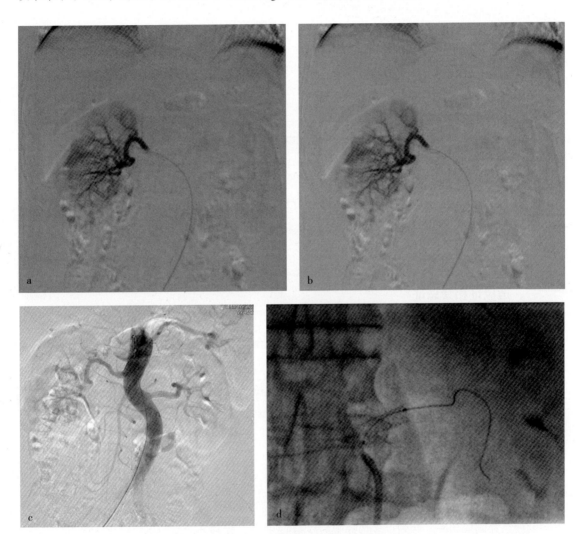

▲ 图16-1　肾动脉狭窄的介入治疗

a. 右肾动脉造影未见明显狭窄；b. 左肾动脉造影提示左肾动脉起始部明显狭窄；c. 肾动脉支架置入后腹主动脉造影见左肾动脉狭窄解除；d. 肾动脉支架置入。

三、并发症及其预防和处理

肾动脉狭窄PTRA或PTRAS的并发症包括肾动脉夹层、肾动脉穿孔或破裂、肾栓塞及部分栓塞、肾动脉痉挛、肾动脉再狭窄、穿刺点出血等。根据不同并发症的临床表现，进行相应的临床处理。

四、疗效

PTRA或PTRAS的技术成功率可高达90%~100%，术后1年再狭窄率PTRA为20%~30%，PTRAS为10%左右。支架有效地降低了再狭窄的发生率。

（侯昌龙）

第二节　尿路梗阻的介入治疗

泌尿系统内外很多病变都会引起尿路梗阻，可分为急性或慢性梗阻，部分性或完全性梗阻，单侧或双侧梗阻。梗阻部位可发生于从肾小管到尿道外口的任何部位，梗阻越接近肾脏，肾积水发生越快。尿路梗阻的介入治疗方法有经皮肾造瘘术（percutaneous nephrostomy, PCN）、顺行或逆行输尿管球囊扩张术（uretersaccule dilation）和顺行输尿管双J管置入术或支架置入术等。

一、适应证和禁忌证

（一）适应证

① 急性或慢性尿路梗阻；② 尿瘘；③ 为诊断或治疗肾集合系统疾病建立通路。

（二）禁忌证

① 极度肾衰竭；② 严重出血倾向；③ 对比剂过敏；④ 严重凝血功能异常；⑤ 心、肝、肺等重要器官严重功能障碍。

二、介入治疗方法

（一）经皮肾造瘘术

完善术前准备后患者取俯卧或俯卧倾斜位，术前可采用超声定位穿刺点，或术中超声引导下穿刺提高穿刺成功率。穿刺点多选择腋后线第12肋下，穿刺方向为中下组肾盏，以30°~45°进针，将穿刺针穿过肾实质（肾后外侧相对无血管区）进入开口指向后方的肾盏；撤出针芯见尿液流出后，在X线引导下经穿刺针推注稀释对比剂，显示肾盂、肾盏形态（图16-2a）送入导丝，沿导丝将外引流管送入，成袢（图16-2b）；撤出导丝，固定后接引流袋。

（二）顺行或逆行输尿管球囊扩张术

成功穿刺肾盏后，将导丝、导管送入，并通过梗阻部位，术中经导管注入对比剂充分显示梗阻段的长度、位置及形态。经导丝送入适合型号球囊进行扩张，根据梗阻部位的情况决定扩张时间及球囊直径，抽瘪球囊沿导丝撤出，再次造影观察狭窄改善情况。

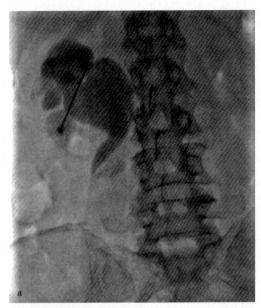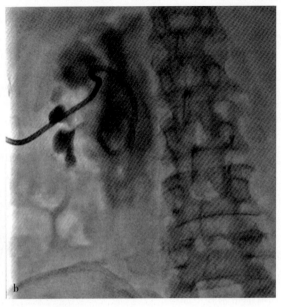

▲ 图16-2　经皮肾造瘘术

a. 穿刺针进入右肾肾盏内，注入对比剂造影证实；b. 经导丝交换多侧孔外引流管至扩张的肾盂内、成袢固定。

（三）顺行输尿管双J管置入术或支架置入术

成功穿刺肾盏后，使导丝、导管通过梗阻部位，并造影充分显示梗阻段的长度、位置及形态，交换引入硬导丝，经导丝置入双J管，两端应分别位于肾盂和膀胱。

三、并发症及其预防和处理

并发症包括出血、尿外渗、造瘘管堵塞、造瘘管脱出、感染和异物结石等。根据不同并发症的临床表现进行相应的临床处理。

四、疗效

经皮肾造瘘术和顺行输尿管双J管置入术具有微创、安全及成功率高等特点，是治疗尿路梗阻有价值的方法。

（侯昌龙）

第三节　子宫肌瘤的介入治疗

子宫肌瘤又称子宫平滑肌瘤，是女性生殖系统最常见的良性肿瘤，临床常见于育龄期妇女。

子宫肌瘤的症状与肌瘤生长部位、速度、有无变性及有无并发症关系密切。临床典型症状有经血过多、经期延长、继发贫血、压迫直肠及膀胱引起的排便和排尿障碍等。既往采用子宫切除术或子宫肌瘤切除术等，子宫动脉栓塞术（uterine artery embolization，UAE）为子宫肌瘤提供了一种有效的治疗方法。

一、适应证和禁忌证

（一）适应证

① 引起明显症状的子宫肌瘤，如经血过多、经期延长、继发贫血及明显的占位压迫性症状；② 保守治疗（包括药物治疗）无效或复发；③ 拒绝手术，要求保留子宫及生育功能；④ 体弱或合并严重内科疾病如糖尿病等不能耐受手术；⑤ 巨大子宫肌瘤子宫切除术前栓塞治疗，以减少术中出血。

（二）禁忌证

① 妊娠合并子宫肌瘤；② 疑似子宫平滑肌肉瘤或肌瘤生长迅速怀疑肉瘤变；③ 与卵巢肿块无法鉴别；④ 子宫动静脉瘘；⑤ 对比剂过敏；⑥ 严重凝血功能异常；⑦ 继发性阔韧带内肌瘤；⑧ 带细蒂浆膜下肌瘤；⑨ 盆腔炎或阴道炎未治愈；⑩ 心、肝、肾等重要器官严重功能障碍。

二、介入治疗方法

完善术前准备。以改良 Seldinger 技术穿刺股动脉，置入导管，将导管尖端置于腹主动脉分叉处造影显示髂内动脉，导丝、导管配合选择性插管至髂内动脉后再次造影确定子宫动脉开口位置及方向，再超选择插管到子宫动脉主干远端，栓塞材料多选用 PVA 颗粒或其他栓塞剂（明胶海绵颗粒及海藻酸钠微球等），对比剂示踪下缓慢栓塞子宫动脉（图 16-3a、图 16-3b）。栓塞后可再用明胶海绵条栓塞子宫动脉主干。栓塞双侧子宫动脉后常规行腹主动脉造影，了解卵巢动脉是否仍对子宫肌瘤血供，为保证疗效一定要彻底栓塞双侧子宫动脉（图 16-3c、图 16-3d）。

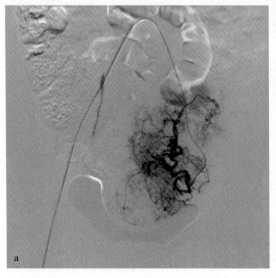
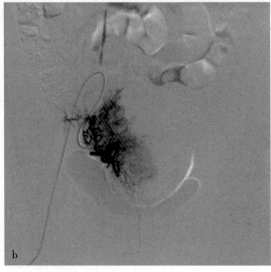

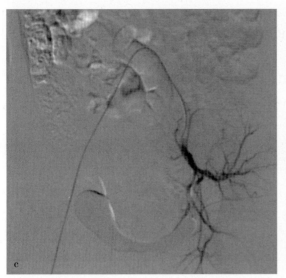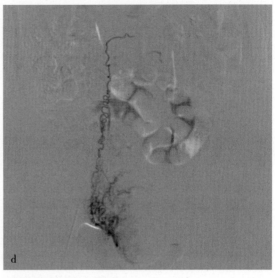

▲ 图16-3　经皮子宫动脉栓塞术

a、b. 分别超选择插管至双侧子宫动脉，造影显示子宫动脉迂曲、延长、增粗，肌瘤血管呈现"毛线团"征；
c、d. 双侧子宫动脉栓塞后再造影，肌瘤内血管未见显示，仅见子宫动脉主干显影。

三、并发症及其预防和处理

子宫动脉栓塞术的并发症包括疼痛、宫腔感染、发热、恶心、呕吐、瘤体排出和闭经等。根据不同并发症的临床表现，进行相应的临床处理。

四、疗效

子宫动脉栓塞术在缩小瘤体和减少经血方面效果明显，且疗效确切，创伤小，术后并发症发生率低，可保留子宫功能和正常生育能力。

学习小结

本章介绍了泌尿生殖系统常见疾病，包括肾动脉狭窄、尿路梗阻及子宫肌瘤的介入治疗；简述了泌尿生殖系统常见疾病介入治疗的适应证、禁忌证及并发症预防和处理。

（侯昌龙）

复习参考题

一、选择题

1. 诊断肾动脉狭窄最有价值的影像学检查是
   - A. 肾动脉造影
   - B. CT
   - C. 磁共振
   - D. 腹部超声
   - E. 静脉肾盂造影

2. 肾动脉成形术的适应证，不正确的是
   - A. 肾血管性高血压
   - B. 肾动脉管腔狭窄超过50%
   - C. 肾血管搭桥后再狭窄
   - D. 狭窄两端平均压差超过10mmHg
   - E. 狭窄段广泛或闭塞

3. 肾动脉狭窄介入治疗的禁忌证，不正确的是
   - A. 大动脉炎活动期
   - B. 肾功能异常
   - C. 狭窄段过长
   - D. 病变部位钙化，累及多个小分支
   - E. 严重凝血功能异常

4. 肾动脉狭窄介入治疗术后的并发症，不正确的是
   - A. 肾动脉再狭窄
   - B. 肾动脉夹层
   - C. 肾动脉硬化
   - D. 肾动脉痉挛
   - E. 穿刺点出血

5. 尿路梗阻介入治疗的适应证，正确的是
   - A. 肾小球肾炎
   - B. 急/慢性尿路梗阻
   - C. 肾恶性肿瘤
   - D. 急性肾衰竭
   - E. 严重凝血功能异常

参考答案：1. A；2. E；3. B；4. C；5. B

二、简答题

1. 简述肾动脉狭窄介入治疗的适应证。
2. 简述介入治疗尿路梗阻的基本方法。
3. 简述尿路梗阻介入治疗后的并发症。
4. 简述子宫肌瘤栓塞术的适应证和禁忌证。
5. 简述子宫肌瘤栓塞术的操作步骤。

第十七章

中枢神经系统疾病的介入治疗

学习目标

掌握	颅内动脉瘤、颅内动静脉畸形和急性脑梗死介入治疗的适应证和禁忌证。
熟悉	颅脑和头颈部疾病介入治疗的方法。
了解	颅内动脉瘤、颅内动静脉畸形和急性脑梗死介入治疗的疗效。

第一节 颅内动脉瘤的介入治疗

颅内动脉瘤（intracranial aneurysm，IA）是指颅内动脉壁局限性、病理性扩张形成的动脉壁瘤状突出。动脉瘤破裂是蛛网膜下腔出血的主要病因，占80%~85%。临床表现多为出血引起的"爆炸性"头痛和脑膜刺激征。按其病理特点可分为囊状动脉瘤、夹层动脉瘤和梭形动脉瘤，均好发于脑底动脉环分叉处及其主要分支。颅内动脉瘤根据大小可分为微小动脉瘤（直径<3mm）、大型动脉瘤（直径10~25mm）和巨大型动脉瘤（直径>25mm）；囊性动脉瘤根据颈体比可分为窄颈动脉瘤（颈体比<1/2）和宽颈动脉瘤（颈体比>1/2或瘤颈>4mm）。

一、适应证和禁忌证

（一）适应证

① 症状性未破裂动脉瘤；② 无症状未破裂动脉瘤：直径≥5mm或位于后循环和分叉部位，或瘤体形态不规则；③ 可以开颅夹闭又可介入治疗的动脉瘤，推荐行血管内介入治疗。

（二）禁忌证

① 动脉严重扭曲钙化，微导管无法进入；② 凝血功能障碍；③ 病情严重，格拉斯哥昏迷评分在5分以下；④ 严重心、肺功能不全。

二、介入治疗方法

动脉瘤囊填塞技术是将铂金等金属材料制成的微弹簧圈通过微导管送入动脉瘤腔内盘曲"成

篮"并解脱，将动脉瘤完全填塞，阻止血流进入动脉瘤腔，使血栓形成、机化，瘤颈内膜化，最终治愈动脉瘤，或最大程度降低动脉瘤破裂危险。

窄颈囊性中小型动脉瘤可采用单纯弹簧圈栓塞术（图17-1）。

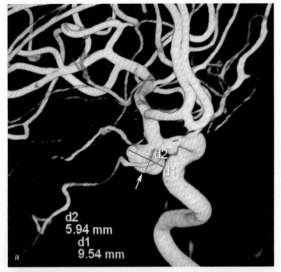

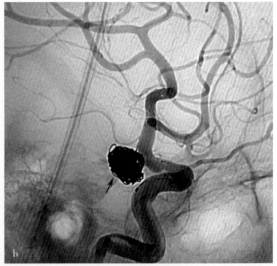

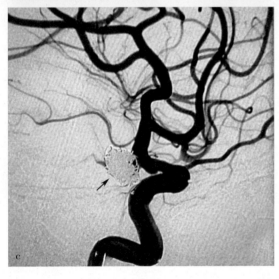

▲ 图17-1　颅内动脉瘤囊填塞技术
a. DSA三维成像示后交通动脉动脉瘤（箭）；b. 将动脉瘤用微弹簧圈致密栓塞（箭）；c. 栓塞后动脉瘤不显影，完成栓塞治疗（箭）。

宽颈囊性动脉瘤可采用双导管栓塞、球囊辅助栓塞、支架辅助栓塞技术等。双导管栓塞是将两根微导管先后置入动脉瘤内，从两根微导管依次填塞弹簧圈，保持一根微导管内的弹簧圈不解脱，直至动脉瘤完全闭塞，再将弹簧圈完全解脱。球囊辅助栓塞又称重塑形技术。术中将顺应性球囊在微导丝导引下送至动脉瘤口，同时将微导管超选择进入动脉瘤，充盈球囊封堵动脉瘤口，于微导管内填塞弹簧圈，直至动脉瘤致密栓塞。支架辅助栓塞技术是利用网格样圆筒形支架穿越动脉瘤颈，以防止微弹簧圈逸出，保护载瘤动脉或撑开过于狭窄的载瘤动脉。

血管内支架结合弹簧圈栓塞适用于宽颈动脉瘤、梭形动脉瘤、夹层动脉瘤和动脉瘤附近载瘤动脉严重狭窄的患者。近年来，血流导向装置在治疗大型和巨大型宽颈和部分复杂动脉瘤中取得了良好的效果。

三、并发症及其预防和处理

并发症包括动脉瘤破裂出血、缺血性并发症、脑血管痉挛、弹簧圈或支架移位等。根据不同并发症的临床表现，进行相应的临床处理。

四、疗效及随访

随着介入器械的不断发展，血管内介入治疗颅内动脉瘤的手术成功率不断提高，远期复发率亦不断降低。对于技术上既可以开颅夹闭又可行介入治疗的动脉瘤患者，推荐行血管内介入治疗。动脉瘤介入治疗后的随访应遵循规范化和个体化的原则，一般在治疗后6~12个月行DSA影像学随访。

（侯昌龙）

第二节　颅内动静脉畸形的介入治疗

颅内动静脉畸形（arteriovenous malformation，AVM）是一团发育异常的病变血管，其由一支或几支弯曲扩张的动脉供血并由异常扩张的静脉引流。颅内AVM主要临床表现有脑或蛛网膜下腔出血、癫痫、头痛和神经功能障碍等。治疗方法有显微外科手术切除、血管内介入治疗、立体定向放疗及联合治疗。

一、适应证和禁忌证

（一）适应证

① 有明显的临床症状，病变广泛深在，不适宜手术治疗；② 病变位于重要功能区和巨大AVM；③ 高血流病变溢血严重，病灶巨大，伴有动脉瘤或巨大动静脉瘘；④ 造影过程中血管破裂出血；⑤ 引流静脉狭窄、淤滞、假性动脉瘤或畸形血管团内有明显动脉瘤。

（二）禁忌证

① 病变浅表，供血动脉细小，微导管无法插入或供血动脉为穿支动脉；② 血管迂曲，微导管无法插入病变区供血动脉；③ 全身情况差，多脏器功能衰竭，不能耐受治疗。

二、介入治疗方法

完善术前准备后行脑血管造影，根据供血动脉的粗细、血流量情况及动静脉循环时间选择不同类型的微导管，将微导管送至AVM供血动脉或AVM病灶内，再经微导管造影证实供血动脉无正常脑组织穿支供血后，经微导管注入液体栓塞剂；最后经导引导管造影，了解栓塞效果，如已达到治疗目的，则终止治疗（图17-2）。

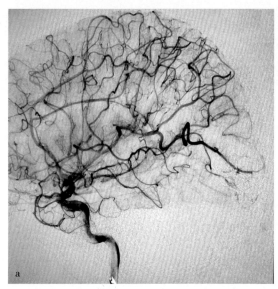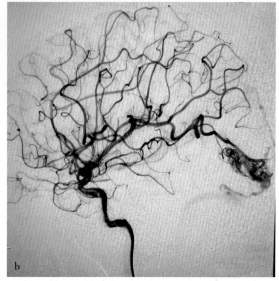

▲ 图17-2　颅内AVM介入栓塞术

a. DSA三维成像示大脑中动脉供血的AVM；b. 经微导管栓塞后，AVM基本不显影，完成栓塞治疗。

三、并发症及其预防和处理

脑动静脉畸形介入治疗的并发症发生率为3%~11%，死亡率为0~4%。畸形血管团位于功能区皮质及单纯深静脉引流是发生并发症的危险因素。常见的并发症有栓塞并发症、过度灌注综合征、穿刺破裂、颅内出血、脑血管痉挛等。根据不同并发症的临床表现进行相应的临床处理。

四、疗效

AVM的治疗方法因人而异。近年来随着液态栓塞剂的改进及介入理念的更新，其疗效不断提高。对于复杂的AVM则仍需联合治疗：结合血管腔内介入治疗，可使放疗和手术治疗AVM的疗效提高25%；外科手术前栓塞治疗可减少术中出血并增加AVM的切除率。对于大型AVM也可以分次栓塞治疗后或再进行放疗。

（侯昌龙）

第三节　急性脑梗死的介入治疗

急性脑梗死（acute cerebral infarction）是指脑血供突然中断导致的脑组织坏死。临床起病突然，主要表现为神经系统局灶性症状，除大面积脑梗死外，大多数患者意识清楚或仅有轻度意识障碍，严重者将会很快昏迷。急性脑梗死的早期诊断主要是依据临床表现，并结合脑CT除外脑出血等。

一、适应证和禁忌证

（一）适应证

发病6小时内的急性血管闭塞推荐取栓治疗；6~24小时内的急性前后循环大血管闭塞患者，经筛选和符合循证依据的患者也可行血管内取栓。

（二）禁忌证

超过溶栓最佳时机；合并脑出血；对纤溶药物过敏；新近进行外科手术；不可控制的高血压和不可纠正的凝血功能异常。

二、介入治疗方法

急性脑梗死溶栓治疗包括药物溶栓和机械辅助溶栓。机械辅助溶栓包括栓子部位的直接机械球囊扩张、机械取栓、抽吸取栓、捕获装置、经动脉抽吸装置、激光辅助溶栓和能量辅助多普勒溶栓等，本节介绍脑血管急性闭塞支架取栓术。

相对于其他机械性再通的方案，脑血管急性闭塞支架取栓术的优势在于能够立即重建血流（图17-3）。如果血栓的固有结构特点对溶栓药物不敏感，或因为栓子与血管内膜牢固粘连，机械碎栓等手段治疗无效时，通过支架置入将栓子推移到血管壁从而重建血流成为一种有效的治疗方法。

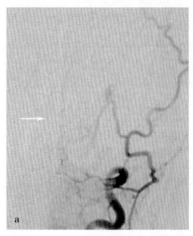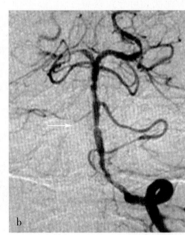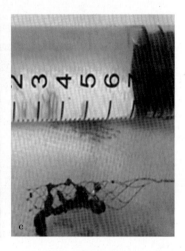

▲ 图17-3　脑血管急性闭塞支架取栓术

a. DSA显示椎动脉末端及基底动脉闭塞（箭）；b. 通过支架取栓术将血管内栓子取出，恢复椎动脉末端及基底动脉通畅；c. 支架取出的血管内栓子。

三、并发症及其预防和处理

急性脑梗死介入治疗的并发症有颅内出血、血管再闭、伤口出血和下肢深静脉血栓形成等。根据不同并发症的临床表现进行相应的临床处理。

四、疗效

血管开通率70%~90%，症状好转率可达100%。溶栓时机越早，疗效越好。脑动脉溶栓超过发病后6小时，成功率明显降低。介入方法的多样性为急性脑梗死患者的救治提供了多种选择。

学习小结

本章介绍了颅脑疾病的介入治疗，包括颅内动脉瘤、颅内动静脉畸形和急性脑梗死的介入治疗，简述了上述疾病介入治疗的适应证、禁忌证及并发症的预防和处理。

（侯昌龙）

复习参考题

一、选择题

1. 有关颅内动脉瘤的叙述，不正确的是
   A. 动脉瘤破裂可导致癫痫
   B. 巨型动脉瘤体内易形成血栓
   C. 动脉瘤常产生蛛网膜下腔出血
   D. 动脉瘤破裂不会导致颅内血肿
   E. 动脉瘤破裂可导致脑缺血

2. 患者，男，17岁。突然昏迷、失语。脑血管造影示右顶叶有一处大小约6cm×8cm的动静脉畸形。最佳的治疗方法是
   A. X刀治疗
   B. 手术治疗
   C. 介入栓塞治疗
   D. 内科姑息治疗
   E. 继续观察

3. 颈内动脉造影主要用于诊断
   A. 小脑病变
   B. 颈髓病变
   C. 大脑半球和鞍区病变
   D. 脑干病变
   E. 第四脑室病变

4. 急性颅内动脉血栓形成的动脉内溶栓治疗的适应证，颈内动脉发病在（　　）内，椎-基底动脉发病在（　　）内是溶栓的最佳时间
   A. 1小时、2小时
   B. 6小时、12小时
   C. 4小时、8小时
   D. 4小时、2小时
   E. 6小时、6小时

5. 颅内动脉瘤栓塞手术常见的并发症，不正确的是
   A. 动脉瘤破裂出血
   B. 颅内动脉栓塞
   C. 脑血管痉挛
   D. 弹簧圈突出及逃逸
   E. 缺血再灌注损伤

   参考答案：1. D；2. C；3. C；4. B；5. E

二、简答题

1. 简述颅内动脉瘤介入治疗的适应证和禁忌证。
2. 简述颅内动静脉畸形介入治疗的适应证和禁忌证。
3. 简述急性脑梗死介入治疗的适应证和禁忌证。

骨关节疾病的介入治疗

学习目标		
掌握	椎间盘突出、股骨头缺血坏死介入治疗的适应证和禁忌证。	
熟悉	椎间盘突出、股骨头缺血坏死介入治疗方法。	
了解	椎间盘突出、股骨头缺血坏死介入治疗的并发症及其预防和处理。	

第一节 腰椎间盘突出的介入治疗

腰椎间盘突出症（lumbar disc herniation）是指纤维环断裂及髓核从断裂处突出，使腰椎间盘组织局限性移位而压迫邻近的神经根和韧带致腰痛及下肢疼痛，是严重影响劳动力和生活质量的常见病，主要病因是椎间盘的退行性变、外伤或累积性损伤。

腰椎间盘突出症的主要治疗方法分为保守治疗和手术治疗，约40%的轻度患者可通过休息、牵引、推拿、理疗或骶管内注射等方法治愈。但临床症状重、反复发作者，保守治疗无效，需外科手术或介入治疗。介入治疗可使40%~50%的患者避免外科手术，其主要方法有经皮腰椎间盘摘除术、经皮腰椎间孔镜下髓核摘除术、腰椎间盘化学溶解术、腰椎间盘激光消融术、腰椎间盘射频消融术及腰椎间盘内臭氧消融术。

近年来经皮腰椎间孔镜下髓核摘除术发展迅速，适应证更广。该技术的关键为经皮腰椎间盘穿刺。

一、适应证和禁忌证

（一）适应证

① 临床症状较重，有明显的腰痛及坐骨神经放射痛，脊神经根受压体征阳性；② 经CT或MRI确诊为包容性或单纯性椎间盘突出且影像学与临床症状一致；③ 病史>2个月，经保守治疗>2个月无效，或反复发作且疼痛较重者特别是下肢症状明显，行动及入睡困难。

（二）禁忌证

1. 相对禁忌证　① 椎间隙明显狭窄、椎间盘突出伴钙化；② 合并椎管狭窄、隐窝狭窄、骨质增生或游离骨块等病变；③ 纤维环及后纵韧带破裂，髓核组织脱入椎管内；④ 合并马尾压迫麻痹或单根神经麻痹；⑤椎体滑脱Ⅰ度以上、合并椎管内肿瘤及椎体转移。

2. 绝对禁忌证 ①穿刺通路感染；②邻近椎体结核或其他感染；③严重的凝血功能障碍；④心、肝、肺、肾等脏器功能衰竭。

二、介入治疗方法

经皮腰椎间盘摘除术具体操作步骤：患者的患侧向上侧卧于检查床，依据CT或直接透视选定穿刺点，并消毒铺巾，沿穿刺路径进行浸润麻醉，取穿刺针经皮肤、侧后方肌群及上关节突旁侧刺入椎间盘中央，透视确认无误后，退出针芯，沿穿刺针逐级交换插入扩张套管，将套管置入椎间盘内，经套管插入切割器，连接冲洗、吸收装置。操作切割器从不同深度和方向进行反复切割、抽吸髓核组织，直至无组织吸出。退出切割器和套管，穿刺点无菌敷料包扎（图18-1、图18-2）。

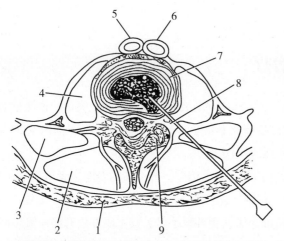

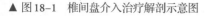

1.筋膜；2.骶棘肌；3.腰方肌；4.腰大肌；5.下腔静脉；6.主动脉；7.纤维环；8.脊神经前支；9.关节突。

▲ 图18-1 椎间盘介入治疗解剖示意图

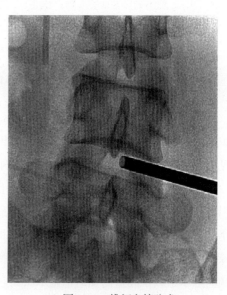

▲ 图18-2 椎间盘摘除术

三、并发症及其预防和处理

并发症包括腰肌血肿、神经损伤、腹腔脏器损伤和椎间盘感染。根据不同并发症的临床表现进行相应的处理。

四、疗效

目前国内外学者主要采用MacNab显效、有效和无效三级评价标准，有效率为显效与有效之和，可达75%~90%，且近期疗效与远期疗效基本一致。

（侯昌龙）

第二节　股骨头缺血坏死的介入治疗

股骨头缺血坏死又称股骨头无菌性坏死，是股骨头血供中断或受损，引起骨细胞及骨髓成分死亡及随后的组织修复，继而导致股骨头结构改变、塌陷，引起患者髋关节功能障碍的疾病，是造成青壮年髋关节残疾的常见疾病之一。股骨头缺血坏死分为创伤性股骨头缺血坏死和非创伤性股骨头缺血坏死。创伤性股骨头缺血坏死常见于股骨颈骨折、髋关节脱位及严重髋部扭伤；非创伤性股骨头缺血坏死常见于长期使用激素治疗、饮酒、减压病及镰刀细胞性贫血等。股骨头血供来源于旋股内、外侧动脉，血管较细，易发生损伤，且少有侧支循环，一旦发生血液供应障碍便会影响股骨头的营养，使之发生变性坏死。疾病早期多采取保留股骨头的非手术治疗，防止股骨头塌陷，保存关节功能，延迟甚至避免人工假体置换术。介入治疗采用经皮旋股动脉灌注术，选用不同药物来增加股骨头区供血血管的管径和管腔横截面积，使原本狭窄闭塞的血管再通、延伸，最终增加股骨头区的血液供应，达到治疗的目的。股骨头缺血坏死分为五期：0期，无临床症状，X线表现正常（MRI可能发现异常）；Ⅰ期，有临床症状，X线表现正常（MRI有异常）；Ⅱ期，X线发现骨质硬化或破坏区；Ⅲ期，早期骨塌陷，表现为"新月"征；Ⅳ期，晚期骨塌陷，表现为关节面扁平或关节面闭合。

一、适应证和禁忌证

（一）适应证

0期保守治疗，Ⅰ~Ⅳ期各期股骨头缺血坏死，其中Ⅰ~Ⅱ期效果最好。

（二）禁忌证

严重的凝血功能障碍，严重的心、肝、肾功能不全，全身感染，精神障碍，对比剂过敏。

二、介入治疗方法

采用Seldinger技术，一侧股动脉入路，导丝引导下将Cobra导管送入对侧髂外动脉，行动脉造影，明确旋股内、外动脉位置，将导管选择性插入旋股内、外动脉分支，经导管缓慢灌注尿激酶、罂粟碱、低分子量右旋糖酐等溶栓药物或前列地尔、丹参注射液等血管扩张药物，注药后再次造影，对比患肢股骨头注药前后的血供情况。使用成袢技术将导管插入同侧旋股内、外动脉分支重复动脉灌注治疗，也可穿刺另一侧股动脉入路治疗（图18-3）。

三、并发症及其预防和处理

并发症包括术后穿刺点血肿、眼结膜充血水肿和药物过敏等。根据不同并发症的临床表现进行相应的处理。

四、疗效

经皮旋股动脉灌注术治疗可以有效增加股骨头血供，延缓股骨头缺血坏死，减轻疼痛，改善关节功能。一般认为介入治疗对 I ~ II 期患者近期疗效较好，对一些进展到晚期的患者，人工关节置换术是最好的选择。多数股骨头缺血坏死患者最终将不可避免要行人工关节置换术。

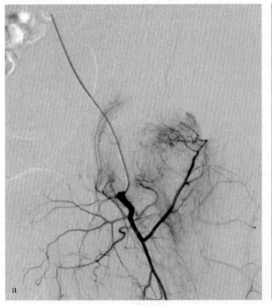 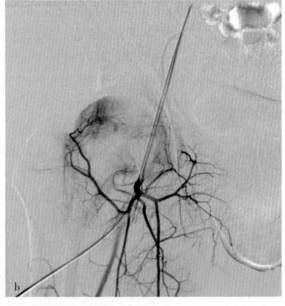

▲ 图 18-3　股骨头缺血坏死介入治疗
a. 导管插入左侧旋股动脉造影；b. 导管成袢后进入同侧旋股动脉造影。

学习小结

本章介绍了介入技术在骨关节疾病中的运用，包括腰椎间盘突出症和股骨头缺血坏死的介入治疗方法。阐述了腰椎间盘突出症和股骨头缺血坏死介入治疗的适应证、禁忌证和并发症及其预防和处理。

（侯昌龙）

复习参考题

一、选择题

1. 关于腰椎间盘突出症的介入治疗，正确的是
　　A. 保守治疗效果不佳，但介入手术创伤大，恢复慢
　　B. 常用的介入方法是经皮纤维环切除术

C. 经皮椎间盘切除术直接摘除压迫脊髓神经根的髓核组织

D. 经皮椎间盘切除术是去除椎间盘中央未突出的部分髓核组织

E. 外科手术效果比介入手术效果好

2. 关于腰椎间盘突出症介入治疗的适应证，不正确的是

A. 有明显的腰痛及坐骨神经放射痛，脊神经根受压体征阳性

B. 经CT、MRI检查确诊为椎间盘突出并且无椎管狭窄、韧带肥厚、隐窝狭窄等病变

C. 病史>2个月，经保守治疗>2个月无效

D. 椎间盘突出，髓核游离

E. 反复发作且疼痛较重，特别是下肢症状明显，行动及入睡困难

3. 关于腰椎间盘突出症介入治疗的禁忌证，不正确的是

A. 椎间隙明显狭窄、椎间盘突出伴钙化者

B. 病史>2个月，经保守治疗>2个月无效

C. 椎间盘突出合并椎管狭窄

D. 纤维环破裂，髓核组织已脱入椎管内

E. 椎间盘突出合并隐窝狭窄、骨质增生或游离骨块

4. 关于经皮椎间盘切除术的疗效，在（　　　）评价为好

A. 术后1周

B. 术后1个月

C. 术后3个月

D. 术后半年

E. 术后1年

5. 下列关于股骨头缺血坏死的介入治疗，不正确的是

A. Ⅰ~Ⅳ期各期股骨头缺血坏死患者均适合介入治疗

B. 0期保守治疗

C. 禁忌证有出血倾向，肝、肾功能严重受损等

D. Ⅲ~Ⅳ期效果最好

E. Ⅰ~Ⅱ期效果最好

参考答案：1. D；2. D；3. B；4. C；5. D

二、简答题

1. 简述腰椎间盘突出症介入治疗的适应证和禁忌证。

2. 简述股骨头缺血坏死介入治疗的适应证和禁忌证。

推荐阅读

［1］龚启勇,卢光明,程敬亮.中华影像医学:中枢神经系统卷.3版.北京:人民卫生出版社,2019.

［2］郭启勇.实用放射学.4版.北京:人民卫生出版社,2020.

［3］郭启勇.中华临床医学影像学:消化分册.北京:北京大学医学出版社,2015.

［4］李真林,于兹喜.医学影像检查技术学.5版.北京:人民卫生出版社,2022.

［5］卢川,潘小平.介入放射学基础.3版.北京:人民卫生出版社,2020.

［6］滕皋军,王维.介入放射学.5版.北京:人民卫生出版社,2022.

［7］徐克,龚启勇,韩萍.医学影像学.8版.北京:人民卫生出版社,2018.

［8］于春水,郑传胜,王振常.医学影像诊断学.5版.北京:人民卫生出版社,2022.

［9］中国抗癌协会乳腺癌专业委员会.中国抗癌协会乳腺癌诊治指南与规范(2019年版).中国癌症杂志,2019,29(8):609-615.

［10］中华医学会放射学分会心胸学组.肺亚实性结节影像处理专家共识.中华放射学杂志,2015,49(4):254-258.

［11］郑传胜,程英升.中华影像医学:介入放射学卷.2版.北京:人民卫生出版社,2019.

［12］MACMAHON H, NAIDICH D P, GOO J M, et al. Guidelines for management of incidental pulmonary nodules detected on CT images: from the Fleischner Society 2017. Radiology, 2017, 284 (1): 228-243.

［13］TAYLOR E C, IRSHAID L, MATHUR M. Multimodality imaging approach to ovarian neoplasms with pathologic correlation. Radiographics, 2021, 41 (1): 289-315.

索 引

69